LUMBAR DISC PATHOLOGY
腰椎间盘病学

主 编 王 霞 吴 斌 阿力艾拜

清华大学出版社

北 京

内 容 提 要

《腰椎间盘病学》系统介绍腰椎间盘的解剖学特性、生理学特性、病理学特性及腰骶部的经络学特性，重点阐述了腰椎间盘突出症、腰椎间盘炎性病变、腰椎间盘软骨病变及相关病变的致病因素、病理机制、临床表现、诊断标准、中医辨证及治疗方式等内容；将现代微创疼痛介入技术与传统中医药特色技术相结合，注重腰椎间盘疾病的"神经-免疫-代谢"网络调控，从"治已病"迈向"防未病"。《腰椎间盘病学》可有效提升临床疼痛科、中医科、康复科、神经科、麻醉科、骨伤科、脊柱外科医务人员诊治腰椎间盘疾病的临床实践能力。

版权所有，侵权必究。举报：010-62782989，beiqinquan@tup.tsinghua.edu.cn。

图书在版编目（CIP）数据

腰椎间盘病学 / 王霞，吴斌，阿力艾拜主编. -- 北京：清华大学出版社，2025.3.
ISBN 978-7-302-68424-4
Ⅰ．R681.5
中国国家版本馆CIP数据核字第20257X5L61号

责任编辑：肖　军
封面设计：钟　达
责任校对：李建庄
责任印制：宋　林

出版发行：清华大学出版社
　　　　　网　　址：https://www.tup.com.cn，https://www.wqxuetang.com
　　　　　地　　址：北京清华大学学研大厦A座　　邮　编：100084
　　　　　社 总 机：010-83470000　　　　　　　　邮　购：010-62786544
　　　　　投稿与读者服务：010-62776969，c-service@tup.tsinghua.edu.cn
　　　　　质量反馈：010-62772015，zhiliang@tup.tsinghua.edu.cn
印 装 者：三河市龙大印装有限公司
经　　销：全国新华书店
开　　本：185mm×260mm　　　印　张：28.25　　　字　数：617千字
版　　次：2025年3月第1版　　　　　　　　　　　印　次：2025年3月第1次印刷
定　　价：298.00元

产品编号：104978-01

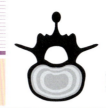

编者名单

主　　审　张大宁　樊碧发　曾斌芳
名誉主编　熊恒辉
主　　编　王　霞　吴　斌　阿力艾拜
副 主 编　王锡友　杨　阳　许丽媛　靳培浩　吴　峰　刘　垒
　　　　　　周　英　龙　浩　查天柱　张海军　李志斌　王　蕊
　　　　　　阿依古丽·若曼　尕丽娅　关云波

编　　委（以姓氏笔画为序）

　　丁　颖　新疆医科大学第七附属医院
　　丁江英　昌吉回族自治州中医医院
　　卫欣蓉　哈密市第二人民医院
　　马　妍　昌吉回族自治州中医医院
　　马小芳　昌吉回族自治州中医医院
　　马文燕　昌吉回族自治州中医医院
　　王　蕊　昌吉回族自治州中医医院
　　王　霞　昌吉回族自治州中医医院
　　王云江　呼图壁县中医医院
　　王佳雯　昌吉回族自治州中医医院
　　王钟康　昌吉回族自治州中医医院
　　王晓梅　奇台县人民医院
　　王锡友　北京中医药大学东直门医院
　　开赛尔·艾里　新疆医科大学第六附属医院
　　孔维宽　山东省聊城市第二人民医院
　　甘国强　新疆生产建设兵团第十三师红星医院
　　艾　龙　新疆医科大学第六附属医院
　　龙　浩　新疆医科大学第六附属医院
　　叶成辉　昌吉回族自治州中医医院
　　田赛婕　昌吉回族自治州中医医院
　　史榕荇　北京中日友好医院
　　包瑞娟　昌吉回族自治州中医医院

尕丽娅　昌吉回族自治州中医医院
巩改娜　昌吉回族自治州中医医院
任代平　阜康市人民医院
刘　垒　山东第一医科大学第一附属医院
刘　霞　昌吉回族自治州中医医院
刘万里　阜康市中医医院
刘亚坤　昌吉回族自治州中医医院
刘建国　新疆维吾尔自治区维吾尔医医院
关云波　昌吉回族自治州中医医院
许丽媛　北京中日友好医院
买买提艾力·尼亚孜　新疆医科大学第六附属医院
苏　琦　昌吉回族自治州中医医院
苏海华　新疆生产建设兵团医院
李　荣　昌吉回族自治州中医医院
李　晓　吉木萨尔县人民医院
李　铮　昌吉回族自治州中医医院
李　毅　阿克苏地区维吾尔医医院
李志斌　新疆生产建设兵团第十三师红星医院
李国强　山东第一医科大学第一附属医院
李佳琪　昌吉回族自治州中医医院
李晓旭　吉木萨尔县中医医院
杨　凡　阿克苏地区维吾尔医医院
杨　旭　昌吉回族自治州中医医院
杨　阳　北京中日友好医院
杨　宏　新疆维吾尔自治区维吾尔医医院
杨　静　昌吉回族自治州中医医院
杨晓玉　昌吉回族自治州中医医院
吴　峰　西南医科大学附属内江医院
吴　斌　昌吉回族自治州中医医院
吴丽丽　昌吉回族自治州中医医院
吴娟丽　昌吉回族自治州中医医院
吴森林　昌吉回族自治州中医医院
沈意娜　北京中日友好医院
张　乐　昌吉回族自治州中医医院
张　详　昌吉回族自治州中医医院

张万花　昌吉回族自治州中医医院
张呈娣　昌吉回族自治州中医医院
张海军　新疆维吾尔自治区维吾尔医医院
阿力艾拜　新疆生产建设兵团医院
阿孜古丽·卡斯木　新疆维吾尔自治区维吾尔医医院
阿依古丽·若曼　昌吉回族自治州中医医院
陈　欢　新疆维吾尔自治区中医医院
陈艳红　昌吉州疾病预防控制中心
范玲艳　昌吉回族自治州中医医院
金　玉　奇台县中医医院
金新梅　昌吉回族自治州中医医院
周　英　新疆医科大学中医学院
周建斌　南京中医药大学附属南京市中西医结合医院
郑　伟　新疆生产建设兵团医院
赵　泽　昌吉回族自治州中医医院
赵奇瑛　昌吉回族自治州人民医院
查天柱　新疆医科大学第七附属医院
徐　鹏　昌吉回族自治州中医医院
徐爱民　新疆生产建设兵团第五师中医医院
郭兴龙　昌吉回族自治州中医医院
曹永成　昌吉回族自治州中医医院
崔雪林　新疆生产建设兵团第六师医院
梁　杰　中国人民解放军陆军第九四六医院
梁　雪　昌吉回族自治州中医医院
董怡君　新疆医科大学第七附属医院
曾斌芳　新疆医科大学中医学院
靳培浩　首都医科大学附属北京积水潭医院
廖楚婕　昌吉回族自治州中医医院
樊碧发　北京中日友好医院
魏志勇　新疆生产建设兵团奎屯中医院

主编简介

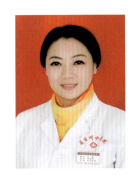

王　霞　主任医师。昌吉回族自治州中医院疼痛科主任，新疆中医药学会疼痛专业委员会主任委员，中央组织部"西部之光"访问学者，中国中西医结合学会疼痛专业委员会微创介入专家委员会副主任委员，世界中西医结合杂志常务编委，中医药管理杂志编委。参与国家级科研项目1项，参与国家中医药管理局科研项目1项，主持州级科研项目10余项，荣获国家专利1项。主编专著5部，参编专著5部。

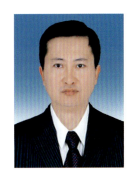

吴　斌　主任医师，教授，硕士生导师。昌吉回族自治州中医医院党委书记，中国胸痛中心中医工作组副主任委员，中国中医药学会心病专业委员会委员。先后主持8项科研项目，多次荣获昌吉州科技进步奖、新疆医学科技奖，2015年昌吉州第七批拔尖人才，2017年荣获昌吉州"五一劳动奖章"。参编论著6部，国家级、省级期刊发表论文10余篇。

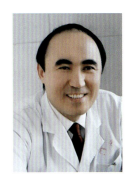

阿力艾拜　主任医师，教授。新疆生产建设兵团医院外科党总支部书记、骨科中心主任。中华医学会骨质疏松与骨矿盐疾病专业委员会委员，中国残疾人康复协会肢体残疾康复专业委员会副主任委员，中国老年学和老年医学学会骨质疏松和骨内科分会常务委员，中国矫形外科杂志编委。先后获省级科技进步奖6项，获国家版权局计算机软件著作权2项，参编专著6部，副主编3部，在省级以上杂志上发表论文30余篇。

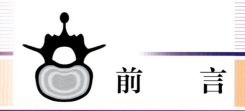

前 言

腰椎间盘疾病是临床常见病，多发于中老年人群，近年来有年轻化趋势。随着现代医学影像技术的不断应用，人们对腰椎间盘相关疾病的认识逐渐深入，研究也更加细致。从病理机制、病理改变、临床表现到诊断和治疗，不同类型的腰椎间盘疾病具有显著的差异性以及伴随症状，这些差异性直接影响着对各类腰椎间盘疾病的治疗效果。

本书通过对腰椎间盘疾病的系统研究，将其分为四大类型30多种疾病进行深入探讨。作为中西医结合疼痛诊疗丛书的组成部分，本书力求将现代医学微创技术与传统中医药特色技术相结合，为临床医师和研究者提供一部兼具理论深度和实践指导意义的参考书。

本书第一章到第四章为腰椎间盘功能学部分，涵盖腰椎间盘的解剖学特性、生理学特性、病理学特性以及腰骶部的经络学特性，重点探讨腰椎间盘的功能学问题。第五章到第九章为腰椎间盘疾病部分，详细阐述腰椎间盘突出症、腰椎间盘炎性病变、腰椎间盘软骨病变及相关病变的致病因素、病理机制、临床表现、诊断标准、中医辨证及治疗方式等内容。

由于本书是首次尝试将现代疼痛医学与中医药特色相结合的系统性专著，在编辑过程中难免存在不足之处。我们诚挚希望国内外临床医师和专家学者提出宝贵意见，为本书的进一步完善提供指导，共同推动腰椎间盘疾病的研究。

此次《腰椎间盘病学》编辑出版得到了国医大师张大宁、中华医学会疼痛学分会主任委员樊碧发教授和国内著名疼痛医学家熊恒辉教授等医学界相关专家的大力支持，在此深表谢意！

王　霞　吴　斌　阿力艾拜

2024年9月20日

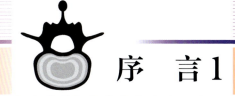

序 言 1

  随着现代生活方式的改变，腰椎间盘疾病已成为困扰全球数亿人的健康难题。从青壮年的职业性劳损到老年退行性病变，从急性损伤到慢性疼痛，这一领域的研究与诊疗始终是医学界关注的焦点。面对这一挑战，我们将现代医学与传统医学相融合，为腰椎间盘疾病的诊疗提供更多思路。

  本书从腰椎间盘解剖、生理等现代医学角度展开，系统阐述现代生物力学研究与中医经络理论，揭示腰椎间盘"结构-功能-病理"的动态关联。重点介绍腰椎间盘突出症、腰椎间盘炎性病变、腰椎间盘软骨病变及相关病变的致病因素、病理机制、临床表现、诊断标准、中医辨证及治疗方式等。

  在长期的医疗实践中，我深刻体会到，腰椎间盘疾病的研究已从单一结构治疗转向"神经-免疫-代谢"网络调控，从"治已病"迈向"防未病"。希望通过这本书，能让更多人对腰椎间盘疾病"知其然，更知其所以然"，在防治结合的道路上迈出更扎实的一步。在此，我谨向为本书顺利出版付出辛勤努力的编辑团队致以敬意，并衷心期待本书能为中西医结合治疗腰椎间盘疾病的诊疗发展提供助力。

2024年9月30日

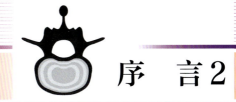

序 言 2

《腰椎间盘病学》是一部中西医结合研究腰椎间盘疾病的重要学术论著，从腰椎间盘疾病的现代解剖学特性、生理学特性、病理学机制、特殊检查、诊断标准及鉴别诊断方法、治疗原则及治疗方法、疗效判定标准等多方面进行了深入研究，并且结合中国传统中医学对腰椎间盘疾病的致病因素、致病机制、诊断辨证、中医分型及中医药特色治疗等对腰椎间盘疾病进行了系统阐述。

腰椎间盘疾病是临床上的常见病和多发病，轻微的腰椎间盘病变可以不治而愈，但严重和复杂的腰椎间盘病变治疗不及时或治疗方式欠当常常经久不愈，严重影响患者的正常工作和生活，甚至致瘫致残，使患者备受痛苦的折磨。因此，如何深入地对腰椎间盘疾病的基础理论研究和治疗技术进行创新研究极为重要，这也是长期以来国内外相关专家学者及临床医生们面临的一个重大课题。

此部《腰椎间盘病学》不仅在腰椎间盘疾病基础理论方面做了系统研究，还将现代微创疼痛介入技术与传统中医药特色技术相结合，为国内外的疼痛科、中医科、康复科、神经科、麻醉科、骨伤科、脊柱外科等专科医生们在诊治腰椎间盘疾病方面提供了重要的参考。

此次出版的《腰椎间盘病学》是中西医结合疼痛诊疗丛书之一，亦可供国内外的疼痛医学本科生、疼痛医学硕士研究生和博士研究生们参考。最后感谢本书编著者们的辛勤付出！

2024年9月30日

目 录

第一章　腰椎间盘解剖学特性 (1)

　　第一节　腰部骨性组织解剖特性 (1)

　　第二节　腰部肌肉组织解剖特性 (9)

　　第三节　腰椎间盘的神经功能特性 (20)

　　第四节　腰椎的血管组织解剖特性 (28)

　　第五节　腰椎间盘结构学解剖特性 (36)

　　第六节　腰椎间盘细胞学特性 (39)

第二章　腰椎间盘生理学特性 (43)

　　第一节　腰部的整体生理功能 (43)

　　第二节　腰椎间盘的生理功能特性 (55)

　　第三节　腰椎间盘的生物力学特性 (72)

　　第四节　腰椎间盘的神经功能特性 (84)

　　第五节　腰椎间盘的血管功能特性 (91)

　　第六节　腰椎间盘的细胞功能特性 (98)

第三章　腰椎间盘病理学特性 (103)

　　第一节　腰椎间盘的急性损害机制 (103)

　　第二节　腰椎间盘的慢性损害机制 (109)

　　第三节　腰椎间盘的生理退化机制 (115)

　　第四节　腰椎间盘的组织病变机制 (121)

　　第五节　腰椎间盘的组织修复机制 (131)

　　第六节　腰椎间盘病变的红外热成像 (133)

第四章　腰背部的经络学特性 (139)

　　第一节　人体的经络分布概要 (139)

　　第二节　腰背部经络分布特性 (143)

第三节　腰部与躯干经络关联特性 …………………………………………（145）

第四节　腰部与上肢经络关联特性 …………………………………………（148）

第五节　腰部与下肢经络关联特性 …………………………………………（150）

第五章　腰椎间盘突出症系列 …………………………………………………（153）

第一节　腰椎间盘变性疼痛综合征 …………………………………………（153）

第二节　腰椎间盘膨出疼痛综合征 …………………………………………（161）

第三节　腰椎间盘突出疼痛综合征 …………………………………………（168）

第四节　腰椎间盘脱出疼痛综合征 …………………………………………（176）

第五节　腰椎间盘游离疼痛综合征 …………………………………………（186）

第六节　腰椎间盘骨化疼痛综合征 …………………………………………（194）

第七节　腰椎间盘塌陷疼痛综合征 …………………………………………（202）

第八节　腰椎间盘髓核空洞疼痛综合征 ……………………………………（209）

第九节　腰椎间盘肥大疼痛综合征 …………………………………………（214）

第十节　腰椎间盘缺失疼痛综合征 …………………………………………（220）

第六章　腰椎间盘炎性病变系列 ………………………………………………（227）

第一节　无菌性腰椎间盘炎疼痛综合征 ……………………………………（227）

第二节　化脓性腰椎间盘炎疼痛综合征 ……………………………………（235）

第三节　结核性腰椎间盘炎疼痛综合征 ……………………………………（241）

第四节　风湿免疫性腰椎间盘炎疼痛综合征 ………………………………（247）

第七章　腰椎间盘软骨病变系列 ………………………………………………（256）

第一节　腰椎间盘软骨终板炎疼痛综合征 …………………………………（256）

第二节　腰椎间盘软骨终板破裂疼痛综合征 ………………………………（265）

第三节　腰椎间盘纤维软骨栓塞疼痛综合征 ………………………………（273）

第四节　腰椎间盘纤维软骨瘤疼痛综合征 …………………………………（279）

第八章　腰椎间盘相关病变系列 ………………………………………………（286）

第一节　腰椎间盘病变伴胸段脊髓空洞症疼痛综合征 ……………………（286）

第二节　腰椎间盘病变伴腰椎椎管狭窄症疼痛综合征 ……………………（292）

第三节　腰椎间盘病变伴腰椎韧带骨化症疼痛综合征 ……………………（303）

第四节 腰椎间盘病变伴腰椎椎体滑脱症疼痛综合征……………………（311）

第五节 腰椎间盘病变伴腰椎压缩性骨折疼痛综合征………………………（319）

第六节 腰椎间盘病变伴腰椎肿瘤疼痛综合征………………………………（325）

第七节 腰椎间盘病变伴腰椎结核疼痛综合征………………………………（331）

第八节 腰椎间盘病变伴腰交感神经损害疼痛综合征………………………（339）

第九节 腰椎间盘病变伴腹主动脉夹层瘤疼痛综合征………………………（346）

第十节 腰椎间盘病变伴强直性脊柱炎疼痛综合征…………………………（354）

第十一节 腰椎间盘病变伴类风湿关节炎疼痛综合征………………………（367）

第十二节 腰椎间盘病变伴急性脊髓炎疼痛综合征…………………………（377）

第十三节 腰椎间盘病变伴肌萎缩侧索硬化疼痛综合征……………………（385）

第十四节 腰椎间盘病变伴腰椎血管瘤疼痛综合征…………………………（400）

第十五节 腰椎间盘病变术后疼痛综合征……………………………………（408）

第十六节 腰椎间盘病变与腰部软组织损害疼痛综合征……………………（416）

第九章 腰椎间盘疾病的护理……………………………………………………（425）

第一节 腰椎间盘疾病护理原则………………………………………………（425）

第二节 腰椎间盘疾病护理方式………………………………………………（428）

第三节 腰椎疾病护理注意事项………………………………………………（431）

第一章
腰椎间盘解剖学特性

第一节　腰部骨性组织解剖特性

人体腰椎作为脊柱的一个重要组成部分，能够起到支撑和保护的作用。人体腰椎椎骨共有5个，每一个游离的椎骨都包括椎体、椎弓及由椎弓发出的突起三部分，即上、下关节突，横突和棘突。椎体的后面与椎弓共同围成椎孔，全部椎骨的椎孔借韧带组织共同连成椎管。临床上常见的腰部疾病均与其骨性结构息息相关，需对其解剖有全面的了解，故本章主要研究腰椎的骨性组织解剖学特性，包括腰椎体骨性结构、椎体间连接、椎体的功能及其在影像学上的表现。

一、腰椎的椎体形态特性

（一）腰椎（图1-1-1）

1. **椎体**　腰椎椎体因为负重关系，在所有脊椎骨中，体积最大，呈肾形，上下扁平，腰椎曲度前凸。腰椎椎体横径及矢径自第1腰椎到第5腰椎逐渐增大，与椎体负重自上向下逐渐增加相一致。椎体由纵向及横向略呈弧形的骨小梁构成，交织成网，以抵抗压应力及拉应力。随年龄增长，骨质逐渐疏松，即单位体积骨量减少，横行骨小梁变细，甚至消失，而纵行骨小梁增粗，周围皮质变薄。椎体由于长期负荷，可逐渐压缩变扁，或呈楔形，髓核也可经软骨终板突向椎体，形成施莫氏结节；椎间盘退行

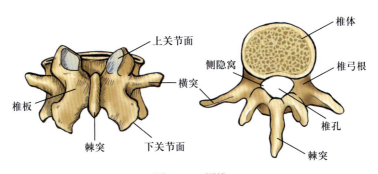

图1-1-1　腰椎

性改变（退变）后，椎体边缘出现骨质增生。

2. **椎板**　椎板较厚，并略向后下倾斜，因此椎孔在下部比上部大。如椎板厚度超过8mm，即可视为增厚。

3. **椎弓根**　腰椎的椎弓根向后外，椎骨上切迹较小，自腰向下矢径顺序下降，而下切迹较大。椎弓根的厚度自上而下逐渐递增，L_5几乎为$L_{1、2}$的1倍。

4. **关节突**　腰椎的上关节突由椎弓根发出向内，与上一节腰椎的下关节突相接，后者由椎板发出，向外，因此椎间关节的方向为矢状位，但向下逐渐变为斜位，至L_5，几乎呈冠状位。L_5上关节突的关节面多数呈凹面型，少数为平面位，下关节突的关节面变化较大，以凸面型和平面型为主。关节突可以增大，在后外侧突向椎管，或向前突至侧隐窝，使椎管呈三叶形。

5. **横突**　腰椎横突在胚胎发生学上由肋部和横突部愈合形成，其前部即代表肋部。横突由椎弓根与椎板汇合处向外突出，横突可看作是由腹横肌后筋膜内骨化而成，作带状，较薄，与腹壁的圆形相适合，其上有腹横筋膜和腰方肌附着，一部分较厚。L_3横突最长，其次为$L_{2、4}$横突，$L_{1、5}$最短并向后方倾斜。L_3横突弯度大，活动多，所受杠杆作用最大，受到的拉应力也最大，其附着的筋膜、腱膜、韧带、肌肉承受的拉力较大，损伤机会也较大。腰神经后支自椎间孔发出后，其外侧支穿横突间韧带骨纤维孔后，沿横突的背面和上面走行，并穿过起于横突的肌肉至其背侧。腰椎横突有众多大小不等的肌肉附着，相邻横突之间有横突间肌，横突尖端与棘突之间有横突棘肌，横突前侧有腰大肌及腰方肌，L_2横突前尚有膈肌，横突的背侧有骶棘肌，尚有腹内、外斜肌和腹横肌，借助腰背筋膜起于腰1~4横突。附于L_3横突上的肌肉如强烈收缩，可产生撕脱性骨折，合并广泛性肌肉、筋膜、腱膜撕脱伤，造成出血和浆液性渗出。L_5横突短粗，呈圆锥形，自椎体与椎弓根连接处发出，先伸向外方，后转向外上方，倾斜度较大。L_5横突如过度发育，与S_1融合，称为腰椎骶化。横突根部的后下侧有一小结节，称为副突。在上关节突的后缘有一卵圆形隆起，称为乳状突。腰椎乳状突与副突之间可形成浅沟、切迹、孔或管。

6. **棘突**　腰椎的棘突呈长方形骨板，呈水平方向，后缘较厚。棘突的末端膨大，下方如梨状，为多裂肌腱附着处。腰椎的棘突具有杠杆作用，肌肉、韧带附着其上，更增加脊柱的坚固性和稳定性。

（二）腰段椎管

各腰椎椎孔相连成椎管。椎孔形状，$L_{1、2}$多呈卵圆形，$L_{3、4}$多呈三角形，L_5多呈三叶形，其他尚可呈钟形或橄榄形。其前界为椎体、椎间盘纤维环后面及后纵韧带；后界为椎板、棘突基底及黄韧带；两侧为椎弓根；后外侧为关节突。腰椎椎管自$L_{1、2}$间隙以下包含马尾神经根，其被硬脊膜包围的部分形成硬膜囊，各神经根自硬膜袖发出后在椎管内的一段称为神经根管，以后分别自相应椎间孔穿出。

腰椎椎管的正中矢径（前后径）自椎体后缘中点至棘突基底，平均为17mm（14~20mm）。正常最低值为13~15mm，男女椎管矢径差别不大。横径（弓根间径）为两侧椎弓根内面连线，平均为24mm（19~29mm），正常最低值为18~20mm，在L_2~L_4最窄。男性椎管横径平均值较女性大1.12mm。侧隐窝是椎管最狭窄部分，为神经根的通道，其矢径越小，横径越大，表示侧隐窝越窄越深。L_5椎孔最易引起侧隐窝狭窄，原因是：①椎孔多呈三叶形；②侧隐窝明显，矢径可至2~3mm；③上关节突增生、变形较多。

二、腰椎的椎体连接关系

椎骨间主要通过椎间盘及周边之韧带组织连接（图1-1-2）。

（一）椎间盘

椎间盘由外周的纤维环及中心部的髓核组成；是连接于上下两个椎体之间的主要结构。

1. **纤维环** 为周边部的纤维软骨组织，质地坚韧而富有弹性，将上下两个椎体紧密连接。在横切面及中部冠状切面上，呈同心圆排列，于切线位观察，则呈正反交错的斜形（约30°）走行。此种结构对椎间关节的弹性、扭曲与旋转等有利。

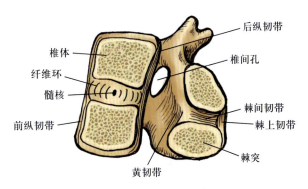

图1-1-2　椎骨间连接

2. **髓核** 位于椎节中央，呈白色，富有水分，类似黏蛋白物，内含有软骨细胞与成纤维细胞。幼年时其含水量高达80%以上，随着年龄的增长而水分递减，此种水分使髓核犹如一个水囊，可调节椎间盘内压力。

3. **椎间盘的生理功能** 除连接椎体外，由于其富有弹性，可减轻或缓冲外力对脊柱与颅脑的震荡，并参与颈椎的活动及增加运动幅度。

（二）韧带组织

除各椎段所特有的韧带（如枕颈间，骶尾部等）外，整个脊柱上之韧带包括以下两大部分。

1. **连接椎体之间的主要韧带**

（1）前纵韧带：它为人体中最长而又坚韧的韧带。起于枕骨的咽结节，经诸椎体前面抵于第1或第2骶椎前面。共分为3层，深层纤维跨越椎间盘，将上下椎体缘和椎间盘紧密地连接在一起，中层跨越2~3个椎体；而浅层纤维则可跨越3~5个椎体。其作用主要是限制脊椎过度后伸。

（2）后纵韧带：起自第2颈椎（部分纤维上延移行于覆膜），沿诸椎体后面抵于椎管。其颈部较宽，尤以椎间盘处稍厚而坚韧。向下逐渐狭窄呈细长状。其深层纤维连接于两个椎体之间，而浅层纤维可跨越3~4个椎体。此韧带在椎体处连接较松，其中部常有裂隙并有椎体的静脉穿过。

2. 连接椎弓根之间的韧带 椎弓间连接除包括由各椎体上、下关节突所构成的关节突关节外，尚包括以下韧带。

（1）棘上韧带和横突间韧带：此两者在颈部不发达，主要见于下段脊柱，其作用是限制脊柱过度前屈。

（2）棘间韧带：因连于两个棘突之间，故名。自棘突根部至尖端部呈薄片状，前方与黄韧带愈合，后方移行于棘上韧带或项韧带。

（3）黄韧带：或称弓间韧带，为黄色弹性纤维组织构成。活体呈黄色外观，外形为扁平状，位于上下椎板之间。上方起自上位脊椎椎弓板下缘的前面，下缘止于下位椎弓板上缘和其后面，十分坚韧。此韧带的作用主要是限制脊椎过度前屈及参与维持骨的正常对位。

三、腰椎的椎体功能关系

脊柱是由一系列椎骨及椎间盘所组成，因此主要的作用在支持体重及提供运动，且有保护脊髓神经的功能。根据脊柱的生理结构及特性，愈往尾端所承受的压力愈大，故椎骨的体积也是由上而下逐渐增大。

脊柱的椎间关节是最脆弱的关节，其中又以L_5S_1之椎间盘最易受到伤害。

由生物力学与解剖学综合观之，脊柱整体结构是由椎体、椎间盘、关节突关节、韧带等所组成，每个结构各有其所代表的力学特点。椎体与椎间盘主要是承受压力，表现为椎体的骨小梁呈纵向排列；关节突关节则主要是承受剪力及轴向扭力；而椎间韧带为可承受张力的结构，主要在防止过大的屈曲运动。两相邻椎体、椎间盘及韧带共同构成脊柱之运动节段，即脊柱之功能性单位。

相邻椎体之间的椎间盘，由于它的特殊黏弹结构，因此可以承受不同负荷及弯曲。当人体直立站立时，其受力远大于本身的体重，且对于椎间盘的负荷，不论是前屈、侧弯及后伸，皆能产生张应力。而扭转则是在骨盆不动的状态下，使椎间盘产生剪应力。因此当人体在进行屈曲及旋转时，会造成椎间盘同时发生压应力、张压力及剪应力的综合应力。

（一）椎体

椎体主要承受压力，因此它的骨小梁结构皆是针对对抗垂直压力呈纵向排列，但由于人体的受力是由上往下递增，因此人体椎体强度的承受力也是由上往下逐渐增加。椎体的破坏常来自压力，在椎体最常见的伤害是压缩性骨折（compression fracture）及爆裂性骨折（burst fracture），椎体在骨质不佳或承受大且高速的压力的情况下，会使得椎体塌陷，骨折块突向椎管。椎体的受压强度与性别、年龄及体重有关。

（二）关节突关节

关节突关节依据不同的脊柱节段有不同角度及方向，例如在腰椎的位置，其关节突关节在矢状面上呈90°平行排列，在轴状面上呈45°夹角。因此在人体前屈的过程中，竖脊肌承受较大的力量。但同样在胸椎位置的竖脊肌，其所产生的力量较小，胸椎的关节突关节在矢状面上呈60°的斜角，在前屈过程中，关节突关节产生的接触行为间接减少竖脊肌的力。此外，由于关节突关节不同的夹角变化，因此脊柱的运动节段通常会产生联合运动，也就是脊柱侧弯时，通常会因关节突关节的接触，通过力传递而产生轴向旋转，或脊柱前屈时，会产生少许的前向位移。

从关节突关节的几何位置来看，腰椎的关节突关节的方向并不适合抵抗脊柱的轴向压力，因为它在矢状面上是呈现平行排列。但腰椎后仰时，下关节突会因关节面之间的接触而产生高应力集中，尤其是有蠕变现象发生时。当椎间盘高度及含水量减低时，关节突关节的压应力会因此上升而造成关节面的退化。当腰椎有轴向旋转动作时，更会造成关节突关节的伤害，这类伤害大都发生在脊柱屈伸、侧弯或扭转的情形下。

（三）脊柱韧带

脊柱韧带主要功能是协助脊柱稳定，并产生适当的运动范围。但由于每个韧带的形态不同，所造成的生物力学强度也不同。腰椎韧带的横截面积通常较颈椎韧带的横截面积大；黄韧带的横截面积最大，其次为前纵韧带。但对于腰椎韧带的受力而言，以前纵韧带的强度最大，可达390～510N，其余韧带群的强度则为100～384N。形变量以脊上韧带最大，可达25mm，其余韧带分别在15mm以内。这些韧带对外力的抵抗强度与解剖位置有相依关系。当腰椎前屈时，仅有前纵韧带处于松弛状态，其余脊柱后方韧带产生拉力抵抗前屈力矩，韧带对前屈力矩的拮抗大小，依序为脊间韧带、关节囊韧带及黄韧带。而这些韧带的拮抗能力大小恰与距离腰椎前屈的旋转中心之力臂长短成正比关系。对于脊上韧带而言，由于它的刚性值太小，因此对于前屈力矩的拮抗有限。对于后伸力矩而言，其主要的拮抗韧带是前纵韧带；扭转力矩的拮抗主要韧带是关节囊韧带；侧弯力矩的拮抗主要是横韧带。但由于韧带是拉力承受结构，因此它的伤害主要发生在脊柱高度屈曲的情况下，造成韧带的拉力破坏。

四、腰椎的影像特性

（一）腰椎X线平片正常表现

腰椎X线检查常规摄取正、侧位片，若需明确椎弓根部情况时加照斜位片。由于X线特性的局限，平片中仅椎骨结构显示清晰，椎间盘、软骨、韧带等结构则难以辨别。

1. 椎体 腰椎序列整齐，在正位片上呈垂直排列，侧位片上构成前突的弧形腰曲，形态自然。椎体呈横位长方形，由上向下逐个增宽。其上、下缘致密，有时可见双影，系前后缘（正位）或左右缘（侧位）分别显影所致。椎体侧缘清晰，中段内凹，上、下角向外突出。在侧位片上，后缘皮质线可因有血管通过而中断。

2. 椎弓根与椎板 正位片上，椎体影内左右椭圆形影为椎弓根断面，其内缘之间为椎管。在两侧椎弓根与棘突间可见宽而斜行的椎板致密影。侧位片中，由椎体向后延伸的椎弓根形态清晰，相邻的上下切迹构成椎间孔。椎弓根后端向后下延伸为椎板。斜位片示椎体中部致密圆圈影为近片侧椎弓根断面，其向后延伸的宽致密带为近片侧椎板影，再向后为远片侧椎板影。两侧椎板间以上缘的凹沟为界。

3. 关节突与椎间关节间隙 正位片上，椎板上缘向外上延至椎弓根上方，形成圆形上关节突；椎板下缘在棘突两旁向下突出成为下关节突。侧位片中，椎弓根后端向后上突出形成上关节突；椎板下端与下位椎的上关节突重叠部分为下关节突。斜位片显示近片侧椎弓根断面影上方可见一致密骨影，为近片侧上关节突；近片侧椎板向下突出的部分为同侧下关节突。远片侧椎板影向上伸出一圆形突起为远片侧上关节突，向后下伸出一圆形突起为远片侧下关节突，相邻关节突之间重叠成关节。下关节突与下位椎的上关节突对应成椎间关节。正位片可见椎间关节间隙，此间隙为关节后部间隙。侧位片上，在椎间关节重叠部分的前方，有时可见关节间隙。斜位片可清晰显示近片侧椎间关节间隙。

4. 横突和棘突 在腰椎正位片上，横突由椎体侧缘向外突出，形态完整；侧位片上，因与椎弓根后端重叠，常显影不清；斜位片中可见近片侧横突影，表现为自近片侧椎弓根断面影向前伸出的模糊可见的条状骨突影。棘突在腰椎正位片上呈水滴状断面影。上位棘突下倾，断面投影下端可与下位椎体上缘重叠。下位腰椎棘突较平直，投影多在同节段椎体范围内。侧位片示棘突呈长方形，显影较淡；斜位片上，棘突常因体位斜度过大，与其他结构重叠而不显影。

5. 椎间隙 腰部椎间隙由上至下逐渐加宽。在正位片上，L_5 与 S_1 上缘之间的腰骶间隙因体位关系显影较窄或完全不显影；侧位片显示腰椎椎间隙效果最佳。$L_{1、2}$～$L_{4、5}$ 椎间隙前部比后部稍宽；L_5S_1 椎间隙后部较前部明显变窄，呈楔形，其宽度常小于上位腰椎椎间隙。由于形态的特点和力的传导作用，腰骶间隙易出现脱位。常可沿骶椎上缘作一直线,再过骶椎前上角作一与此线相交的垂直线,如L₅前下角在此垂直线后方0～10mm为正常位置;如已超过垂直线前方,则说明L₅向前滑脱(Garland法)。

6. 猎狗样投影 在腰椎斜位片上,除椎体外的其余腰椎结构投影形似一只猎狗,狗眼为近片侧椎弓根断面影;上方狗耳为近片侧上关节突;前方狗嘴为近片侧横突;狗颈为远片侧的椎弓峡部;狗体为两侧椎板;前腿为近片侧下关节突;后腿为远片侧的下关节突;向上翘起的狗尾是远片侧上的关节突(向后延伸的狗尾或为棘突影)。

(二)腰椎CT正常表现

CT是以多平面成像方式对腰骶椎进行检查。CT对确定脊柱骨性成分的细节最为清晰,可从影像学上精确地测量椎管的大小、椎骨的病变和脊髓神经根的形态。

1. 椎骨 可显示椎体、椎弓、椎板、棘突、横突、上下关节突等。椎体由周缘很薄的骨皮质及其内部呈蜂窝状的骨松质组成。在轴状位椎体呈卵圆形或肾形,其后缘略平直或凹陷。在椎弓层面,椎管呈环状骨性结构;而在椎板层面,椎骨呈不完整的环状结构。在CT轴状位,骶骨上部较宽,向下逐渐变小,骶骨的两侧耳状关节面与髂骨构成关节,在CT图像上可清楚显示骶髂关节间隙。

2. 椎间盘 椎间盘由纤维环、髓核及其上下软骨终板组成。通常椎间盘的周缘CT值比中央高。L_{1-2}～L_{4-5}椎间盘的厚度8～13mm。CT检查时,应先做CT腰椎和椎间盘定位片,层厚为3mm以下,方可清晰显示椎间盘形态。L_{1-2}～L_{4-5}椎间盘形态大致相似,呈肾形,CT值在50～110HU。年轻人椎间盘后缘略凹,凹陷部分与后纵韧带的走行一致,随年龄的增长,后缘可变平直,与椎间盘的退变有关。L_5S_1椎间盘在CT图像上与其他椎间盘表现不同,呈后缘较平直或轻度膨出。

3. 关节突关节及韧带 由上、下关节突构成的关节突关节,在CT图像可显示出关节突间隙,正常情况下此间隙为2～4mm。当退变时可见关节突关节增生内聚,造成椎管狭窄。关节囊钙化亦可造成神经根管狭窄。前纵韧带覆盖在椎体和椎间盘的前缘和侧缘;后纵韧带覆盖在椎体及椎间盘的后缘,在CT图像上一般很难与椎体及椎间盘相区分,只有发生钙化时可清楚显示高密度影像。

黄韧带为一弹性韧带,位于椎板间隙的前部,在CT图像上的密度介于硬膜囊和椎间盘,与肌肉的CT值相似。腰椎黄韧带的厚度在3～5mm,较颈段、胸段黄韧带厚。位于棘突间的棘间韧带由于其邻近脂肪组织的衬托,在适当的层面可以显示其较高的纤维组织密度。

4. 腰椎椎管及其内的CT正常表现 腰椎椎骨的椎孔相连形成椎管,不同节段椎管的形态不一。在L_{1-2}椎管多呈卵圆形,L_{3-4}约为三角形,L_5多呈三叶形,腰椎椎管前后径平均为17mm,横径平均为24mm。L_{4-5}和L_5S_1侧椎管为侧隐窝,CT图像清楚显示。在骨性椎管和硬脊膜之间为硬膜外间隙,硬脊膜与蛛网膜之间的潜在间隙为硬膜下腔,蛛网膜内侧为蛛网膜下腔。硬膜外间隙含有神经、血管、脂肪和结缔组织。椎内静脉丛分布于椎管和硬脊膜之间。在CT平扫时这些椎内静脉丛不易与周围组织相区别，但增强扫描时，可使硬膜外间隙明显增强。在硬脊膜囊的前方和前外侧见到较明显的脂肪，尤其在侧隐窝处其硬膜外脂肪可达3～4mm厚。由于在神经孔附近有较多的脂肪组织，在低密度的脂肪组织的衬托下，常使神经根及其根鞘在这些部位得以显示。在神经根发出部位可见增大的背根神经节。

（三）腰椎MRI正常表现

1. 骨性脊柱　脊柱在MRI图像上可作横断面、矢状面及冠状面成像。椎体大部分由松质骨组成，其内有活动的骨髓基质，因骨髓中有水和脂肪、质子及部分缓慢流动的血液，故MRI信号强度与骨髓内脂肪含量的多少有关。椎体的附件包括椎弓、椎板、棘突、横突和上下关节突等。椎体边缘及附件的骨皮质在T1和T2加权像上呈低信号，中央松质骨与正常椎间盘及脑脊液的信号相比，在T1加权图像上为较高信号，在T2加权图像上呈中等或略低信号；在脂肪抑制技术上呈低信号；在增强MRI中信号强度无变化。在矢状面图像上，椎体的前缘及后缘可见条状前纵韧带及后纵韧带，在T1加权像、T2加权像和部分翻转梯度回波图像上呈低信号。

腰椎呈前凸曲度，椎体呈肾形，横径大于前后径，前缘凸，侧缘平，后缘凹，在T1加权像上为中等强度信号。椎弓根为椎体上方向后突的骨柱，构成椎间孔的上、下缘，在T1加权像上为中等强度信号。每个腰椎小关节面由透明软骨覆盖，厚2～4mm。腰椎椎管由前面的椎体、侧面的椎弓、后面的椎板和棘突组成。在上腰椎段椎管横断面为圆形或卵圆形，在中段或下段腰椎椎管横断面呈三角形，横径等于或大于前后径。腰椎管的侧隐窝为椎间孔内口，它位于椎弓根的内侧和上关节突的前方，椎体的后外侧和相近的椎间盘构成侧隐窝的前壁。椎间孔的界限是：①上下方为椎弓根；②外侧为椎体的后外方；③前内侧为椎间盘；④后外侧为上关节突。在SE序列横轴及矢状方位T1加权像上，神经根表现为贴近椎弓根的硬膜外脂肪围绕的低信号。

2. 椎间盘　腰椎椎间盘呈肾形，是由软骨终板、纤维环及髓核组成。软骨终板覆盖椎体上下面，在椎体与髓核之间。在SE序列T1加权像上，椎间盘中心部比周围部分信号强度略低，外周部分纤维环与前后纵韧带汇合处的信号更低。在T2加权像上信号强度恰好相反。纤维环和后纵韧带的信号相近，往往难以区分。髓核呈高信号。髓核的水分含量随年龄增长而减少，在T2加权像上信号强度逐渐减弱。在30岁以上90%在T2加权图像上椎间盘中央见一呈水平走向低信号呈夹心饼干样征象，属正常生理性退变。

3. 椎管内结构

（1）硬膜外间隙：硬膜外间隙系骨性椎管与硬脊膜之间的空隙，其内主要含脊神经、动脉、静脉、脂肪及少量结缔组织。腰椎的硬膜外间隙填充相当厚的硬膜外脂肪、韧带、神经和血管。硬膜外脂肪在T1及T2加权像上呈高信号强度。硬脊膜为致密纤维组织，在神经根平面外突，其内含有蛛网膜，共同构成神经根鞘。蛛网膜位于硬脊膜内面，二者之间有潜在的硬膜下腔。在MRI上，硬脊膜难与蛛网膜区分开，二者统称为鞘膜。

（2）蛛网膜下腔：脊髓表面包绕软脊膜，软脊膜与蛛网膜之间为蛛网膜下腔。在MRI图像上见到的鞘膜囊内的脑脊液，实际是位于蛛网膜下腔的，脑脊液在T1加权图像上为低信号，在T2加权图像上信号高于脊髓。蛛网膜下腔在L_2以下比较宽，由脑脊液填充，在T1加权像呈低信号强度，在T2加权像呈高信号强度，明显高于脊髓，因而脊髓结构可清晰显示。

（3）脊髓马尾：脊髓位于蛛网膜下腔的中央，其末端为圆锥，圆锥的末端可在矢状面图像上清楚显示，止于$L_{1\sim2}$平面。在T1加权像呈中等信号强度，在T2加权像信号强度比椎间盘和脑脊液低，为此两者易区分。脊髓的灰质与白质的MRI信号亦有不同，在横断面T2加权图像上，中央灰质呈H形高信号，而周围白质信号较低。脊髓圆锥向下移行为纤维性终丝。终丝的信号强度类似或低于脊髓信号。约5%的正常人终丝内含有不同量的脂肪，信号明显高。在圆锥平面向下走行的腰骶神经根称作马尾。马尾神经由上至下逐渐变少，旁正中矢状位显示神经根呈扇形从后上向前下方向延伸。

（4）神经根的信号：强度较低，但在脂肪组织的衬托下仍然十分清楚。静脉及静脉丛仍为低信号。大部分韧带为胶原纤维组织，在T1、T2加权图像上及部分翻转梯度回波图像上为低信号，黄韧带内含大量弹力纤维，故在T1、T2加权图像上为中等强度信号。

（刘亚坤　王　霞）

参 考 文 献

[1] 刘延青,崔健君.实用疼痛学 [M].北京: 人民卫生出版社,2013.
[2] 郭世绂.骨科临床解剖学 [M].济南: 山东科学技术出版社,2001.
[3] 胡有谷.腰椎间盘突出症 [M].第2版.北京: 人民卫生出版社,1985.

第二节　腰部肌肉组织解剖特性

腰部的肌肉是腰椎活动的动力结构，借各肌的相互配合作用，使脊柱腰段产生屈、伸、侧弯、旋转及回旋运动。不论静止或运动，肌肉的运动都是不可缺少的，腰部两侧的肌肉和韧带是维持脊柱稳定的重要因素，通过腰部肌肉的锻炼，可以改善腰椎的曲度，平衡腰椎间盘的应力，对腰椎疾病的预防起到至关重要的作用。故本节将从腰部肌肉组织形态特性、腰椎肌肉组织连接关系、腰椎椎体韧带连接关系、腰椎肌肉组织功能关系、腰椎肌肉组织影像特性五个部分分别进行阐述。

一、腰部肌肉组织形态特性

分别对腰背部浅层肌肉、腰背部深层肌肉、腰部筋膜进行描述。

（一）腰背部浅层肌肉

腰背部深层肌肉分为二层（图1-2-1）。

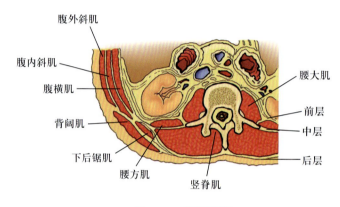

图1-2-1　腰部筋膜

1. 第一层肌肉

（1）斜方肌：位于项部和背的上部，呈扁平三角形，起自上项线、枕外隆凸、项韧带和全部胸椎的棘突，纤维向外，止于锁骨的肩峰端、肩峰及肩胛冈。斜方肌受副神经及C_{3-4}神经前支支配。斜方肌主要由颈横动脉供应。颈横动脉经过中斜角肌、臂丛和肩胛提肌围成的三角区，此处可作为寻找该动脉的标志。颈横动脉可为1~2支。斜方肌上部纤维收缩可以提肩带，并使肩胛骨下角外旋；下部纤维收缩，使肩胛骨下降。两侧共同收缩则可使肩胛骨向中线靠拢，如肩胛骨固定，两侧共同收缩，则使头颈后仰。斜方肌中部纤维收缩，可以内收肩胛骨，上下部纤维同时收缩，可使肩胛骨外旋。检查时，使颈后伸，向检查侧屈曲，面部转向对侧，检查者以手对抗抬肩动作，斜方肌上部纤维收缩；肩外展90°，抗阻力内收肩胛骨，斜方肌中部纤维收缩；使肩外展、外旋，抗阻力后伸肩部，斜方肌下部纤维收缩；使肩外展、外旋，内收肩胛骨，即挺胸动作，此时斜方肌所有三部纤维均收缩。斜方肌上部纤维，如果止点固定，一侧肌肉收缩，可使颈后伸，屈向同侧，头部向对侧旋转。虽然肩胛提肌在同样情况下亦可使颈部向同侧屈曲，但头部向同侧旋转，借此可互相区别。

（2）背阔肌：呈扁平三角形，位于背部下半部和侧胸部皮下，以腱膜起自髂嵴外缘后1/3，下6个胸椎和全部腰椎棘突、骶中嵴以及腰背筋膜后层，其纤维向上外聚合为一扁平腱，附着于肱骨小结节。背阔肌受胸背神经支配，从肌肉近止腱的上缘进入肌深面下行，发出肌外及肌内分支，进入上下二部。背阔肌能内收、内旋和后伸肱骨，起止点易位时，可上提躯干如引体向上。背阔肌的前缘在跨过腹外斜肌处在下方与腹外斜肌后缘分离，形成一个小的三角形间隙，即腰三角，也称腰间隙。此三角的下缘为髂嵴的一部，其底面为腹内斜肌。在腰三角的上内侧，另有一菱形结构，其后覆以背阔肌，上方为下后锯肌下缘，内侧缘为骶棘肌，外下缘为腹内斜肌，外上缘为第12肋骨，菱形的底面为腰背筋膜三层相融合的腹横肌腱膜。此菱形为进入腹膜后间隙的良好入路，作胸腰椎后外侧斜行显露时必须经过此处。

2. 第二层肌肉

（1）肩胛提肌：以各个肌束起自上位3~4颈椎横突，附着于肩胛骨内侧角及脊柱缘的最上部，能上提肩胛骨，如止点固定，一侧肌肉收缩，可使颈屈曲，头部向同侧旋转。检查时，使患者头部向一侧屈曲，面部亦向同侧旋转，同时抬肩，检查者以双手在头及肩部加以抵抗，在胸锁乳突肌与斜方肌之间可看到肩胛提肌的收缩。

（2）大菱形肌和小菱形肌：在肩胛提肌的下方，位于同一肌层。小菱形肌呈窄带状，起自下位2个颈椎的棘突而附着于肩胛骨脊柱缘的上部，在大菱形肌上方，与大菱形肌之间隔以菲薄蜂窝组织层。大菱形肌菲薄而扁阔，呈菱形，起自上位4个胸椎的棘突，向外下，几乎附着于肩胛骨脊柱缘的全长。大、小菱形肌能内收及内旋肩胛骨，并上提肩胛骨，使之接近中线。检查时，患者手背置于腰部，使肩胛骨外展及外旋，以放松斜方肌，检查者以手指伸入肩胛骨脊柱缘前方，嘱患者将手离开腰部，此时肩胛骨内收、内旋，检查者可感觉其收缩，置于肩胛脊柱缘的手指可被挤出。

上述三肌的血供均由颈横动脉降支供应，此支由锁骨下动脉发出，沿肩胛骨脊柱缘全长下行，适在菱形肌（后方）与后上锯肌（前方）之间，由此血管尚发出至冈上、下窝的分支，至冈下窝的分支与肩胛上动脉及旋肩胛动脉在肩胛骨后面形成丰富侧支吻合。三肌均受肩胛背神经支配，此神经发自第5颈神经，沿肩胛骨脊柱缘下降。

（二）腰背部深层肌肉

腰背部深层肌肉分为三层。

1. 第一层肌肉

（1）头颈夹肌：分为头夹肌和颈夹肌，起自项韧带的下半、第7颈椎棘突、上部胸椎棘突及棘上韧带，纤维向上向外。头夹肌止于颞骨乳突后缘和枕骨上项线，颈夹肌止于上3个颈椎横突后结节，前者在胸锁乳突肌的深面，后者在肩胛提肌的深面。

（2）骶棘肌：是一纵行肌群，位于脊椎棘突和肋角的沟内，起点由筋膜和肌性两部分组成。筋膜部分实际上和腰背筋膜后层融合，肌性部分起于骶髂骨韧带和髂嵴上部，纤维向上，至肋下缘稍上，延展成为3柱，其中只有最长肌上升止于头部。

1）髂肋肌作为外侧柱，分为腰、胸、颈3部。腰髂肋肌由肌的总腱向上止于下数肋角，胸髂肋肌起自下数肋角止于上数肋角，颈髂肋肌起自上数肋角止于下数颈椎横突后结节，纤维彼此重叠，其止点使肋角变得粗糙。

2）最长肌作为中间柱，为3柱中最宽最厚者，分为胸最长肌、颈最长肌和头最长肌3部分。胸最长肌止于腰椎的副突和横突、胸椎的横突尖及其附近的肋骨部分；在它的上内侧，颈最长肌由上6个胸椎止于第2～6颈椎横突后结节；头最长肌自上数胸椎横突与下数颈椎关节突成一宽条，在头夹肌和胸锁乳突肌的深面，上行止于颞骨乳突后部和下部。最长肌恰巧将肋骨结节与胸椎横突间的关节遮盖。下胸神经后支的外侧支即由髂肋肌与背最长肌的缝隙中穿过。

3）棘肌作为内侧柱，为3柱中最短者，主要为筋膜部分构成，约宽1cm，扁平，紧附于棘突的两侧，起于下数棘突，止于上数棘突，自上腰部一直延展至下颈部。髂肋肌管理腰部的侧屈，最长肌是伸肌，腰部扭伤后，骶棘肌痉挛起保护作用。

2. 第二层肌肉

（1）半棘肌：分为胸半棘肌、颈半棘肌和头半棘肌3部。此群肌肉在此层位置最浅，跨过4～6节脊椎骨，起点靠近横突尖，止点则靠近棘突尖，行程比较垂直。胸半棘肌起于下数胸椎横突，止于上数胸椎和下数颈椎棘突，作为脊椎骨的旋转肌；颈半棘肌起于上数胸椎横突，止于上数颈椎棘突；头半棘肌起于上数胸椎横突和下数颈椎关节突，向上止于枕骨上、下项线间的骨面，肌纤维完全直行上升，颈半棘肌和头半棘肌可以牵引颈部向后，加深颈段脊柱前凸。

（2）多裂肌：为多数小肌束，属于中间层，止点跨越2～4节椎骨。在骶部起自骶骨后面，在腰部起自乳突，在胸部起自横突，在颈部起自关节突，止于上位2～3棘突的下缘。多裂肌是脊椎的背伸肌，可以加大腰椎前凸，在颈、胸部尚可以防止脊椎向前滑脱。

（3）回旋肌：在胸部最为显著，居于最深层，为一排小肌，起于脊椎横突，止于上位脊椎骨的棘突根及其邻近的椎板。

3. 第三层肌肉 棘突间肌左右成对，介于棘突之间，以颈腰二部为显著；横突间肌介于上、下二横突之间，头外直肌即此肌的最高部分；肋提肌仅胸椎有，左右各十二，可以说是肋间外肌的向后延长部，起于颈$_7$～胸$_{11}$横突尖，止于下位肋骨上缘，在肋骨结节的外侧。所有背部深肌大部皆为脊神经后支的分支所支配。腰背部深层肌肉的主要作用在于维持身体的姿势。坐位或立位时，腰背部肌肉无时不在收缩以抵抗重力，作用于头、脊柱、肋骨和骨盆，按照运动情况而使各部屈、伸、侧屈与回旋。它不仅控制前屈时身体向下传达的重力，且能恢复直立姿势。脊柱伸肌较脊柱屈肌的数量多2倍。脊柱后伸超过直立姿势时，胸锁乳突肌、腹肌和椎前肌均松弛，同时也予以相当的控制，在反抗力或反重力前屈脊柱时，如由仰卧姿势坐起或立起，椎前肌皆起作用。两侧椎前肌和椎后肌斜部相对肌纤维协同动作时，则发生回旋运动，多见于颈、腰部。因为姿势不良、床铺不合适或腰背部扭伤常能引起腰背痛，此乃由于腰背部肌肉失去正常平衡所致。分布于腰背部肌肉、韧带、骨骼或关节的腰骶神经后支如遭受刺激压迫或破坏，均可产生腰痛，一般多局限于腰部，但也能产生一侧或两侧反射性坐骨神经痛，因刺激可沿后支反射到前支。

（三）腰部筋膜

腰部筋膜可分为腰背筋膜、腰方肌筋膜和腰大肌筋膜三部分（图1-2-1）。

1. 腰背筋膜 腰背筋膜是全身最厚和最强大的筋膜之一，包绕骶棘肌形成肌鞘，并作为背阔肌、腹内斜肌和腹横肌腱膜的起始处。通常将腰背筋膜分为浅深两层，也有将腰方肌筋膜并入，而分为前（腰方肌筋膜）、中（深层）、后（浅层）三层。

腰背筋膜浅层较厚，起自腰椎及骶椎棘突、棘上韧带及髂嵴，有背阔肌、下后锯肌的起始腱膜与之融合加强；深层起自腰椎横突，位于骶棘肌与腰方肌之间。其上部增厚形成腰肋韧带，连于L_1横突和第12肋之间，限制第12肋的活动。浅深两层筋膜在骶棘肌外缘相合形成宽阔的腱膜，作为腹横肌及腹内斜肌的起点。

2. 腰方肌及腰大肌筋膜 腰方肌筋膜前层位于腰方肌之前，与腹横筋膜相连续，属腹内筋膜一部分；后层与腰背筋膜深层相接。腰大肌筋膜为腹内筋膜所形成的单独筋膜鞘，向下与髂肌筋膜腔相连续。

腰神经后支的外侧支，穿骶棘肌后，在腰背筋膜浅层下走行一段，然后穿此筋膜外缘至皮下浅筋膜中，越髂嵴后形成臀上皮神经。若筋膜卡压，可产生腰及臀部痛。

二、腰椎肌肉组织连接关系

（一）直接作用于腰脊柱的肌肉

背肌：浅层——背阔肌、后下锯肌
　　　深层——骶棘肌、横突棘肌、横突间肌、棘突间肌
腰肌：腰方肌、腰大肌

（二）间接作用于腰脊柱的肌肉

腹前外侧壁肌——腹直肌、腹内斜肌、腹外斜肌、腹横肌
臀肌——臀大肌
股后肌——股二头肌、半腱肌、半膜肌

从主要功能上看，上述肌肉可分为背伸肌、前屈肌、侧屈肌及旋肌。在不同的收缩组合时，各肌又可产生另外功能。为保证肌肉充分发挥作用，腰背部尚有强大的筋膜，作为肌肉的起点和保护装置。腰部的筋膜同时也是协助肌肉产生动力的结构。

（三）腰脊柱伸肌

1. 棘突间肌 腰椎棘突间肌，位于棘间韧带两侧相邻棘突间。偶可存在于$T_{12}L_1$

或 L_5S_1 两处棘突间。受腰神经后内支供应，收缩时可固定相邻棘突并后伸腰椎。

2. 骶棘肌 此肌又名脊柱竖肌（Erector spinae），是背肌中最强大的，特别在腰部。此肌下端起于骶骨背面、腰椎棘突、髂嵴后部和腰背筋膜，沿脊柱两侧上行，为腰背筋膜所包被，肌束上行分为三组，自外向内为髂肋肌、最长肌和棘肌。

（1）髂肋肌：此肌为外侧肌束，自下而上又分为三部：即腰髂肋肌、背髂肋肌及项髂肋肌。腰髂肋肌起自骶骨背面及髂嵴，向上外分为6～7束，止于下位第6～7肋骨的肋角处。背髂肋肌及项髂肋肌以类似方式起始于上位肋骨及椎骨，最后止于第4～6颈椎横突后结节。

（2）最长肌：该肌位于髂肋肌内侧及深侧，纤维较长，也分为三部：背最长肌、颈最长肌及头最长肌。以背最长肌最发达。

（3）棘肌：该肌居最内侧，起止于第1～2腰椎及胸椎棘突。

骶棘肌受腰神经后支供应，从形态结构及位置上，此肌两侧皆收缩时可背伸脊柱，单侧收缩时可使脊柱向同侧倾斜。

（四）腰脊柱屈肌

屈肌由腰大肌、髂肌及腹直肌组成，后者因处于远离腰椎的前腹壁，力臂长，因而功效大。

1. 腰大肌与髂肌 腰大肌位于腰椎侧面，肌纤维起于 T_{12} 下缘到 L_5 上缘的相邻椎体及椎间盘纤维环，跨越椎体中部的膜状弓（此弓容纳椎体间腰血管通过）以及 $L_{1\sim5}$ 横突前下缘。肌纤维内外聚合，跨髂嵴及骶髂关节之前，在髂凹处与起自髂凹的髂肌相合，形成髂腰肌穿越腹股沟韧带下、髋关节前方，向内下止于小转子及其下方2cm的股骨干处。髂腰肌在越过骨盆缘及髋关节时，其深面为腱组织与髋关节及盆缘间形成恒定滑液囊。其浅面构成股三角底部之一部。腰大肌在上端起点处前面为膈肌内侧腰肋弓所越过，内侧与腰椎体之间有交感神经链，后方与腰方肌间上有肋下神经、髂腹下及髂腹股沟神经，向外下方其外缘至腹肌，中有股外侧皮神经出其外缘越髂肌至髂前上棘内侧至腹前外侧，再下有股神经沿其外缘出腹股沟韧带在髂肌表面髂筋膜下分出肌支至股四头肌，股生殖神经常在其浅面下至精索，骶丛则自其后内侧入骨盆。

约40%的人有起自 T_{12} 下缘和 L_1 上缘的部分纤维独自成束，在腰大肌之间下行，形成一薄腱止于骨盆的髂耻隆凸及弓状线。

腰大肌主要由 $L_2\sim L_4$ 神经的前支分支支配，也可有 L_1 或 L_5 神经纤维参与。

髂腰肌为一强大的屈髋肌，并有内收髋和外旋髋的作用，如下肢固定，则可拉骨盆前倾以增加弯腰的作用，与其他肌肉合作可稳定髋关节，从而使躯干稳定。

2. 腹直肌 腹直肌位于前腹壁中线两侧。上起于第5～7肋软骨及剑突，下端止于耻骨结节，全长为腹直肌鞘所包被。其前面与肌鞘间有3～4个横腱划相连，以增加其收缩能力。受下位肋间神经支配，收缩时除保护腹部脏器外，可自前方拉胸廓前倾，从而有力地使腰椎前屈。

（五）腰部侧屈肌

1. 横突间肌 腰部横突间肌较发达，位于相邻两横突间，分为内小、外大两肌束。外侧肌束起于相邻两横突间，内侧肌束上起于横突基部的副突，下止于下位椎骨上关节突旁的乳突。脊神经后支自两肌束间穿过，分支供应内侧肌束，外侧肌束由前支供应。单侧收缩时，两横突靠近，从而侧屈腰椎，双侧收缩时，可使脊柱固定。

2. 腰方肌 该肌位于脊柱两旁，略呈长方形，下端较宽，起于髂腰韧带及髂嵴内缘后部。向上内斜行止于第十二肋内半的下缘，部分纤维止于L_1～L_4横突。有时在此之前另有肌纤维起自L_2～L_5横突，向上止于肋骨下缘。该肌后方以腰背筋膜深层与骶棘肌相隔，前方以筋膜与腰大肌相隔。在腰方肌与腰大肌间有肋下神经，髂腹下及髂腹股沟神经自内斜向外下穿过。

腰方肌接受T_{12}及L_1、L_2神经前支支配，收缩时可使第12肋下降并固定膈肌脚以利吸气。腰方肌一侧收缩则可使躯干向同侧倾斜，两侧收缩时可稳定躯干。

3. 背阔肌 背阔肌为一三角形阔肌，以薄腱膜与腰背筋膜浅层相合，起于骶椎、腰椎、下6个胸椎及棘突及棘间韧带和髂嵴后部。肌纤维还起于骶棘肌外之髂嵴外缘和下位第3～4肋。上述腱膜及肌纤维向上聚合为肌束，绕大圆肌下缘至其前面，以扁腱止于肱骨结节间沟。在经肩胛骨下角时，可有滑液囊间隔。背阔肌受臂丛后束的胸背神经支配，神经纤维来自C_6～C_8，且有其伴随血管。背阔肌下部纤维斜向外上，可拉肱骨向下，当肱骨固定时，一侧收缩拉脊柱向同侧弯曲，两侧收缩时，则向上提躯干。

（六）腰部脊柱旋肌

1. 横突棘肌 该肌位于横突和棘突间椎板后面。肌纤维起于横突，向内上斜行止于棘突。根据肌纤维长短和止点远近，又可分为三组。纤维向上跨1～2个椎板止于棘突者，称回旋肌，包括短旋肌及长旋肌；跨2～4个椎板者称多裂肌；跨4～6个椎板者，称半棘肌，但三组间并无明确界限。半棘肌在颈部较发达，腰部缺如，腰部仅有多裂肌及回旋肌。横突棘肌单侧收缩时，拉腰椎向对侧旋转，双侧收缩，有固定脊柱及少许背伸作用。

2. 腹外斜肌及腹内斜肌 腹外斜肌以肌齿起于下位8个肋骨的外面，纤维斜向前下，后部纤维止于髂嵴，中前部移行为腱膜，构成腹直肌前鞘，在中线与对侧相交织，构成腹白线。腹内斜肌居其深面，后部纤维起于腰背筋膜外缘、髂嵴及腹股沟韧带外侧部。纤维呈扇形斜向内上，部分止于第10～12肋下缘，其余向前延伸为腱膜，参与腹直肌鞘构成。两肌受下位6对肋间神经和L_1神经支配。一侧腹外斜肌和对侧腹内斜肌收缩，可使脊柱旋向对侧；双侧腹内外斜肌同时收缩，则腰椎向前弯；同侧腹内外斜肌收缩，则脊柱倾向同侧。

腹内外斜肌连同腹横肌及腹直肌在脊柱运动上起重要作用，当屏气及各腹壁肌同时收缩时，则腰部躯干形成一个总的圆柱体，此时重心前移，可大大减轻脊柱包括椎间盘的压力，特别在弯腰搬物时，腹肌收缩可从前面支持脊柱，在后面拉紧腰背筋膜，使竖脊肌更好地发挥作用。

（七）其他与脊柱运动相关的肌肉

臀肌中与脊柱活动关系较大的为臀大肌。此肌在人类由于直立姿势的影响最发达，呈方形，起于髂骨翼外面、骶骨和尾骨后面以及骶结节韧带。肌纤维斜向外下，上半纤维越过大转子以腱膜连续于髂胫束；下半纤维以腱板止于大转子下的臀肌粗隆。臀大肌受骶丛的臀下神经支配，纤维来自L_5与$S_{1、2}$神经前支。主要功能为后伸及外旋下肢。当下肢固定时，可防躯干过屈；弯腰位时则拉骨盆后伸，协助腰部由前屈变为直立。股后肌主要有股二头肌、半腱肌及半膜肌，统称为腘绳肌。股二头肌长头起自坐骨结节，与短头合并后止于腓骨小头。半腱肌、半膜肌上端均起于坐骨结节。半腱肌下端以长腱止于胫骨上端内侧；半膜肌上端为长的腱膜，居半腱肌之后，下端肌腱分三束止于胫骨内面、腘肌筋膜及腘斜韧带。三肌（股二头肌、半腱肌、半膜肌）均由坐骨神经支配，神经纤维来自L_5及S_1、S_2神经前支。收缩时可后伸大腿、屈小腿，当下肢站立固定时，该肌牵动骨盆由前屈位至直立位，以协助竖起躯干。

上述各肌群在维持脊柱姿势和完成动作上起着互相协调作用。

腰椎在安静站立状态时，靠关节传导重力，靠韧带紧张维持姿势。根据肌电图研究，此时只有少量骨骼肌活动。但站立的静止不是绝对的，人体经常处于少许的摆动状态，需要借助髂腰肌、臀肌、股后肌及背部短肌的经常短暂调整来维持站立姿势。

腰椎前屈时，虽由腹部肌发动但主要由背深肌控制其活动，使前屈适度。只有在过伸位前屈或抗阻力前屈时和仰卧起坐时，腹直肌才起较大作用。过度屈后背肌即不再收缩，此时姿势靠椎间盘及韧带来维持。腰部由屈位变直或后伸时，主要由背深肌作绞链式牵引，但阻力大或持重物时则膈肌固定腹肌收缩，以辅助背肌，同时臀肌及股后肌使骨盆旋转，并使躯干直立。在腰部过伸时，腹肌收缩协助维持位置及防止过伸。侧倾时，同侧腹壁肌及腰方肌收缩，对侧逐渐放松，臀中肌亦协助维持姿势。转身时则靠一侧腹外斜肌及另一侧腹内斜肌共同作用；而回旋运动是各组肌肉协同运动的总作用。因此，腰椎的运动有赖于有关肌群的功能完整，否则将使运动完成不全或使某些组织受到较大的劳损，甚至脊柱变形。

三、腰椎椎体韧带连接关系

腰椎的联结除依靠椎间盘组织外，腰椎的韧带亦发挥重要的作用（图1-2-2）。

1. **前纵韧带** 在椎体前面，其上端起于枕骨底部及第1颈椎前结节，向下延伸到骶椎的上部。一般含有三层致密强有力的弹性纤维，呈纵向排列。浅层纤维最长可跨4个或5个椎体，中层纤维延伸2个或3个椎体，内层纤维仅连于相邻椎体。前纵韧带内层纤维与椎间盘外层纤维环和椎体的骺环相连，但并不进入椎体。前纵韧带在椎体前凸处纤维增厚，具有限制脊柱过伸的作用。

2. **后纵韧带** 后纵韧带在椎管内椎体的后方，由C_2向下延伸到骶椎。此韧带含浅、深两层纤维。浅层跨越3个或4个椎体，深层呈"八"字形跨越1个椎间盘连于相邻两椎体间。"八"字弧形边缘部分紧靠椎弓根部，有椎体血管通过。后纵韧带在椎体后面较松弛，与椎间盘的纤维环及椎体的骺环附着紧密，与椎间盘纤维环外层不能区分。此韧带的中央部较厚而向两侧延展部的韧带宽而薄，故椎间盘突出症向外后方突出者较多。后纵韧带具有限制脊柱过屈作用。

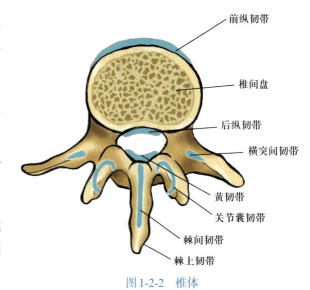

图1-2-2　椎体

3. **椎体侧方韧带** 椎体侧方韧带位于前、后纵韧带之间。这些纤维较短，从椎体到相邻的椎间盘。

4. **黄韧带** 又名弓间韧带，走行于相邻椎板之间，主要由黄色弹性纤维构成。此韧带厚而坚实，上端附于上一椎板前面，向外至下关节突而构成椎间关节囊的一部分，再向外附于横突的根部；黄韧带下端附于下一椎板的上缘，并向外延伸到此椎体上关节突的前上侧，并参加椎间关节囊的组成。黄韧带的外侧游离，构成椎间孔的后界。在中线两侧黄韧带之间有少许脂肪。在韧带的正中部有一裂隙，其中有静脉穿过。黄韧带占据椎管背侧约3/4面积。此韧带由上而下增强，以腰部韧带为最厚，正常时为2～3mm，在椎间盘突出时增厚达1cm。

5. **关节囊韧带** 此韧带含有黄色和白色的弹性纤维，其中有一部分黄韧带。关节囊韧带包绕在相邻椎体椎间关节的关节囊外面，此韧带比较松弛，便于脊柱运动。

6. **横突间韧带** 呈扁平膜状束带组织。位于两横突之间，比较薄弱，对于椎体的联结无重要作用。最下腰椎的横突间韧带与髂骨形成髂腰韧带。

7. **棘上韧带** 开始于C_7棘突，止于骶正中棘中段。在少数情况下，棘上韧带下端止于L_4或L_5棘突，在L_4、L_5及L_5、S_1棘突间隙无棘上韧带。颈部的棘上韧带又专称为项韧带。棘上韧带在腰部发育较好，是一条较为表浅的纤维束带状腱性组织。其深部纤维与棘突相连，浅部纤维跨越3～4节段与棘间韧带和起自棘突的骶棘肌腱性纤维相连。浅部纤维具有较好的弹性，在腰部起于棘突之骶棘肌腱性起点，易被误认为棘上韧带。随年龄增长,韧带变性可出现纤维软骨并脂肪浸润,或囊性变。棘上韧带与棘间韧带均具有限制脊柱前屈的作用。

8. **棘间韧带** 位于棘突间,其纤维方向各述不一,至少有5种描述。一般认为棘间韧带位于两棘突之间,从上一棘突的基底部到下一棘突的尖部。此韧带前缘接黄韧带,后方移行于棘上韧带。在颈椎和上胸椎韧带较薄,在腰椎棘间韧带有明显增厚。在上3个腰椎间隙可分四层,在下两个腰椎间隙则分为三层。棘间韧带并棘突将左右两侧脊背肌分开。棘间韧带在儿童是完整的;20岁以后棘间韧带出现裂隙,常见在L_4、L_5和L_5、S_1间隙;随年龄增长韧带变性穿透,特别是下3个腰椎棘间韧带。

9. **髂腰韧带** 髂腰韧带将下2个腰椎与髂骨相连。此韧带分为两部分,即上束和下束。上束起源于L_4横突尖,纤维斜向外下方,向后止于髂嵴为薄的筋膜层。下束起于L_5横突尖,纤维斜向外下方,向后止于髂嵴的上束止点前内方为腱弓样组织。有时下束又分为两股,分别止于骶髂关节前面及骶骨翼的外侧部分。

四、腰椎肌肉组织功能关系

人体进行前屈运动时,主要是由腹肌及腰大肌来完成,并借由竖脊肌来控制前屈的动作变化,而当脊柱前屈在前50°或60°左右的范围时,皆是由脊柱独立完成;但在进一步的前屈动作时,则通过肌群带动骨盆,开始进行髋关节的弯曲动作。而脊柱在进行侧弯时,其运动的控制主要发生在胸椎及腰椎。在胸椎的运动范围上,关节突关节的角度允许胸椎进行侧弯动作,但是受限于肋骨的形态,肋骨本身可以增加脊柱的稳定度,因此含肋骨的脊柱,其运动范围较小,也就是刚性值较高。由于脊柱会因关节突关节角度的影响产生旋转运动,故脊柱侧弯时,除了张力侧会产生肌肉收缩外,在弯曲的压力侧也会因脊柱的联合运动而产生少许的肌肉收缩。

脊柱失去肌肉极不稳定,肌力为保持体位的必需条件。神经和肌肉的协同作用产生脊柱的活动。主动肌引发和进行活动,而拮抗肌则控制和调节活动。

站立放松时,椎体后方肌肉的活动性很低,特别是颈、腰段。据报道,此时腹肌有轻度的活动,但不与背肌活动同时进行,腰大肌也有某些活动。这些发现可用生物力学知识进行解释。支持躯体重量的脊柱在中立位具有内在的不稳性,躯体重心在水平面的移动,要求对侧有一有效的肌肉活动以维持平衡。因此,躯体重心在前、后、侧方的移动分别需要有背肌、腹肌和腰大肌的活动来保持平衡。

前屈包括脊柱和骨盆两部分运动,开始的60°由腰椎运动节段完成,此后的25°屈曲则由髋关节提供。躯干由屈曲位伸展时,其顺序恰与上述相反,使骨盆后倾后伸直脊柱。

腹肌和腰肌可使脊柱的屈曲开始启动,然后躯干上部的重量使屈曲进一步增加,随着屈曲亦即力矩的增加,骶棘肌的活动逐渐增强,以控制这种屈曲活动,而髋部肌肉可有效地控制骨盆前倾。脊柱完全屈曲时,骶棘肌不再发挥作用,被伸长而绷紧的脊柱韧带使向前的弯矩获被动性平衡。

在背伸动作的开始和结束时，背肌活动较强；而在中间阶段，背肌的活动很弱。腹肌的活动随着后伸运动逐渐增加，以控制和调节后伸动作；但做极度或强制性后伸动作时，需要伸肌活动的参与。

脊柱侧屈时的动力由骶棘肌及腹肌产生，对侧肌肉加以调节。也就是说，侧屈时两侧背部肌肉的活动均增加，但开始时以侧弯侧（凹侧）为主，之后上部躯干因重力继续弯曲，主要由凸侧肌肉加以控制调节。

脊柱旋转动作由两侧背肌协同产生，腰肌仅有轻微活动，但臀中肌和阔筋膜张肌有强烈活动。

五、腰椎肌肉组织影像特性

（一）腰椎平片正常表现

腰椎X线检查常规摄取正、侧位片，需明确椎弓根部情况时加照斜位片。由于X线特性的局限，仅椎骨结构显示清晰，肌肉、椎间盘、软骨、韧带等结构则难以辨别。

（二）CT正常表现

以多平面成像方式对腰骶椎进行检查。CT对确定脊柱骨性成分的细节最为清晰，能从影像学上精确地测量椎管的大小、椎骨的病变和脊髓神经根的形态。

前纵韧带覆盖在椎体和椎间盘的前缘和侧缘，后纵韧带覆盖在椎体及椎间盘的后缘，在CT图像上一般很难与椎体及椎间盘相区分，只有发生钙化时可清楚显示高密度影像。

黄韧带为一弹性韧带，位于椎板间隙的前部，在CT图像上的密度介于硬膜囊和椎间盘，与肌肉的CT值相似。腰椎黄韧带的厚度在3～5mm，较颈段、胸段黄韧带厚。

位于棘突间的棘间韧带由于其邻近脂肪组织的衬托，在适当的层面可以显示其较高的纤维组织密度。

（三）MRI正常表现（图1-2-3）

肌肉在T_1WI上呈等或略低信号，在T_2WI上为低信号。脂肪在T_1WI和T_2WI上均为高信号。纤维组织、肌腱、韧带在各种序列上均为低信号，血管因其内血液的流空现象而呈无信号的圆形或条状结构，神经呈中等信号。如图1-2-3所示，在腰椎横断面上可

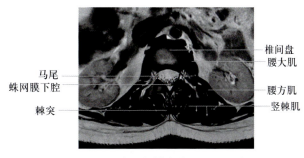

图1-2-3　正常腰椎横断位MR T_1WI表现

见腰大肌、腰方肌及竖脊肌。

（刘亚坤　王　霞）

参 考 文 献

［1］刘延青,崔健君. 实用疼痛学 [M]. 北京: 人民卫生出版社, 2013.
［2］郭世绂. 骨科临床解剖学 [M]. 济南: 山东科学技术出版社, 2001.
［3］胡有谷. 腰椎间盘突出症 [M]. 第2版. 北京: 人民卫生出版社, 1985.
［4］张雪林. 磁共振成像MRI诊断学 [M]. 北京: 人民军医出版社, 2001.
［5］赵定麟. 现代脊柱外科学 上 [M]. 上海: 上海世界图书出版公司, 2006.

第三节　腰椎间盘的神经功能特性

腰椎间盘作为脊柱的重要组成部分，一旦受到损伤或压迫，可影响神经的正常功能。腰椎间盘的神经受损时，患者可感受到疼痛、麻木和肌肉无力等症状。这些症状不仅影响患者的日常生活，还降低其生活质量。了解其结构、功能及治疗方法，对于预防和治疗腰椎间盘相关疾病具有重要意义。本节将从腰椎间盘的神经分布、腰椎间盘活动时的运动神经传导路径、腰椎间盘病变时的感觉神经感应路径这三个方面叙述。

一、腰椎间盘的神经分布特性

（一）腰神经后支

腰神经后支较细，于椎间孔处在脊神经节外侧从脊神经发出，向后行经骨纤维孔，在下位关节突与横突根部的上缘之间，至横突间肌内侧缘，立即分为后内侧支和后外侧支。骨纤维孔位于椎间孔的后外方，上界为横突间韧带，下界为下位椎骨横突的上缘，内侧界为下位椎骨上关节突的外侧缘，外侧界为横突间韧带的内侧缘。$L_{4,5}$的骨纤维孔有时被1～3条横行纤维束分隔为几个不同间隙，将其中通行的神经及伴行血管隔开。脊神经后支之间常形成"襻"，襻不仅存在于皮支之间，而且在深层肌肉也存在。

1. 后内侧支　腰神经后内侧支在下位椎骨横突后面，向下位于横突及上关节突所形成的沟内，绕过上关节突的外侧缘，进入后内侧支骨纤维管。腰神经后内侧支的直径以L_2最粗，L_1次之，L_3以下按序数逐渐变细。

腰神经后内侧支骨纤维管位于腰椎上关节突根部的背面，在腰椎乳突与副突间的骨沟内，由外上向内下。后内侧支骨纤维管有4个壁，上壁为乳突，下壁为副突，前壁为乳突副突间沟或有腱膜附着，后壁为上关节突副突韧带。如后壁的韧带发生骨化，则形成一个完整的骨管。

骨纤维管是一个近似"拱形"的隧道，从上外到内下有一个转折，即乳突副突间沟骨面向后突起的部分，此处上关节突副突韧带较厚，在L_3～L_5更是如此，是骨纤维管一个狭窄区。

腰神经后内侧支进入骨纤维管后，先向上外，以后翻越骨嵴，转向内下。

腰神经后内侧支在骨纤维管内呈扁圆形，直径为0.8～1.3mm，而骨纤维管内径为2.1～3.9mm。神经及伴行血管周围充满疏松结缔组织。后内侧支由于在走行过程中紧邻椎间关节及横突间韧带，又需通过骨纤维管，故腰椎椎间关节病变、韧带损伤或骨纤维性孔内径改变，均可刺激、压迫并引起后正中旁一侧疼痛和压痛，疼痛还可放射至椎间关节、多裂肌、黄韧带、棘间韧带和棘上韧带等部位。

后内侧支出骨纤维管后向内下方斜行，至椎板的后面转向下方，跨越1～3个椎骨，重叠分布于关节连线内侧的关节囊韧带及肌肉。后内侧支经腰骶关节的下方，发支至该关节囊及多裂肌。向下走行，发出分支至棘突两侧的肌肉、韧带和皮肤，同时又发出细支至下一平面的椎间关节内侧上部的关节囊。在腰背肌肉内分支与上下平面来的分支相连，与椎板紧相贴，一直到棘突的下缘，棘上韧带受上一平面的后内侧支支配。

2. 后外侧支 腰神经后外侧支沿横突背面向外下方斜行。L_1～L_3的后外侧支本干在骶棘肌表面向下走行较长距离后，再穿过腰背筋膜至皮下，构成臀上皮神经，后者也可有T_{12}或L_4的纤维参加。

后外侧支的分支主要分布于椎间关节连线以外的结构，如横突间韧带、髂腰韧带、横突间肌、骶棘肌和腰背筋膜等。

腰神经后外侧支向下外，其行程分为四段。①第一段（骨表段）：穿骨纤维孔（出孔点）后，沿肋骨或横突的背面和上面走行；②第二段（肌内段）：走行于骶棘肌内；③第三段（筋膜下段）：走行于腰背筋膜浅层深面；④第四段（皮下段）：走行于浅筋膜内。神经走行并非直出直入，各段之间均有转折角，此角既是神经固定点，又是迂曲回转处。后支全部走行有六个固定点，顺序为出孔点、横突点、入肌点、出肌点、出筋膜点及入臀点。

腰神经后支及其分支之间均有广泛吻合，可视为腰后丛，因此一个内侧支或外侧支常含有邻近2～3个脊髓节的纤维成分。

平L_2～L_4棘突向外2～5cm，可分别阻滞L_1～L_3后支的内侧支。在L_5棘突与髂骨上棘连线中点附近，可分别阻滞L_4～L_5后支的内侧支。平齐L_2～L_5棘突向外3.5～4cm，可分别阻滞L_1～L_4后支的外侧支。进行上述阻滞时，深度均为4～5cm。紧贴髂后上棘内侧面扇形刺入3～4cm，可阻滞L_5后支的外侧支。

在横突背面可以找到外侧支，在上关节突的外侧面或其内下方可找到内侧支，在椎间孔处可以找到后支。

乳副突间的骨纤维管或骨管被累及时，内侧支易受挤压，可引起腰痛，切开、切除增厚的纤维束或凿开骨壁即可解除内侧支的压迫。

（二）窦椎神经

窦椎神经或称Luschka神经，其纤维有脊神经和交感神经两种成分。窦椎神经的主支较恒定，每一椎间孔内有一支，粗细约为0.2mm。主支由脊神经的脊膜支和交感神经纤维构成。脊膜支或称返神经或脊膜神经，仅包含脊神经的躯体感觉神经。副支一般不恒定，可有2～6支；其来源或来自邻近交感干，或来自脊神经前、后支或脊神经节。主支和副支共同支配椎管内和椎管壁的各种结构。主支常与根动、静脉伴行，神经分布丰富，支配区靠前。主支主要分布于神经根袖和硬脊膜前面、椎体后骨膜和椎间盘纤维环后壁浅层、后纵韧带表面和深层以及前硬膜外间隙内的血管和疏松结缔组织。副支分布稀少，副支多在脊神经根的后方及上、下方走行，分布于硬脊膜后面、侧面、黄韧带前面、椎弓前骨膜以及后硬膜外间隙内的血管和疏松结缔组织。椎间盘纤维环的浅层、硬脊膜后面和黄韧带内均有神经支配和游离神经末梢，但远比后纵韧带和硬脊膜前面稀少。

窦椎神经在后纵韧带处发出升支、降支和横支，故与来自上、下节段和对侧的分支重叠分布。窦椎神经的末梢可呈丛状或树枝状。椎管内的软组织感受器如受到强烈的伤害性刺激，可通过窦椎神经传入中枢，与腰腿痛的发生密切相关。由于窦椎神经在相邻节段之间和两侧之间有广泛吻合，因此伤害性刺激必然会跨节段和跨侧传入中枢，形成的疼痛很少呈局限性。

（三）腰交感神经节

腰交感神经节一般为4～5个，较胸部的小，在椎体前面沿腰大肌内侧缘排列，右侧的被下腔静脉所掩盖，左侧的沿主动脉的边缘延伸。神经节不仅以纵的节间支，也可以横的神经纤维束互相连接，后者横过腹主动脉与下腔静脉的后面，连接两侧的神经节。支配下肢的腰、骶丛神经在第4腰椎处互相交织。Chayen称此区为腰大肌间沟，其前面为腰大肌及其筋膜，后面为腰椎横突、横突间韧带和肌肉及腰方肌，内面为腰椎椎体。

（四）腰丛神经及其分支（图1-3-1）

1. **腰丛神经的组成及分型** 腰丛神经由第1～3腰神经前支和第4腰神经前支的一部组成。第4腰神经的一部分与第5腰神经合成腰骶干。腰丛位于腰大肌的肌质内，在腰椎横突之前。

2. **腰丛神经的分支** 在腰大肌的内、外及前侧有腰丛神经各支穿出，自其内缘穿出者为闭孔神经，自其外缘穿出者自上而下为髂腹下神经、髂腹股沟神经、股外侧皮

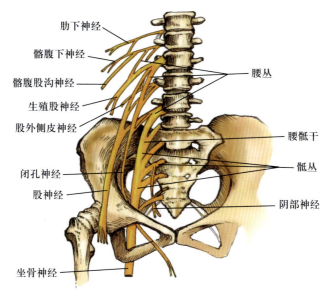

图1-3-1 腰丛神经及其分支

神经及股神经，自其前侧肌腱中穿出者为生殖股神经，各神经皆位于髂腰筋膜之后，髂腹下神经随后穿过腹横肌腱膜并在其与腹内斜肌之间向前走行一个短距离。髂腹股沟神经沿腹横肌膜内侧走行，在髂嵴前部附近穿过腹横肌，然后再穿过腹外斜肌进入腹股沟管。股神经与股外侧皮神经经腹股沟韧带之后入股部。

（1）髂腹下神经（T_{12}，L_1）和髂腹股沟神经（L_1）：两神经均由腰大肌外缘穿出，向下外方经肾脏后面走行，髂腹下神经越腰方肌穿腹横肌而至腹前壁。髂腹股沟神经则越腰方肌与髂肌而至髂嵴，穿腹横肌及腹内斜肌，由腹股沟管浅环穿出。髂腹下神经及髂腹股沟神经多于L_1平面离开腰丛，由于第12胸神经常发支加入L_1，因此此两神经常含有T_{12}的纤维。

髂腹下神经均在腰大肌外缘穿出，大多数起自T_{12}及L_1。

髂腹股沟神经在髂前上棘的内侧进入腹壁肌层的深面，穿过腹横肌和腹内斜肌，然后在腹外斜肌腱膜的深面沿精索走行，发出一个短的腹股沟支和一个感觉支到大腿内侧。

髂腹股沟神经在腹壁肌层间的走行呈多次折曲，其特殊走行易于受到机械性刺激，腹股沟疝手术、阑尾切除术常可引起此神经损伤，有时虽然手术未直接伤及此神经，但后期瘢痕牵拉也可使此神经受到刺激，特别在腹股沟区再次手术时，由于瘢痕妨碍手术显露，此神经容易无意地被缝线结扎，可引起髂腹股沟综合征。

（2）生殖股神经（L_1、L_2）：穿腰大肌，沿肌纤维方向下行，至腹股沟韧带的上方，又分为生殖支和股支。生殖股神经多起自L_1、L_2，亦可起自T_{12}及L_3。

（3）股外侧皮神经：由腰大肌外侧缘的中部显出，多发自L_1、L_2。

（4）股神经：为腰丛最大支，向下行于腰大肌与髂肌的间隙内，在腹股沟韧带深面经股动脉的外侧入股部，在盆腔内发支至髂肌，多发自 L_3、L_4。副股神经是腰丛在股神经与闭孔神经之间发出的一个额外支，在腰大肌的浅面、髂腰筋膜深面，下行入股部。分支分布于股神经的分布区，或发支与股神经的分支相吻合。

（5）闭孔神经（L_2～L_4）：由腰大肌内侧缘穿出，在弓状线下方，沿盆内侧壁向下经闭孔沟入股。副闭孔神经（L_3、L_4）自闭孔神经发出，沿腰大肌内缘下行，约占29%。闭孔神经向下至大腿分布于各内收肌。在某些疾患所引起的大腿内收挛缩畸形，如将闭孔神经切断，可将挛缩状态转变为弛缓性瘫痪，对关节畸形的矫正有帮助。副闭孔神经的发出部位及与髂腰筋膜的关系均与副股神经相似。当其经过耻骨上支的浅面入股部时，贴近骨膜，到达股部后，分支分布于闭孔神经的分布区或与闭孔神经相吻合。

（五）骶丛神经及其神经

骶丛较大，由腰骶干及全部骶神经及尾神经前支所构成。由骶丛发出长的坐骨神经和股后侧皮神经，以及一些短的神经。

坐骨神经是由4、5腰神经前支和1、2、3骶神经前支所组成，为混合性神经。在腰椎下部间盘髓核突出症时，突出的间盘可压迫坐骨神经的某一神经根或马尾神经，引起坐骨神经痛或麻痹，常需手术切除突出的椎间盘。

短神经有：①臀上神经，支配臀中、小肌及阔筋膜张肌；②臀下神经，支配臀大肌；③阴部神经，支配会阴和外生殖器的皮肤和肌肉；④肌支，至梨状肌、闭孔内肌、股方肌等。

（六）皮肤的神经节段性分布

皮节，即由一个脊神经后根及其神经节供应的皮区。由于每一皮节（第2颈节除外）总有相邻上、下位皮节的神经纤维参与支配，因此至少要有3个后根同时损坏时才有一个皮节区的感觉完全丧失，而单独一个脊神经后根损坏，只会出现感觉减退，而会不出现感觉丧失。身体各部皮肤的感觉神经分布分为根性节段分布及神经周围性分布两种。颈部、胸部、腹部、上肢、下肢、臀部及会阴部的皮肤分别由颈、胸、腰、骶、尾脊神经的皮支分布。

下肢的脊神经根性分布主要为 T_{12}～S_3 节来的皮支。

二、腰椎间盘活动时的运动神经传导路径

运动传导通路是指从大脑皮质至躯体运动效应器和内脏活动效应器的神经联系。从大脑皮质至躯体运动效应器（横纹肌或骨骼肌）的神经通路，称为躯体运动传导通路，包括锥体系和锥体外系。

（一）锥体系

锥体系由上运动神经元和下运动神经元两级神经元组成。上运动神经元为位于大脑皮质的传出神经元。下运动神经元为脑神经中一般躯体和特殊内脏运动核及脊髓前角运动神经元，其胞体和轴突构成传导运动通路的最后公路。

上运动神经元由位于中央前回和中央旁小叶前半部的巨型锥体细胞（也称为Betz细胞）和其他类型锥体细胞以及位于额、顶叶部分区域的锥体细胞组成。上述神经元的轴突组成锥体束，并经内囊下行，其中，下行至脊髓的纤维束称皮质脊髓束；止于脑干内一般躯体和特殊内脏运动核的纤维束称为皮质核束。

1. 皮质脊髓束 皮质脊髓束（corticospinal tract）由中央前回上、中部和中央旁小叶前半部等处皮质的锥体细胞轴突集中而成，下行经内囊后肢的前部、大脑脚底中3/5的外侧部和脑桥基底部至延髓锥体。在锥体下端，75%~90%的纤维交叉至对侧，形成锥体交叉。交叉后的纤维继续于对侧脊髓侧索内下行，称皮质脊髓侧束。此束沿途发出侧支，逐节终止于前角运动神经元（可达骶节），主要支配四肢肌。在延髓锥体交叉，皮质脊髓束中小部分未交叉的纤维在同侧脊髓前索内下行，称皮质脊髓前束。该束仅达上胸髓节段，并经白质前连合逐节交叉至对侧，终止于前角运动神经元，支配躯干和四肢骨骼肌的运动。皮质脊髓前束中有一部分纤维始终不交叉而止于同侧脊髓前角运动神经元，主要支配躯干肌。所以，躯干肌是受两侧大脑皮质支配，而上下肢肌只受对侧支配，故一侧皮质脊髓束在锥体交叉前受损，主要引起对侧肢体瘫痪，躯干肌运动不受明显影响；在锥体交叉后受损，主要引起同侧肢体瘫痪。

实际上，皮质脊髓束只有10%~20%的纤维直接终止于前角运动神经元，以单突触联系，直接止于前角内支配四肢肌的α运动神经元。其他大部分纤维须经中间神经元与前角细胞联系，使一部分肌肉兴奋，另一部分抑制拮抗肌并协调完成运动。

2. 皮质核束 皮质核束又称皮质脑干束，主要由中央前回下部的锥体细胞的轴突聚集而成，下行经内囊膝至大脑脚底中3/5的内侧部，由此向下陆续分出纤维，大部分纤维终止于双侧脑神经运动核（动眼神经核、滑车神经核、展神经核、三叉神经运动核、面神经核支配上部面肌的细胞群、疑核和副神经脊髓核），这些核发出的纤维依次支配眼球外肌、咀嚼肌、上部面表情肌、咽喉肌、胸锁乳突肌和斜方肌；小部分纤维完全交叉至对侧，终止于面神经核支配下部面肌的神经元细胞群和舌下神经核。两者发出的纤维分别支配对侧面下部的面肌和舌肌。

（二）锥体外系

锥体外系是指锥体系以外的影响和控制躯体运动的所有传导通路，由多级神经元组成，其结构十分复杂，包括大脑皮质（主要是躯体运动区和躯体感觉区）、纹状体、背侧丘脑、底丘脑、中脑顶盖、红核、黑质、脑桥核、前庭核、小脑和脑干网状结构等以及它们的纤维联系。锥体外系的纤维最后经红核脊髓束、网状脊髓束等中继，下行终止于脑神经运动核和脊髓前角运动神经元。在种系发生上，锥体外系是较古老的结构，从鱼类开始出现，在鸟类成为控制全身运动的主要系统。但到了哺乳类，尤其是人类，由于大脑皮质和锥体系的高度发达，锥体外系主要是协调锥体系的活动，两者协同完成运动功能。人类锥体外系的主要功能是调节肌张力、协调肌肉活动、维持体态姿势和习惯性动作（例如走路时双臂自然协调地摆动）等。锥体系和锥体外系在运动功能上是互相依赖不可分割的一个整体，只有在锥体外系保持肌张力稳定协调的前提下，锥体系才能完成一切精确的随意运动，如写字、刺绣等；而锥体外系对锥体系也有一定的依赖性，锥体系是运动的发起者，有些习惯性动作开始是由锥体系发起，然后才处于锥体外系的管理之下，如骑车、游泳等。下面简单介绍主要的锥体外系通路。

1. **皮质-新纹状体-背侧丘脑-皮质环路**　该环路对发出锥体束的皮质运动区的活动有重要的反馈调节作用。

2. **新纹状体-黑质环路**　自尾状核和壳发出纤维，止于黑质，再由黑质发出纤维返回尾状核和壳。黑质神经细胞能产生和释放多巴胺，当黑质变性后，使纹状体内的多巴胺含量降低，与Parkinson病（震颤麻痹）的发生有关。

3. **苍白球-底丘脑环路**　苍白球发出纤维止于底丘脑核，后者发出纤维经同一途径返回苍白球，对苍白球发挥抑制性反馈作用。一侧底丘脑核受损，丧失对同侧苍白球的抑制，对侧肢体出现大幅颤搐。

4. **皮质-脑桥-小脑-皮质环路**　此环路是锥体外系中的重要反馈环路之一，人类最为发达。由于小脑还接受来自脊髓的本体感觉纤维，因而能更好地协调和共济肌肉运动。

三、腰椎间盘病变时的感觉神经感应路径

感觉传导通路包括躯体感觉传导通路和内脏感觉传导通路，在此只介绍躯体感觉传导通路，内脏感觉传导通路参见内脏神经系统。

（一）本体感觉传导通路

本体感觉是指肌、腱、关节等运动器官本身在不同状态（运动或静止）时产生的感觉（例如，人在闭眼时能感知身体各部的位置），本体感觉又称深感觉。因此，本体感觉传导通路亦称为深感觉传导通路，包括位置觉、运动觉和振动觉；该传导通路还传导皮肤的精细触觉（如辨别两点距离和物体的纹理粗细等）。

此处主要介绍躯干和四肢的这两条本体感觉传导通路（因头面部者尚不十分明确）：一条是传至大脑皮质，产生意识性感觉；另一条是传至小脑，不产生意识性感觉。

（二）躯干和四肢意识性本体感觉和精细触觉传导通路

该通路由3级神经元组成。第1级神经元为脊神经节细胞，胞体多为大、中型，纤维较粗且有髓鞘，其周围突分布于肌、肌腱、关节等处的本体感受器和皮肤的精细触觉感受器。中枢突经脊神经后根的内侧部进入脊髓后索，分为长的升支和短的降支。其中，来自第5胸节以下的升支行于后索的内侧部，形成薄束，薄束传导下肢和躯干下部的本体感觉；来自第4胸节以上的升支行于后索的外侧部，形成楔束，楔束传导上肢和躯干上部的本体感觉。两束上行，分别止于延髓的薄束核和楔束核。短的降支至后角或前角，完成脊髓牵张反射。第2级神经元的胞体在薄、楔束核内，由此二核发出的纤维形成内弓状纤维向前绕过延髓中央灰质的腹侧，在中线上与对侧薄、楔束核发出的纤维交叉，称内侧丘系交叉。交叉后的纤维转折向上，在锥体束的背侧呈前后方向排列，行于延髓中线两侧，称内侧丘系。内侧丘系在脑桥呈横位居被盖的前缘，在中脑被盖则位于红核的外侧，最后止于背侧丘脑的腹后外侧核。第3级神经元的胞体在腹后外侧核，发出纤维称丘脑中央辐射。经内囊后肢主要投射至中央后回的中、上部和中央旁小叶后部，部分纤维投射至中央前回。

此通路在内侧丘系交叉的下方或上方的不同部位损伤时，患者在闭眼时不能确定损伤同侧（交叉下方损伤）和损伤对侧（交叉上方损伤）关节的位置和运动方向以及两点间距离。

（三）躯干和四肢非意识性本体感觉传导通路

非意识性本体感觉传导通路实际上是反射通路的上行部分，为传入至小脑的本体感觉，由两级神经元组成。第1级神经元为脊神经节细胞，其周围突分布于肌、肌腱、关节的本体感受器，中枢突经脊神经后根的内侧部进入脊髓，终止于第2级神经元 $C_8\sim L_2$ 节段胸核和腰骶膨大第Ⅴ～Ⅵ层外侧部。由胸核发出的2级纤维在同侧脊髓外侧索组成脊髓小脑后束，向上经小脑下脚进入旧小脑皮质；由腰骶膨大第Ⅴ～Ⅵ层外侧部发出的第2级纤维组成对侧和同侧的脊髓小脑前束，经小脑上脚止于旧小脑皮质。上述第2级神经元传导躯干（除颈部外）和下肢的本体感觉。传导上肢和颈部的本体感觉的第2级神经元胞体位于颈膨大部的第Ⅴ、Ⅵ层和延髓的楔束副核，这两处神经元发出的第2级纤维也经小脑下脚进入旧小脑皮质。

（四）躯干和四肢痛温觉、粗触觉和压觉传导通路

痛温觉、粗触觉和压觉传导通路又称浅感觉传导通路，由3级神经元组成。

第1级神经元为脊神经节细胞，胞体为中、小型，突起较细、薄髓或无髓，其周围突分布于躯干和四肢皮肤内的感受器；中枢突经后根进入脊髓。其中，传导痛温觉的纤维（细纤维）在后根的外侧部进入脊髓经背外侧束再终止于第2级神经元；传导粗触

觉和压觉的纤维（粗纤维）经后根内侧部进入脊髓后索，再终止于第2级神经元。第2级神经元胞体主要位于脊髓灰质第Ⅰ、Ⅴ~Ⅷ层，它们发出纤维上升1~2个节段经白质前连合交叉至对侧的外侧索和前索内上行，组成脊髓丘脑侧束和脊髓丘脑前束（侧束传导痛温觉，前束传导粗触觉、压觉）。脊髓丘脑侧束和脊髓丘脑前束合称为脊髓丘脑束，上行经延髓下橄榄核的背外侧，脑桥和中脑内侧丘系的外侧，终止于背侧丘脑的腹后外侧核。第3级神经元的胞体位于背侧丘脑的腹后外侧核，它们发出的纤维称丘脑中央辐射，经内囊后肢投射到中央后回中、上部和中央旁小叶后部。

在脊髓内，脊髓丘脑束纤维的排列有一定的顺序：自外侧向内侧、由浅入深，依次排列着来自骶、腰、胸、颈部的纤维。因此，当脊髓内肿瘤压迫一侧脊髓丘脑束时，痛温觉障碍首先出现在身体对侧上半部（压迫来自颈、胸部的纤维）逐渐波及下半部（压迫来自腰骶部的纤维）。若受到脊髓外肿瘤压迫，发生感觉障碍的顺序则相反。

（刘亚坤　王　霞）

参 考 文 献

［1］　柏树令. 系统解剖学（八年制）[M]. 北京：人民卫生出版社，2010.
［2］　刘延青，崔健君. 实用疼痛学 [M]. 北京：人民卫生出版社，2013.

第四节　腰椎的血管组织解剖特性

腰椎的血管组织涉及动脉、静脉以及血管与周围肌肉、韧带的相互关系。腰椎区域的血管组织分布和排列呈现出独特的规律。本节主要围绕腰椎的血管组织，包括腰椎椎体的滋养动脉分布、腰椎椎体的静脉回流分布、腰部其他血管的分布情况、腰部血管系统的影像检查这四个部分进行介绍。

一、腰椎椎体的滋养动脉分布

腰椎的血供来自腰动脉（图1-4-1），由腹主动脉的后壁发出，沿椎体的中部向后外侧走行，沿途发出一些垂直小支进入椎体前方，以营养椎体。腰动脉至椎间孔前缘先后分为脊椎前支、横突前支及背侧支，形成椎管外、内血管网。前者以横突为界又分为：①椎管外血管网前组：由横突前支（横突前动脉）形成。此支比较粗大，沿途在横突前方发出许多肌支，还有许多交通支与相邻横突前动脉吻合。此动脉位置较深，破裂可产生巨大腹膜后血肿，随后可发生顽固性肠麻痹。②椎管外血管网后组：由背

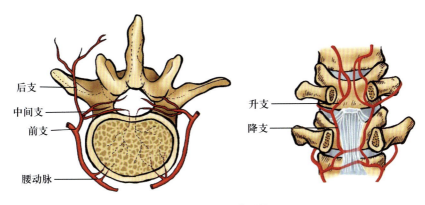

图 1-4-1 腰动脉系统

侧支的关节间动脉及上、下关节动脉组成。关节间动脉绕过椎弓根峡部向后方延伸,行走于椎板与肌筋膜之间,然后向中线走行,沿途发出许多肌支,最后分布于椎板间韧带及棘突。椎管内血管网包括脊前、后支(椎间孔前、后动脉)。脊前支先分出一个小支供应神经根,然后经椎间孔的前缘进入椎管内,随即分为升、降支,由升支再分出横支,在中线汇合,经椎体后面的静脉窦孔进入椎体,相邻节段脊椎前支的升、降支彼此吻合,形成纵行的血管网。动脉分支以及神经支与椎管内窦椎神经沿脊椎上下伴行。脊椎后支较前支细,呈网状分布于椎板和黄韧带内侧,然后穿入椎板,以微细小支在硬膜外脂肪中走行,与硬脊膜动脉丛相连。

腰椎椎体的营养动脉,中央支数目较少而恒定。由椎体前外侧面进入的有1~3支;由背面进入的有1~2支,为椎体的主要营养动脉。中央支位于椎体中1/3平面,主干向心直行,分支小,末端在椎体中心部形成螺旋状弯曲,以后呈树枝样分支,分别伸向椎体上、下端。周围支数目较多,但不恒定。周围支短而分支早,向椎体上、下端伸展,分布于椎体周围骨质。椎弓的营养动脉数量较少,管径较细。椎骨营养动脉的终动脉只存在于骨化期的软骨区内。

二、腰椎椎体的静脉回流分布

脊椎静脉系统由3个互相交通的无瓣膜静脉网构成,腰椎也不例外(图1-4-2)。

1. 椎骨(内)静脉 椎体周围静脉注入椎体中央管道,然后在后纵韧带及骨膜的深面经椎体后部滋养孔汇入静脉窦内,与椎管内静脉相交通。

2. 椎(管)内静脉 椎(管)内静脉分为3组:①椎管内后静脉,离椎间盘较远。②椎管内前静脉,在椎管横突冠状线之前,沿椎管前面有2个纵行静脉系统,此静脉在椎弓根部弯行向内,在椎间盘部弯行向外。在椎弓根内侧,此静脉在滋养孔与椎骨内静脉相交通。椎管内前静脉紧贴椎间盘后面,位于硬脊膜及马尾神经之前。③根静脉,

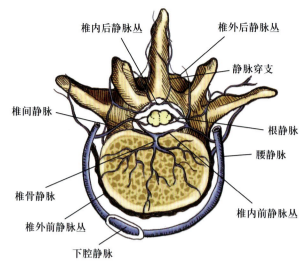

图1-4-2　腰静脉系统

为节段静脉，在每一个腰椎成对分布，分别在两侧椎弓根的上、下，下一对静脉与神经根密切相关。根静脉经椎间孔穿出。

3. **椎管外静脉**　主要为两侧的腰升静脉，在椎体、横突及椎弓根交界处形成的沟内纵行向上。在远侧，此静脉与髂总静脉相交通；在近侧，左腰升静脉注入半奇静脉，右侧的一般较小，可以在L_{4-5}椎间隙终为一个根静脉，向上又与其他根静脉重新汇合，最后汇入奇静脉。

在骶骨，骶管内前静脉不明显，代之以根静脉，与相当的骶神经根平行，经骶孔向前与髂内静脉相交通。S_1根静脉也称骶升静脉。

脊椎的静脉没有瓣膜，血流呈双向性，一般注入下腔静脉，但在腹压加大情况下，也可以流向相反方向。硬脊膜外静脉丛位于疏松网状脂肪组织内，由于胸腹压增高，血流向相反方向流动，使硬脊膜外静脉增高，再加某些诱因，如咳嗽、翻身、弯腰等，静脉压可急剧增加，如静脉壁发育异常，即可导致静脉壁破裂，引起硬脊膜外血肿。

腰椎的静脉分为四组：即前组、后组、脊椎（管）内静脉丛和椎间孔-神经根管静脉丛。前组以腰静脉为主，在腰动脉上方，接受椎体小静脉，最后流入髂总静脉及下腔静脉。后组以关节间静脉和上关节静脉为主，与同名动脉伴行，接受后方附件的回流，汇入椎间孔静脉丛。椎（管）内静脉丛接受椎体后半部的回流，在椎体后面的静脉窦孔处形成粗大的薄壁静脉，横行向神经管内延伸，在椎管侧方形成纵行的椎（管）内静脉前丛，从椎内静脉前丛发出椎间静脉，进入神经根管静脉丛。椎间孔-神经根管静脉丛以椎间静脉（神经根静脉）和腰升静脉为主干。每一腰椎有2对椎间静脉，与神经根伴行。直接接受椎弓根，上、下关节突和横突前静脉的回流。椎间静脉注入腰升静脉，下端与髂总静脉相通，上端注入奇静脉或半奇静脉。

了解腰椎血管的解剖特点，在进行腰部手术时，可以防止大量出血，如进行腰部软组织手术，不宜扩大至横突前方。做全椎板切除时，为了充分减压，特别对神经根管进行减压时，因为神经根管为骨性管道，上下各有椎间静脉通过，其前内侧有椎内静脉前丛，外侧有腰升静脉，出口处为椎间孔，充满网状的静脉丛，只有后方为安全区。

硬膜外腔内有丰富的椎内静脉丛，由后纵韧带两侧的椎纵窦和椎体与后纵韧带之间连接纵干的吻合支以及椎板内面的椎静脉网，彼此上下、前后、左右相连，构成纵贯脊柱全长并包围硬脊膜的静脉网，它收纳脊髓和椎骨的血液，并经椎间孔、椎弓间静脉而与椎外静脉丛相交通。

骶部椎静脉网细小而分散，腰部椎静脉网呈三角形多支密网，列于椎板间角的两侧，与邻近网相交通；胸下部网亦呈三角形，但支少而稀疏，而胸中部以上两侧各形成一、二条纵行支，并以粗大的横行、斜行或纵行吻合支相连；颈部支少而细小。

椎静脉网一般位于椎板内面，但也有小支至黄韧带间角，还有少数的横行、纵行或斜行的吻合支跨越黄韧带的内面。在硬膜外腔进行穿刺时，这些静脉网很易受损，高位（C_3～T_1）穿刺者出血率最低，中胸部（T_{5-11}）出血率最高，T_{10}以下出血率介于二者之间。

椎-基底静脉系在椎体中部与放射动脉伴行，形成一个大的静脉，椎体上下的垂直静脉进入椎-基底静脉，后者呈水平方向向后从椎体穿出，汇入椎内静脉前丛。

主要的垂直静脉支管径较大，迂曲走行，沿途在一定间隔接受相等大小斜行注入的小支，后者又由众多短的细支形成。

在椎体矢状切面或冠状切面邻近椎体终板，大的水平关节下静脉集合系统与终板平行，后者在椎体中部由垂直静脉大的属支构成。这些属支由垂直方向改为水平方向，或向前，或向后，或向两侧。在椎体后部，这个水平方向的静脉网一些属支可直接注入椎内静脉前丛，在椎体前面或其周围，静脉属支直接注入椎外静脉丛，也参与组成水平关节下集合静脉系统。

在椎体终板，另有一个管径较小的血管网，呈水平方向，与关节下集合静脉系统相平行，这些位于穿通的椎体皮质终板，形成所谓软骨下毛细血管后静脉网，从这个静脉网，有短的垂直属支汇入水平关节下集合静脉系统。在其周围，则有一些属支直接注入椎体表面的静脉。

4. 椎静脉系 Batson（1940）首先提出椎静脉系是一个独立的静脉系统，是人体除了腔静脉系、肺静脉系和门静脉系以外的第四个静脉系统。此系统由位于椎管内的椎内静脉丛、位于脊柱外的椎外静脉丛以及位于上两者之间的椎骨内静脉三个部分组成。椎内静脉丛尤为发达，呈纵行排列，通过一些节段性侧支和胸、腹腔内静脉有广泛的吻合。整个系统无瓣膜存在，其容量为100～200ml。椎静脉系的静脉壁很薄，组织学上难以分出三层，但仍有较薄的平滑肌组织，并有少量弹性纤维和大量胶原纤维。血管口径可有一定程度改变，但不可能有过度扩张。

三、腰部其他血管的分布情况

（一）髂总动脉及其分支

髂总动脉于第4腰椎由腹主动脉分叉处起始，至骶髂关节处分为髂内、外动脉，其前面为腹膜和小肠曲。两侧髂总动脉多在骶岬或腰骶椎间盘水平分为髂内、外动脉，且两侧常对称；如两侧不对称，一般总是左侧低于右侧（图1-4-3）。

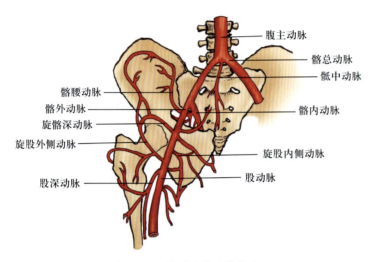

图1-4-3　髂总动脉及其分支

1. 髂外动脉　由髂总动脉分叉处至腹股沟韧带中点，以后经血管腔隙移行为股动脉。如由脐下左一指远处至腹股沟韧带中点画一线，则此线上1/3相当于髂总动脉的行程，下2/3相当于髂外动脉行程。

髂外动脉沿腰大肌内侧缘与盆缘下行，在腹股沟韧带的深面，腹横筋膜位于其前，髂筋膜位于其后，这两层筋膜随股动脉入股形成股鞘。髂外动脉在腹股沟上方的分支，有腹壁下动脉和旋髂深动脉。髂外动脉通过股动脉的分支旋股内、外侧动脉与髂内动脉的分支臀下动脉在股后形成十字吻合。

旋髂深动脉的主干沿腹股沟韧带外侧半的后侧斜向外上，经髂前上棘至髂嵴上缘后行。旋髂深动脉除发支营养邻近肌肉外，还通过腹壁肌肉的髂嵴附着面，进入和营养髂嵴前部骨质。动脉在髂嵴内侧行于腹横筋膜与髂筋膜愈合处，向髂嵴方向发出2～8支，其中以3～5支为最多，占76.47%。旋髂深动脉在髂嵴上缘又向髂嵴发出2～9支，其中以3～6支多见，占84.31%。旋髂深静脉有72.86%与动脉紧密伴行，其余静脉的回流形式变化较大。根据解剖，旋髂深血管适于作为髂骨显微血管游离移植的血管蒂。

2. 髂内动脉 为髂总动脉的内侧末支，供给盆腔脏器、盆壁和外生殖器，它的分支均向下行于覆盖腰大肌和梨状肌腹膜壁层的深面，同时越过腰骶丛的浅部，它的变异较多。

（1）髂内动脉前干的分支：多数至内脏，末端以臀下动脉出骨盆。脏支有脐动脉、膀胱下动脉、直肠下动脉、阴部内动脉和输精管动脉（男）或子宫动脉（女），壁支有髂腰动脉、骶外侧动脉、闭孔动脉和臀上、下动脉。

1）髂内动脉前干壁支：包括闭孔动脉、阴部内动脉和臀下动脉。①闭孔动脉：由闭孔沟出盆，在耻骨的盆面与腹壁下动脉之间有通畅的吻合。闭孔动脉发出至髂骨的滋养动脉，供应闭孔肌，并发出至髋臼内充填的脂肪及股骨头韧带动脉，闭孔动脉尚发出耻骨支，与腹壁下动脉的耻骨支相吻合。②阴部内动脉：由坐骨大孔出盆，绝大多数经骶丛前方出盆，随后再由坐骨小孔入会阴管，在坐骨直肠窝的侧壁，分出直肠下动脉、会阴动脉和阴茎动脉。③臀下动脉：由坐骨大孔出盆，由梨状肌下孔下行，与臀上动脉之间有丰富的血管吻合，臀下动脉本身向下参与形成臀后"十"字吻合。臀下动脉发小支供应梨状肌、肛提肌及骶结节韧带；另外，一小部分也参与供应股后肌、髋关节、臀后及大腿后侧皮肤。

2）髂内动脉前干脏支：有膀胱上、下动脉和直肠动脉，在女性另有子宫和阴道动脉。胚胎时，髂内动脉的末端为脐动脉；出生后，此段的终末部分变为脐外侧韧带。男性膀胱下动脉的变异较多，有时很大，代替一部分阴部内动脉的功能，分出一支输精管动脉至输精管。女性没有膀胱下动脉，但有一个阴道动脉，自子宫动脉发出。子宫动脉行至阔韧带的基部，在离子宫2cm处越过输尿管，然后弯曲向上，分支供应输尿管，和卵巢动脉相吻合。子宫动脉向下，与阴道动脉相吻合，形成宫颈的冠状动脉。

（2）髂内动脉后干的分支：全为壁支，包括臀上动脉、髂腰动脉和骶外侧动脉。

1）臀上动脉：短粗，由梨状肌上孔穿出，分为浅、深支。浅支供应臀大肌及覆盖其上之皮肤，深支发出至髂骨的滋养动脉。另外，尚供应臀小肌、阔筋膜张肌、同侧髋关节和大转子。

2）髂腰动脉：经腰大肌和闭孔神经的深面，在腰骶干之前向上后外行。多起自髂内动脉本干或其后干。髂腰动脉分出腰支和髂支，腰支供应腰大肌、腰方肌和腰椎的一侧，髂支供应髂肌及髂骨。

3）骶外侧动脉：有1~3支，以2支者最多，多起自髂内动脉的后干。骶外侧动脉上支至骶骨上部，下支至骶骨下部和尾骨，供应骶尾骨。

（二）髂总静脉及其属支

髂总静脉一般在骶髂关节前方，由髂内、外静脉汇合而成。

（1）髂外静脉：为股静脉的续行段，由腹股沟韧带至腰骶关节，与髂内静脉形成髂总静脉。右侧者先居动脉之内，渐至其后；左侧者位于动脉的内侧，接收腹壁下与旋髂深两静脉。

（2）髂内静脉：位置较深，贴骨盆侧壁在髂内动脉的后内侧上升，在骶髂关节前方与髂外静脉汇合成髂总静脉。盆腔脏器的静脉多先聚集为丛，而后形成数干，与同名动脉伴行，汇入髂内静脉。静脉蔓状丛在男女性分别成为睾丸和卵巢静脉，与同名动脉伴行，而不汇入髂内静脉。髂内静脉无静脉瓣。

在骨盆筋膜内有丰富的静脉网，在各脏器附近又组成许多静脉丛，彼此吻合，均无瓣膜。在正常生理条件下，大部分静脉均经髂内静脉之支回流至下腔静脉。在直肠壁上，有注入髂内静脉的直肠中、下静脉，也有经肠系膜下静脉注入门静脉系统的直肠上静脉。

四、腰部血管系统的影像检查

（一）磁共振

1. 概念 磁共振血管成像（magnetic resonance angiography，MRA）是对血管和血流信号特征显示的一种技术。MRA不但是对血管解剖腔简单描绘，而且可以反映血流方式和速度的血管功能方面的信息。因此，人们又将磁共振血管成像称磁共振血流成像（magnetic resonance flow imaging）。MRA和超声均可显示血流速度和方向，但MRA显示颅内、腹膜后、腿深部和其他超声不易接近的血管优于超声。

2. 磁共振水成像 是采用长TR、很长TE获得重度T2加权，从而使体内静态或缓慢流动的液体呈现高信号，而实质性器官和快速流动的液体如动脉血呈低信号的技术。通过最大强度投影（maximum intensity projection，MIP）重建，可得到类似对含水器官进行直接造影的图像。

3. 磁共振灌注显像 磁共振灌注显像（perfusion-weighted imaging，PWI）是反映组织微循环的分布及其血流灌注情况，评估局部组织的活力和功能的磁共振检查技术。目前主要用于脑梗死的早期诊断，也已扩展用于心脏、肝脏和肾脏等器官的功能灌注及肿瘤的良恶性鉴别诊断。

（二）骨内椎静脉造影

骨内椎静脉造影是通过注入造影剂后，显示椎管内椎静脉的正常和病理形态，间接诊断腰椎间盘突出症。16世纪，Sylvius和Vesalius发现椎静脉系统的血管进入椎管。19世纪Breschet比较完整地研究了椎静脉系统。

1. 椎静脉系统的解剖 椎静脉系统延伸于脊柱的全长。其分为内侧丛和外侧丛。在椎体外面的外侧静脉丛，与通过椎间静脉和后纵韧带上的椎内静脉相通，椎内静脉位于硬膜和邻近椎体表面之间。一般由四组纵行静脉组成：两组位于硬膜囊前方，称为前内椎静脉；两组位于硬膜囊后方，称为后内椎静脉，在同一椎体平面，与对侧细的静脉相交通构成静脉环。椎外静脉与椎内静脉丛主要的吻合支是神经根静脉或称椎间静脉。神经根静脉随着神经根出骶前孔和胸、腰椎椎间孔，继而终止于椎体壁的节段静脉。其名称由上而下，称为脊椎静脉、肋间静脉、腰升静脉和骶外侧静脉。

椎静脉系统壁薄无静脉瓣，故易扩张。椎静脉系统不在胸腹腔内，不似奇静脉和下腔静脉那样易受胸腹腔内压力改变的影响。然而，腹腔内机械性压迫，可使下腔静脉血分流到椎静脉系统。腰穿作脑脊液动力试验中的Stooky试验，即利用此原理。

2. 椎静脉造影的形态和意义　椎静脉造影一般选择L_4或L_5棘突穿刺造影。一个注射部位可显示3根椎间静脉，即注射平面及上下各一椎间静脉。椎间静脉丛的影像呈对称的梯子状形态，横行的梯级即为椎间静脉。如果这些椎间静脉一侧的一支或多支，以及两侧的一支或多支不显影，就意味着椎管内有占位病变，如椎间盘突出症、肿瘤或瘢痕组织形成等。有时椎静脉外侧部分显影，而内侧部分及相邻的内侧静脉不显影，这说明当内侧静脉完全或部分阻塞情况下，从腰静脉逆行而显影了椎间静脉。

骨内椎静脉造影诊断腰椎间盘突出症的准确率与脊髓造影相似。骨内椎静脉造影，没有即时或延迟反应，也无蛛网膜下腔穿刺脊髓造影的缺点。它对显示外侧型椎间盘突出较为清晰，但对诊断中央型椎间盘突出，却不如脊髓造影效果佳。

（三）经股静脉腰升静脉插管硬膜外椎静脉造影

经脊椎骨内硬膜外椎静脉造影的应用，发现其准确性较脊髓造影差。

（1）适应证，此造影方法适于临床疑有椎间盘突出，而脊髓造影正常或可疑。椎静脉造影多用于诊断侧方椎间盘突出，或L_5、S_1椎间盘突出。过去曾因椎间盘手术而症状复发者，椎静脉造影的参考性则较小。

（2）造影需在X线检查台上进行。患者仰卧，于局麻下经股静脉插管。一般从患侧插管，如果未能确定何侧，则取左侧股静脉插管，因为左侧腰升静脉较粗。注射造影剂后，两侧硬膜外椎静脉显影佳。当腰升静脉过细或缺如时，也可经起自髂内静脉的骶升静脉插管，骶升静脉插管造影显示L_5S_1节段较好。导管取5F或6F导管，导管头端略带弯度，以便于控制方向。插入导管后，腹部用气囊加压。压迫下腔静脉使硬膜外椎静脉回流速度减慢。然后以每秒5ml的速度注入60%碘他拉葡胺（conray）25～24ml，或泛影酸钠（renografin）30ml。注入造影剂后10秒内，每隔2秒摄1张片，共摄前后位片5张。导管保持原位，必要时重复造影或腰升静脉造影。

（3）造影形态诊断椎间盘突出，主要观察椎管内前内椎静脉。椎间盘在后外侧方突出，前内椎静脉兼或神经根静脉向后外方，或后内方移位，最后可有前内椎静脉和神经根静脉完全受阻。椎间盘在中线后侧膨出，前内椎静脉向后外方移位，最后表现为单侧或双侧受阻。

常见的形态有以下五种：①前内椎静脉在椎间隙处单侧或双侧受阻；②前内椎静脉曲度改变或变细；③神经根静脉不显影；④侧支循环增多；⑤硬膜外椎静脉不能向上回流，造影剂在下端增多，硬膜外静脉局限性扩张。

正常时硬膜外椎静脉是非常对称的，如单侧有对称即应怀疑脊椎间盘突出。大部分患者在前后位X线片即能做出诊断，必要时可加摄斜位和侧位X线片。如果侧位片有前内椎静脉向后移位，即可确诊。

（刘亚坤　王　霞）

参 考 文 献

[1] 刘延青,崔健君.实用疼痛学[M].北京:人民卫生出版社,2013.
[2] 胡有谷.腰椎间盘突出症[M].第2版.北京:人民卫生出版社,1985.
[3] 赵定麟.现代脊柱外科学(上)[M].上海:上海世界图书出版公司,2006.

第五节　腰椎间盘结构学解剖特性

腰椎椎间盘是连接相邻两个腰椎之间的纤维软盘，这个纤维软盘的中央部分是柔软而富有弹性的胶状物质——髓核，周边是纤维环，上下是软骨终板。腰椎椎间盘在脊柱承重、姿势维持、运动保护、神经传导等方面起到了重要作用。本节将从各腰椎椎间盘形态特点、腰椎椎间盘纤维环结构特性、腰椎椎间盘纤维环结构功能、腰椎椎间盘的髓核结构特性、腰椎椎间盘的髓核结构功能、腰椎椎间盘软骨终板结构特性、腰椎椎间盘软骨终板结构功能等方面系统阐述腰椎椎间盘结构学的解剖特性。

一、腰椎间盘形态特点概述

腰椎间盘位于腰部脊柱中，是连接相邻两个腰椎体之间的纤维软盘。它由纤维环和髓核构成。与颈椎相比，腰椎的运动压力更大，因此，它需要一个更厚实的椎间盘来吸收冲击力。髓核位于纤维环的中部稍前，腰段脊柱的运动轴线由此通过。从矢状面看，纤维环的后部通常比前部厚。成年人的腰椎间盘，除纤维环的周缘部外，无血管和神经，其营养主要靠椎体内血管经软骨终板弥散而来。腰椎间盘的弹性和张力取决于软骨终板的通透性和髓核的渗透能力。椎间盘的这种吸液性能如发生改变，会影响椎体间的稳定性和与椎间盘的变性有关。通常，腰椎间盘的高度与相邻椎体高度的比例为1∶4～1∶2。每个椎间盘与相邻椎体及其附属组织被视为一个运动单位，具有特定的动力和机械功能，一个运动单位的任何紊乱都可能影响其邻近的运动单位。

二、腰椎间盘纤维环结构特性

腰椎间盘的纤维环同样分为外、中、内三层，它们是由同心圆排列的纤维构成。外层主要由胶原纤维构成，而内层是纤维软骨带，各层之间由黏合样物质黏合。在纤维层内，纤维是平行排列的，而在层间，纤维是相互交叉的，与椎间盘平面形成约±30°的夹角。

由于腰部承受的压力更大，腰椎间盘的纤维环在前侧和两侧通常更厚实，而后侧的纤维环较薄。纤维环的中外层紧密地附着在两个椎体的骺环之间，而内层纤维则与上下的软骨终板连接，形成一个略带弧形的结构。纤维环的最内层纤维直接与髓核的细胞间质连接，与髓核没有明显的界线，这有助于保持髓核的胶体成分，维持髓核的位置和形状，并确保整个椎间盘的负重和轴承作用。

当脊柱侧弯或扭转时，腰椎间盘后部的髓核能够在纤维环和软骨终板的结构内自由流动。特别是在前屈和后伸时，纤维环的薄后壁为髓核的移动提供了一定的弹性空间。而较厚的前部纤维环为髓核提供了与脏器之间的隔离，协同工作以确保脊柱的正常生理活动。

三、腰椎间盘纤维环结构功能

（1）连接相邻椎体：由于纤维环在椎体和软骨终板上的牢固附着，它有助于将上下腰椎连接在一起，维持脊柱稳定性。

（2）维持正常活动：纤维环的轻微弹性和特殊的分层排列方向允许腰椎间有一定的活动度。

（3）限制过度运动：纤维环的厚度和与前、后纵韧带的结合有助于限制脊柱的过度前屈、后伸、侧倾和旋转。

（4）保护髓核组织：纤维环有助于保护和维持髓核的位置和形状。

（5）分解承受压力：纤维环起到吸收冲击的重要作用。在压力作用下，髓核会稍微变扁，并将压力均匀分布到纤维环的各个部分。

四、腰椎间盘的髓核结构特性

腰椎间盘的髓核位于纤维环和相邻椎体软骨终板之间的中心区域。髓核主要由网状结构的软骨细胞和蛋白多糖黏液样基质组成。婴儿时期，髓核的含水量高达

80%～90%，随着年龄的增加，水分会逐渐减少。在年轻人中，髓核主要由大量的蛋白多糖复合体、胶原纤维和纤维软骨构成。随着年龄的增长，髓核中的蛋白多糖会逐渐解聚，胶原会逐渐粗化，并可能逐渐被纤维软骨所取代。因此，老年人有更高的风险发生腰椎间盘病变。

腰椎间盘的髓核通常位于椎间盘的偏后位置，并呈现为类球型结构。它占椎间盘横断面积的约50%。正如颈椎间盘一样，腰椎间盘的髓核也没有专门的血供，通常通过相邻椎体和软骨终板进行营养物质的交换。软骨终板是髓核与椎体内血管通过渗透交换营养和代谢物的重要途径。

五、腰椎间盘的髓核结构功能

腰椎间盘的髓核结构功能与颈椎间盘的功能类似。髓核是腰椎间盘的内部结构，由软骨样细胞分散在细胞间质内，并被一个比较致密的胶原纤维网包围着，形成含水球。它与包裹它上下面的软骨终板以及周围的纤维环共同构成一个闭合的缓冲系统，用于对抗重力和张力。

腰椎间盘髓核在脊柱的运动中起着重要作用。当脊柱受到外力时，髓核能够将力均匀地传递到周围的纤维环，从而避免椎间盘的部分区域过度承载而发生损伤，起到平衡应力的作用。髓核还能够通过改变形态将突然受到的外力传送到纤维环的各个部分，并通过纤维环的张应力将其分散，从而具有吸收和传递外力振荡的功能。

尽管腰椎间盘髓核的体积不能被明显压缩，但由于具有可塑性特点，其形态可以随着脊柱各种运动时的重心改变而调整。这使得髓核能够起到类似滚动轴承的作用，支撑脊柱的运动。例如，当脊柱前屈时，髓核的大部分会移向椎间盘的后部；脊柱背伸时，髓核的大部分会移向椎间盘的前部；当脊柱进行旋转动作时，髓核的大部分则位于中央。

总而言之，腰椎间盘髓核在脊柱的稳定性和功能上扮演着重要的角色。它通过平衡应力、吸收和传递外力振荡，并根据脊柱运动的需求来调整形态，协助脊柱完成正常的生理活动。

（关云波　王　霞）

参 考 文 献

[1] 刘延青, 崔健君. 实用疼痛学 [M]. 北京: 人民卫生出版社, 2013.
[2] 郭世绂. 骨科临床解剖学 [M]. 济南: 山东科学技术出版社, 2001.
[3] 胡有谷. 腰椎间盘突出症 [M]. 第2版. 北京: 人民卫生出版社, 1985.

第六节 腰椎间盘细胞学特性

腰椎间盘对腰部脊柱的生理活动和负重起着关键作用。椎间盘病变在成人中很常见,主要是椎间盘细胞的功能减退、衰老和细胞死亡等导致。本节将系统阐述腰椎间盘细胞学特性,包括腰椎间盘纤维环细胞构建、腰椎间盘纤维环细胞影像、腰椎间盘髓核的细胞构建以及腰椎间盘髓核的细胞影像。

一、腰椎间盘纤维环细胞构建

(一)细胞类型

1. **纤维母细胞** 这是纤维环中最主要的细胞类型。纤维母细胞负责生产胶原蛋白,特别是Ⅰ型胶原,这为纤维环提供了其坚韧的外部结构。
2. **软骨样细胞** 在纤维环的某些部位,纤维母细胞可以转化为更多的软骨样细胞,这些细胞生产Ⅱ型胶原和蛋白聚糖。

(二)细胞外基质

1. **胶原蛋白** 胶原蛋白为纤维环提供了主要的结构支撑。腰椎间盘的纤维环特别丰富于Ⅰ型胶原。
2. **蛋白聚糖** 蛋白聚糖是大分子物质,负责吸收和维持水分,从而为纤维环提供弹性和韧性。
3. **弹性纤维** 尽管在纤维环中相对较少,但它们是确保纤维环在受压后能恢复到原始形状的关键因素。

(三)组织结构

纤维环的层次结构由多层交错排列的胶原纤维组成,这些纤维层与相邻的椎骨连接,以确保稳定性。这种交错的结构也提供了强度和耐用性,帮助纤维环抵抗日常生活中的压缩和扭曲压力。

(四)细胞间的信号和生物活性分子

纤维环细胞之间通过生长因子、细胞因子和其他调节分子进行交流。这些分子不仅可调节纤维环细胞的增殖、分化和死亡,而且对于细胞应对机械应力、炎症和损伤的反应起到了关键作用。

（五）退化和修复

1. 腰椎间盘的纤维环比其他部位的纤维更易于退化，原因是它所承受的机械压力更大。随着时间的推移，纤维环可能会变薄、变得更加脆弱。

2. 由于纤维环的血供有限，其自然修复能力相对较差。这也是为什么椎间盘损伤或退化后，治疗和恢复可能变得更为复杂。

（六）疾病与并发症

当纤维环受到严重的损伤或退化时，中央的髓核可能会突出或突破纤维环，导致所谓的椎间盘突出或疝出。在腰部，这种情况可能导致严重的疼痛、麻木或刺痛，因为椎间盘突出物可能会压迫到神经根。

二、腰椎间盘纤维环细胞影像

（一）电镜图分析

1. **细胞形态** 在高倍电镜下，腰椎间盘纤维环细胞展现出其特有的长梭形态。这些细胞具有细长的突起，相互交织成网状，为腰椎间盘提供了强大的结构支持。纤维环细胞的形态特性反映了其承受和分散压力的功能需求，这种特殊的细胞形态有助于维持腰椎间盘的机械强度和稳定性。

2. **内部结构** 电镜图像进一步揭示了纤维环细胞内部的结构细节。细胞内含有丰富的粗面内质网和线粒体，显示出高度的代谢活性，这对于维持细胞的正常功能和修复受损组织至关重要。

此外，纤维环细胞内大量的胶原纤维以束状排列，这些胶原纤维为细胞提供了弹性和韧性，使得纤维环能够承受各种应力和压力。

（二）染色图分析

1. **细胞核与细胞质** 通过特定的染色技术，如苏木精-伊红（HE）染色，纤维环细胞的细胞核和细胞质被清晰地展现出来。细胞核被染成深蓝色，显示出其独特的形态和结构；细胞质则呈现出不同程度的红色，其中含有丰富的细胞器和胶原纤维，这些成分对于维持细胞的正常功能和结构完整性至关重要。

2. **组织结构** 染色图还展示了纤维环细胞之间的组织结构。可以看到细胞之间紧密连接，形成了一个有序且坚固的网状结构。这种组织结构使得纤维环能够有效地分散压力并抵抗外部冲击，从而保护内部的髓核和腰椎结构。

三、腰椎间盘髓核的细胞构建

（一）细胞类型

1. **髓核细胞** 这些细胞主要是起源于胚胎期的胎儿软骨细胞。随着年龄的增长，成人的髓核细胞数量会减少，而非胶原的细胞会增加。

2. **软骨细胞** 这些细胞在髓核中数量较少，但它们在髓核的功能和形态中起着重要的作用。

（二）细胞外基质

1. **水分** 髓核大部分是由水组成的，为70%~90%。这使得髓核能有效地吸收和分散从脊柱传递过来的压力。

2. **蛋白聚糖** 蛋白聚糖能够与水结合，为髓核提供黏稠度和弹性。其中主要的是玻璃酸，它能够吸引并结合大量的水分。

3. **胶原** 胶原主要存在于纤维环中，但髓核中也含有少量的胶原。这为髓核提供了一定的结构强度。

（三）生物活性分子

髓核中还含有各种生长因子、细胞因子和其他生物活性分子，它们对细胞的生长、增殖和分化具有调控作用。

四、腰椎间盘髓核的细胞影像

（一）电镜图分析

1. **细胞形态与结构**

（1）形状与大小：在电镜下，髓核细胞通常呈圆形或多边形，这与其周围的基质环境密切相关。髓核细胞相较于纤维环细胞来说，更为圆润，没有明显的突起结构。

（2）内部结构：髓核细胞内部结构相对简单，但细胞质丰富，通常含有大量囊泡和粗面内质网，这些结构反映了髓核细胞在合成和分泌蛋白聚糖和胶原纤维方面的活跃性。

2. **细胞间关系与基质**

（1）细胞间连接：与纤维环细胞不同，髓核细胞之间并不形成紧密的网状结构。相反，它们分散在丰富的细胞外基质中，这些基质主要由水、蛋白聚糖和胶原组成。

（2）基质特性：髓核的基质具有高度亲水性和弹性，这使得髓核能够在压力下变形并恢复原状,从而起到缓冲作用。电镜下可以观察到基质与细胞之间的相互作用,以及基质中的纤维结构。

(二)染色图分析(图1-6-1)

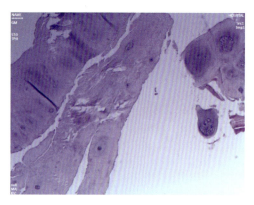

图1-6-1 髓核HE染色图

1. 细胞核与细胞质的染色特性

(1)细胞核:通过特定的染色技术(如HE染色),可以清晰地看到髓核细胞的细胞核被染成深色,通常位于细胞的中央,显示出其独特的形态和结构。

(2)细胞质:细胞质则呈现出较为均匀的染色效果,其中的细胞器和基质成分也可通过染色图进行初步区分。

2. 细胞与基质的相互关系

(1)染色对比:通过染色图,可以观察到细胞与周围基质之间的界限。细胞质与基质在染色上存在一定的对比度,这有助于分析细胞与基质之间的相互作用和关系。

(2)基质分布:染色图还可以展示基质在髓核中的分布情况,以及其与细胞之间的空间关系。这对于理解髓核的结构和功能具有重要意义。

(关云波 王 霞)

参 考 文 献

[1] 刘延青,崔健君.实用疼痛学[M].北京:人民卫生出版社,2013.
[2] 郭世绂.骨科临床解剖学[M].济南:山东科学技术出版社,2001.
[3] 胡有谷.腰椎间盘突出症[M].第2版.北京:人民卫生出版社,1985.

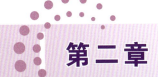

第二章 腰椎间盘生理学特性

腰椎间盘是脊柱椎体间的重要结构，具有多种生理学特性。本章将详细介绍腰部的整体生理功能特性，以及腰椎间盘的生理功能特性、生物力学特性、细胞功能特性等。

第一节 腰部的整体生理功能

腰部是人体的重要组成部分，具有多种生理功能。本节将详细介绍腰部的整体的支撑生理功能、整体的连接生理功能、整体的活动生理功能、腰部整体的保护生理功能。

一、腰部整体的支撑功能

（一）腰椎结构和功能

腰椎是人体脊柱的一部分，位于胸椎和骶骨之间。它由5个相邻的腰椎组成，这些腰椎是身体的重要支持结构。腰椎的主要功能是支撑和稳定上半身的重量。它们承担着身体大部分的负重工作，并能够承受日常活动和运动时所产生的压力。同时能提供身体运动所需的灵活性和稳定性。

腰椎的结构包括椎体、椎弓板、椎间盘和关节突关节等部分。具体如下：椎体是腰椎的主要构造部分，它们堆叠在一起形成脊柱的主要支撑；椎弓板位于椎体后方，将椎体连接在一起，提供额外的支持和稳定性；椎间盘是腰椎结构中的重要组成部分。它们位于相邻腰椎之间，由纤维环和髓核组成。椎间盘在腰椎的负重过程中起着缓冲作用，减轻脊柱和相关结构的压力。关节突关节位于相邻椎骨之间。这些小突起形成了脊柱的关节系统，可以为脊柱提供灵活性和运动范围。它们还有助于分散压力，减少对腰椎的损伤和磨损。腰椎具有支撑和稳定上半身的重要功能。

（二）腰肌的支撑作用

腰肌是指位于腰部的一组肌肉，包括腹横肌、腹内斜肌、腹外斜肌和腹直肌。这些肌肉相互协调，发挥支撑作用，保护和维持腰部整体的稳定性。

（1）腰肌的主要功能是支撑腰椎。腰椎是脊柱中最大的一组椎骨，由5个相邻的椎骨构成，与盆骨相连。腰肌通过其牵引力，使腰椎保持正确的位置和姿势。腰肌不仅支撑腰椎骨，还承担着上半身重量的一部分，并通过与腹肌和背肌的协同作用，使腰部整体保持均衡和稳定。

（2）腰肌还具有保护内脏器官的功能。腹腔内包括重要的消化器官，如胃、肝脏和肾脏等。腰肌通过其对腹腔内压力的调节，可有效地支撑和保护这些器官，防止它们受到外力的震动或损伤。

（3）腰肌的支撑作用还延伸到下肢的支持。下肢与腰部通过髋关节连接，腰肌通过其收缩和松弛的动作，调节髋关节的稳定性，使下肢能够承受重量和运动，对于日常生活中的行走、跑步和跳跃等活动起重要作用。

（4）腰肌的支撑作用还包括对脊髓和神经系统的保护作用。脊髓是神经系统的一部分，负责传递大脑发出的指令和接收周围感觉信息。腰肌通过坚实的支撑结构，减少了脊髓受到外力冲击的风险，保护了神经系统的完整性和功能。

（5）腰肌还对呼吸和循环系统有支持作用。腰肌的收缩和松弛可以调节腹腔内的压力，有助于呼吸和血液循环的进行。

腰肌作为腰部整体的一部分，它不仅支撑腰椎，在维持腰部稳定性的同时，还保护内脏器官、支持下肢、保护神经系统和促进机体正常生理功能的运行。

（三）腹肌和背肌的协同作用

腹肌和背肌是腰部整体支撑生理功能的重要组成部分，它们之间的协同作用对于腰部的稳定和灵活性有重要作用。

（1）腹肌和背肌在维持腰部稳定性方面发挥着重要作用。腹肌包括腹直肌、腹横肌和腹斜肌，而背肌主要由多个肌群组成，如大圆肌、菱形肌和多裂肌等。这些肌肉可以通过收缩和放松实现对腰部的支撑。腹肌的收缩可以使整个腰部前屈，而背肌的收缩则可以使腰部后伸。通过腹肌和背肌的配合作用，腰部可以在不同的活动状态下保持稳定性，从而有效地支撑身体的重量和维持身体的平衡。

（2）腹肌和背肌的协同作用对于腰部运动功能至关重要。腹肌的收缩和背肌的放松可使腰部侧屈和旋转。相反，腹肌的放松和背肌的收缩则可以使腰部屈曲和伸展。腹肌和背肌之间的协同作用使得腰部在不同的方向上具有灵活性和自由度，从而实现身体各种复杂动作的执行。

（3）腹肌和背肌的协同作用对于腰部的保护功能也是至关重要的。在运动和日常生活中，腹肌和背肌的收缩可以提供额外的稳定性和支撑，减少对腰椎和腹腔器官的压力。特别是在进行重负荷搬运或弯腰动作时，腹肌的收缩可以增加腰部的稳定性，减少腰椎的受力，从而保护腰部和腹腔器官的安全。

腹肌和背肌的协同作用使得腰部具有稳定性、灵活性和保护性，为身体的各种活动提供了可靠的支持。因此，腹肌和背肌的合理训练和练习对于维护腰部整体的健康和功能至关重要。

二、腰部整体的连接功能

（一）连接胸背部

1. 胸椎和腰椎的连接

（1）胸椎与腰椎的协同作用：胸椎和腰椎是人体脊柱的两个重要部分，它们之间存在着密切协调的关系，以保证身体的稳定性和运动功能的正常发挥。

1）胸椎与腰椎之间的协同作用体现在脊柱结构上。胸椎是脊柱的上部，具有向后凸的生理曲度；而腰椎是脊柱的下部，具有向前凸的生理曲度。这种曲度使脊柱能够承受重力和外部压力，从而保持身体的垂直平衡和稳定。胸椎和腰椎之间的协同作用使得脊柱能够适应不同的姿势和动作，同时也对身体的运动功能起到保护作用。

2）胸椎与腰椎之间的协同作用还体现在肌肉配合上。胸椎区域的背肌与腰椎区域的腹肌相互配合，形成了人体的核心肌群。这些肌肉的协同收缩和放松，为脊柱提供了稳定的支撑力量，同时也参与身体的各种动作和姿势调整。胸椎与腰椎的协同作用使得肩部和骨盆能够相对稳定地配合运动，从而保持身体的平衡和姿势的协调。

3）胸椎与腰椎之间的协同作用还对呼吸和循环系统起到重要的支持作用。胸椎与腰椎之间的连续性保证了胸廓的正常扩张和收缩，使胸腔内的肺部能够充分展开，从而保证了正常的呼吸功能。同时，胸椎与腰椎的协同作用也影响着脊柱的血液循环，通过脊柱的运动帮助促进血液循环，保持正常的代谢和营养供应。

胸椎与腰椎之间的连续性和相互配合使得脊柱具有稳定性和灵活性，保证了身体的平衡和姿势的协调，同时也对呼吸和循环系统的正常功能发挥起到支持作用。

（2）胸椎与腰椎是人体脊柱的两个重要部分，它们之间的连接具有多种功能。胸椎与腰椎的连接形成了脊柱的一部分，提供了对身体的整体支撑；胸椎与腰椎连接的特性使得人体可以进行复杂的运动，例如前屈和后伸；胸椎与腰椎的连接还有助于保护脊髓和神经系统，并对循环和呼吸系统提供支持。

1）胸椎与腰椎连接提供身体的整体支撑。脊柱是人体骨骼系统的重要组成部分，它承担着承重和保护内脏的重要功能。胸椎与腰椎连接部分是脊柱的关键支撑点之一，通过相互连接和嵌合，提供了对身体的稳定支撑。这种支撑作用不仅使得人体能够保持站立姿势，还在运动和日常活动中起到了重要的支持作用[1]。

2）胸椎与腰椎连接实现复杂的运动。人体的背部和躯干运动主要是通过胸椎和腰椎的协调运动实现的。胸椎与腰椎之间的连接具有一定的灵活性，使得人体可以进行前屈、后伸、侧屈和旋转等各种动作。这种连接特性使得胸部和腹部的肌肉能够协同工作，实现复杂的运动功能。

3）胸椎与腰椎连接保护脊髓和神经系统。脊髓是人体神经系统的重要组成部分，通过胸椎与腰椎的连接，脊髓和神经根得到了良好的保护。胸椎与腰椎之间的关节结构和相邻椎骨之间的间隙，为脊髓提供了足够的空间，避免了因外力挤压而引起的神经系统受损。胸椎和腰椎之间的肌肉也起到了缓冲和保护作用，减轻了外部冲击带来的影响。

4）胸椎与腰椎连接对循环和呼吸系统的支持。脊柱是循环和呼吸系统的重要支撑结构，通过胸椎与腰椎的连接，脊柱能够为这两个系统提供稳定的支持。胸椎和腰椎之间的连接特性使得脊柱可以适应身体的不同姿势和运动状态，保持循环和呼吸系统的正常功能。

（3）胸椎与腰椎是人体脊椎的两个重要部分，它们在结构和功能上有着一些特性。胸椎位于胸部，主要负责支撑和保护胸廓内的重要脏器，如心脏和肺部。腰椎位于胸椎下方，连接着盆腔和下肢，主要起到支撑和保护腹腔内的重要脏器，如肝脏和肾脏。

胸椎与腰椎的结构特性有以下几个方面：

1）胸椎与腰椎的椎体大小和形状不同。胸椎的椎体相对较小，呈扁平状，上下面相对平行。这种形状使得胸椎具有更好的支撑能力，能够承受上半身的重量和外部压力。相反，腰椎的椎体相对较大，呈圆柱状，上下面呈驼峰状。这种形状使得腰椎具有更好的承受压力和支撑能力，能够承受下半身的重量和外部压力。

2）胸椎与腰椎的椎弓和椎板也有一些差异。胸椎的椎弓较长且较突出，有利于保护和支撑胸廓内的重要脏器。而腰椎的椎弓相对较短，较胸椎来说不太突出。这种结构使得腰椎具有更好的柔韧性和活动性，能够适应腰部的弯曲和旋转运动。

3）胸椎与腰椎之间还存在一些关节连接。胸椎与腰椎之间通过椎间盘和关节面连接在一起。椎间盘由纤维环和髓核组成，起到减震和稳定的作用。关节面由上、下相邻椎体之间的凸凹面构成，通过关节囊和关节液保持关节的稳定性。

总的来说，胸椎与腰椎的结构特性使得它们在腰部整体的保护生理功能中起到重要的作用。胸椎能够支撑和保护胸廓内的重要脏器，如心脏和肺部。腰椎则能够支撑和保护腹腔内的重要脏器，如肝脏和肾脏。胸椎与腰椎的不同结构特性决定了它们在支持、保护和活动方面的功能差异，共同维持了腰部整体的保护生理功能特性。

2. 背肌和腹肌的协同作用

背肌和腹肌的协同作用对腰部的灵活性和稳定性具有重要影响。它们的配合运动可以使腰部实现各种复杂的运动，同时还能提供稳定的支撑和保护，减轻腰椎和内脏器官的负荷。因此，保持背肌和腹肌的协调功能对于维护腰部整体健康非常重要。

（二）连接盆腔的生理功能

1. 腰骶关节的连接特性 腰骶关节是连接腰椎和骶骨的关节，具有重要的连接功能。腰骶关节的运动特点可以分为以下几个方面。

（1）腰骶关节的解剖结构：腰骶关节由腰椎的第5节和骶骨的第1节组成，包括关节面、韧带和关节囊。关节面是腰椎第5节和骶骨第1节的接触面，它们表面光滑，覆盖有关节软骨。韧带是连接骶骨和腰椎的强韧纤维组织，主要包括前韧带、后韧带、侧韧带和黄韧带。前韧带位于腰骶关节的前方，后韧带位于腰骶关节的后方，侧韧带位于腰骶关节的侧面，黄韧带位于椎间孔内。关节囊是包围腰骶关节的纤维性袋状结构，它负责固定和润滑关节。

腰骶关节的解剖结构使其具有重要的生理功能。首先，腰骶关节提供了腰部与骶骨之间的连接，使得躯干和盆腔能够有效地相互传递力量和运动。这样，躯干的正常运动和姿势可以通过腰骶关节得以维持和调节。其次，腰骶关节的韧带和关节囊提供了稳定和支撑腰骶关节的功能，防止了腰椎的过度运动和异常位移，保护了神经组织和其他结构。此外，腰骶关节的结构也与腹腔器官的功能密切相关。腰骶关节的稳定性和运动特性能够对腹腔器官的位置和张力产生影响，维持腹内压的平衡，保证腹腔器官的正常功能和运动。

（2）腰骶关节的生理运动范围：腰骶关节具有前后屈运动和左右旋转运动的能力。在正常情况下，腰骶关节的运动范围受到周围肌肉、韧带和骨骼结构的限制，这种限制保证了腰椎的稳定性。腰骶关节的前屈运动范围大约为30°，后伸运动范围大约为10°，左右旋转运动范围大约为5°。

（3）腰骶关节的运动特点：腰骶关节的主要运动特点是稳定性和柔韧性的结合。腰骶关节由于结构上的限制，使得它比较稳定，具有较少的运动范围和较少的关节半径。然而，由于腰骶关节位于腰椎和骶骨之间，与周围的韧带和肌肉相互作用，使得腰骶关节具备一定的柔韧性，可以适应身体的活动需要。

（4）腰骶关节的运动对腰部整体的保护作用：腰骶关节的正常运动可以分散腰椎和骶骨之间的压力，减轻腰椎和骶骨的受力，从而起到保护腰椎和骶骨的作用。此外，腰骶关节的运动还可以促进腰部周围肌肉的血液循环和代谢，减少肌肉的疲劳和损伤。

2. 盆腔器官和腰部肌肉的关系

盆腔器官和腰部肌肉之间存在着密切的互动关系。腰部肌肉的功能不仅仅是支撑腰椎和脊柱，同时还对盆腔器官的运动和功能起着调节作用。

（1）腰部肌肉与盆腔器官之间的互动关系在运动方面体现得尤为明显。腰部肌肉的收缩和放松可以有效地影响盆腔器官的位置和运动。例如，腹直肌的收缩可以提供对盆腔器官的支撑作用，并通过增加腹压来帮助排尿、排便等功能的完成。另外，腰部肌肉群也参与到盆腔器官的稳定和平衡中，例如在行走、跑步等运动过程中，腰部肌肉的稳定性对盆腔器官的运动控制起着重要作用。

（2）盆腔器官的功能状态也会反过来影响腰部肌肉功能。盆腔器官的位置和功能异常可能会导致腰部肌肉的不适和疼痛。例如，盆腔脏器的下垂或压迫会引起腰椎和骨盆底肌肉的紧张和不适，进而影响腰部的稳定性和运动功能。

（3）盆腔器官的运动和功能也受到腰部肌肉的调控。腰部肌肉通过对盆腔内压力的调控，影响脏器的活动和功能。例如，腰肌的紧张和放松可以改变盆腔内的压力分布，从而影响例如尿液排泄、排便等盆腔器官的功能。

腰部肌肉通过对盆腔器官的支撑和稳定作用，调节盆腔器官的运动和功能。同时，盆腔器官的位置和功能状态也会影响腰部肌肉的功能。对于理解和研究腰部整体的保护生理功能特性，深入分析盆腔器官和腰部肌肉的互动关系是非常重要的[6]。

三、腰部整体的活动功能

（一）腰部的前屈和后伸功能

1. 腰部前屈　是指腰部向前屈曲的动作，腰部前屈主要由腰椎结构以及相关肌肉协同完成，其机制包括神经调控、脊柱结构和肌肉功能。

（1）腰部前屈的神经调控是通过中枢神经系统对相关神经肌肉的调控实现的。当人体进行前屈动作时，中枢神经系统通过神经冲动传导至脊髓，再由脊髓神经元传递至腰部肌肉，从而使腰部肌肉产生收缩。

（2）脊柱结构对腰部前屈起到重要的支撑作用。脊柱由椎骨和椎间盘组成，椎骨通过椎间盘连接在一起。在腰椎区域，腰椎的前凸形态使得脊柱在前屈时能够发生相应的弯曲。同时，椎间盘的结构具有一定的弹性，能够在前屈动作中吸收和分散压力，减少对腰椎和腰部肌肉的损伤。

（3）腰部肌肉对腰部前屈起到重要作用。腰部肌肉主要包括腹肌和背肌，它们通过相互配合的收缩和松弛，实现腰部的前屈动作。在腰部前屈时，腹肌的收缩能够向前倾斜脊柱，使其前弯；而背肌的收缩则能够起到平衡和稳定作用，避免脊柱前倾过度。腰椎的屈曲运动主要由腰部肌肉完成，包括腹肌、背肌和髂腰肌等。

1）腹肌是腰部前屈的主要肌肉。腹肌包括腹直肌、腹外斜肌、腹内斜肌和腹横肌。在腰部前屈时，腹肌收缩，通过腹直肌等肌肉的收缩力量产生向下的扭矩，使脊柱产生前屈曲。同时，腹肌的收缩也可以提供稳定性，保护腹腔器官免受外力冲击。

2）背肌也参与腰部前屈的动作。背肌主要包括背阔肌、斜方肌、肩胛提肌等。这些肌肉的收缩可以产生向后的扭矩，起到平衡腹肌力量的作用，使脊柱保持稳定。同时，背肌的收缩也能够控制前屈的幅度，以免过度前屈导致腰椎间盘受损。

3）髂腰肌是腰部前屈中一个重要的参与者。髂腰肌由背阔肌和髂肌组成，位于腰椎和髋关节之间。腰部前屈时，髂腰肌的收缩产生向前的扭矩，帮助腰椎产生屈曲运动。同时，髂腰肌的收缩也能够提供稳定性，防止腰椎过度屈曲。

4）腰部前屈还涉及其他肌肉的参与，如臀大肌、多裂肌、股薄肌等。这些肌肉能够协同作用，支持腰部的前屈动作，并保护腰椎和腹腔器官。

腰部前屈的生理机制是一个复杂的协调过程，包括神经调控、脊柱结构和相关肌肉的功能。了解和掌握腰部前屈的生理机制对于保护腰椎和腰部肌肉非常重要，可通过科学的运动训练和体位调整来维持腰部的生理功能，并预防与腰部活动相关的疾病和损伤。

2. 腰部后伸 是指腰部向后弯曲的动作。

（1）在腰部后伸过程中，有许多肌肉、骨骼、韧带参与其中，协同发挥作用。

1）腰椎后伸肌群是腰部后伸过程中最主要的肌群。这些肌肉包括腰方肌、腰大肌、腰小肌和多裂肌等。它们的肌纤维纵向排列，连接于腰椎和下肢，具有较大的力量和稳定性。腰椎后伸肌的收缩可以使腰椎向后弯曲，从而增加腰部的活动幅度和强度。同时，腰椎后伸肌还能对腹腔器官起到一定的保护作用，通过增加内脏器官的稳定性减少受力时的位移和损伤。

2）背阔肌和大圆肌等背肌也参与了腰部后伸。背阔肌是背部最大的肌肉之一，覆盖整个背部，起到支撑和稳定躯干的作用。腰部后伸时，背阔肌的收缩可以帮助腰椎向后弯曲，增加后伸运动的幅度。同时，背阔肌的收缩还可以对腹腔器官进行间接的保护，通过增加腹腔内压力来提高内脏器官的稳定性。

3）腹直肌和腹外斜肌等腹肌也参与了腰部后伸的协同作用。腹直肌是腹壁肌肉的主要组成部分，通过与背阔肌的协同收缩，可以帮助腰椎向后弯曲，增加腰部后伸的幅度。腹外斜肌的收缩可以增加躯干的稳定性，保持腰椎的正常姿势，并对腹腔器官起到一定的保护作用。

（2）腰椎的结构参与了腰部后伸。腰椎是脊椎的一部分，位于胸椎和骶椎之间，具有较大的强度和稳定性。在腰部后伸过程中，腰椎的特殊结构和关节功能可以提供一定的支持和保护，减少腰部肌肉的受力和损伤风险。

（3）腰椎韧带参与了腰部后伸。

1）腰椎韧带是连接腰椎之间的结缔组织，它通过牵引和支持腰椎，保持腰椎的正常位置和稳定性。在腰部后伸中，腰椎韧带承受着躯干向后弯曲的压力和拉力，通过其弹性和柔韧性，保护腰椎免受过多的压力和力量的损伤。

2）腰部后伸还包括腰椎骨骼结构、腰肌肉和韧带的协同作用。腰椎的特殊结构和功能使得它能够承受后伸运动的力量和压力，从而保护躯干和脊柱的稳定性。腰肌肉和韧带的收缩和伸长控制着腰部后伸的力量和角度，通过调节腰椎的位置和角度，保持腰椎的正常生理曲度和稳定性。腰部后伸在日常生活和运动中具有重要的功能，对腰椎的保护和躯干的稳定性具有重要的意义。

（二）腰部的旋转和侧屈

1. 腰部旋转 腰部旋转是指腰椎在某个平面上的旋转运动，通常包括内旋和外旋两个方向。

（1）腰部旋转涉及多个组织和结构的配合作用，包括腰椎、腰肌、韧带、神经和血管等。

1）腰椎结构和功能：腰椎是腰部旋转的基础，它由5个椎骨组成，与其他椎骨相连形成脊柱。腰椎具有特殊的结构和功能，能够承受并传递上半身和下半身的力量和运动。

2）腰肌的作用：腰肌是腰部旋转的重要肌群之一，包括腰方肌、腰大肌和多裂肌等。腰肌通过收缩和松弛的调节，参与腰部旋转的运动控制，产生旋转所需的力量，同时保持腰椎的稳定性。

3）韧带的作用：腰部旋转还受到周围韧带的支持和限制。韧带连接着腰椎和其他骨骼组织，如骨盆和胸椎。它们的主要作用是维持腰椎的正常位置和稳定性，防止过度旋转引起的损伤。

4）神经系统的调控：腰部旋转的运动是通过神经系统的调控实现的。通过脊髓和腰段神经传递运动信号，使腰部肌肉协同收缩和松弛，从而产生旋转动作。同时，神经系统还通过感觉神经元传递来自腰部的位置和运动信息，以便及时调节旋转的幅度和速度。

5）血管的调节：腰部旋转的运动还需要足够氧供来提供所需的能量。血管通过调节血流和氧供来满足腰部旋转时肌肉的需求。同时，还参与腰部旋转过程中废物的清除，维持腰部组织的健康。

（2）腰部旋转是一个复杂而精密的过程，需要多个组织和结构的协同作用。了解腰部旋转的生理机制有助于预防和治疗与腰部旋转相关的损伤，同时也有助于优化腰部旋转运动的效果和效率。

腰部侧屈是腰部整体的活动生理功能特性之一，它对维持身体平衡、支撑和保护腰椎具有重要作用。腰部侧屈动作由腰椎、腰肌和腹肌等多组肌肉协同作用完成。

2. 腰部侧屈 是指腰部向左或向右倾斜的动作。

（1）腰椎的骨骼结构决定了其能够完成腰部侧屈动作。腰椎骨相对较短，椎体骨质较厚，这使得腰椎具有较强的稳定性和承载能力。同时，腰椎两侧的关节突和椎间关节是实现侧屈运动的重要结构。这些关节能够在侧屈过程中实现滑移、滚动和旋转等运动，从而使腰部能够灵活地做出侧屈动作。

（2）腰椎间的椎间盘在腰部侧屈中发挥着重要作用。椎间盘位于相邻椎骨之间，由纤维环和髓核组成。椎间盘具有很大的弹性和吸震能力，能够承受外力的作用，保护腰椎免受损伤。在腰部侧屈过程中，椎间盘会受到侧屈力的压力，但其结构和功能保证了其可以很好地承受和分散力量，从而起到保护和支持腰椎的作用。

（3）腰部侧屈还涉及多组肌肉的协同作用。腰肌和腹肌是腰部侧屈中最关键的肌肉群。腰肌包括腰方肌、腰椎旁肌和背肌等，这些肌肉的收缩能够带动腰椎的旋转和侧屈。同时，腰肌还能够提供稳定性和支撑力，保护腰椎免受过大的压力。腹肌主要包括腹直肌和腹外斜肌等，这些肌肉的收缩可以通过对腰椎的固定作用来增强腰部侧屈的稳定性。腹肌和腰肌协同收缩，可以增加腹内压力，提供更好的支撑力和保护腰椎的稳定性。

腰部的侧屈和旋转功能对我们日常生活中的动作至关重要。例如，当我们行走时，腰部的侧屈和旋转动作帮助我们更好地迈步，并保持身体的平衡。此外，在一些特殊的活动中，如比赛类的运动，腰部的侧屈和旋转功能能够使我们更加机动灵活地应对不同的情况。

总结起来，腰部的侧屈和旋转功能是腰部整体的保护生理功能特性之一。它们由腰椎的结构和相关肌群的协同作用来完成。正常的侧屈和旋转功能可以保持腰椎的正常运动范围，同时能保持腰部的灵活性和稳定性。这对我们日常生活中的动作以及一些特殊活动都具有重要的意义。

（三）腰部活动对腰椎的保护作用

腰部活动对腰椎的保护作用是指通过适当的运动和活动方式，可以促进腰椎的健康和功能。腰椎是人体脊柱中最大的节段，由多个椎骨和椎间盘组成。它承载着上身的重量和运动的压力，因此对于腰椎的保护非常重要。

（1）适当的腰部活动可以增强腰椎的稳定性。通过定期进行腰部运动，可以加强腹肌和背肌的协同作用，从而提高腰椎的支撑能力。腹肌和背肌是维持腰部稳定的主要肌群，它们的协同收缩可以稳定腰椎，减轻脊柱的受压力。

（2）腰部活动可以增加腰椎的灵活性。腰椎的前屈、后伸、侧屈和旋转是腰部活动的基本动作，通过这些运动可以增加腰椎的灵活性并改善腰椎的活动范围。适当的腰部活动可以促进腰椎关节的润滑和营养，减少关节僵硬和退化的风险。

（3）腰部活动还可以促进腰椎的血液循环。运动可以增加身体的血液循环，包括腰椎的供血能力。腰椎是一个高度代谢的区域，通过适当的腰部活动可以增加腰椎的氧气和营养供应，帮助腰椎细胞的修复和再生。

（4）腰部活动还可以调节腰椎周围的肌肉和韧带。通过适当的腰部活动，可以调整腰部肌肉的张力，改善腰椎周围肌肉的平衡，减轻腰椎的压力和负荷。同时，运动还可以增强腰椎周围韧带的弹性和稳定性，降低腰椎受伤的风险。

腰部活动对腰椎的保护作用从多个方面发挥着重要的作用。通过适量的腰部活动，可以增加腰椎的稳定性和灵活性，促进腰椎的血液循环和代谢，调节腰椎周围肌肉和韧带的功能，从而减轻腰椎的负荷和压力，预防腰椎的损伤和疾病。因此，建议人们在日常生活中保持适度的腰部活动，以提高腰椎的健康和功能。

四、腰部整体的保护功能

（一）保护腹腔器官

1. 腰部肌肉对腹腔器官的支撑作用　腰部肌肉对腹腔器官的支撑作用是腰部整体

的保护生理功能特性之一。腹腔器官包括脾脏、肝脏、胃、小肠、大肠等重要的消化器官以及肾脏和膀胱等泌尿系统器官。腰部肌肉的支撑作用能够有效地保护这些重要器官，维持其正常功能，并减轻外力对这些器官的冲击和损伤。

（1）腰部肌肉通过提供稳定的支撑，保护腹腔器官的位置和结构。腰部肌肉群包括腹肌群、背肌群和腰部肌肉群，它们分布在腰部的前后侧，形成了一个强大的支撑系统。在运动和日常活动中，腰部肌肉的收缩和松弛能够维持腹腔器官的正确位置，防止其下垂或移位，从而保护器官免受外力的压迫和挤压。

（2）腰部肌肉的支撑作用可以防止腹腔器官的下垂和脱垂。腹腔内的器官受到重力的作用，当腹腔内压力增加或腰部肌肉松弛时，这些器官容易下垂或脱垂。然而，腰部肌肉的收缩能够增加腹腔内压力，提供额外的支撑力量，从而有效地防止腹腔器官的下垂和脱垂。

（3）腰部肌肉的支撑作用还能够减轻腹腔器官受外力冲击的影响。在剧烈运动、跳跃或发生碰撞等情况下，腹腔内的器官容易受到外力的冲击，导致损伤。腰部肌肉的收缩能够吸收并分散这些外力，降低其对腹腔器官的冲击程度，从而保护器官免受损伤。

腰部肌肉对腹腔器官的支撑作用是非常重要的，它能够保护腹腔器官的位置和结构，防止器官的下垂和脱垂，并减轻外力对器官的冲击和损伤。在保护腹腔器官的同时，腰部肌肉还承担着其他生理功能，如对下肢的支撑和保护作用，对脊髓和神经系统的保护作用，以及对呼吸和循环系统的支持作用。因此，深入了解和研究腰部整体的保护生理功能特性对于人体健康和运动防护具的设计具有重要的意义。

2. 腰椎对腹腔器官的保护作用

（1）腰椎与腹腔器官之间存在相互作用，腰椎通过其结构和功能特性对腹腔器官提供保护。

1）腰椎的结构特点使其能够支撑和保护腹腔器官。腰椎由五个具有特殊结构的脊椎骨组成，这些脊椎骨中间通过椎间盘连接在一起，形成了一个稳定的骨架。这种结构使腰椎能够承受来自身体的重量和运动的压力，从而保护腹腔器官不受损伤。

2）腰椎的功能特点也对腹腔器官提供了保护。腰椎通过其活动性的功能特点可以进行前屈、后伸、侧屈和旋转等各种运动。这些运动功能使腰椎能够适应不同的身体姿势和运动需求，从而减轻腹腔器官受到的压力和冲击。例如，在前屈运动中，腰椎的前倾角度增加，这使腹腔压增大，从而减少了腹腔器官受到的挤压和压力。

（2）腰椎还通过与腰部肌肉的互动对腹腔器官提供支撑和保护。腰椎与腰部肌肉之间通过肌肉纤维和韧带相连，形成了一个稳定的肌骨系统。当腹部受到外界冲击时，腰部肌肉会收缩并向内收缩，从而增强腹腔的稳定性，减轻腹腔器官的移动和振动。同时，腰椎的特殊结构和功能使其能够承受来自腹部肌肉的拉力和压力，从而保护腹腔器官免受损伤。

(3)腰椎是腰部结构的重要组成部分,具有保护腹腔器官的重要功能。

腰椎的功能主要包括支持和保护腹腔器官。从支持和保护腹腔器官的角度来看,腰椎通过与腹横筋膜、腹肌、腹腔内脏器官等结构的连接,为这些器官提供了必要的支撑和保护。此外,腰椎的弧形结构和椎间盘的减压作用,可以分散压力,减轻对腹腔器官的压迫,防止其受伤或受损。

(二)对其他系统的保护作用

1. 对下肢的支撑和保护作用 腰部整体作为人体重要的支撑结构,对下肢的支撑和保护起着重要作用。在人体运动和日常生活中,下肢承担着体重负荷、运动控制和平衡维持等重要功能,而腰部对下肢的正常运动起到关键作用。

(1)腰部肌肉对下肢的支撑作用至关重要。腰背部的肌肉群包括腰肌、臀肌和大腿后侧的肌肉等,这些肌肉通过连接腰部和下肢骨骼结构,起到了维持姿势稳定和运动控制的作用。特别是腰肌,作为腹肌和背肌之间的桥梁,既支撑着腰椎,又能通过髂腰肌的收缩和放松来调节下肢的运动和姿势。当进行重量负荷的运动时,腰肌能够提供稳定的力量,保护下肢免受损伤。

(2)腰椎对下肢的保护作用也是不可忽视的。腰椎作为腰部支撑结构的一部分,是连接着上肢和下肢的运动链条。腰椎通过保持适当的弯曲和稳定性,可以减轻下肢受力的影响,减少对下肢关节的压力。同时,腰椎的弹性和灵活性也为下肢提供了更大的运动范围和稳定性,使得下肢的动作更加协调和流畅。

(3)腰部整体的保护生理功能特性还体现在对下肢骨骼的保护上。下肢的骨骼结构包括髋关节、膝关节和踝关节等,这些关节承担着体重负荷和支撑功能。在运动和日常生活中,腰部的保护作用可以减轻下肢骨骼受到的冲击和压力,减少骨折和关节损伤的风险。

2. 对脊髓和神经系统的保护作用 脊髓和神经系统是人体中至关重要的组成部分,负责传递神经信号和控制身体各部分的功能。腰部整体具有许多保护机制,以保护脊髓和神经系统的正常功能。在腰部整体的保护生理功能特性中,对脊髓和神经系统的保护作用尤为重要。

(1)腰部整体通过脊柱结构的支撑作用来保护脊髓。脊柱由一系列的椎骨组成,它们堆叠在一起形成了一个坚固的结构,提供了对脊髓的支持和保护。脊柱的骨骼结构可以吸收外部冲击和压力,减轻对脊髓的影响。

(2)腰部肌肉也对脊髓和神经系统的保护起着重要作用。腰部肌肉包括背肌和腹肌,它们紧密连接在脊柱周围,形成了一个稳定的肌肉支撑系统。这些肌肉可以平衡脊柱的力量分布,减少脊椎和脊髓受力的不均。

(3)腰部整体的活动生理功能特性也为脊髓和神经系统提供了保护。①腰部可以进行前屈和后伸的活动,这可以减轻脊椎和脊髓的压力,促进椎间盘的营养和血液循环。②腰部的侧屈和旋转功能可以增强脊椎的灵活性，减少脊髓受到扭曲和拉伸的风险。

除了腰部整体的结构和活动特性，腰椎也对脊髓和神经系统的保护至关重要。腰椎通过骨骼结构的稳定性和椎间盘的缓冲作用来保护脊髓。椎间盘是腰椎之间的软骨垫，具有吸收冲击和保护脊髓的功能。通过正确的姿势和腰部保护的训练，可以减少脊椎受到损伤的可能性，从而保护脊髓和神经系统的功能。

在日常生活中，注意保持腰部的正确姿势和运动方式也能够提供对脊髓和神经系统的保护。不良的姿势、重物过度搬运、长时间保持同一姿势等都可能对脊髓和神经系统造成损害。因此，我们应该关注腰部的保护，并采取适当的措施，如定期进行腰部锻炼、使用腰部支撑器材等，以保护脊髓和神经系统的健康。

3. 对呼吸和循环系统的支持作用　循环系统是人体内最重要的系统之一，它负责输送氧气和养分到身体各个部位，并将废物和二氧化碳运回心脏和肺部进行处理。

（1）腰部的保护作用可以通过支撑和稳定腰椎来为循环系统提供所需的支持。①腰椎起着支撑身体重量和维持站立姿势的关键作用，当腰部受到外力冲击时，腰椎的稳定性可以减轻对循环系统的冲击，保护心脏和血管免受伤害。②腰部肌肉如腹直肌、腰方肌等也可以提供额外的支撑力，进一步保护循环系统。

（2）腰部整体的活动功能也对循环系统具有保护作用。①腰部的前屈和后伸、侧屈和旋转等活动可以帮助改善循环系统的功能。例如，适当的腰部活动可以增强心肌收缩力和心脏的泵血能力，促进血液循环。②腰部活动还可以促进淋巴液循环，从而维持整体的健康状态。

（3）腰部整体还通过保护脊髓和神经系统来支持循环系统的正常功能。①腰椎与脊髓相连，脊髓是神经系统的一部分，控制着心脏、血管和其他器官的功能。②腰部整体的保护作用可以减少脊髓受到损伤的风险，从而保护循环系统的正常运行。③腰部肌肉的稳定作用还可以预防神经传导的干扰，确保正常的神经信号传输，进而维持循环系统的稳定性。

（4）腰部整体的保护生理功能特性还可以通过对呼吸系统的支持来维护其正常功能。①腰部肌肉的运动可以促进呼吸肌肉的协调运动，提高肺活量和呼吸效率，进而改善氧气的吸收和二氧化碳的排出。②腰部整体通过支撑和保护胸廓，保证呼吸运动的顺利进行。腰部的支撑生理功能特性使得胸廓得以稳定地承受压力，从而保持正常的呼吸功能。当人体进行呼吸时，肋骨和脊柱通过关节连接在一起，形成一个坚固的整体。腰椎与胸椎之间的连接特性以及腹肌和背肌的协同作用，使得腰部和胸廓能够互相支撑和配合，保持呼吸运动的平衡和稳定。这种支持作用不仅能够帮助人体进行正常的呼吸，还可以减轻呼吸肌肉的负担，提高呼吸效率。③腰部整体的保护生理功能特性还包括对膈肌的保护作用。膈肌是呼吸运动的重要肌肉之一，位于胸腔和腹腔之间，起到分割这两个腔室的作用。腰部的支撑作用可以保持膈肌的正常位置和形状，防止其被挤压或扭曲。因此，膈肌的收缩和舒张就能更加顺畅地进行，有效地促进呼吸的进行。

（吴娟丽　王　霞）

第二节　腰椎间盘的生理功能特性

腰椎间盘的生理功能，包括支撑、活动、连接、减压和抗震等。腰椎间盘由纤维环和软骨终板等组成，纤维环可以提供强度和稳定性，软骨终板则能分散压力。腰椎间盘还具有连接功能，能够将椎体相互连接，并在脊柱稳定性中发挥作用。此外，腰椎间盘还具有减压和抗震功能，能够分散脊柱的压力并缓冲外部冲击力，对脊柱健康至关重要。腰椎间盘还在体位调节和脊柱神经保护方面发挥作用，并具有退化和恢复的机制。

一、腰椎间盘支撑特性

1. 腰椎间盘的结构组成　　腰椎间盘呈扁平圆盘状，位于相邻腰椎骨之间，起到连接和支撑的作用。

（1）纤维环是腰椎间盘的外围结构，由许多纤维环层构成，每个纤维环层都是由纤维成分组成的环状结构。纤维环的主要成分是胶原纤维和弹性纤维。胶原纤维负责抗拉伸和抗压缩，而弹性纤维则赋予了腰椎间盘一定的弹性和柔韧性。纤维环的结构紧密，可以有效地抵抗外部冲击力，并保护软骨终板。

（2）软骨终板是腰椎间盘的内层结构，位于纤维环的中间。软骨终板主要由水凝胶质和胶原纤维网构成。水凝胶质占软骨终板的大部分，具有很强的吸水膨胀性。它可以吸收和释放水分，调节腰椎间盘的压力平衡，并使其具有一定的弹性。胶原纤维网则提供了软骨终板的结构支撑和稳定。

腰椎间盘的结构组成使其具有支撑功能。纤维环的胶原纤维和弹性纤维赋予了腰椎间盘一定的强度和弹性，可以承受脊柱上方的重力负荷，保持脊柱的正常形态和稳定性。软骨终板的水凝胶质能够调节盘内的压力平衡，形成气垫效应，减轻脊柱受压部分的压力，保护脊柱骨骼和神经结构。

腰椎间盘的结构组成包括纤维环髓核和软骨终板，纤维环由胶原纤维和弹性纤维构成，具有抗拉伸和抗压缩的强度。软骨终板由水凝胶质和胶原纤维网构成，具有吸水膨胀和调节压力的功能。这些结构组成赋予了腰椎间盘支撑功能，维持脊柱的正常形态和稳定性。

2. 腰椎间盘纤维环的支撑作用　纤维环是腰椎间盘中最外围的结构,起着保持椎间盘形状、阻止核心物质外溢以及提供整体稳定性的重要作用。

(1)纤维环通过其结构的特点来支撑腰椎间盘。它由一圈环绕的纤维束组成,这些纤维束是由胶原纤维和弹性纤维组成的。这种独特的结构使得纤维环能够承受来自脊柱的压力和扭矩,从而保护椎间盘中的核心物质不被挤出。

(2)纤维环具有连接相邻椎骨的功能。腰椎间盘位于相邻的椎骨之间,通过纤维环的连接作用,使得相邻椎骨之间形成了一个稳定的结构。这种连接作用不仅使椎骨之间的关节保持良好的稳定性,而且还有助于分散脊柱上的压力,减轻对椎骨的损伤。

(3)纤维环还能够提供弹性和柔韧性。它的结构使得纤维环具有较好的弹性,能够在承受压力后自动恢复原状。这种弹性特性使得纤维环能够起到减震和缓冲的作用,使脊柱在日常活动和运动中受到的冲击力得到有效吸收和分散,减少对脊柱的损伤。

腰椎间盘的纤维环它不仅能够提供脊柱支撑和稳定性,还能够连接相邻椎骨,减轻对脊柱的压力,起到防护作用。此外,纤维环还具有较好的弹性和柔韧性,能够在运动中起到减震和缓冲的作用。

3. 腰椎间盘软骨终板的支撑作用　软骨终板位于纤维环的内部,具有重要的功能特性。

(1)软骨终板在腰椎间盘的结构中起到支撑作用。它类似于一块硬的骨板,能够保持纤维环的形状和稳定性。在承受脊柱重压的同时,软骨终板能够有效地分散压力,避免对腰椎间盘造成损伤和变形。

(2)软骨终板还发挥着连接纤维环和椎体的重要作用。它与纤维环紧密相连,将纤维环固定在椎体上,保持整个腰椎间盘的稳定性。这种连接方式不仅可以增强腰椎间盘的结构强度,还能够防止纤维环在脊柱运动时产生滑移或脱位。

(3)软骨终板还具有缓冲和减震的作用。脊柱在日常活动和运动中会受到各种外部冲击力,而软骨终板能够吸收和缓解这些冲击力量,降低对腰椎间盘和脊柱的冲击程度。这也是软骨终板在保护脊柱健康方面扮演的重要角色之一。

(4)软骨终板还有助于保持脊柱的稳定性。它作为腰椎间盘的重要组成部分,通过与纤维环和椎体的牢固连接,使腰椎间盘能够承担身体的重量和承受各种力量的作用。这种稳定性对于维持正常的脊柱功能和预防脊柱疾病非常重要。

二、腰椎间盘连接生理功能特性

1. 腰椎间盘与椎体之间的连接方式　腰椎间盘是脊柱的重要组成部分,位于相邻腰椎骨之间。它起着连接腰椎骨和支撑脊柱的关键作用。

(1)腰椎间盘通过物理连接与椎体紧密相连。具体而言,腰椎骨的上下端面分别与腰椎间盘的上下表面相接触,形成椎体与腰椎间盘的连接。这种物理连接方式使得腰椎间盘能够与腰椎骨保持良好的结合，从而提供支撑和稳定性。

（2）腰椎间盘与椎体之间还通过结构连接实现连接。腰椎间盘由纤维环和软骨终板等组成部分构成，这些组织与椎体之间形成结构连接。纤维环是由环状纤维组织构成的，围绕着软骨终板。纤维环的纤维束与椎体骨质相连，使得腰椎间盘牢固地与椎体相连。

（3）腰椎间盘与椎体之间还通过交换物质和信息实现连接。腰椎间盘与椎体之间存在多种交换途径，包括经血管的物质交换、经神经纤维的信息传递等。这种交换方式使得腰椎间盘能够获取所需的营养物质，并与椎体进行信号传递，从而维持其正常的生理功能。

腰椎间盘与椎体之间的连接方式主要包括物理连接、结构连接和交换物质和信息连接。这些连接方式使得腰椎间盘能够与腰椎骨紧密结合，并实现支撑和稳定的功能。了解腰椎间盘与椎体之间的连接方式对于深入理解腰椎间盘的生理功能特性具有重要意义。在临床上，通过评估腰椎间盘与椎体之间的连接方式，可以帮助医师判断脊柱相关疾病的发生与发展，并指导相应的治疗和预防措施，从而提高患者的脊柱健康水平。

2. 腰椎间盘对脊柱骨骼的连接作用　在脊柱结构中，腰椎间盘是连接腰椎骨骼的重要组成部分，起着承载和连接作用。腰椎间盘通过其特殊的结构和材料，能够有效地连接脊柱骨骼，维持脊柱的稳定性和正常功能。

（1）腰椎间盘的结构组成决定了其连接作用。腰椎间盘由两部分组成，即中央凝胶核和外周纤维环。其中，中央凝胶核由胶状物质组成，具有很高的弹性和可塑性，能够承受来自脊柱的压力和冲击力。而外周纤维环则是由环状纤维构成，主要负责固定和连接腰椎骨骼。这种特殊的结构使得腰椎间盘能够承受脊柱上方和下方的压力，并通过纤维环的连接作用将腰椎骨骼连接在一起。

（2）腰椎间盘对脊柱骨骼的连接作用使得脊柱能够保持稳定性。腰椎间盘与椎体之间的连接方式是通过周围纤维环与椎体的骨质之间的结合。这种连接方式能够保持腰椎骨骼的位置和相对稳定性，使得整个脊柱能够正常运动和承受外力。在日常活动中，腰椎间盘通过其连接作用，能够有效地分担上半身和下半身之间的压力和力量，减轻脊柱骨骼的负荷，使得脊柱能够保持平衡和正常运动。

（3）腰椎间盘的连接作用对脊柱的稳定性具有重要的意义。腰椎间盘与脊柱骨骼之间的连接作用使得脊柱能够保持稳定性，避免产生异常的位移和错位。这种稳定性对于维持脊柱的正常功能和防止脊柱疾病的发生具有重要的作用。当腰椎间盘连接作用受到损伤或异常时，脊柱的稳定性可能会受到影响，容易引起脊柱相关问题，如腰椎滑脱、椎间盘突出等。

腰椎间盘对脊柱骨骼的连接作用是维持脊柱稳定性和正常功能的重要因素。通过其特殊的结构和连接方式，腰椎间盘能够有效地连接腰椎骨骼，并通过连接作用承受脊柱上方和下方的压力，分担脊柱骨骼的负荷，保持脊柱的稳定性和正常运动。了解腰椎间盘对脊柱骨骼的连接作用对于理解脊柱生理功能和疾病的发生机制具有重要的临床意义。

3. 腰椎间盘在脊柱稳定性中的作用　腰椎间盘的结构与稳定性是腰椎间盘的一个重要特性。纤维环是由许多环状纤维束组成的，这些纤维束以特定的方式排列在一起，形成了一个韧性强的结构。纤维环的主要作用是支撑和保护腰椎间盘的核心部分——软骨终板。软骨终板是位于腰椎间盘中心的一个圆形结构，它由明显压实的软骨物质组成。软骨终板的主要作用是分散压力，并保持腰椎间盘的形状和稳定性。

（1）腰椎间盘的结构与稳定性。

1）腰椎间盘的结构与稳定性对于腰椎的功能和健康起着重要的作用。首先，它们能够提供腰椎的支撑功能。腰椎是人体最大的负重部位。腰椎间盘的结构与稳定性使其能够有效地支撑和分散脊柱上的压力，减轻腰椎的负担，保持脊柱的正常生理曲度。

2）腰椎间盘的结构与稳定性对于维持脊柱的运动功能起着重要的作用。腰椎间盘具有一定的柔韧性和适应性，使得脊柱能够进行各种不同的运动。纤维环的弹性和软骨终板的压缩性使得腰椎间盘能够承受脊柱的运动和重力负荷，同时保持腰椎的稳定性。

3）腰椎间盘的结构与稳定性还对脊柱的连接和稳定性起着重要的作用。腰椎间盘与椎体之间通过纤维环和软骨终板进行连接，形成一个整体的结构。这种连接方式能够使腰椎之间具有一定的灵活性和稳定性，保持脊柱的整体结构的相对稳定。

4）腰椎间盘的结构与稳定性还对脊柱的压力分散、外部冲击力的缓冲力起着重要作用，保护脊柱免受外界力量的伤害。

（2）腰椎间盘的结构与稳定性是其生理功能特性中的重要方面。了解和研究腰椎间盘的结构与稳定性对于理解腰椎间盘的生理特性、预防和治疗脊柱相关疾病具有重要的临床意义。

1）腰椎间盘的软骨终板是腰椎间盘结构中非常重要的组成部分，它对腰椎间盘的稳定性起着重要的影响。软骨终板是由胶原纤维构成的纤维骨板，它的作用主要有以下几个方面：①提供支撑和稳定性：软骨终板通过与纤维环和髓核牢固连接在一起，能够提供额外的稳定性和支撑。它可以防止腰椎间盘在受到外力作用时过度变形，从而保护脊柱免受损伤。②分担负荷：腰椎间盘受到身体的压力来自上方和下方，软骨终板能够帮助腰椎间盘分担这些压力。它能够将上方的压力传递给下方的腰椎，保持整个脊柱的平衡。③维持腰椎间盘的高度：软骨终板对腰椎间盘的高度维持起着重要的作用。腰椎间盘的高度与脊柱的稳定性和正常运动功能密切相关。软骨终板的存在可以帮助腰椎间盘保持正常的高度，确保脊柱的正常运动和活动。④促进脊柱骨骼的生长和修复：软骨终板的存在对脊柱骨骼的生长和修复起着积极的促进作用。它提供了合适的环境和条件，有助于骨细胞的生长和再生，维持脊柱骨骼的健康。

腰椎间盘的软骨终板在维持脊柱的稳定性、支撑功能和适当运动方面起着重要的作用。它的存在可以保护脊柱免受外力的损伤，促进骨骼的生长和修复，对脊柱的健康和功能起着重要的影响。因此，在脊柱疾病的预防和治疗中，对软骨终板的保护和修复也具有重要的临床意义。

2）纤维环是腰椎间盘的一个重要组成部分，它由多层纤维环构成，主要起到支持和连接椎体的作用。纤维环具有一定的厚度，这一特性与脊柱的稳定性密切相关[3]。①纤维环的厚度对于腰椎间盘的稳定性起着重要的作用。纤维环在脊柱的运动中承担了巨大的力量，它能够通过其厚度和硬度来提供足够的稳定性，使椎体保持正常的位置和对齐。较厚的纤维环能够更好地抵抗椎体之间的压力，从而保持脊柱的稳定性。②纤维环的厚度还能影响腰椎间盘的功能和寿命。研究发现，纤维环的厚度与腰椎间盘的弹性和韧性密切相关。较厚的纤维环能够提供更好的弹性和柔韧性，使腰椎间盘能够更好地吸收和缓冲外部冲击力，减缓脊柱上的压力。相反，纤维环过于薄弱时，容易受到外部力的损害，导致纤维环的损伤或破裂，从而引发腰椎间盘突出等脊柱疾病。③纤维环的厚度还与腰椎间盘的退变和恢复有关。随着年龄的增长，纤维环会逐渐退变和变薄，导致腰椎间盘的功能下降。因此，保持纤维环的足够厚度对于腰椎间盘的健康和恢复至关重要。一些研究表明，通过运动、坐姿调整、正确的体位等方法，可以促进纤维环的恢复和增厚，从而提高腰椎间盘的稳定性和功能。

纤维环的厚度与脊柱稳定性的关系是一个复杂的问题，受到多种因素的影响。除了纤维环本身的结构和特性外，脊柱的力学特性、肌肉的支撑作用、运动方式等都会对其产生影响。因此，在研究和评估腰椎间盘功能时，应综合考虑纤维环的厚度以及其他相关因素，以便更好地了解腰椎间盘的生理功能特性及其与脊柱稳定性的关系，为临床应用提供更准确的指导和判断依据。

三、腰椎间盘活动生理功能特性

（一）腰椎间盘的运动范围与方式

腰椎间盘是脊柱非常重要的一个结构，它在支撑脊柱、保护神经组织以及吸收冲击力等方面发挥着关键的作用。腰椎间盘的运动范围与方式对于脊柱功能具有重要的影响。

1. 腰椎间盘的运动范围　腰椎间盘位于脊椎之间，可以进行一定的自由运动。它能够向前屈、向后伸展以及向两侧旋转。这种运动范围使得脊柱具有了较高的柔韧性和适应性，能够适应不同的身体姿势和运动需求。

2. 腰椎间盘的运动方式　在脊柱的运动过程中，腰椎间盘扮演着一个连接器的角色，使得相邻的椎骨可以相对滑动而不会发生脱位。同时，它还能够通过吸收和分散冲击力，保护脊柱不受外部冲击的损伤。腰椎间盘的运动方式主要包括滑移运动和旋转运动。①滑移运动是指腰椎间盘的纤维环在脊柱运动时向前后滑动，使得相邻的椎骨保持相对位置的变化。②旋转运动是指腰椎间盘在脊柱旋转时，纤维环会跟随相邻的椎骨发生旋转。

腰椎间盘的运动范围与方式对脊柱功能具有重要的影响。首先，它能够维持脊柱的柔韧性和适应性，使脊柱能够进行各种不同的动作和姿势。其次，通过连接相邻的椎骨并保持其相对位置的变化，腰椎间盘在运动中起到了稳定脊柱的作用。此外，通过吸收和分散冲击力，腰椎间盘还能够保护脊柱免受外部冲击的损伤。

（二）腰椎间盘的柔韧性与适应性

腰椎间盘是脊柱的重要组成部分，具有多种生理功能特性。在这些功能特性中，腰椎间盘的柔韧性和适应性发挥着重要作用。

1. 腰椎间盘的柔韧性　主要体现在其组织结构和功能上。腰椎间盘具有一定的柔韧性，使其能够在脊柱运动和负荷的变化下保持相对稳定的结构。

（1）腰椎间盘的纤维环由一环状排列的纤维组织构成，具有较高的弹性和柔韧性。这种结构使得腰椎间盘能够承受脊柱运动带来的压力和刺激，同时具有一定的减震和缓冲作用。

（2）腰椎间盘的软骨终板具有较高的含水量，使其具有较好的弹性和可塑性。这使得腰椎间盘能够适应外力的变化，并在负荷作用下发挥稳定的功能。

2. 腰椎间盘的柔韧性和适应性　对整个脊柱的运动和稳定性有着重要的影响。

（1）腰椎间盘的柔韧性使得脊柱在不同的体位和运动方式下能够保持相对平衡和稳定。脊柱在运动时，腰椎间盘的柔韧性使其能够适应腰部的扭转、屈曲和伸展等运动，保持腰部的灵活性和稳定性。

（2）腰椎间盘的适应性使其能够在不同负荷作用下发挥相对稳定的功能。腰椎间盘在受到外力作用时能够调整其结构和功能，以适应外力的变化。这种适应性使得腰椎间盘能够在不同负荷和压力下保持其正常的结构和功能，从而起到保护脊柱的作用。

3. 腰椎间盘的柔韧性和适应性与脊柱的健康密切相关　腰椎间盘的柔韧性和适应性能够减轻脊柱的负荷和压力，并保持脊柱的稳定性和正常功能。然而，长期的不良姿势、过度运动和脊柱受伤等因素会导致腰椎间盘的柔韧性和适应性下降，进而引发与脊柱相关的疾病和疼痛。

4. 腰椎间盘的柔韧性和适应性对脊柱的运动和稳定性至关重要　了解和维护腰椎间盘的柔韧性和适应性，对于预防和治疗脊柱相关的疾病具有重要意义。进一步研究腰椎间盘的柔韧性和适应性，有助于深入理解腰椎间盘的生理功能特性，为临床诊断和治疗提供科学依据。

（三）腰椎间盘的运动对脊柱功能的影响

腰椎间盘在脊柱的生理功能中发挥着重要作用，其运动特性不仅影响着脊柱的运动范围和方式，还对脊柱的功能产生直接或间接的影响。

（1）腰椎间盘的运动范围和方式对脊柱的整体运动具有重要意义。腰椎间盘能够使脊柱具有较大的前屈、后伸、侧屈和旋转运动范围。通过这些运动方式，腰椎间盘与相邻椎体之间的关节面能够保持正常的啮合，从而实现脊柱的平稳运动。

（2）腰椎间盘的柔韧性和适应性对脊柱的运动功能具有重要影响。腰椎间盘的纤维环具有一定的柔韧性，能够使脊柱具有一定的弹性和稳定性。同时，腰椎间盘的柔韧性还能够在脊柱运动中吸收部分能量，以保护脊柱骨骼和神经组织的安全。

（3）腰椎间盘的运动还会对脊柱的功能产生影响。腰椎间盘的运动能够促进脊柱周围的肌肉组织活动，维持脊柱的稳定性。同时，腰椎间盘的运动还能够促进脊柱的血液循环，为脊柱提供充足的营养物质。这些因素有助于维持脊柱骨骼和神经组织的正常功能。

腰椎间盘的运动对脊柱功能具有显著的影响。通过调节腰椎间盘的运动方式和范围，可以保持脊柱的运动稳定性和柔韧性，同时促进脊柱周围组织的功能发挥。因此，在临床实践中，对腰椎间盘的运动特性进行评估和研究，有助于提高脊柱相关疾病的预防和治疗水平，对于脊柱功能的恢复与保护具有重要意义。

四、腰椎间盘减压生理功能特性

（一）腰椎间盘对脊柱压力的分散作用

腰椎间盘是脊柱结构的重要组成部分，它在脊柱的支撑和运动功能中起着至关重要的作用。腰椎间盘具有分散脊柱压力的功能，保护脊柱的稳定性和健康。

腰椎间盘主要由纤维环和软骨终板组成，其中纤维环是由纤维结缔组织构成的环状结构，而软骨终板则是在纤维环内部的软骨组织。这两个组成部分共同工作，使腰椎间盘能够承受来自上方和下方的压力，并将压力均匀地分散到相邻的椎体上。

（1）当脊柱承受垂直压力时，腰椎间盘的纤维环会承受大部分压力。纤维环的环状结构使其具有很高的强度和韧性，能够抵抗来自各个方向的压力。同时，纤维环具有一定的弹性，能够在受到压力时发生微小的形变，从而减轻了对脊柱骨骼的冲击。

（2）软骨终板作为腰椎间盘的内部结构，起到了进一步分散压力的作用。软骨终板由富含胶原纤维和蛋白多糖的软骨细胞构成，具有较高的弹力和减震能力。当腰椎间盘受到压力时，软骨终板能够吸收部分压力，并将其分散到相邻的椎体上，减少了对单个椎体和椎间盘的压力集中。

腰椎间盘对脊柱压力的分散对脊柱的稳定性和健康至关重要。在正常情况下，腰椎间盘能够有效地分散脊柱受到的压力，保持脊柱的平衡和稳定。然而，当腰椎间盘受到异常的压力或过度的负荷时，其分散压力的能力可能会受到影响，导致脊柱压力不均匀分布，增加了脊柱其他结构的负担，进而容易引发脊柱疾病的发生。

因此，正确认识和理解腰椎间盘的分散作用，对于预防和治疗各类脊柱疾病具有重要意义。研究表明，合理的运动锻炼和姿势调整可以减轻腰椎间盘的负荷，改善腰椎间盘对压力的分散作用，提高脊柱的稳定性和健康水平。因此，加强对腰椎间盘分散压力作用的研究和应用，对于促进脊柱健康、预防和治疗脊柱疾病具有重要的临床意义。

（二）腰椎间盘的压缩性与回弹性

腰椎间盘的压缩性与回弹性是其减压功能的重要表现，对于脊柱健康具有重要影响。

1. 腰椎间盘的压缩性与回弹性受多种因素的影响。

（1）腰椎间盘的结构特征会直接影响其压缩性与回弹性。①腰椎间盘主要由纤维环和软骨终板组成，纤维环由弹性纤维组成，具有较强的强度和韧性，能够承受来自脊柱上方和下方的压力。②软骨终板则由胶原纤维和大量水分组成，具有良好的压缩性。这些结构特征使得腰椎间盘能够在承受外部压力时具有一定的变形和回弹能力。

（2）腰椎间盘的水分含量也是影响其压缩性与回弹性的重要因素。水分是软骨终板中的主要成分，它的含量会直接影响软骨板的弹性和压缩性。①随着年龄的增长，腰椎间盘的水分含量会逐渐减少，导致其压缩性和回弹性下降。②水分含量的减少还会导致腰椎间盘变得更加脆弱和易损。

（3）腰椎间盘的营养供应也与其压缩性与回弹性密切相关。①腰椎间盘是无血管结构，其营养主要依靠扩散和渗透实现。当腰椎间盘受到压力时，其内部的营养供应会受到一定的限制，导致其压缩性和回弹性下降。②体内的某些疾病或药物也会对腰椎间盘的营养供应产生不利影响，进而影响其压缩性和回弹性。

（4）脊柱的姿势和运动也会对腰椎间盘的压缩性与回弹性产生影响。正常的脊柱姿势和适度的运动可以促进腰椎间盘的适应性和代谢，有利于维持其压缩性和回弹性。而长期不良的姿势和缺乏运动则会导致腰椎间盘受到过度压力和负荷，使其压缩性和回弹性下降。

2. 腰椎间盘的回弹性特性 是指腰椎间盘在外力作用下能够快速恢复原来形态的能力。这种回弹性特性是腰椎间盘发挥减压功能的关键。在身体日常活动或运动过程中，腰椎间盘受到各种力的作用，如重力、压力、拉力和转动力等，而回弹性特性能使腰椎间盘在适当的范围内吸收和分散这些外力，减少对脊柱的损伤。

（1）腰椎间盘的回弹性特征主要与其结构和组织成分有关。纤维环是由多层纤维组织交织而成，具有一定的弹性；软骨终板则具有一定的压缩性。当外力作用于腰椎间盘时，纤维环会承受大部分的应力，而软骨终板则承受一部分的应力。随着外力的消失，纤维环和软骨终板会迅速恢复原来的形态，使腰椎间盘重新回到正常的状态。

（2）腰椎间盘的回弹性特性对于维持脊柱的稳定性和功能起着重要的作用。①在日常活动或运动过程中，腰椎间盘通过回弹性特性能够帮助脊柱吸收和分散外力，减轻脊柱的压力和负荷，保护脊柱骨骼结构和神经系统免受损伤。②腰椎间盘的回弹性特性还能够帮助脊柱维持正常的姿势和形态，保持脊柱的灵活性和稳定性。

（3）腰椎间盘的回弹性特征是有限的。随着年龄的增长和腰椎间盘退变的发生，腰椎间盘的回弹性会逐渐减弱。这主要是由于腰椎间盘纤维环的弹性纤维和软骨板的压缩性逐渐丧失所引起的。当腰椎间盘的回弹性减弱时，外力作用于腰椎间盘时，腰椎间盘的吸收和分散能力减弱，从而增加了对脊柱的冲击和压力，容易导致脊柱疾病的发生。

因此，保护和改善腰椎间盘的回弹性特征对于维持脊柱健康具有重要的意义。在临床上，可以采取一些措施来提高和维持腰椎间盘的回弹性特征，如保持良好的姿势和体位，避免长时间保持同一姿势，适当进行体育锻炼，保持腰椎间盘的柔韧性和适应性，以及定期进行腰椎间盘的评估和检查，及时发现和治疗腰椎间盘的异常。这些措施可以帮助延缓腰椎间盘的退变，保护脊柱的健康。

3. 腰椎间盘的压缩性特征　是指它在承受外界压力时的变形和回弹能力。在腰椎间盘中，纤维环和软骨终板起着关键的作用。

（1）纤维环具有较高的弹性和抗压性能。它由一层环状纤维组成，这些纤维类似于紧密编织的网格，可以通过交织在一起来避免纵向拉伸。当外界施加压力时，纤维环会承受这种力量，并通过内部的液体流动来扩展并分散这些压力。这种纤维环的结构使其能够承受脊柱上的压力，保护内部的软骨终板。

（2）软骨终板也对腰椎间盘的压缩性起着重要的作用。软骨终板位于腰椎间盘的内部，由一层厚度较大的软骨组织构成。当外界施加压力时，软骨终板可以通过外部液体的加压和移动来缓解这种压力，并将其传递给周围的组织和结构。软骨终板的存在使得腰椎间盘具有较高的压缩性能和回弹能力。

腰椎间盘的压缩性特征对脊柱的健康非常重要。正常的压缩性能可以帮助腰椎间盘承受来自身体活动和重力的压力，保护脊柱和神经系统免受过大的冲击和压力。而当腰椎间盘的压缩性能下降时，脊柱会面临更大的压力和冲击，容易导致腰椎间盘退化、损伤和脊柱疾病的发生。

因此，保持腰椎间盘的良好压缩性特性对于脊柱健康至关重要。一些日常生活中的注意事项可以帮助保护和改善腰椎间盘的压缩性能，例如保持正确的姿势和体位，避免长时间坐姿和过度负荷的活动，限制脊柱的屈曲和扭转运动，以及适度锻炼腰部和核心肌群等。

总之，腰椎间盘的压缩性特征在脊柱的支撑、活动、连接、减压和抗震等方面都起着重要的作用。保持腰椎间盘的压缩性能对于脊柱健康至关重要，这也是临床上对腰椎间盘功能特性进行评估和研究的重要内容之一。

（三）腰椎间盘的减压对脊柱健康的重要性

腰椎间盘的减压功能特性在整体健康方面具有重要性。腰椎间盘通过分散脊柱压力、具有压缩性和回弹性等机制，对脊柱健康具有积极影响。

（1）腰椎间盘对脊柱压力的分散作用非常重要。腰椎间盘位于脊柱的椎体之间，可以通过吸收和分散上方的压力，减少对椎体的直接压力。这种分散作用有助于保护脊柱结构免受过大的力量和压力，减小了脊柱受伤的风险。

（2）腰椎间盘具有压缩性和回弹性。当身体承受重压或冲击力时，腰椎间盘会受到压缩。这种压缩性使间盘能够吸收来自身体运动和外部压力的冲击，防止脊柱承受过大的负荷。而当压力消失时，腰椎间盘又能够恢复原状，使脊柱恢复正常的功能状态。

（3）腰椎间盘的减压对整体健康具有重要性。随着年龄的增长或不良的生活习惯，腰椎间盘会发生退化和损伤，减少了其减压功能，使脊柱承受更多的压力。这种压力的积累可能导致脊柱疼痛、神经受压以及其他脊柱相关的健康问题。因此，保护和维护腰椎间盘的减压功能对于保持整体健康非常重要。

（4）腰椎间盘的减压对神经系统具有重要的作用：

1）腰椎间盘通过分散脊柱上的压力，减少了对神经系统的直接压迫。脊椎在日常活动和重复运动中承受着巨大的压力，如果没有间盘的减压作用，这些压力会直接传递到神经系统上，导致神经根的压迫和神经纤维的受损。相反，腰椎间盘通过分散压力，避免了直接的神经根压迫，保护了神经系统的健康。

2）腰椎间盘的压缩性和回弹性对神经系统的保护也非常重要。腰椎间盘具有一定的压缩性，即它能够在承受外部压力时缩小体积，从而减轻神经系统的负担；当外界压力减小或消失时，腰椎间盘又能够回弹恢复原状，保持脊柱的稳定性。这种压缩性和回弹性的动态特性可以有效地减少对神经系统的压力，防止神经根受压和神经传递功能受损。

3）腰椎间盘还具有吸震能力，这进一步减少了对神经系统的冲击和振动。当脊柱受到外部冲击时，腰椎间盘能够吸收和分散这些冲击力，从而减轻了对神经系统的损伤程度。同时，腰椎间盘还能够通过其柔韧性和适应性，调节脊柱的运动和姿势，进一步减少了对神经系统的冲击和振动。

腰椎间盘的减压对神经系统的重要性不可忽视。它通过分散脊柱上的压力、保持脊柱的稳定性、吸收和分散冲击力等多种机制，保护了神经系统的健康。因此，在临床上，评估和维护腰椎间盘的减压功能对预防和治疗脊柱疾病具有重要的意义。通过了解和研究腰椎间盘的减压功能特性，可以为脊柱疾病的诊断和治疗提供更准确和有效的方法。未来，随着我们对腰椎间盘功能特性的深入研究，相信会有更多的临床应用前景出现，为患者的健康提供更好的保障。

（5）腰椎间盘的减压对脊柱骨骼的重要性。腰椎间盘作为脊柱的重要组成部分，具有多种功能特性，其中减压功能对脊柱骨骼的重要性不可忽视。腰椎间盘的减压作用主要体现在两个方面：对脊柱压力的分散作用和对脊柱压缩力的缓冲作用。

1）腰椎间盘对脊柱压力的分散作用是其减压功能的重要方面之一。在人体的日常活动和运动中，脊柱承受着来自外部环境和身体自身的各种力量和压力。腰椎间盘通过其柔软的结构和负责的组织分布，可以有效地分散这些压力，减轻脊柱其他部分的负荷。这种分散作用可以使整个脊柱的压力得到平均分配，减少了局部压力对骨骼、关节和其他软组织的损害和磨损。

2）腰椎间盘的减压功能体现在其缓冲脊柱压缩力的作用上。腰椎间盘中的髓核负责吸收和分散压缩力，而纤维环则提供了支持和保护的功能。在脊柱受到冲击或压缩力时，腰椎间盘的髓核会被压缩，吸收部分力量，并将其转移给周围的纤维环和骨骼结构。这样，腰椎间盘可以有效地减轻脊柱骨骼承受的压力，并保护其免受外界冲击和损伤。

腰椎间盘的减压功能对脊柱骨骼的重要性在脊柱健康和功能方面具有深远的影响。正常的腰椎间盘减压功能可以保持脊柱的正常生理功能，减少脊柱疾病的发生。而腰椎间盘减压功能的异常或丧失则可能导致腰椎间盘退变、脊柱骨质疏松、脊柱变形等病理变化，从而引发腰痛、腿痛、脊柱变形等临床症状。

因此，保持和促进腰椎间盘的减压功能对于维护脊柱骨骼健康具有至关重要的意义。在临床实践中，我们可以通过针对腰椎间盘的训练和调节，如适量的腰椎运动、改善姿势、合理负荷等手段，来提高腰椎间盘的减压功能，从而预防和治疗与腰椎相关的疾病。

总之，腰椎间盘的减压功能对脊柱骨骼的重要性体现在对脊柱压力的分散和缓冲作用上。正确维护和促进腰椎间盘的减压功能可以保持脊柱健康，预防和治疗与腰椎相关的疾病。因此，进一步研究腰椎间盘的减压功能特性，以及有效地保护和促进其减压功能对于改善脊柱健康和提高人们生活质量具有重要意义。

五、腰椎间盘抗震生理功能特性

（一）腰椎间盘对外部冲击力的缓冲作用

腰椎间盘是脊柱中的重要结构之一，具有多种生理功能特性。其中，腰椎间盘对外部冲击力的缓冲作用是其重要的功能之一。在日常生活和各种活动中，我们的脊柱会受到各种外部冲击力的影响，如跳跃、跑动、举重等。腰椎间盘通过其特殊的结构和组织特性，起到缓冲和保护脊柱的作用。

1. **腰椎间盘的结构组成对其缓冲作用起到了重要的支持**　纤维环负责固定和连接椎体，软骨终板则分布在纤维环的上下两侧。纤维环具有一定的弹性，可以通过吸收和分散外部冲击力，减轻脊柱的压力。而软骨终板富含弹性纤维和含水量较高的软骨细胞，可以吸收和分散冲击力，起到一定的缓冲作用。

2. **腰椎间盘对外部冲击力的缓冲作用还体现在其压缩性与回弹性上**　当脊柱受到

外部冲击力时，腰椎间盘会被压缩变形。这种压缩变形使腰椎间盘能够吸收和分散冲击力，减轻对脊柱的冲击。当冲击力消失时，腰椎间盘会迅速回弹，恢复原有的形状和功能，从而保护脊柱免受伤害。

3. 腰椎间盘的减压对脊柱健康具有重要意义　由于人体脊柱承受日常生活和各种活动的压力较大，长时间的压力会导致脊柱变形和损伤。腰椎间盘通过其减压特性，能够有效分散脊柱的压力，保护脊柱免受严重的损伤。这对于脊柱的正常功能和健康发挥着至关重要的作用。

（二）腰椎间盘的阻尼与吸震能力

腰椎间盘在脊柱的结构中发挥了重要的阻尼和吸震功能。它通过吸收和分散脊柱受到的外部冲击力，保护了脊柱和椎骨的正常功能[6]。

1. 腰椎间盘的纤维环结构能够提供阻尼作用　纤维环由多层纤维组成，这些纤维与软骨终板和椎体骨组织相连，形成了一个弹性的结构。当脊柱受到外部冲击力时，纤维环能够通过弯曲和扭转的方式来吸收和分散这些力量，减少对脊柱的冲击。

2. 腰椎间盘的髓核具有较好的吸震能力　髓核是由凝胶状的胶原纤维和多糖组成的，具有很好的可塑性和黏弹性。这种结构使得髓核能够在脊柱受到冲击时迅速变形并吸收能量，然后在冲击力减小或消失时恢复原状。因此，髓核能够减轻脊柱和椎骨之间的摩擦和冲击，保护它们免受损伤。

3. 腰椎间盘还参与了脊柱的稳定性调节　由于腰椎间盘的存在，脊柱能够保持一定的柔韧性和稳定性。在日常活动和运动中，腰椎间盘的阻尼与吸震能力能够帮助脊柱在各种姿势中保持平衡，并减少脊柱受力的不平衡，从而减轻了脊柱和椎骨的负担。

然而，腰椎间盘的阻尼与吸震能力并非不受限制。随着年龄的增长和退变的发生，腰椎间盘的阻尼与吸震能力逐渐下降，导致脊柱和椎骨更容易受到损伤。这种退变可能会引起腰椎间盘突出、腰椎间盘退化等脊柱疾病的发生。因此，保护和维护腰椎间盘的阻尼和吸震能力对维持脊柱健康至关重要。

总之，腰椎间盘的阻尼与吸震能力对脊柱的稳定性和功能至关重要。通过其特殊的结构和组成，腰椎间盘能够提供阻尼和吸震作用，保护脊柱免受外部冲击力的损伤。然而，腰椎间盘的阻尼与吸震能力受到多种因素的影响，如年龄、退变等，需要我们采取相应的措施来维护和促进腰椎间盘的功能，以保持脊柱的健康与正常功能。

（三）腰椎间盘在运动与运动中的防护作用

腰椎间盘在运动中发挥着重要的防护作用。腰椎间盘作为脊柱的重要组成部分，承担着支撑和减压的功能，通过吸收和分散重力和外部冲击力，保护脊柱免受损伤。在日常生活和运动中，腰椎间盘的功能特性对于脊柱的稳定性和健康起着至关重要的作用。

1. 腰椎间盘在运动中起到了缓冲和减震的作用 运动时产生的外部冲击力会通过腰椎间盘的吸震能力被吸收和分散，从而减少对脊柱的冲击。例如，当我们进行跳跃或者跑步等高强度的运动时，腰椎间盘能够吸收震荡和减少对脊柱的压力，降低了脊柱受伤的风险。

2. 腰椎间盘的阻尼性和柔韧性也在运动中发挥着重要作用 在运动过程中，腰椎间盘能够弹性地扭转和弯曲，使脊柱能够更好地适应运动的变化。这种柔韧性帮助我们更好地控制脊柱姿势和稳定性，从而减轻运动对脊柱的不利影响。

3. 腰椎间盘的防护作用还表现在运动中的姿势调节方面 当我们进行一些需要保持特定姿势的运动时，腰椎间盘起到了对脊柱的支撑和稳定作用。例如，仰卧起坐或者下蹲时，腰椎间盘帮助保持脊柱的正常曲度，防止过度弯曲或者扭转，减少运动对脊柱神经和韧带的损伤。

4. 腰椎间盘还能够保护脊柱神经，在运动中起到重要的作用 腰椎间盘通过保持脊柱的稳定性和减轻外部冲击力，降低了神经根受压和受伤的风险。运动中的脊柱活动可能会产生一定的压力和扭力，而腰椎间盘则能够通过其连接和支撑作用，减少对脊柱神经的压迫，从而降低神经损伤的可能性。

腰椎间盘在运动与运动中发挥着重要的防护作用。它通过吸收和分散重力和外部冲击力，保护脊柱免受损伤。同时，腰椎间盘的柔韧性、姿势调节和神经保护功能，使其在运动中起到了关键的作用。因此，了解腰椎间盘的功能特性对于保护脊柱健康、预防运动相关的脊柱损伤具有重要的临床意义。

六、腰椎间盘的其他功能特性

（一）腰椎间盘在体位调节中的作用

腰椎间盘是人体脊柱中的重要组成部分，具有多种生理功能特性。其中，腰椎间盘在体位调节中起着重要作用。体位调节是指人体在不同姿势下维持平衡和稳定的能力，对于人体的运动和日常活动至关重要。腰椎间盘通过多种机制参与体位调节，对维持脊柱的稳定性和平衡起到重要作用。

1. 腰椎间盘通过调节脊柱的曲度来维持体位平衡 人体脊柱具有生理性的生理曲度，包括颈椎的前凸、胸椎的后凸和腰椎的前凸。这些曲度的存在有助于平衡人体的重心，使得身体在站立和行走时能够保持稳定。腰椎间盘的柔韧性和适应性使得它能够对脊柱的曲度进行调节，根据不同的体位需求来调整腰椎的弯曲程度。这种调节能力可以在站立、行走、坐立和躺卧等不同的体位下维持人体的平衡。

2. 腰椎间盘通过对脊柱的支撑和减压来保持体位的稳定 腰椎间盘具有良好的弹性和恢复能力，可以承受和分散人体在不同体位下的重力和外部压力。在站立和行走时，腰椎间盘能够通过其减压功能来缓解脊柱受到的冲击和震动，降低对脊柱的损伤风险。同时，在坐着或躺卧时，腰椎间盘能够通过支撑功能来维持脊柱的稳定性，防止脊柱过度弯曲或扭转，保护脊柱神经和其他组织的正常功能。

3. 腰椎间盘还通过与其他脊柱结构的协调作用参与体位调节 腰椎间盘与椎体之间的连接方式对于体位的维持和调节起到重要作用。腰椎间盘与椎体之间的连接紧密而稳定，能够在不同的体位下保持脊柱的整体结构和功能。同时，腰椎间盘还与脊柱的其他骨骼结构相互作用，如椎间关节和椎间韧带等，协调脊柱的运动和稳定性。

腰椎间盘在体位调节中发挥着重要的作用。通过调节脊柱的曲度、支撑脊柱的稳定性、减压和分散冲击，以及与其他脊柱结构的协调作用，腰椎间盘能够帮助人体在不同的体位下保持平衡和稳定。

（二）腰椎间盘对脊柱神经保护的作用

腰椎间盘作为脊柱中的重要组成部分，不仅承担着支撑和吸震的功能，还在脊柱神经保护方面发挥着重要作用。腰椎间盘通过其结构和生理特性，为脊柱神经提供必要的保护和维持正常的神经功能。以下将详细介绍腰椎间盘对脊柱神经保护的作用。

1. 腰椎间盘通过分散压力的方式保护脊柱神经 腰椎间盘位于相邻的腰椎骨骼之间，它具有一定的压缩性和回弹性。当脊柱承受外部压力时，腰椎间盘可以通过受力面积的增大，有效地分散这些压力，并减轻脊柱神经受到的力量。这种分散压力的作用有助于保护脊柱神经免受过大的压力影响，从而减少脊柱神经受损的风险。

2. 腰椎间盘对脊柱神经的保护还体现在其阻尼与吸震能力上 腰椎间盘不仅具有良好的弹性，还能够吸收和消散来自运动和外界冲击的能量。在日常活动和运动中，腰椎间盘不仅能够减轻脊柱神经受到的震动和冲击，还能够平衡脊柱各个部分之间的力量传递，从而有效地保护脊柱神经免受损伤。

3. 腰椎间盘还通过调节脊柱的稳定性来保护脊柱神经 腰椎间盘与相邻的椎体之间通过纤维环和软骨板等结构相连，形成了一个相对稳定的连接。这种连接方式既能够保持脊柱的正常姿势，又可以在运动和运动负荷下保持脊柱的稳定性。稳定的脊柱结构有助于减少脊柱神经受到的不良影响，维持脊柱神经正常的传导和功能。

4. 腰椎间盘在体位调节中也对脊柱神经的保护起着重要作用 人体在不同的体位下，脊柱和腰椎间盘的受力分布会发生变化，从而影响脊柱神经的保护和功能。腰椎间盘通过调节其内部压力和形态，可以在体位变化时适应脊柱神经的需要，并提供相应的支持和保护。

腰椎间盘在保护脊柱神经方面发挥着至关重要的作用。其通过分散压力、阻尼与吸震能力、脊柱稳定性的调节以及体位调节等方式，保护脊柱神经免受损伤和疾病的影响。进一步研究腰椎间盘与脊柱神经的相互作用机制，有助于提高对脊柱神经保护的认识，并为脊柱疾病的防治提供新的思路和方法。

（三）腰椎间盘的退化与恢复机制

腰椎间盘是脊柱中两个椎体之间的软块状结构，其退化与恢复机制对脊柱健康至关重要。随着年龄的增长，腰椎间盘逐渐退化，导致发生包括退变、变性和结构破坏等变化。尽管腰椎间盘退化是一个自然的过程，但对于一些人来说，退化过程可能过快或过于严重，导致疼痛和功能障碍。

1. 腰椎间盘退化的主要特征 包括腰椎间盘高度的减少、纤维环的破裂和退变以及软骨板的变薄。这些变化导致了腰椎间盘功能的丧失，减少了其对外界压力的缓冲能力和吸震能力。腰椎间盘退化还可能导致脊柱的不稳定性，增加了脊柱其他结构的受力，进而增加了脊柱相关疾病的风险。

1）腰椎间盘的退化主要受到年龄、遗传、生活方式等多种因素的影响。研究发现，年龄是腰椎间盘退化的主要因素之一，随着年龄的增长，腰椎间盘的含水量减少，纤维环多糖含量减少，导致其力学性能下降。此外，一些遗传因素也与腰椎间盘退化相关，例如某些基因突变可能导致腰椎间盘结构和功能的改变。

2）生活方式也对腰椎间盘退化起到重要作用。长时间的坐姿、缺乏运动、不良的姿势等不良生活习惯可能导致腰椎间盘受到额外的压力和负荷，加速其退化过程。此外，不良的营养摄入也可能导致腰椎间盘缺乏所需的营养物质，进一步加剧退化的发生。

2. 腰椎间盘退化的治疗 目前的主要方法包括保守治疗和手术治疗

1）保守治疗主要包括休息、物理疗法、药物治疗等，旨在缓解疼痛、控制炎症，并提高患者的生活质量。

2）手术治疗主要适用于严重的腰椎间盘退化，如腰椎间盘突出、腰椎间盘疝等，旨在通过去除或修复退化的腰椎间盘来缓解疼痛和恢复功能。

3）一些新型治疗方法：如干细胞治疗、基因治疗等。这些新型治疗方法可更好地促进腰椎间盘的恢复，并改善脊柱退化性疾病的预后。

七、腰椎间盘功能特性的临床意义

（一）腰椎间盘功能的临床评估方法

腰椎间盘是脊柱中的重要组成部分，其生理功能对脊柱的支撑、活动、连接、减压和抗震起着至关重要的作用。因此，准确评估腰椎间盘功能对于脊柱疾病的诊断、治疗和康复具有重要的临床意义。

1. 影像学评估方法 影像学技术，如X射线、磁共振成像（MRI）和计算机断层扫描（CT）等被广泛用于腰椎间盘功能的评估。通过这些技术，医师可以观察腰椎间盘的结构、形态和退化情况，进而评估其功能状态。例如，MRI可以提供腰椎间盘的信号强度、轮廓和高度等信息，帮助医师评估腰椎间盘的压缩性、回弹性和退化程度。

2. 生物力学评估方法 生物力学是研究生物体力学特性的学科，可以通过模拟各种生理和病理状态下的腰椎间盘受力情况，定量评估其支撑、活动、连接、减压和抗震等功能。例如，利用有限元分析模拟腰椎间盘在不同运动状态下的受力情况，可以评估运动对脊柱功能的影响。

3. 生理学评估方法 通过一系列生理学参数的检测和测量，可以评估腰椎间盘的功能状态。例如，通过测量腰椎间盘的水含量、酶活性和代谢产物等指标，可以评估其水分平衡、营养供应和代谢能力，从而判断其功能是否正常。此外，还可以使用电生理学方法评估腰椎间盘对脊柱神经的保护作用。

4. 临床症状评估方法 腰椎间盘结构的异常多伴随着一系列症状和体征，如腰痛、病理性改变和运动障碍等。通过询问患者的主诉并结合体格检查，可以评估腰椎间盘功能异常与脊柱疾病的关系，判断腰椎间盘病变的临床表现和影响程度。

不同评估方法的组合运用可以相互补充，从不同角度全面评估腰椎间盘的功能特性，为脊柱疾病的诊断和治疗提供科学依据。然而，在实际应用中，每种方法都有其优缺点和适用范围，医师需要根据具体情况选择合适的评估方法，来评估腰椎间盘功能，为患者提供个体化的诊疗方案。

（二）腰椎间盘功能异常与脊柱疾病的关系

腰椎间盘是脊柱结构的重要组成部分，对维持脊柱的正常生理功能至关重要。腰椎间盘的功能异常与脊柱疾病之间存在密切关系。

1. 腰椎间盘功能异常是脊柱疾病的主要原因之一 腰椎间盘的纤维环和软骨终板共同承担着支撑脊柱、分散脊柱压力、减轻冲击力的重要功能。当腰椎间盘发生退化、损伤或变性时，会导致其功能异常，进而引发脊柱疾病的发生，如腰椎间盘突出、腰椎间盘退变等。因此，了解腰椎间盘功能异常与脊柱疾病之间的关系对于预防和治疗脊柱疾病具有重要意义。

2. 腰椎间盘功能异常与脊柱神经的保护 腰椎间盘在脊柱运动过程中的减压、缓冲和保护功能有助于减少对脊柱神经的损伤风险。当腰椎间盘功能异常时，其对脊柱神经的保护能力受到影响，可能导致脊柱神经的受压、刺激或损伤，进而引发脊柱神经根病变、腰椎间盘脱出等神经系统相关的疾病。

3. 腰椎间盘功能异常与脊柱的稳定性 腰椎间盘作为连接脊柱骨骼的重要结构，对脊柱的稳定性有着重要的贡献。当腰椎间盘发生退化或损伤时，其连接作用将受到影响，可能导致脊柱的不稳定性，进而引发脊柱变形、脊柱侧凸等疾病。

（三）腰椎间盘功能特性的临床应用前景

腰椎间盘作为脊柱的重要组成部分，具有多种生理功能特性，包括支撑、活动、连接、减压和抗震等。这些功能特性对于脊柱的健康与稳定起着关键作用。随着对腰椎间盘的研究深入以及医学技术的不断进步，人们对腰椎间盘功能特性的临床应用前景也越来越感兴趣。

1. 腰椎间盘功能的准确评估方法对于脊柱疾病的预防和诊断至关重要 通过对腰椎间盘的支撑、活动、连接、减压和抗震等功能特性的评估，可以更好地了解脊柱的功能状态，及时发现脊柱疾病的风险因素并进行干预。目前，已经有一些评估方法得到了广泛应用，如磁共振成像、X射线检查以及电生理学检测等，然而仍然亟须进一步完善和发展。

2. 腰椎间盘功能异常与脊柱疾病之间存在着密切的关系 腰椎间盘的退化和损伤会导致脊柱的失稳和功能受损，进而引发腰椎间盘突出、腰椎滑脱、腰椎关节病等多种脊柱疾病。因此，通过对腰椎间盘功能特性的深入了解，可以预防和治疗这些脊柱疾病，提高患者的生活质量。

3. 腰椎间盘功能特性的临床应用还有很大的发展潜力 随着生物医学工程、干细胞技术和基因治疗等领域的不断进步，人们对于腰椎间盘的修复和再生治疗越来越有信心。通过利用腰椎间盘的生理功能特性，可以研发出更有效的治疗方法，如人工植入腰椎间盘、腰椎间盘细胞的培养和再植等，以实现对脊柱疾病的治疗和康复。

总之，腰椎间盘功能特性的临床应用前景广阔，对于改善脊柱健康、预防和治疗脊柱疾病具有重要意义。未来的研究和临床实践需要进一步深入探究腰椎间盘功能特性与脊柱疾病之间的关系，并开展更多创新性的治疗方法的研发，以满足患者的需求，并提高脊柱疾病的防治水平。

（吴娟丽　王　霞）

参 考 文 献

［1］丁浚哲, 鲁世保, 孙祥耀, 等. 椎体终板参与腰椎间盘退变机制及临床意义的研究进展 [J]. 中国骨与关节杂志, 2019, 8 (6): 434-438. DOI: 10.3969/j.issn.2095-252X.2019.06.006.

［2］巩朝阳, 赵光海, 向高, 等. 脂肪细胞因子在椎间盘退变中的作用及其机制的研究进展 [J]. 中国修复重建外科杂志, 2020, 34 (3): 399-403. DOI: 10.7507/1002-1892.201906004.

［3］刘放, 孙琪, 田发明, 等. 终板病变在椎间盘退变发生发展中作用的研究进展 [J]. 山东医药, 2021, 61 (6): 99-102. DOI: 10.3969/j.issn.1002-266X.2021.06.026.

［4］宁庆, 李明, 李玉希, 等. 腰椎间盘纤维环修复的研究进展 [J]. 中国脊柱脊髓杂志, 2023, 33 (8): 753-759. DOI: 10.3969/j.issn.1004-406X.2023.08.10.

［5］王超, 石志才, 李明. 应力对椎间盘细胞调控作用的研究进展 [J]. 中国矫形外科杂志, 2021, 29 (7): 624-627. DOI: 10.3977/j.issn.1005-8478.2021.07.11.

［6］张警, 李忠海. 干细胞治疗椎间盘源性腰痛的研究进展 [J]. 中国脊柱脊髓杂志, 2022, 32 (7): 663-668. DOI: 10.3969/j.issn.1004-406X.2022.07.12.

［7］郑振杰, 杨新明, 丁棚辉. 抗炎药与腰椎间盘突出症研究进展 [J]. 神经药理学报, 2021, 11 (4): 58-64. DOI: 10.3969/j.issn.2095-1396.2021.04.010.

［8］达逸峰, 王志浩, 郑文凯, 等. 炎症因子及信号通路在腰椎退行性疾病中的研究进展 [J]. 中华骨科杂志, 2020, 40 (9):

597-606. DOI: 10.3760/cma.j.cn121113-20190830-00368.
［9］康新建, 赵大伟, 许海委, 等. 椎间盘退变的生物学治疗研究进展 [J]. 中华骨科杂志, 2023, 43 (4): 263-268. DOI: 10.3760/cma.j.cn121113-20220526-00301.
［10］王啸华, 何敢声, 谢林. 氧化应激在椎间盘退变中的作用进展 [J]. 中医正骨, 2023, 35 (5): 44-48. DOI: 10.3969/j.issn.1001-6015.2023.05.009.
［11］王超, 石志才. 腰椎间盘蠕变特性的研究进展 [J]. 中国修复重建外科杂志, 2020, 34 (12): 1624-1629. DOI: 10.7507/1002-1892.202002167.
［12］张攀, 苏程果, 李文翰, 等. 结缔组织生长因子与椎间盘退变 [J]. 按摩与康复医学, 2019 (18): 44-47. DOI: 10.19787/j.issn.1008-1879.2019.18.21.
［13］王青华, 姜宏, 马智佳. 通过降低 IL-6 缓解腰椎间盘突出症疼痛的研究进展 [J]. 颈腰痛杂志, 2022, 43 (2): 285-286, 288. DOI: 10.3969/j.issn.1005-7234.2022.02.040.
［14］罗卓荆, 杨柳, 王迪. 我国椎间盘退变的生物学研究成就及展望 [J]. 空军军医大学学报, 2023, 44 (6): 481-485, 489. DOI: 10.13276/j.issn.2097-1656.2023.06.001.

第三节　腰椎间盘的生物力学特性

腰椎间盘是人体腰椎骨骼结构的一个重要组成部分，具有生物力学特性。本节通过概述腰椎及椎间盘的生物力学概要、每节椎间盘之间的生物力学特性、腰椎及椎间盘的生物力学病理及病变关系，对腰椎间盘的生物力学特性进行分析和总结。

一、腰椎及腰椎间盘生物力学功能概要

（一）腰椎骨骼结构特点

腰椎是人体脊柱的一部分，位于胸椎和骶椎之间。它由5个相邻的椎骨组成，分别被标记为 L_1 到 L_5。腰椎是身体最大和最强壮的椎骨，承受着上半身重量的压力，并且在各种日常活动中提供了支持和稳定性。

腰椎骨骼具有几个独特的结构特点。首先，腰椎的椎体体积较大，呈圆形或近似圆柱形，这增加了其承受压力的能力。其次，腰椎的椎弓板（包括椎弓根、横突和棘突）相对较大和坚固，以提供强大的肌肉附着点和后部支持。此外，腰椎骨骼的关节面较大，具有更广泛的可运动性，这使得腰椎具有较大的前屈和后仰的能力。

除了这些结构特点，腰椎骨骼还有一些独特的功能。腰椎骨骼通过这些结构与其他骨骼相连，形成了整个脊柱。它在行走、跑步和其他身体活动中承受着上半身的重量，并通过减震作用来吸收和分散来自上肢、头部和躯干的冲击力。此外，腰椎骨骼还提供了一种固定点，以便其他骨骼和肌肉可以有效地进行运动。

（二）椎间盘结构与功能

椎间盘是腰椎之间的软骨垫，起着连接和缓冲的作用。它由纤维环和髓核组成。

纤维环是椎间盘的外层，由环状的纤维组织构成。它的主要功能是承受压力和提供结构支持。纤维环由20~25个环状纤维带组成，相互交织形成了一个坚固而灵活的结构。这些纤维带在不同方向上排列，使椎间盘具有了较强的抗压能力和稳定性。

髓核位于椎间盘的中央部分，由类似凝胶的物质组成。它主要负责吸收和传递来自脊椎的力量，起到缓冲和减震的作用。髓核的水分含量较高，因此具有一定的弹性和柔韧性。它类似于一个"凝胶垫"，可以减轻脊椎骨骼受力时产生的震动和冲击。

椎间盘的结构和功能使得腰椎具有较大的活动范围和稳定性。当脊椎承受压力时，椎间盘能够吸收并分散这些力量，同时还能够保持脊椎的柔韧性。椎间盘还能够提供脊椎的支撑力，使脊椎保持正常的生物力学行为。

此外，椎间盘还起到连接相邻脊椎的作用。它们通过纤维环和髓核与邻近的椎体形成了一个整体，使脊椎之间形成了良好的连接。这种连接不仅使脊椎具有了较高的稳定性，还能够在脊椎之间传递和分散压力，减少脊椎骨骼的受力。

（三）腰椎运动学特性

腰椎是人体脊柱中最底部的5节椎骨，它承担着重要的功能和负载。了解腰椎的运动学特性对于理解和预防腰椎相关的病理疾病具有重要意义。

腰椎的骨骼结构特点决定了其运动学特性。腰椎的椎体相对较大，椎管相对较小，椎间孔较大，这种结构特点使得腰椎具有较大的运动范围和灵活性。腰椎的骨板密度较高，韧带和肌肉的支撑能力较强，能够提供足够的稳定性和支撑力。

椎间盘的结构与功能对于腰椎的运动学特性至关重要。椎间盘位于相邻腰椎的椎体之间，由纤维环和髓核组成。纤维环具有较高的韧性和弹性，能够承受来自腰椎运动时的压力和剪力。髓核则具有吸收冲击力和分散负载的功能。椎间盘可以在保持腰椎稳定性的同时，允许腰椎的弯曲、伸展、旋转等各方向的运动。

腰椎的运动学特性还包括其活动范围和运动模式。正常情况下，在腰椎的运动过程中，不同椎节之间的运动模式有所不同。例如，腰1（L_1）至腰2（L_2）的椎间盘运动幅度最大，而腰5（L_5）至骶骨（Sacrum）的椎间盘运动幅度最小。此外，腰椎的运动过程还受到周围韧带、肌肉和神经的调节和限制。

总之，腰椎的运动学特性是指腰椎的骨骼结构、椎间盘的结构与功能以及运动范围和运动模式等方面的特性。了解腰椎的运动学特性不仅可以帮助我们更好地理解腰椎的运动机制，还可以为腰椎相关疾病的预防和治疗提供重要的依据。

（四）椎间盘的形态学特点

椎间盘是脊柱中的重要组成部分，位于两个相邻腰椎之间。具有支撑和缓冲作用，同时还能使腰椎之间实现自由的运动。

1. 椎间盘包括纤维环、髓核和终板等。①纤维环由许多纤维环带构成，这些环带堆叠在一起，形成一个环状的结构。纤维环带由密集排列的纤维束所组成，这些纤维束走向交叉，形成一个稳定而具有弹性的结构。纤维环的主要功能是承受力并保持椎间盘的稳定性。②椎间盘的髓核是纤维环内的一个凝胶状结构，主要由水、胶原蛋白和蛋白多聚糖组成。髓核具有很强的水合能力，能够吸收和释放水分，从而保持椎间盘的弹性和稳定性。在运动中，髓核起到缓冲和吸收冲击的作用，减少椎间盘和腰椎之间的压力。③椎间盘与腰椎之间的结合由终板来完成，终板是纤维环与腰椎骨质之间的连接结构。终板能够承受椎间盘与腰椎之间的压力和剪切力，同时还能保持椎间盘与腰椎之间的接触。

2. 椎间盘的结构决定了其具有一定的力学特性。在正常生理状态下，椎间盘能够承受腰椎之间的压力和剪切力，同时还能提供足够的灵活性和稳定性。在运动过程中，椎间盘可以像弹簧一样吸收和释放能量，从而减轻腰椎受力。同时，髓核的水分能够提供额外的缓冲作用，从而保护椎间盘和腰椎免受损伤。

3. 椎间盘的结构特点和力学特性对其力学模型的建立具有重要意义。通过建立适当的力学模型，可以更好地理解和预测椎间盘的力学行为，对相关疾病的预防和治疗具有指导意义。

（五）椎间盘的力学特性

椎间盘是脊柱中的重要组成部分，它的力学特性对脊柱的稳定性和功能起着至关重要的作用。椎间盘的纤维环由环形纤维组织构成，而髓核则是一种黏稠的胶样物质。椎间盘在脊柱的运动中充当着减震和分散压力的作用。

椎间盘的力学特性可从其结构和功能两个方面进行研究。首先，椎间盘的结构决定了其力学特性。纤维环由一层层环形纤维交叉叠加而成，这种结构使得椎间盘具有较强的抗拉强度和抗剪强度，可以承受脊柱在运动和负重时产生的拉力和剪力。而髓核则由水分和胶原纤维组成，其黏稠特性使得椎间盘具有较好的减震和缓冲能力。

其次，椎间盘的功能也决定了其力学特性。椎间盘的主要功能之一是承受和分散脊柱负荷。在正常情况下，椎间盘能够通过吸收和释放水分来调节压力分布，从而保持脊柱的稳定性。此外，椎间盘还能够实现脊柱的运动，如屈曲、伸展、侧弯和旋转等。

椎间盘的力学特性还与其位置和压力有关。腰椎区的椎间盘相对较大，承受着相当大的压力。而颈椎区的椎间盘则由于负荷较小，其力学特性与腰椎区有所不同。

研究表明，椎间盘在长期受力和负荷重的情况下，会逐渐发生退变。这种变化主要表现为椎间盘的水分含量减少、纤维环和髓核的退化和变形等。这些退变可以导致椎间盘的力学特性发生改变，使其在承受力和减震方面的能力下降。

研究还发现，椎间盘退变和其他脊柱疾病之间存在一定的关系。例如，椎间盘退变与腰椎骨质疏松相关，因为椎间盘退变可导致腰椎的稳定性下降，从而增加骨质疏松的风险。此外，椎间盘突出与腰椎骨折之间也存在关系，因为椎间盘退变和突出可以导致腰椎的力学行为发生改变，增加骨折的风险。

（六）椎间盘的力学模型

1. 椎间盘的线性弹性力学模型 线性弹性力学模型是一种简化的模型，用来研究物体在小变形范围内的力学行为。在生物力学研究中，常常使用线性弹性力学模型来描述椎间盘的力学特性。

在线性弹性力学模型中，椎间盘被认为是一个弹性体，其力学行为可以用胡克定律描述。按照胡克定律，力与变形之间的关系是线性的，也就是说，在小变形范围内，力的变化与变形成正比。这种模型的简化使得我们能够更好地理解椎间盘的力学特性。

根据线性弹性力学模型，椎间盘的变形可以分为两种：弹性变形和塑性变形。弹性变形是指椎间盘在外力作用下发生的可逆变形，当外力消失时，椎间盘能够完全恢复到原来的形状。而塑性变形是指椎间盘在外力作用下发生的不可逆变形，当外力消失时，椎间盘只能部分恢复到原来的形状。

椎间盘的线性弹性力学模型还可以用于研究椎间盘的应力分布。根据该模型，椎间盘的应力分布是均匀的，应力在椎间盘的各个部分之间是相同的。这是因为在小变形范围内，椎间盘的力学行为是线性的，变形和应力之间的关系是一致的。

线性弹性力学模型还可以用于研究椎间盘的刚度。椎间盘的刚度是指在给定的外力作用下，椎间盘的变形程度。根据线性弹性力学模型，椎间盘的刚度与外力成正比，也就是说，外力越大，椎间盘的变形越大。

总之，线性弹性力学模型是一种常用的描述椎间盘力学特性的模型。它使得我们能够更好地理解椎间盘在小变形范围内的力学行为，包括弹性变形、塑性变形、应力分布和刚度等方面。然而，需要注意的是，椎间盘的力学行为受到许多复杂因素的影响，线性弹性力学模型只是其中的一种简化假设，实际情况可能更加复杂。因此，在进一步研究椎间盘的力学特性时，需要结合更多的实验数据和模拟方法，以得到更准确的结果。

在生物力学研究中，椎间盘是一个非常重要的结构，它承载着腰椎的重量并起到缓冲和保护腰椎的作用。椎间盘的力学特性是研究腰椎间盘生物力学的关键。

椎间盘的纤维环是由多层纤维环绕而成，主要起到支持和连接椎间盘的作用。髓核是位于纤维环的内部，具有黏弹性的特性，能够吸收和分散脊柱的压力。椎间盘的结构和功能共同作用，使得腰椎能够承受和分散力量，从而保护腰椎免受损伤。

椎间盘的力学特性主要是指它的弹性和黏性特性。弹性特性是指椎间盘在受到外力作用后能够恢复原状的能力。椎间盘具有一定的弹性，当外力作用于腰椎时，椎间盘会产生一定的变形，但当外力解除时，椎间盘能够恢复原始状态。这种弹性特性使得椎间盘能够吸收和分散压力，从而保护腰椎免受损伤。

黏性特性是指椎间盘受到外力时会在一定时间内持续变形，而不会立即恢复原状的特性。由于椎间盘具有黏弹性的特性，它能够在受到外力时缓慢变形并保持一定的形变，从而降低腰椎的应力并减少损伤的风险。椎间盘的黏性特性与纤维环和髓核的结构密切相关，纤维环具有一定的弹性，能够增强椎间盘的黏性特性，而髓核则是椎间盘黏性特性的主要来源。

椎间盘的黏弹性力学模型是研究椎间盘力学行为的重要工具。目前常用的椎间盘黏弹性力学模型有Kelvin模型、Maxwell模型和Voigt模型等。Kelvin模型将椎间盘视为由弹簧和阻尼器组成的系统，可以描述椎间盘的弹性和黏性特性。Maxwell模型将椎间盘视为由弹簧和阻尼器串联而成的系统，能够描述椎间盘在受到外力时的变形和恢复过程。Voigt模型则将椎间盘视为由弹簧和阻尼器并联而成的系统，能够描述椎间盘的整体力学行为。

通过建立和研究椎间盘的黏弹性力学模型，可以更好地理解和预测腰椎和椎间盘的生物力学行为，并为腰椎疾病的治疗和预防提供理论依据。在未来的研究中，可以进一步优化和完善椎间盘的黏弹性力学模型，以更准确地描述椎间盘的力学特性，并提高腰椎病的诊断和治疗水平。

2. 椎间盘的非线性弹性力学模型　椎间盘作为脊椎的重要组成部分之一，在腰椎的生物力学特性中起着关键的作用。椎间盘的结构和功能特点与其非线性弹性力学模型密切相关。非线性弹性力学模型是描述椎间盘力学特性的重要工具，能够更全面地解释椎间盘在不同负荷条件下的变形和应力分布。

椎间盘的非线性弹性力学模型可以分为几种类型，包括弹性模型、接触力模型和组织工程模型。弹性模型常用于描述椎间盘在小应变范围内的力学行为，其中最常用的模型是线性弹性模型。线性弹性模型假设椎间盘具有线性的应力-应变关系，即应变与应力呈线性关系。然而，在大应变情况下，椎间盘的力学行为将出现非线性效应，这时需要采用非线性弹性模型进行描述。

接触力模型主要用于模拟椎间盘中各结构之间的接触和摩擦力。椎间盘由纤维环、髓核和软骨板组成，这些结构之间的接触和摩擦力对椎间盘的力学行为至关重要。接触力模型可以通过考虑这些结构之间的接触区域和接触压力来模拟椎间盘的非线性弹性行为。

组织工程模型结合了组织力学和生物学的力学模型，能够更全面地描述椎间盘的力学性质。组织工程模型考虑了椎间盘中不同成分的特性和相互作用，包括纤维环的拉伸刚度、髓核的压缩刚度以及软骨板的刚度。这些参数由椎间盘的组织结构和成分决定，并可以通过实验数据进行参数标定。

椎间盘的非线性弹性力学模型对于了解椎间盘在各种力学负荷下的变形和应力分布具有重要意义。根据实验测量数据和组织特性的理论基础，可以建立准确的模型来预测椎间盘的力学行为，为相关疾病的诊断和治疗提供依据。然而，在建立非线性弹性力学模型时，需要考虑多种因素的综合影响，包括椎间盘的组织结构、成分特性以及负荷情况，这对于模型的精确性和可靠性提出了挑战。

椎间盘的非线性弹性力学模型是研究腰椎生物力学特性中不可或缺的部分。通过准确建立椎间盘的非线性弹性模型，可以更好地理解和解释椎间盘在不同负荷条件下的力学行为，为相关疾病的预防和治疗提供科学依据。在未来的研究中，需要进一步深入研究椎间盘的非线性弹性力学模型，以提高模型的精确性和可靠性，推动相关领域的发展。

二、L_{1-2}椎间盘的生物力学特性

L_{1-2}椎间盘作为腰椎结构中的重要组成部分，具有一系列独特的生物力学特性。本文将详细探讨L_{1-2}椎间盘在吸收压力、分散应力、维持脊柱稳定性、缓冲震动以及维持脊柱活动性等方面的特点。

（1）吸收压力：L_{1-2}椎间盘在承受压力方面表现出色。当腰椎受到压力时，椎间盘的纤维环和髓核会发生形变，以缓解压力。这种形变使椎间盘能够有效地吸收压力，保护腰椎免受损伤。随着年龄的增长，椎间盘的含水量逐渐减少，其吸收压力的能力也会下降，这也是老年人容易发生腰椎损伤的原因之一。

（2）分散应力：L_{1-2}椎间盘在分散应力方面也扮演着重要角色。当腰椎受到外力作用时，椎间盘能够将应力分散到整个腰椎结构中，避免局部过度受力。这种分散应力的作用有助于维持脊柱的稳定性，减少腰椎疾病的发病率。

（3）维持脊柱稳定性：L_{1-2}椎间盘作为腰椎稳定性的重要组成部分，能够帮助维持脊柱的正常生理曲度。在脊柱活动中，椎间盘通过形变和回弹力来适应腰椎的弯曲和伸展，从而保持脊柱的稳定性。此外，椎间盘还具有减震作用，能够吸收运动和震动对脊柱的影响，进一步保护脊柱的稳定性。

（4）缓冲震动：L_{1-2}椎间盘具有较好的缓冲震动能力。在运动过程中，椎间盘能够吸收和分散来自地面的冲击力，减少对腰椎的震动。这种缓冲震动有助于保护腰椎及其周围的肌肉、神经和血管等组织，避免因震动导致的损伤。此外，椎间盘的缓冲作用还有助于维持腰椎的正常生理曲度，保证腰椎的正常功能。

（5）维持脊柱的活动性：L_{1-2}椎间盘作为脊柱活动的关键组成部分，其结构、形态和功能的变化会直接影响到脊柱的运动和活动。椎间盘的纤维环和髓核能够随着脊柱的运动而发生形变，从而保持脊柱的灵活性和稳定性。此外，椎间盘还具有一定的生长和修复能力，能够应对一定的损伤。青少年时期的椎间盘含水量较高，具有较好的弹性和适应性，有助于维持脊柱的正常生理曲度和活动性。随着年龄的增长，椎间盘含水量逐渐减少，椎间盘的功能逐渐降低，可能会导致脊柱活动性的减弱。

L_{1-2}椎间盘在生物力学特性方面具有独特的特点。它能够有效地吸收压力、分散应力、维持脊柱稳定性、缓冲震动以及维持脊柱的活动性。这些特点对于保护腰椎免受损伤、维护脊柱的正常生理曲度和功能具有重要意义。随着年龄的增长或疾病的发生，L_{1-2}椎间盘可能会发生退行性改变或损伤，从而影响其生物力学特性。因此，在日常生活中，我们应该注意保护腰椎及其椎间盘的健康，保持良好的生活习惯和锻炼习惯，

以维护脊柱的正常生理功能和活动性。

三、L_{2-3}椎间盘的生物力学特性

（1）腰椎间盘在压力下可发生形变：在承受压力时，L_{2-3}椎间盘会发生形变。髓核会向后方或侧后方移位，产生凸起或膨出。这种形变是由椎间盘的物理特性所决定的，包括其弹性和黏弹性。在压力作用下，椎间盘的纤维环和髓核会发生形变，以适应外力的分布。这种形变现象是椎间盘生物力学中的一个重要特征。

（2）腰椎间盘具有吸收震荡、缓解冲击的功能：L_{2-3}椎间盘具有吸收震荡、缓解冲击的功能。当身体受到外力冲击时，椎间盘能够通过形变和内部的黏弹性缓解冲击力，减轻和缓冲外力对脊柱和各部位软组织的损伤。这种功能对于维持脊柱的稳定性和保护脊柱内的神经结构具有重要意义。

（3）腰椎间盘结构复杂，具有弹性和韧性：L_{2-3}椎间盘结构复杂，具有弹性和韧性。椎间盘由纤维环和髓核组成，其中纤维环由胶原纤维和弹力纤维构成，具有较高的弹性和韧性。髓核则由软骨细胞和蛋白多糖组成，具有黏弹性和缓冲作用。这种复杂的结构使得椎间盘能够承受较大的压力和弯曲应力，保护脊柱不受损伤。

（4）腰椎间盘的营养供应主要依靠椎体内血管提供：L_{2-3}椎间盘的营养供应主要依靠椎体内血管提供。椎体和椎间盘之间存在许多微小的血管，这些血管为椎间盘提供氧气和营养物质。此外，椎间盘也可以通过周围组织获取部分营养。这种双重营养供应方式确保了椎间盘能够得到足够的营养物质，维持其正常功能。

（5）腰椎间盘具有免疫功能，可以抵御外部感染和炎症：L_{2-3}椎间盘具有一定的免疫功能，可以抵御外部感染和炎症。椎间盘内部存在一些免疫细胞释放免疫因子，这些细胞因子能够对外来病原体进行识别和清除，保护脊柱不受外部感染和炎症的侵袭。这种免疫功能对于维持脊柱的健康具有重要意义。

L_{2-3}椎间盘在生物力学特性上表现出多种功能。在压力作用下，椎间盘会发生形变并能够吸收震荡、缓解冲击力，以保护脊柱不受损伤。同时，椎间盘还具有弹性和韧性，能够承受较大的压力和弯曲应力。在营养供应方面，椎间盘主要依靠椎体内血管提供营养物质，同时也能够通过周围组织获取部分营养。此外，椎间盘还具有一定的免疫功能，能够抵御外部感染和炎症的侵袭，维持脊柱的健康。这些生物力学特性对于理解L_{2-3}椎间盘的功能和作用具有重要的意义，并为临床治疗和预防脊柱疾病提供了理论依据。

四、L_{3-4}椎间盘的生物力学特性

（1）抗压能力：L_{3-4}椎间盘在压力作用下会发生形变，这种形变是可逆的。在生理范围内，这种形变不会对椎间盘造成损伤。然而，当压力超过一定限度时，椎间盘可

能会发生破裂或萎缩。研究表明，长期承受过大的压力会导致椎间盘退变，从而引发腰痛等症状。

（2）黏弹性：L_{3-4}椎间盘具有一定的黏弹性，这种特性使得椎间盘能够在不同的外力作用下保持一定的形状和位置。随着时间的推移，椎间盘的黏弹性会逐渐降低，这可能会导致脊柱的稳定性和运动能力下降。此外，椎间盘的黏弹性还与其水分含量有关，水分含量的变化也会影响椎间盘的性能。

（3）回弹力：L_{3-4}椎间盘具有较好的回弹力，这种特性能够吸收外力并减轻椎体之间的冲击。当外力消失时，椎间盘能够恢复到原来的形状和位置。回弹力的产生与椎间盘的胶原纤维和蛋白多糖等成分有关。研究表明，回弹力能够有效地减轻腰椎的负荷，从而有助于维持脊柱的稳定性和运动能力。

（4）耐疲劳性：L_{3-4}椎间盘具有一定的耐疲劳性，能够在反复的压力作用下保持性能稳定。然而，长期承受过大的压力或反复的冲击可能会导致椎间盘退变，从而降低其耐疲劳性。研究表明，保持适当的运动和加强肌肉锻炼有助于提高椎间盘的耐疲劳性。

（5）润滑性：L_{3-4}椎间盘具有一定的润滑性，这种特性能够使得脊柱在运动过程中减少摩擦和磨损。润滑性主要与椎间盘中的水分和软骨素等成分有关。研究表明，保持椎间盘的水分含量和加强软骨素的合成有助于提高椎间盘的润滑性，从而有助于维持脊柱的运动能力和稳定性。

L_{3-4}椎间盘的生物力学特性对于维持脊柱的稳定性和运动具有重要意义。抗压能力、黏弹性、回弹力、耐疲劳性和润滑性等特性共同作用，使得椎间盘能够有效地吸收和传递外力，并保持脊柱的正常运动。然而，当椎间盘受到损伤或退变时，这些特性可能会发生变化，从而影响脊柱的健康。因此，深入了解椎间盘的生物力学特性对于预防和治疗脊柱疾病具有重要意义。未来的研究可以进一步探讨如何通过锻炼、保健和治疗等方法来提高椎间盘的生物力学特性，以维护脊柱的健康。

五、L_{4-5}椎间盘的生物力学特性

L_{4-5}椎间盘是脊柱结构中的重要组成部分，位于腰椎的底部，具有独特的生物力学特性。L_{4-5}椎间盘在承受身体重量、传递负荷以及保持脊柱稳定性方面起着重要作用。随着年龄的增长和运动习惯等因素的影响，L_{4-5}椎间盘容易发生病变，如椎间盘突出、骨质增生等，这些病变会导致腰部疼痛、活动受限等症状，严重时会影响生活质量。因此，了解L_{4-5}椎间盘的生物力学特性对于预防和治疗腰部疾病具有重要意义。

（1）静态生物力学特性

1）内部应力分布：L_{4-5}椎间盘在承受身体重量时，会产生一定的应力分布。实验表明，在正常状态下，L_{4-5}椎间盘的应力分布呈现出由上至下逐渐递减的趋势。这种应力分布有助于分散腰部负荷，减轻椎间盘受到的压力。

2）形态学特征：L_{4-5}椎间盘的形态学特征与其功能密切相关。椎间盘由纤维环和髓核组成，其中纤维环具有较高的强度和弹性，能够限制髓核的移动；髓核则具有较好的变形能力和缓冲作用，可以吸收冲击和振动。

（2）动态生物力学特性

1）周围应力变化：在运动过程中，L_{4-5}椎间盘的周围应力会发生相应变化。例如，当人体弯腰时，椎间盘受到的压力会增加；而当人体伸展时，椎间盘受到的压力会减小。这些应力变化与腰椎的正常活动密切相关。

2）运动时椎间盘的形态变化：实验表明，在运动过程中，L_{4-5}椎间盘的形态会发生一定变化。例如，当人体弯腰时，椎间盘的厚度会减小；而当人体伸展时，椎间盘的厚度会增加。这些形态变化有助于腰椎适应不同的运动需求，保持脊柱的稳定性。

L_{4-5}椎间盘具有独特的生物力学特性，包括静态和动态两个方面。这些特性对于维持脊柱的稳定性和保护脊柱内的神经结构具有重要意义。了解L_{4-5}椎间盘的生物力学特性有助于我们更好地理解腰部疾病的发病机制，为预防和治疗腰部疾病提供理论依据。

六、L_5S_1椎间盘的生物力学特性

L_5S_1椎间盘是脊柱结构中的重要组成部分，具有独特的生物力学特性。在承受身体重量、传递负荷以及保持脊柱稳定性方面起着重要作用。L_5S_1椎间盘容易发生病变，如椎间盘突出、骨质增生等，这些病变会导致腰部疼痛、活动受限等症状，严重时会影响生活质量。因此，了解L_5S_1椎间盘的生物力学特性对于预防和治疗腰部疾病具有重要意义。

L_5S_1椎间盘的生物力学特性包括抗压性、抗张性、抗扭性、抗剪性、黏弹性、黏塑性、黏流性、记忆性和疲劳性等。这些特性在维持脊柱稳定性和保护脊柱内的神经结构方面起着重要作用。

（1）抗压性：L_5S_1椎间盘可以承受较大的压力，其抗压能力强于其他部位的椎间盘。这是由于L_5S_1椎间盘的纤维环和髓核较为厚实，能够有效地分散压力。

（2）抗张性：L_5S_1椎间盘具有一定的抗张能力，能够在承受拉伸负荷时保持稳定性。这是由于L_5S_1椎间盘的纤维环和髓核具有一定的弹性和韧性，能够吸收拉伸能量。

（3）抗扭性：L_5S_1椎间盘具有一定的抗扭能力，能够在承受扭力时保持稳定性。这是由于L_5S_1椎间盘的纤维环和髓核具有一定的黏弹性和黏塑性，能够吸收扭力能量。

（4）抗剪性：L_5S_1椎间盘具有一定的抗剪能力，能够在承受剪切力时保持稳定性。这是由于L_5S_1椎间盘的纤维环和髓核具有一定的黏弹性和黏塑性，能够吸收剪切力能量。

（5）黏弹性：L_5S_1椎间盘具有一定的黏弹性，能够在承受冲击和振动时吸收能量。这是由于L_5S_1椎间盘的纤维环和髓核具有一定的黏弹性和黏塑性，能够吸收冲击和振动能量。

（6）黏塑性：L_5S_1椎间盘具有一定的黏塑性，能够在长期承受载荷时发生形变并逐渐适应载荷。这是由于L_5S_1椎间盘的纤维环和髓核具有一定的黏弹性和黏塑性，能够在长期承受载荷时发生形变并逐渐适应载荷。

（7）黏流性：L_5S_1椎间盘具有一定的黏流性，能够在持续载荷作用下发生流动。这是由于L_5S_1椎间盘的纤维环和髓核具有一定的黏弹性和黏塑性，能够在持续载荷作用下发生流动。

（8）记忆性：L_5S_1椎间盘具有一定的记忆性，能够在反复承受载荷时适应载荷特征。这是由于L_5S_1椎间盘的纤维环和髓核具有一定的记忆性能，能够在反复承受载荷时适应载荷特征。

（9）疲劳性：L_5S_1椎间盘具有一定的疲劳性，能够在长期承受重复载荷时发生疲劳损伤。这是由于L_5S_1椎间盘的纤维环和髓核具有一定的疲劳性能，能够在长期承受重复载荷时发生疲劳损伤。

L_5S_1椎间盘的生物力学特性包括抗压性、抗张性、抗扭性、抗剪性、黏弹性、黏塑性、黏流性、记忆性和疲劳性等。这些特性在维持脊柱稳定性和保护脊柱内的神经方面起着重要作用。了解L_5S_1椎间盘的生物力学特性有助于我们更好地理解腰部疾病的发病机制，为预防和治疗腰部疾病提供理论依据。

七、腰椎及腰椎间盘生物力学病理改变与腰椎间盘病变的关系

（一）腰椎退变及其生物力学影响

腰椎退变是一种常见的腰椎疾病，在腰椎退变的过程中，椎间盘和腰椎骨骼结构发生了一系列改变，导致了腰椎生物力学行为的变化，进而引发了一系列生物力学问题。

1. 腰椎退变引起了椎间盘的退变 椎间盘结构和功能对腰椎的生物力学行为至关重要。在退变的过程中，椎间盘水分含量减少、纤维环变性和断裂、髓核的脱水等改变使得椎间盘的弹性和承载能力下降，进而影响了腰椎的整体生物力学特性。

2. 腰椎退变还会引起腰椎骨骼结构的退变 腰椎退变使腰椎骨骼组织发生了一系列改变，如椎体骨质疏松、关节面退化、滑膜囊增厚等。这些改变导致了腰椎的稳定性下降，从而影响了腰椎的生物力学行为。

3. 腰椎退变对腰椎的生物力学行为有着重要的影响 ①退变使得腰椎的承载能力下降，增加了腰椎骨折的风险；退变导致椎间盘退变和腰椎骨骼结构的退变，使得腰椎整体的稳定性减弱，增加了腰椎骨折发生的可能性。②退变还使得腰椎的运动学特性发生改变。正常情况下，腰椎具有一定的弯曲和转动能力。然而，退变使腰椎的运动范围减少，使得腰椎的灵活性下降，进而影响了腰椎的生物力学行为。

腰椎退变对腰椎的生物力学行为有着重要的影响。退变引起了椎间盘和腰椎骨骼结构的退变，使得腰椎的承载能力下降，增加了腰椎骨折的风险，并影响了腰椎的运动学特性。

（二）腰椎骨折的生物力学因素

在理解腰椎骨折的生物力学因素时，我们需要了解腰椎骨折的生物力学特点及其影响因素。

腰椎骨折是指腰椎骨骼在外力作用下发生的骨折现象。其生物力学特点与腰椎骨的结构和功能密切相关。腰椎是人体躯干的主要支撑结构之一，其特点是具有较大的椎间盘和椎体，以及强大的支撑肌群。这些结构为腰椎提供了一定的稳定性和运动能力。

腰椎骨折的生物力学关系主要包括外力作用与腰椎骨的承载能力、韧带和椎间盘的稳定性之间的相互作用。外力作用包括各种意外伤害、不当体位或运动引起的力量和冲击。腰椎骨的承载能力受到多种因素的影响，包括骨质疏松、骨质强度、椎间盘状态、韧带强度以及支撑肌群的功能状态等。

在腰椎骨折的发生过程中，椎间盘扮演着重要的角色。椎间盘充当了脊柱的缓冲器，可以吸收和分散外力对腰椎的作用力。但是，在外力作用过大或过小时，椎间盘可能会因此受到损伤，导致腰椎骨折的发生。此外，椎间盘退变也会降低其对外力作用的吸收能力，增加腰椎骨折的风险。

韧带在腰椎骨折中起到了稳定和支撑的作用。当外力作用于腰椎时，韧带可以通过其自身的强度和弹性来保护腰椎不发生骨折。然而，当外力过大或作用时间过长时，韧带可能会被撕裂或过度拉伸，从而造成腰椎骨折。

此外，腰椎骨折的类型也与生物力学关系密切相关。常见的腰椎骨折类型包括压缩性骨折、爆裂性骨折和旋转性骨折等。这些骨折类型的产生与外力作用的方向、大小以及作用点的位置有关。

总结起来，腰椎骨折与生物力学关系密切，外力作用、腰椎骨的承载能力、椎间盘和韧带的稳定性以及骨折类型等因素相互作用，共同影响着腰椎骨折的发生和发展。进一步研究腰椎骨折与生物力学的关系对于临床预防和治疗腰椎骨折具有重要意义。

（三）腰椎间盘突出的生物力学因素

1. 腰椎间盘突出是一种常见的腰椎疾病，其临床表现可以包括以下几个方面。

（1）腰痛是腰椎间盘突出最常见的症状。腰痛通常在突出的间盘处出现，并沿着腰椎神经根的分布区域放射到臀部、下肢、足跟或足底。疼痛的性质可以是刺痛、电击样或持续性，且疼痛程度因个体差异而有所不同。除了腰痛外，部分患者还可能出现下肢无力、麻木。

（2）腰椎间盘突出可导致神经根受压，引起坐骨神经痛。坐骨神经痛是指因坐骨神经根受到压迫或刺激而导致的下肢疼痛和其他症状。表现为从腰部一侧开始，沿臀部、大腿后侧、小腿后侧一直到足背和足底的放射性疼痛。坐骨神经痛还可能伴有下肢肌力减退、感觉异常、膝反射减弱或消失等症状。

（3）部分腰椎间盘突出患者可能出现腰椎活动受限的情况。由于突出的间盘占据了腰椎的一部分空间，腰椎活动度因此减少。这种限制可能会影响日常生活和工作活动，导致患者的生活质量下降。

（4）腰椎间盘突出还可能导致严重的并发症，如膀胱、直肠功能障碍。突出的间盘压迫腰段下端神经时，可能会影响膀胱和直肠的正常功能，导致排尿困难、尿失禁、便秘等症状。

需要注意的是，腰椎间盘突出的临床表现因个体差异而有所不同。有些患者可能仅仅表现为轻微的腰痛，而没有其他明显的症状。

2. 腰椎间盘突出的治疗方法多种多样。

（1）保守治疗法：是指非手术方法治疗腰椎间盘突出。常用的保守治疗方法包括休息、物理疗法、药物治疗等。休息是为了减轻受损椎间盘的压力，促进其恢复。物理疗法包括热敷、冷敷等，可以减轻疼痛和炎症。药物治疗主要使用镇痛药、消炎药和肌肉松弛剂来缓解疼痛和炎症。

（2）手术治疗法：是指通过手术修复或切除突出的椎间盘来缓解症状和恢复功能。常见的手术治疗方法包括椎间盘切除术、椎间盘置换术和植入支架术等。椎间盘切除术是将突出的椎间盘完全切除，以减轻神经压迫和炎症反应。椎间盘置换术是将突出的椎间盘取出并替换为人工椎间盘，以保持脊椎的运动性和功能性。植入支架术是在椎间盘空腔内植入支架，以维持脊椎的稳定性和功能性。

对于腰椎间盘突出的治疗，可以根据患者的具体情况选择合适的治疗方法。保守治疗法是常用的非手术治疗方法，适用于症状轻微或无神经损伤的患者；手术治疗法适用于症状严重且保守治疗无效的患者。

3. 腰椎间盘突出的主要病因涉及多个方面。腰椎间盘突出的病因可以归纳为以下几个方面。

（1）腰椎间盘的退变是导致腰椎间盘突出的主要原因之一。随着年龄的增长，椎间盘逐渐失去水分和弹性，变得干燥、脆弱，容易发生变形和突出。这种退变会导致椎间盘的高度缩短、脱水，使得椎间盘的结构和功能发生改变，从而增加了椎间盘突出的风险。

（2）脊柱的异常生物力学负荷也是腰椎间盘突出的重要病因。长期承受过大的压力和负荷会导致腰椎间盘损伤，进而促使椎间盘突出的发生。这种异常负荷可以由多种因素造成，如长时间保持不良姿势、剧烈体力活动、脊柱畸形等。

（3）外伤也是导致腰椎间盘突出的常见原因之一。当脊柱受到外力冲击或剧烈扭转时，椎间盘的纤维环可能破裂或撕裂，使椎间盘的髓核部分突出，形成间盘突出。

交通事故、运动伤害以及劳动事故等情况下，椎间盘突出的发生率较高。

（4）遗传因素和生活习惯也可能影响腰椎间盘突出的发生。一些研究发现，遗传因素可能与椎间盘的退变有关，增加了椎间盘突出的风险。此外，长期不良的生活习惯，如抬重物、长时间保持一个姿势、体重过重等，也可能增加椎间盘突出的发生率。

总之，腰椎间盘突出的病因涉及多个方面，包括腰椎间盘的退变、异常生物力学负荷、外伤、遗传因素以及生活习惯等。对于腰椎间盘突出的防治，应该综合考虑这些病因，并采取相应的预防和治疗措施，以减少椎间盘突出的发生风险，维护脊柱健康。

（吴娟丽　王　霞）

参 考 文 献

[1] 杜传超, 张衡, 海宝, 等. 脊柱阶段性解剖特点及其损伤的力学机制与诊疗策略 [J]. 创伤外科杂志, 2019, 21 (7): 552-557. DOI: 10.3969/j.issn.1009-4237.2019.07.017.

[2] 谢贻翔, 张涵, 朱卫平. 轴向振动时节段曲度对腰椎间盘应力演化的影响 [J]. 中国生物医学工程学报, 2020, 39 (1): 74-83. DOI: 10.3969/j.issn.0258-8021.2020.01.010.

[3] 张书熠. 斜外侧入路椎间融合术联合不同内固定方式治疗腰椎退变性疾病的有限元分析 [D]. 承德医学院, 2022.

[4] 黄泽彬. 新型椎板间螺钉动态撑开系统生物力学研究 [D]. 中国人民解放军海军军医大学, 2023.

[5] 郭团茂, 陈忠宁, 行艳丽. 腰椎后路椎间植骨融合内固定术后邻近节段椎间盘退行性改变生物力学特点的有限元分析 [J]. 中国骨与关节损伤杂志, 2020, 35 (3): 232-235.

[6] 林东, 周俊锋, 崔新华. 骨质疏松症患者行经皮椎间孔镜下腰椎间盘切除术后邻近节段椎间盘生物力学变化的三维有限元分析 [J]. 颈腰痛杂志, 2020, 41 (1): 5-8, 13. DOI: 10.3969/j.issn.1005-7234.2020.01.002.

[7] 张玉文, 郭媛, 张绪树, 等. 兔脊柱节段压缩的生物力学研究 [J]. 医用生物力学, 2020, 35 (3): 325-330, 363. DOI: 10.16156/j.1004-7220.2020.03.010.

[8] 黎珂宇. 基于有限元法的人体腰椎力学分析及其应用研究 [D]. 江苏: 南京航空航天大学, 2018.

第四节　腰椎间盘的神经功能特性

本节介绍腰椎间盘的神经功能特性，包括神经分布特性、活动时的运动神经传导路径和病变时的感觉神经感应路径。

一、腰椎间盘的神经分布特性

（一）神经纤维分布情况

在腰椎间盘中，神经纤维主要通过其内部的孔隙和通道进行分布。这些通道类似一种网络结构，将神经纤维连接起来，使其能够在腰椎间盘内传递信号。根据研究，神经纤维分布主要集中在腰椎间盘的髓核和纤维环部分。

髓核是腰椎间盘的中央部分，由软骨结构组成，其中含有丰富的神经纤维。这些纤维主要负责传递感觉信号和运动指令，使我们能够感知和控制下半身的运动。而纤维环则是髓核的外部保护层，由多层纤维组织构成。在纤维环中也存在一定量的神经纤维，主要参与腰椎间盘的稳定和机械感觉的传递。

神经纤维分布在腰椎间盘中也具有一定的区域特征。研究表明，神经纤维在腰椎间盘的前、后、上、下方向上存在差异。例如，前方和后方的神经纤维主要负责传递感觉信号，而上方和下方的神经纤维则主要负责传递运动指令。这种不同方向上的神经纤维分布特点，使得腰椎间盘能够完成感觉和运动功能的协调工作。

腰椎间盘的神经纤维分布情况涉及髓核和纤维环中的神经分布特点，以及不同方向上神经纤维的功能差异。为理解腰椎间盘的神经功能特性和相关的神经病变，对于这些分布情况的了解是非常重要的。

（二）神经异常活动表现

神经异常活动是指腰椎间盘神经功能受损或异常的表现。在腰椎间盘病变或腰椎间盘突出症患者中，神经功能可能会受到不同程度的影响，导致一系列异常表现。

1. 神经异常活动常常表现为疼痛感觉的改变　患者可能会出现背部疼痛、臀部疼痛以及下肢放射性疼痛等不适感。这些疼痛感觉可能会随着不同的活动或体位的变化而加剧或减轻。例如，用力咳嗽或打喷嚏时，腰椎间盘压力增加可能会导致疼痛加剧。此外，坐立或长时间静止会使疼痛加重，而休息或卧床则可能缓解疼痛。

2. 神经异常活动还可能引起感觉异常　腰椎间盘病变导致的神经传导功能障碍可能会干扰感觉信息的传递，从而引起感觉异常。患者可能会出现麻木、刺痛、针刺感、痒感或感觉过敏等不适。这些感觉异常可能会局限于腰椎间盘病变的区域，也可能会放射到腰部、臀部、大腿、小腿、足底或足趾等部位。

3. 神经功能的异常可导致肌力受损　由于腰椎间盘病变导致神经传导功能异常，患者可能会有肌力减弱或肢体无力的感觉。这些肌力受损可能会影响患者的行动能力和日常生活。

4. 神经功能的异常可引起运动障碍　患者可能会出现行走异常、站立不稳、步态改变、困难或无法屈伸腰部等症状。这些运动障碍可能是腰椎间盘病变引起的神经传导功能障碍所致。

神经功能的异常是腰椎间盘病变或腰椎间盘突出症导致的临床表现。常见的异常活动包括疼痛的改变、感觉异常、肌力受损以及运动障碍。对腰椎间盘病变患者，及时识别和评估神经异常活动对治疗尤为重要。

（三）神经束

神经束是由多个神经纤维组成的结构，承担着神经信号的传递任务。神经束结构包括神经纤维的分布方式、排列方式以及组织级别的结构。

1. **神经束的组织结构与神经纤维的分布方式密切相关** 腰椎间盘的神经纤维呈束状或根状分布，多个神经纤维以一定的规律排列在一起形成神经束。这些纤维可能来自脊髓，也可能来自其他神经，如坐骨神经或盆腔神经。神经束的形态和结构因个体差异而异，但通常呈现出粗细不一、细长且呈波浪状的形态。

2. **神经束内神经纤维的排列方式对结构有一定的影响** 神经纤维可分为不同类型，如传出纤维和传入纤维。传出纤维负责从神经元向腰椎间盘传递指令和运动信号，而传入纤维则负责将腰椎间盘的感觉信息传递回脊髓或大脑。这些纤维在神经束中以一定的排列方式存在，形成一个相对有序的结构。根据神经纤维类型和功能的不同，神经束内可能存在不同的区域划分，以区分传出纤维和传入纤维的位置。

3. **神经束的组织结构也受到其他组织的影响** 如细胞外基质和周围神经组织。细胞外基质主要由胶原纤维和水合物构成，它们为神经束提供了一定的结构支持和保护。周围神经组织，如神经血管和周围神经纤维，也会与神经束交织在一起，并对其结构产生一定的影响。

二、腰椎间盘活动时的运动神经传导路径

（一）运动神经传导的基本机制

运动神经传导是指神经冲动从大脑传递到肌肉或其他运动器官的过程。它是神经系统的重要功能之一。在腰椎间盘中，运动神经传导的基本机制可以总结为以下几个方面。

1. **运动神经传导涉及神经元的兴奋传导** 神经元是神经系统中的基本单元，负责传递和处理信息。当大脑支配肌肉运动时，通过运动神经元的兴奋传导来传递指令。神经冲动从大脑发出，通过脊髓和周围神经系统传递，在运动神经元终端释放神经递质，从而引起肌肉收缩。

2. **运动神经传导还涉及神经肌肉接头的形成和传导** 神经肌肉接头是神经元终端和肌肉纤维之间的关键连接点，它是神经冲动传递到肌肉的通道。在运动神经传导过程中，神经冲动到达神经肌肉接头后，通过释放神经递质，触发肌肉收缩。

3. **运动神经传导还受到神经髓鞘的保护和调节** 神经髓鞘是由髓鞘细胞包裹的神经纤维保护层，它能够提高神经冲动的传导速度和效率。在腰椎间盘中，神经纤维通常被髓鞘包裹，这有助于保护神经纤维免受外部损伤和压力。

4. **运动神经传导还受到神经调节的影响** 神经调节是指神经系统对运动神经传导过程的调控。例如，大脑皮质可以通过下丘脑和脊髓的神经通路对运动神经传导进行调控。此外，神经调节还包括神经递质的释放和再摄取等过程，这些过程可以影响运

动神经传导的效果和持续时间。

腰椎间盘中的运动神经传导的基本机制包括神经元的兴奋传导、神经肌肉接头的形成和传导、神经髓鞘的保护和调节，以及神经调节的影响。了解和研究这些机制对于揭示和治疗腰椎间盘神经功能异常具有重要意义。

（二）运动神经传导途径与途径选择

腰椎间盘的神经功能特性包括神经分布特性、活动时的运动神经传导路径以及病变时的感觉神经感应路径。在探究腰椎间盘的神经功能特性时，了解其运动神经传导途径与途径选择是非常重要的。

腰椎间盘的运动神经传导涉及神经系统中的神经束以及其传导的路径选择。在人体的神经系统中，腰椎间盘所涉及的运动神经传导主要通过腰椎神经根、腰交感神经、臀部神经丛、坐骨神经等神经结构进行。

1. 运动神经的传导途径

具体来说，运动神经的传导途径可以分为直接路径和间接路径两种。腰椎间盘的神经系统通过这些传导路径，将信息从脊髓传递到下肢的肌肉和皮肤。

（1）在直接路径中，神经冲动通过腰椎神经根传导到腰交感神经。腰交感神经位于腰椎间盘周围，并与腰椎神经根相连。这种路径的优势在于传导的速度相对较快，能够使运动神经迅速传递到下肢。

（2）而间接路径则是通过坐骨神经传导的。坐骨神经是一个大的神经束，从骶骨一直延伸到脚底，它既包含了从腰椎间盘到腿部的神经冲动，也包含了来自下肢的反馈信息。这种路径的优势在于其覆盖范围广，能够传导从脊髓到下肢的运动神经冲动。

2. 运动神经传导途径的选择

（1）主要受到神经系统的自动调节和编码机制的影响。运动神经传导途径的选择取决于神经冲动的具体特性，包括它的频率、幅值、时序和持续时间等。神经系统能够根据这些信息来选择最适合的神经传导路径，以使信息传递更加高效和准确。

（2）运动神经传导途径的选择还受到外部环境因素的影响。例如，身体姿势、运动状态和运动强度等因素都可能对神经传导途径的选择产生影响。运动强度的增加可能会导致神经冲动的传递速度加快，从而选择直接路径进行传导；而在某些特定的姿势下，间接路径可能更加适合进行传导。

在研究腰椎间盘的神经功能特性时，了解运动神经传导途径与途径选择是非常重要的。对于腰椎间盘神经疾病的诊断和治疗也具有重要意义。通过探究运动神经传导途径的机制、影响因素和选择方式，可以为腰椎间盘神经功能的评估、保护和修复策略提供指导。

（三）运动神经传导的影响因素

运动神经传导是指神经冲动在腰椎间盘中沿着神经纤维传递的过程。在这个过程中，有一些因素会对运动神经传导的效率产生影响。

1. 神经纤维的直径和髓鞘的厚度会影响运动神经传导。较大直径和较厚髓鞘的神经纤维传导速度更快。这是因为直径较大的神经纤维可以提供更多的空间来传递冲动，并且髓鞘可以增强冲动传播的速度。

2. 腰椎间盘的结构和健康状况也会影响运动神经传导。当腰椎间盘发生退变或损伤时，神经纤维可能会受到压迫或牵拉，从而影响运动神经传导的正常进行。此外，腰椎间盘的水分含量和承载能力也会对神经传导产生影响。

3. 运动神经传导还受到局部温度和血液循环的影响。较高的温度可以增加神经纤维的传导速度，而较低的温度则会减慢传导速度。此外，血液循环的不良会导致缺氧和营养不足，从而影响神经纤维的正常传导。

4. 还有一些其他因素也可能对运动神经传导产生影响。如神经内酰胺和神经递质的水平是调节神经传导的重要因素。此外，炎症和免疫反应等因素也可能影响运动神经传导的过程。

总而言之，运动神经传导受到多种因素的影响。神经纤维的直径和髓鞘的厚度、腰椎间盘的结构和健康状况、温度和血液循环，以及其他一些生理和病理因素都可能对运动神经传导产生影响。了解这些影响因素有助于我们更好地理解腰椎间盘的神经功能特性，并为神经功能的保护和修复提供指导。

三、腰椎间盘病变时的感觉神经感应路径

（一）感觉神经传导的机制

感觉神经传导是指感觉信息从感觉器官传递到中枢神经系统的过程。在腰椎间盘中，感觉神经传导起到了重要的作用。感觉神经传导的机制包括了感觉器官的感受、传导和处理。

1. 感觉器官是感受外界刺激的结构，包括了痛觉、温度、触觉等感受。在腰椎间盘中，主要涉及痛觉传导的机制。当腰椎间盘受到损伤或炎症刺激时，感受器会被激活，导致感觉神经元的兴奋。

2. 感觉神经元会将兴奋传递到中枢神经系统。感觉神经元具有特殊的构造，包括树突和轴突。树突（神经纤维）是感觉神经元的延伸，能够将外界刺激传递到中枢神经系统。而轴突是由神经纤维延伸出来的一段结构，能够将信号传递到其他神经元。

3. 当感觉信号到达脊髓后，会被处理和解读。在腰椎间盘中，感觉神经元的轴突

会将信号传递到脊髓。脊髓是中枢神经系统中的一部分，负责处理感觉信息。

腰椎间盘病变时，感觉神经传导机制可能会受到影响。受损的腰椎间盘会导致感觉器官受到炎症刺激，进而引发感觉神经元的兴奋。这些感觉神经传导的异常活动可能会导致疼痛等症状的出现。

总结起来，腰椎间盘中的感觉神经传导是一个复杂的过程，涉及感觉器官的感受、传导和处理。了解感觉神经传导的机制可以帮助我们更好理解腰椎间盘病变时的神经功能特征，从而为腰椎间盘相关疾病的诊断和治疗提供依据。

（二）腰椎间盘病变的神经传导途径

神经传导途径在腰椎间盘病变中起着非常重要的作用。腰椎间盘是一个位于椎间隙中的软骨垫，起到缓冲和支持脊椎的作用。当腰椎间盘受到损伤或退变时，会影响神经的传导途径。

腰椎间盘的神经传导途径主要包括两个方面：机械刺激途径和化学刺激途径。

1. 机械刺激途径 指的是当腰椎间盘发生退变、突出或损伤时，会对周围的神经产生机械性刺激。这种刺激可通过牵拉、压迫和刺激神经末梢，传递到脊髓和大脑，并引起相应的感觉异常。

2. 化学刺激途径 是指腰椎间盘病变时，炎症因子或其他化学物质会释放到周围组织中，对神经末梢产生刺激作用。这些化学物质可以引起神经的感觉异常，并通过神经递质传递到脊髓和大脑。

这两种传导途径可相互作用，机械性刺激可引起化学物质的释放，进而增加神经的感觉异常。同时，化学刺激也可以增加机械刺激的敏感性，使神经更容易受到机械性刺激的影响。

在腰椎间盘病变时，神经传导途径的选择和影响因素也是非常重要的。一方面，神经传导途径的选择取决于刺激的性质和位置。例如，机械性刺激主要通过压迫和刺激神经末梢传导，而化学刺激可以通过神经递质的释放作用于神经。另一方面，神经传导途径的选择还受到个体差异和病变程度的影响。不同个体对刺激的敏感性和神经传导的特点各不相同，同时，病变程度的不同也会影响神经传导途径的选择。

在腰椎间盘病变的神经传导途径研究中，一些常用的方法包括神经电生理和影像学技术。神经电生理方法可以通过记录神经传导的电信号，评估神经传导的情况。而影像学技术，如MRI和CT，则可以提供腰椎间盘结构和神经传导的直接图像信息。

在临床实践中，通过神经功能的临床表现和诊断方法，可以更加准确地判断腰椎间盘病变的神经传导途径，为患者提供个体化的治疗方案。

（三）神经系统对腰椎间盘病变的感应程度

神经系统在腰椎间盘病变中扮演着重要的角色，它负责传递和处理与疼痛相关的信息。神经系统的感应程度在判断和诊断腰椎间盘疾病时起着至关重要的作用。

神经系统对腰椎间盘病变的感应程度与多个因素相关。首先，神经系统对于疼痛刺激的敏感度可能在个体之间存在差异。一些人可能对腰椎间盘病变的疼痛刺激非常敏感，而另一些人则相对不敏感。此外，神经系统对于不同类型的刺激可能有不同的反应。例如，腰椎间盘脱出或突出可能会导致压迫神经根，引起明显的神经痛。而对于其他类型的间盘病变，神经系统可能反应较为温和或没有明显的症状。

研究表明，神经系统在腰椎间盘病变中的感应程度与神经纤维的密度和分布情况有关。间盘病变可能导致神经纤维的炎症和损伤，进而引起痛觉神经的过度兴奋和疼痛传导增强。此外，腰椎间盘病变还可能导致神经纤维受压，进而干扰神经传导的正常功能。

神经系统对腰椎间盘病变的感应程度还与个体的感受性和适应性有关。一些人可能对疼痛刺激更为敏感，对间盘病变的症状有更强的感知；而另一些人可能对疼痛刺激相对不敏感，即使存在间盘病变，也可能没有明显的症状。这种个体差异可能与遗传、心理因素、疼痛调节系统等多种因素有关。

神经系统对腰椎间盘病变的感应程度对于临床诊断和治疗至关重要。神经电生理是一种评估腰椎间盘神经功能的方法。该方法通过记录和分析神经的电活动，了解患者的神经传导情况、异常活动和功能损伤程度。临床观察和问卷调查是常用的非侵入性评估方法，可以为医师提供有关患者症状和功能障碍的宝贵信息。通过了解个体的神经系统感应程度，医师可以更准确地判断腰椎间盘病变的严重程度和影响范围，并制订相应的治疗方案。神经系统的评估可通过神经电生理、影像学技术以及临床观察和问卷调查等多种手段进行。

总之，神经系统对腰椎间盘病变的感应程度与神经纤维的分布、个体的感受性和适应性等多个因素密切相关，了解神经系统的感应程度可以帮助医师更准确地诊断和治疗腰椎间盘病变。未来的研究可以进一步深入探讨神经系统在腰椎间盘病变中的作用机制，以便提供更有效的治疗策略。

（吴娟丽　王　霞）

参 考 文 献

[1] 钟向凯, 邱志强, 杨麒民, 等. 基于静息态功能磁共振成像的慢性腰痛患者不同脑区自发活动变化研究进展 [J]. 山东医药, 2023, 63 (33): 108-111. DOI: 10.3969/j.issn.1002-266X.2023.33.026.

[2] 陈沛, 任超学, 李新通, 等. 呼吸训练在非特异性腰痛防治中的研究进展 [J]. 中国康复理论与实践, 2020, 26 (8): 913-916. DOI: 10.3969/j.issn.1006-9771.2020.08.008.

[3] 文王强, 徐浩翔, 张泽佩, 等. 腰椎小关节退变的相关因素及生物力学特点 [J]. 中国组织工程研究, 2020, 24 (24): 3883-3889. DOI: 10.3969/j.issn.2095-4344.2753.

第五节　腰椎间盘的血管功能特性

本节主要介绍腰椎间盘的血管功能特性，包括血管分布特性、动脉血管路径的营养物质供给以及静脉血管路径的代谢产物排出。首先，介绍腰椎间盘血管的分布特性，包括血供来源和血管密度分布。其次，介绍营养物质供给的动脉血管路径，包括主要动脉血管和其解剖特点，以及动脉血管路径受损对腰椎间盘的影响。再次，探讨代谢产物排出的静脉血管路径，包括主要静脉血管和其解剖特点，以及静脉血管路径受损对腰椎间盘的影响。

一、腰椎间盘的血管分布特性

（一）腰椎间盘的血供来源

腰椎间盘是脊柱中的软骨结构，它位于相邻的椎体之间，起到缓冲和保护神经根的作用。为了维持腰椎间盘的正常功能，血液供应至关重要。腰椎间盘的血液供应主要来自脊柱周围的动脉系统和静脉系统。

1. **动脉系统**　动脉系统是腰椎间盘主要的营养物质供给来源。脊柱周围的血管网络主要由后外侧动脉网和前中动脉网组成。后外侧动脉网主要通过后外动脉从后方供血给腰椎间盘，而前中动脉网则通过旁侧动脉从前方供血给腰椎间盘。这两个血管网通过形成骨隧道进入腰椎间盘内，并分支小动脉。

2. **静脉系统**　静脉系统主要负责腰椎间盘内代谢产物的排出。在腰椎间盘内，有丰富的静脉丛，包括背外静脉丛、背内静脉丛和前外静脉丛。这些静脉丛通过背内静脉、前外静脉和腰椎旁静脉等主要静脉通道将代谢产物从腰椎间盘内排出。

腰椎间盘的血供来源主要包括脊柱周围的后外侧动脉网和前中动脉网，以及静脉系统的背内静脉、前外静脉和腰椎旁静脉。这些血管系统形成了一个复杂的网络，确保了腰椎间盘的正常代谢和功能。了解腰椎间盘的血供来源对于理解其血管功能特性以及相关疾病的发生机制具有重要意义。

（二）腰椎间盘的血管密度分布

腰椎间盘是在脊柱骨间起到缓冲作用的重要结构，其内含有丰富的血管系统，为维持腰椎间盘正常代谢和功能提供了必要的营养物质供给。对腰椎间盘的血管密度分布的研究是了解血管系统在腰椎间盘功能中的重要作用的关键一步。

研究显示，腰椎间盘的血管密度分布存在一定的空间差异。通常情况下，腰椎间盘的血管密度较高的区域主要集中在内环纤维环的周围以及后纵韧带的附近。这些区域与腰椎间盘的中心核—周边纤维环结构紧密连接，从而能够提供足够的氧气和营养物质供给，维持腰椎间盘的正常代谢活动。

相对而言，腰椎间盘的外环纤维环区域的血管密度则较低。这可能是由于外环纤维环相对较坚韧，其细胞代谢活动相对较低，故不需要过多的血液供应。

有研究表明，年龄对腰椎间盘血管密度的分布也有一定影响。随着年龄的增长，腰椎间盘血管密度逐渐减少，这可能与年龄相关的退变有关。这种衰老过程可能导致血管结构的破坏，从而影响腰椎间盘内部的营养物质供给和代谢产物的排出。

在实际临床应用中，了解腰椎间盘血管密度分布的特点对于腰椎间盘疾病的诊断和治疗具有重要意义。例如，在腰椎间盘退变的治疗中，通过补充营养物质和改善血液循环，可以促进腰椎间盘的再生和修复。而对于退变性腰椎病患者，在手术治疗前的评估中，血管密度分布可作为评估患者术后预后的重要指标之一。

然而，目前对于腰椎间盘血管密度分布的研究还存在一些局限性。例如，现有研究大多采用动物模型进行，缺乏大样本、多中心的人体研究。此外，研究方法和技术也需要进一步改进，以提高对腰椎间盘血管密度分布的准确评估和了解。

未来的研究可以结合高分辨率成像技术、组织学分析等方法，深入探究腰椎间盘血管密度分布的空间差异及其与腰椎健康的关系。此外，还可以进一步研究腰椎间盘血管密度分布与其他因素（如疼痛、炎症）的关联性，以期为腰椎间盘相关疾病的诊断和治疗提供更加科学、准确的依据。

总结起来，腰椎间盘的血管密度分布对于维持其正常功能和代谢活动至关重要。对于腰椎间盘血管密度分布的研究不仅能够深入了解腰椎间盘的血管供应特点，还有助于提高腰椎间盘相关疾病的诊断和治疗水平。然而，目前对于血管密度分布的了解仍然有限，需要进一步的研究来揭示其更多的特性和临床意义。

（三）腰椎间盘的血管分布变化与年龄相关性研究

腰椎间盘位于脊柱的下半部分，起到缓冲和支撑脊柱的作用。腰椎间盘的血管分布特性对于保持其正常功能至关重要。近年来，越来越多的研究表明，腰椎间盘的血管分布与年龄密切相关，这对了解腰椎间盘退变和退行性脊柱病变的发生机制具有重要意义。

研究发现，随着年龄的增长，腰椎间盘的血管分布发生了明显的变化。首先，在年轻人的腰椎间盘中，血管丰富且分布均匀。这些血管主要分布在椎间盘的周边区域，形成了一个完整的血管网状结构。这些血管通过供应氧气和营养物质维持腰椎间盘的正常代谢活动。然而，随着年龄的增长，腰椎间盘的血管密度逐渐减少，分布也变得不均匀。这导致腰椎间盘的代谢速率下降，营养供给不足，从而影响了其正常功能和组织修复能力。

与腰椎间盘的血管分布变化相关的因素有很多，其中年龄是最重要的一个因素。研究表明，随着年龄的增长，腰椎间盘的血管密度逐渐减少。这与年龄相关的生理改变和退变密切相关。例如，随着年龄的增加，腰椎间盘的蛋白质含量减少，骨骼钙化增加，这些变化导致了腰椎间盘组织的变脆和退化。同时，随着年龄的增长，腰椎间盘的水分含量也会减少，这使得血管的供血能力下降，进而导致血管分布的变化。

另外，与腰椎间盘的血管分布变化相关的因素还有遗传、环境和生活方式等。研究发现，一些遗传因素可能会影响腰椎间盘的血管发育和分布。环境因素如肥胖、吸烟和饮食习惯等也会对腰椎间盘的血管分布产生影响。此外，生活方式的改变如久坐不动、缺乏运动等也可能导致腰椎间盘的血管分布异常。

总的来说，腰椎间盘的血管分布变化与年龄密切相关。随着年龄的增长，腰椎间盘的血管密度逐渐减少，并且分布也变得不均匀。这对于腰椎间盘的正常功能和组织修复能力具有重要影响。因此，进一步研究腰椎间盘的血管分布变化机制，寻找改善腰椎间盘血管分布的方法，对于预防和治疗退变性腰椎病具有积极的临床意义。

二、腰椎间盘营养物质供给的动脉血管路径

（一）供给营养物质的主要动脉

动脉是腰椎间盘血管系统中的关键部分。这些动脉直接负责将氧气、营养物质和其他重要的生物活性物质输送到腰椎间盘中，并满足其正常的代谢需求。

在脊椎解剖学中，腰椎间盘主要由两条主要的动脉血管供应：髂内动脉和肾上腺动脉。髂内动脉是供应腰椎间盘的主要动脉之一，它起源于盆腔，经过骶髂关节，并穿过骶骨进入腰椎间盘。肾上腺动脉是另一条重要的动脉血管，它起源于腹主动脉，在腹腔中下行至腰椎附近，并通过骶骨进入腰椎间盘。这两条主要动脉血管在腰椎间盘中进一步分支，并通过小动脉和毛细血管网络覆盖整个腰椎间盘。这些血管网状结构的存在，使得腰椎间盘能够有效地接受和分配营养物质，维持其正常的代谢活动。

此外，还有一些其他的动脉血管也参与腰椎间盘的供血，包括髂总动脉、髂内动脉和腰动脉等。这些动脉血管与主要的供血动脉相互连接，形成了一个复杂而密集的供血网络，进一步确保了腰椎间盘的血供充足。

然而，腰椎间盘的动脉血管供给并非完全均匀。研究表明，腰椎间盘靠近骨骼边缘的区域相对缺血，而远离边缘的区域则相对富血。这种血供差异可能会对腰椎间盘的代谢和功能产生影响，导致一些疾病的发生和发展。

综上，腰椎间盘的血液供应主要依赖于髂内动脉和肾上腺动脉。这些主要动脉血管通过分支和网络结构，确保了腰椎间盘充足的营养供给。然而，动脉血管供应的不均匀性可能对腰椎间盘的健康产生影响，进一步的研究和探索有助于理解腰椎间盘的血管功能特性及其与脊柱健康的关系。

（二）动脉血管路径的解剖特点

1. 动脉血管的供血能力　腰椎间盘是脊柱中的重要组织，它的健康与功能与良好的血管供血有着密切的关系。动脉血管是供应腰椎间盘营养物质的主要通道，它的供血能力直接影响着腰椎间盘的代谢和功能。动脉血管的供血能力受到多个因素的影响。

（1）腰椎间盘周围的动脉血管密度对其供血能力具有重要影响。研究表明，腰椎间盘的血管密度分布非均匀，靠近腰椎后缘和周边区域的血管密度较高，而靠近腰椎前缘的血管密度较低。因此，动脉血管能够在腰椎间盘周围形成一个供血网络，以确保腰椎间盘获得充足的营养物质。

（2）动脉血管径路的解剖特点也对供血能力产生重要影响。腰椎间盘的供血主要依赖于腰大动脉和降腰动脉的分支，其中最重要的是后侧髂总动脉和髂内动脉。这些动脉在穿过腰椎间盘时会形成一个分支网络，保证了腰椎间盘获得足够的供血。此外，动脉血管往往呈树状分布，形成了丰富的毛细血管网，使得血液能够有效地输送到腰椎间盘的各个部分，提供充足的营养物质。

（3）动脉血管的供血能力不仅受到上述因素的影响，还受到各种因素的调节。研究发现，腰椎间盘中存在多种血管调节因子，如血管收缩素、一氧化氮和前列腺素等，它们能够影响动脉血管的扩张和收缩，进而调节供血能力。此外，炎症和缺血等病理情况也会对动脉血管供血能力产生负面影响，导致腰椎间盘的代谢和功能异常。

在临床上，评估动脉血管的供血能力对于腰椎病的诊断和治疗具有重要意义。通过检测动脉血管的血流速度、血流量以及血管直径等指标，可以评估动脉血管的供血能力是否正常。如果发现动脉血管供血能力不足，能及时采取相应的治疗措施，如改善血液循环、促进血管扩张等，以提高腰椎间盘的供血能力。

总之，动脉血管的供血能力对于腰椎间盘的代谢和功能至关重要。了解动脉血管的特点和调节机制，对于预防和治疗与腰椎间盘相关的疾病具有重要意义。未来的研究应该进一步探索动脉血管与腰椎间盘健康的关系，寻找更有效的方法来评估和改善动脉血管的供血能力，以促进腰椎间盘的健康。

2. 动脉血管的分布范围　腰椎间盘的营养物质供给主要通过动脉血管来完成。动脉血管的分布范围在腰椎间盘中起着至关重要的作用。动脉血管的分布范围可以影响腰椎间盘的营养物质供应和代谢产物的排出，进而对腰椎间盘的健康状态产生影响。

动脉血管的分布范围与腰椎间盘的解剖结构密切相关。腰椎间盘是由纤维环和胶原纤维构成的结构，其中心部分为胶原髓质，外缘被纤维环包围。动脉血管主要位于腰椎间盘的外周部分，与纤维环相邻。这种分布方式可以确保动脉血管能够有效地供应营养物质到腰椎间盘的中心部位。

动脉血管的分布范围在腰椎间盘中存在一定的变化。研究表明，腰椎间盘的血管分布范围与年龄存在相关性。随着年龄的增长，腰椎间盘的血管分布范围逐渐减少。

这可能是由于年龄的增加导致腰椎间盘的退变，使得血管分布范围减少。此外，腰椎间盘的血管分布范围还受到其他因素的影响，如外界环境、活动水平等。这些因素可能会对动脉血管的分布范围产生一定的影响。

动脉血管的分布范围受损可能会对腰椎间盘产生不良影响。当动脉血管的分布范围受到损伤或限制时，腰椎间盘的营养物质供应可能会受到影响，导致腰椎间盘的健康状况下降。一些研究发现，动脉血管的分布范围受损可以增加腰椎间盘的退变风险，并与腰椎退变性疾病的发生有关。

总体而言，动脉血管的分布范围在腰椎间盘的血管功能特性中扮演着重要的角色。了解动脉血管的分布范围对于理解腰椎间盘的血供情况、营养物质供给以及腰椎间盘的健康状况具有重要意义。进一步研究动脉血管的分布范围对于提高腰椎间盘相关疾病的防治水平具有重要的临床意义。

动脉血管是腰椎间盘营养物质供给的重要路径之一。动脉血管的结构特点对于腰椎间盘的血液供应和代谢功能具有重要影响。

首先，动脉血管在腰椎间盘中的分布特点是不均匀的。研究发现，动脉血管主要分布于腰椎间盘的周边环区域，而在内部核区则相对较少。这是因为腰椎间盘内部核区域是缺氧环境，其中基质含水量较高，压力较大，这些因素对血管的形成和分布产生了一定的限制。

其次，动脉血管在腰椎间盘中的结构特点是多样化的。研究表明，动脉血管在腰椎间盘中存在着不同的类型和直径的血管。这些血管主要由细小的毛细血管和较粗的小动脉组成。毛细血管呈网状分布，负责向腰椎间盘提供氧气和营养物质。而小动脉则通过与网状毛细血管相连，为毛细血管提供氧气和营养物质，同时也起到调节血液循环的功能。

此外，动脉血管在腰椎间盘中也具有一定的适应性和可塑性。研究发现，动脉血管在腰椎间盘退变过程中会发生一系列的结构和功能变化。比如，退变的腰椎间盘中动脉血管的数量和直径会减少、血管壁的厚度和硬度会增加，这些变化可能会导致血液供应不足和代谢产物排出受阻，从而进一步加速腰椎间盘退变的发展。

综上所述，动脉血管在腰椎间盘中的结构特点对于腰椎间盘的血液供应和代谢功能具有重要影响。进一步研究动脉血管的结构特点和功能调节机制，有助于揭示腰椎间盘退变的发生机制，为腰椎病的诊断和治疗提供新的思路和方法。

3. 动脉血管路径受损对腰椎间盘的影响 腰椎间盘是脊椎的重要组成部分，它承受着脊椎的压力，并起到缓冲和支撑的作用。腰椎间盘的血管系统在维持其正常功能和代谢方面起着至关重要的作用。动脉血管路径是腰椎间盘获取营养物质的主要途径。然而，当动脉血管路径受损时，腰椎间盘的功能可能会遭受损害。

动脉血管受损的常见原因之一是动脉粥样硬化。动脉粥样硬化是一种逐渐发展的疾病，其特征是动脉内膜的损伤和斑块的形成。当动脉粥样硬化发生在与腰椎间盘相连的动脉血管上时，它会导致动脉管腔狭窄，减少营养物质的供应量。此外，动脉血管受损还可能导致动脉栓塞，进一步影响腰椎间盘的营养供应。

动脉血管路径的受损还可能与腰椎间盘的退变相关。一些研究表明，动脉血管路径的狭窄和腰椎间盘的退变存在相关性。动脉血管受损导致的营养物质供应不足可能导致腰椎间盘的退变和退行性改变。这可能涉及营养物质的供应不足，导致腰椎间盘的细胞代谢紊乱，以及腰椎间盘组织的退行性改变。

此外，动脉血管路径的受损还可能通过影响腰椎间盘的氧供应而对其功能产生影响。动脉血管受损可能导致腰椎间盘的氧供应不足，从而使其代谢活动受阻。这可能导致腰椎间盘的功能减退和退变。

总之，动脉血管路径的受损对腰椎间盘的影响是多方面的。它可能导致腰椎间盘的营养物质供应不足，导致退变和退行性改变。此外，它还可能通过影响腰椎间盘的氧供应而对其功能产生不利影响。因此，维护动脉血管路径的健康和功能对于保持腰椎间盘的正常功能至关重要。进一步的研究可以进一步揭示动脉血管路径受损与腰椎间盘的关系，为预防和治疗腰椎间盘相关疾病提供理论依据和临床指导。

三、腰椎间盘代谢产物排出的静脉血管路径

（一）代谢产物排出的主要静脉血管

代谢产物的排出对于腰椎间盘的健康起着至关重要的作用。腰椎间盘的代谢产物主要通过静脉血管系统排出。在腰椎间盘内发生的代谢反应会产生一系列的代谢产物，包括代谢废物和其他分子物质。

在腰椎间盘中，代谢产物的排出主要依赖于主要的静脉血管，这些血管形成了一个密集的网络。其中，最主要的静脉血管有腰椎间盘内静脉、腰椎间盘旁静脉以及与椎静脉相连的血管[3]。

腰椎间盘内静脉是主要的代谢产物排出通道之一。这些静脉血管位于腰椎间盘的内部，通过排出代谢产物来维持腰椎间盘的健康状态。研究表明，腰椎间盘内静脉的数量和密度随年龄的增长而减少，这可能与腰椎间盘的衰老和退变过程有关。

腰椎间盘旁静脉也是重要的代谢产物排出通道。这些静脉血管位于腰椎间盘的外部，与腰椎间盘内静脉相连，共同组成了一个复杂的血管网络。这些静脉血管的排出功能对于腰椎间盘的代谢平衡和健康至关重要。

与椎静脉相连的血管也承担着一定的代谢产物排出功能。椎静脉是脊椎骨骼系统中重要的静脉血管，它与腰椎间盘旁静脉直接相连，形成了一条重要的血液通路。通过椎静脉的连接，腰椎间盘中的代谢产物可以进一步被排出体外。

总之，代谢产物排出的主要静脉血管包括腰椎间盘内静脉、腰椎间盘旁静脉以及

与椎静脉相连的血管。这些血管构成了一个复杂的血管网络，通过排出代谢产物来维持腰椎间盘的健康状态。然而，随着年龄的增长，这些血管的数量和密度会减少，可能导致代谢产物在腰椎间盘中累积，从而影响腰椎间盘的功能和健康。因此，进一步研究代谢产物排出的主要静脉血管及其功能特性对于理解腰椎间盘的血管功能以及脊柱健康具有重要意义。

（二）静脉血管路径的解剖特点

静脉血管在腰椎间盘中起着重要的作用，它们负责排出腰椎间盘中的代谢产物。在腰椎间盘内部，静脉血管的结构呈现出特定的解剖特点。

首先，腰椎间盘内的静脉血管呈分支状分布，形成一个复杂的网络。这些分支静脉血管连接在一起，形成一个完整的静脉循环系统。这种特殊的结构使得静脉血管能够充分覆盖整个腰椎间盘，确保代谢产物的有效排出。

其次，静脉血管的直径往往较小，通常在微米级别。这种小直径有助于静脉血管在腰椎间盘中的分布，使得所有区域都能够获得足够的血液供应和排出代谢产物。此外，小直径的静脉血管也有助于保持血液的稳定循环，避免过度血流造成的压力和损伤。

再次，腰椎间盘的静脉血管还具有一定的弹性和膨胀性。这种特点使得静脉血管能够适应腰椎间盘的运动和变形，并保持血液循环的畅通。同时，静脉血管的弹性和膨胀性也能吸收和减轻来自外部的压力和冲击。

最后，腰椎间盘的静脉血管还分布在不同的层面和区域。它们既存在于腰椎间盘的内部，也布满在腰椎间盘的外周。这种多层面的分布有助于静脉血管在腰椎间盘中的血液运输和代谢产物的排出。

总的来说，腰椎间盘的静脉血管具有复杂的解剖特点，包括分支状分布、小直径、弹性和膨胀性，以及多层面的分布。这些特点保证了静脉血管能够有效地完成代谢产物的排出任务，维持腰椎间盘的正常功能和健康状态。然而，静脉血管路径的损伤可能会对腰椎间盘产生负面影响，导致腰椎间盘退变和其他相关疾病的发生。因此，研究静脉血管路径的解剖特点以及其与腰椎健康的关系对于腰椎间盘疾病的预防和治疗具有重要意义。

（三）静脉血管路径受损对腰椎间盘的影响

静脉血管路径在腰椎间盘的血管功能中起着重要的作用。静脉血管主要负责代谢产物的排出，维持腰椎间盘的正常代谢环境。然而，当静脉血管受损或功能异常时，可能会对腰椎间盘产生不利影响。

首先，静脉血管受损可能导致代谢产物在腰椎间盘中积聚。正常情况下，代谢产物会通过静脉血管路径排出体外，维持椎间盘内环境的稳定。然而，当静脉血管受损时，代谢产物无法顺利排出，导致其在腰椎间盘中累积。这些累积的代谢产物可能会对椎间盘内细胞功能产生不利影响，进一步影响腰椎间盘的健康。

其次，静脉血管受损还可能导致腰椎间盘缺血。静脉血管是腰椎间盘中血液回流的通道，当静脉血管受到损伤时，血液回流受阻，导致腰椎间盘供氧不足。缺血会导致腰椎间盘细胞无法得到足够的氧气和营养物质，从而影响细胞的正常功能和代谢活动。

此外，静脉血管受损还可能引起腰椎间盘的水分调节异常。正常情况下，静脉血管可通过水分调节控制腰椎间盘内的水分平衡。然而，当静脉血管受损时，这种水分调节功能可能受到影响。水分调节异常可能导致腰椎间盘水分过多或过少，进而影响盘内细胞的正常代谢和功能。

以上是静脉血管受损对腰椎间盘的影响的一些主要方面。静脉血管功能的异常可能导致腰椎间盘的退变、代谢紊乱和水分调节异常等问题。因此，进一步研究静脉血管受损对腰椎间盘的影响机制，有助于我们进一步认识腰椎间盘的血管功能特性，并为相关疾病的诊断和治疗提供理论基础。尽管研究尚存在一些局限性，如研究方法的不完善和样本量较小，但随着技术和研究方法的不断发展，我们对静脉血管受损对腰椎间盘影响的认识将会更加深入，并为未来个体化治疗提供更好的方案。

（吴娟丽　王　霞）

参 考 文 献

[1] 杨帅, 吴晓淋, 刘畅, 等. 干细胞治疗退变性椎间盘疾病的研究进展 [J]. 中国骨与关节杂志, 2020, 9 (7): 502-507. DOI: 10.3969/j.issn.2095-252X.2020.07.005.

[2] 李秋江, 房晓敏, 王胤斌, 等. 干细胞治疗椎间盘退变研究现状和趋势的文献计量学分析 [J]. 中国组织工程研究, 2021, 25 (31): 5000-5011.

[3] 刘放, 孙琪, 田发明, 等. 终板病变在椎间盘退变发生发展中作用的研究进展 [J]. 山东医药, 2021, 61 (6): 99-102. DOI: 10.3969/j.issn.1002-266X.2021.06.026.

[4] 丁浚哲, 鲁世保, 孙祥耀, 等. 椎体终板参与腰椎间盘退变机制及临床意义的研究进展 [J]. 中国骨与关节杂志, 2019, 8 (6): 434-438. DOI: 10.3969/j.issn.2095-252X.2019.06.006.

[5] 朱超, 阮狄克. 椎间盘退变机制研究进展 [J]. 中国骨与关节杂志, 2022, 11 (9): 700-706. DOI: 10.3969/j.issn.2095-252X.2022.09.010.

第六节　腰椎间盘的细胞功能特性

本节将从腰椎间盘纤维环细胞功能、腰椎间盘纤维环细胞再生、腰椎间盘髓核的细胞功能、腰椎间盘髓核的细胞再生、腰椎间盘软骨终板细胞功能、腰椎间盘软骨终板细胞再生等方面系统阐述腰椎间盘细胞功能的特性。

一、腰椎间盘纤维环细胞功能

腰椎间盘纤维环分为外、中、内三层。外层由胶原纤维组成，细胞呈梭形；内层由纤维软骨组成，细胞呈圆形，类似软骨样细胞；内层纤维在两个椎体软骨终板之间。外、中层纤维环通过Sharpey纤维连于骺环，各层之间有黏合样物质，使彼此之间牢固地结合在一起。整个腰椎间盘纤维环是一个同心环状多层结构。因此，由于椎间盘纤维环的特殊细胞结构，椎间盘纤维环在脊柱承受压力与功能活动中起到了重要作用。纤维环细胞密度为9000个细胞/mm^3，纤维环细胞合成分泌蛋白多糖及胶原纤维的能力很旺盛，保证纤维环生理代谢活动所需的构造物质的供给。

二、腰椎间盘纤维环细胞再生

细胞再生是指为修复"耗损"的细胞而发生的同种细胞的增生。组织细胞再生，有生理性与病理性再生两大类。

（1）生理性再生：指在生理情况下，有些细胞和组织不断老化、凋亡，由新生的同种细胞和组织不断补充，始终保持着原有的结构和功能，维持组织、器官的完整和稳定。

（2）病理性再生：指在病理状态下，细胞和组织坏死或缺损后，如果损伤程度较轻，损伤的细胞又有较强的再生能力，则可由损伤周围的同种细胞增生、分化，完全恢复原有的结构与功能。

腰椎间盘纤维环在损伤的刺激下，该处残存的成纤维细胞开始分裂和增生。成纤维细胞来自静止的纤维细胞，或来自未分化的原始间叶细胞。幼稚的成纤维细胞多为小圆形、圆形或椭圆形，进而可形成肥硕的多边形，两端常有突起，胞浆呈略嗜碱性（染成淡蓝色）；胞核大而圆，淡染，有1~2个核仁。电镜下见胞质内有丰富的粗面内质网及核蛋白体，表明蛋白合成活跃。当成纤维细胞停止分裂后，开始合成并向细胞外分泌前胶原蛋白，后者在细胞周围形成胶原纤维。伴随细胞逐渐成熟，胞质越来越少，胞核逐渐变细长，染色逐渐加深，变成长梭形的纤维细胞埋藏在胶原纤维之中，使损伤的腰椎间盘纤维环得到修复。

三、腰椎间盘髓核的细胞功能

腰椎间盘髓核是由纵横交错的纤维网状结构与软骨样细胞和蛋白多糖黏液样基质构成的弹性胶冻物质，软骨样细胞分散在细胞间质内。从组织学角度讲，髓核含有胶原纤维、类软骨细胞、结缔组织细胞及少量成簇的成熟软骨细胞。髓核中没有血管或神经穿行，而血管的缺失也导致髓核的修复无法实现。髓核细胞的功能主要是维护髓核"液体轴承"的弹性结构。随着年龄的增长或病理因素的影响，髓核中的蛋白多糖解聚增多，水分逐渐减少，胶原增粗并逐渐被纤维软骨所替代，髓核的"液体轴承"功能亦受到影响。

髓核细胞和纤维环细胞的生理功能有很大的区别，它们分泌不同比例的Ⅰ型胶原和Ⅱ型胶原，导致了髓核组织和纤维环不同的应力特点。

（1）椎间盘内的Ⅰ型胶原含量由外向内梯度减少，Ⅱ型胶原和水含量则相反。髓核细胞具有很强的亲水性，并且分泌大量Ⅱ型胶原和蛋白聚糖，这使得健康的髓核似胶冻状，具有良好的弹性和抗压性。

（2）髓核内还含有Ⅲ型、Ⅵ型、Ⅸ型胶原蛋白等，它们在髓核内的特定位置存在（例如，Ⅲ型和Ⅵ型胶原主要分布于细胞外周），虽然含量很少，但具有潜在的重要作用。蛋白聚糖占髓核组织干重的一半以上，它在维持髓核内渗透压，保持髓核的含水量中起重要作用。

（3）由于健康椎间盘的血管分布主要局限于纤维环的外1/3，髓核组织是一个氧含量极低的环境，但髓核细胞仍然需要一定量的氧气，并产生少量CO_2，氧含量过高或过低，都会影响髓核细胞糖酵解。髓核细胞的能量供应主要来源于糖酵解，它们主要消耗葡萄糖并产生较多的乳酸。髓核细胞可以在无氧环境中生存10d以上，可以适应缺氧环境，同时它们产生基质的能力也显著下降。

四、腰椎间盘髓核的细胞再生

腰椎间盘髓核细胞受到损伤时，髓核的软骨样细胞和胶原纤维网有一定的再生修复能力。但随着年龄的增加，特别是到了中老年时期，髓核细胞的再生修复能力减弱，维护髓核细胞功能的蛋白多糖等变性、脱水，甚至在病理机制的作用下髓核细胞可逐渐凋亡。

1. 脊索细胞的分化能力　在胚胎脊椎原基形成过程中，脊索被挤入两脊椎原基之间，从而形成脊索源性髓核，内含脊索细胞。随着生长发育，具有典型脊索细胞形态的细胞消失。被类软骨细胞所代替。以往认为10岁后髓核内脊索细胞全部消失。但最近的研究表明成年后髓核内仍会有脊索细胞存在。在体外对脊索细胞的动态观察研究也表明脊索细胞具有分化能力，但并不是所有的都分化为软骨样细胞。

2. 髓核细胞的增殖功能　有学者分离青壮年髓核细胞后的原代髓核细胞贴壁缓慢，贴壁后形态为多角形和短梭形，多次传代后出现去分化现象。流式细胞仪凋亡检测结果表明原代髓核细胞存在少量比例的凋亡细胞。细胞周期检测结果显示髓核细胞的增殖缓慢。

3. 核间充质干细胞迁移修复功能　干细胞具有较强的细胞活性和增殖能力，并且可以在一定诱导条件下向髓核样表型定向分化，作为椎间盘生物学修复的种子细胞具有一定的可行性。近年来髓核间充质干细胞的存在已经被多项研究所证实。进一步的研究证实在人类退变髓核和终板中存在间充质干细胞，在人类纤维环中存在具有多向分化潜能的祖细胞。同时，动物的体内研究也证实髓核中存在间充质干细胞，并且发现这些内源性间充质干细胞在椎间盘内存在一定的迁移和修复行为，提示这种新型组织特异性间充质干细胞具有潜在的研究和应用价值。

五、腰椎间盘软骨终板细胞功能

软骨终板由软骨细胞和细胞外基质组成。软骨终板上的细胞为典型的圆形软骨细胞，在邻近骨化层时呈柱状排列，其余的散在或成对分布。由于处于负重的中轴线上，整个椎间盘的平均细胞数较绝大部分的组织低，是结缔组织中最低的，细胞的分布与类型也有差异。软骨终板在椎间盘的三个构成部分中与外周血运的接触最近，物质流动频繁，所以其细胞密度相对纤维环、髓核的稍高一些，是纤维环的2倍、髓核的4倍。电镜观察兔软骨终板内有由椎体骨髓腔发出的血管芽（即血管分支交织缠绕形成的微血管袢），其三维结构显示：终板的髓核区血管芽呈膨大且复杂的、交织缠绕的袢样结构，表面积较小；外层纤维环区终板内无血管芽，而血管芽的表面积与软骨终板的渗透力呈正相关。软骨终板由软骨细胞和细胞外基质组成。软骨细胞由与其他软骨细胞一样的圆形细胞构成．在邻近骨化层时呈柱状排列，其余的散在或成对分布。软骨终板的细胞旺盛地合成蛋白多糖、胶原等与生理功能紧密相关的细胞外基质，维护软骨终板的结构和功能，呈柱狀排列，使软骨终板更适于应力的承受。

（吴娟丽　王　霞）

参 考 文 献

［1］　王连唐. 病理学, 北京: 高等教育出版社, 2018.
［2］　pulposus cells by bone marrow-derived stromal cells: significance of direct cell-to cell contact in coculture [J]. systemSpine2004: 29 (14): 1508-1514.
［3］　Risbud My. Albert TI, Guttaplli A, et al, Differentiation of mesenchymal stem cells towards a nucleus pulposus-like phenotype in vitro: implications for cell-based transplantation therapy [J]. Spine, 2004; 29 (23): 2627-2632.
［4］　Crevensten G, Walsh AJ, Ananthakrishnan D, et al, Intervertebral disc cell Therapy for regeneration: mesenchymal stem cell implantation in rat interverte bral discs [J]. Ann Biomed Eng2004; 32 (3): 430-434.
［5］　Robinson A, Keely S, Karhausen J, et a1. Mueosal protection by hypoxia-inducible factor prolyl hydroxylase inhibition [J]. Gastroenterology, 2008, 134 (1): 145-155.
［6］　7Glocker E O, Kotlarz D, Klein C, et a1. IL-10 and IL-10 receptor defects in humans [J]. Ann NY Acad Sci, 2011, 102-107.
［7］　Feng G, Yang X, Shang H, et a1. Multipotential differentiation of human anulus fibrosus cells: an in vitro study [J]. J Bone Joint Surg Am, 2010, 92: 675-685.

[8] Can JC, Ducheyne P, Vresilovic EJ. Intervertebral disc tissue engineering Ⅱ: cultures of nucleus pulposus celia [J]. Clin Orthop, 2003, (411): 315-324.

[9] Hunter CJ, Matyas JR, Duncan NA, The notochordal cellin the nucleus pulposus: a review in the context of tissue engineering [J]. Tissue Eng, 2003, 9: 667-677.

[10] 杨勇, 梁伟, 张世磊, 等. 人颈椎间盘髓核细胞的体外培养和鉴定 [J]. 现代生物医学进展, 2011, 11 (2): 237-239.

[11] 丁亮. 颈前梯形截骨潜行减压原位植骨术影响邻位终板退变的组织学研究 [D]. 湖南: 中南大学, 2007.

[12] 冯陈诚. 人椎间盘内N-Ac-PGP的鉴定以及其对软骨终板干细胞迁移和分化影响的研究 [D]. 第三军医大学, 2017.

第三章
腰椎间盘病理学特性

本章从腰椎间盘的急性损害机制、腰椎间盘的慢性损害机制、腰椎间盘的生理退化机制、腰椎间盘的组织病变机制、腰椎间盘组织修复机制、腰椎间盘病变的病理热图等方面对腰椎间盘病理学特性进行系统阐述。

第一节 腰椎间盘的急性损害机制

腰椎间盘急性损害是指有轻重不等的腰部外伤史，影像学检查证实有椎间盘的病理改变，并引发了一系列的症状和体征。本节从腰椎间盘急性损害的致病因素、病理变化、临床表现、特殊检查、诊断标准、中医辨证等方面系统阐述腰椎间盘急性损害的病理机制。

一、腰椎间盘急性损害的致病因素

（一）现代医学致病因素

腰椎间盘急性损害是指突然受到外力作用，使得腰部软组织受到过度的牵拉，造成筋膜、腰骶部肌肉上的附着点、骨膜等急性撕裂；或者是椎间关节突关节、腰骶关节紊乱、错位，韧带嵌顿。其发病机制认为是在活动过程中，外力作用于腰背部，使其遭受与之相应的制约以及协调，因此，受到的外力作用、姿势不当或者是使用方法不对，增加了脊柱的负重量，可引起腰椎间盘的急性损害。物理压迫及炎性因子是导致腰椎间盘急性损害的两个主要原因，其周围末梢神经接受某些代谢产物的刺激后传送到大脑皮质产生疼痛。

（二）中医致病因素

腰椎间盘急性损害可归属于中医学中"腰痛""伤筋"的范畴。对于腰椎间盘急性损害的致病因素，古代医家也有对其进行相关描述，其病因为风寒湿入侵，而外伤闪挫为其主要致病外因。该病的病机为气滞血瘀，经脉受损，气血在运行过程中受阻，不能顺利运行，不通则痛。此外，中医学认为，腰为肾之府，《素问》中提到"腰为肾府，转摇不能，肾将惫已"《诸病源候论》也有提到若患者"肾气虚损"，则"风邪乘虚"容易侵袭肾经,从而引起腰痛症状发作。

二、腰椎间盘急性损害的病理变化

(一)组织器官的细胞学变化

引起细胞和组织损伤的原因多种多样且比较复杂,其作用的强弱、持续的时间以及损伤的原因决定着损伤的程度,也可引起可复性损伤及严重的不可复性损伤,导致细胞和组织的死亡。

急性损伤的原因可归纳为以下几类。

1. 物理性损伤 包括高温、低温、机械性、电流和射线等因素。其中,高温可使蛋白变性,造成烧伤,严重时可使有机物炭化;低温可使局部组织的血管收缩、受损,血流停滞,导致细胞缺血,甚至死亡;机械性损伤主要是直接破坏细胞、组织的完整性和连续性,组织断裂或细胞破裂;电击可直接烧伤组织,同时刺激组织,引起局部神经组织的功能紊乱;电离辐射直接或间接引起生物大分子DNA损伤,导致细胞损伤和功能障碍;持续低气压可致缺氧并造成组织细胞的损伤。在气压急剧降低时,原来溶解的气体会迅速逸出,栓塞小血管而造成组织、器官的损伤。

2. 生物性损伤 引起细胞损伤最常见的原因是生物因子,其种类繁多,如真菌、细菌、病毒等。上述生物性因素可通过各种毒素、代谢产物或机械作用损伤组织,也可通过变态反应引起组织损伤。

(二)病理细胞学特征

细胞和组织的损伤机制非常复杂,不同原因引起的细胞损伤机制不尽相同,不同类型和不同分化状态的细胞对同一损伤因素的感受程度也不一样。

1. 机械性破坏 机械性破坏乃机械力直接损害所致,如外伤或事故所致的组织切割可直接破坏细胞、组织的完整性和连续性;冰冻产生冰晶,冰晶可机械性使细胞内膜性结构和细胞膜穿孔。此外,细胞亦可因其胞膜内外渗透性不平衡而破裂。

2. 膜完整性损害 细胞膜损伤是细胞损伤的重要方式,包括补体活化时其所介导的细胞溶解、病毒感染时穿孔素介导的细胞溶解、离子通道的特异性阻滞、膜离子泵衰竭、膜脂质改变以及膜蛋白质交联,膜内离子通道允许特异性离子有控制地出入。

三、腰椎间盘急性损害的临床表现

1. 典型症状

(1)伤后腰部疼痛剧烈,活动明显受限。

（2）咳嗽、喷嚏、用力解大便甚至深呼吸时可使疼痛加剧。

（3）腰不能挺直，行走不利。

（4）患者常以手撑腰，以免加重疼痛。

（5）严重者卧床难起，翻身困难。

2. 主要体征 腰部各方向活动均受限，有局限性压痛。腰部被动旋转活动及后伸受限，疼痛剧烈。脊柱可有侧弯，棘突偏歪，棘突两侧或一侧稍下方有深在压痛。

3. 疾病发展的动态演变 现代医学认为腰椎间盘急性损害是由腰部负重过大造成的腰椎间盘急性损伤。腰部主要由腰椎、腰椎间盘、韧带、筋膜及腰部肌肉组成。当腰椎间盘急性损害伤时，腰骶部肌肉等软组织撕裂的炎性反应及关节突关节受到的肌肉张力牵拉，关节面轻微错动，改变腰椎后关节解剖位置，使后关节囊滑膜受到过度牵扯，造成腰痛。腰骶部在骨盆和躯干交界，活动范围大，次数多，因此腰骶部肌肉和 L_5S_1 后关节易遭受损伤。人体不论在静止或工作状态，腰椎及椎间盘都是保护腰椎平衡的重要因素，工作或学习时姿势不当或过度劳累，可造成腰椎积累性损伤。从生物力学的角度观察，在完成各种动作的同时能保持腰背部内、外平衡是因为腰背部的各种活动均受到力学关系的制约与协调。

四、腰椎间盘急性损害的特殊检查

（一）影像检查

1. X 线检查 正位片可显示腰椎侧弯，椎间隙变窄或左右不等，患侧间隙较宽；侧位片显示腰椎生理前曲减少或消失，发生椎间盘突出的椎间隙后方宽于前方。后期椎体相对边缘有硬化和隐窝不整表现，椎体边缘有骨赘形成，关节突关节也可随之退变，上、下关节突交错，下关节突变尖插入椎间孔，使之变小，有时可见假性脊椎滑脱。

2. 脊髓造影检查 可提高本病的诊断率。①髓核造影可显示椎间盘突出的具体情况，但难度较大。②蛛网膜下隙充盈情况能较准确地反映硬膜脊受压程度和受压部位，以及椎间盘突出部位和程度。③硬膜外造影，造影剂注入硬膜外腔，可显示硬脊膜外腔轮廓和神经根的走向，反映神经根受压的状况。④上行静脉造影，经股静脉插管至腰静脉，注入造影剂，显示局部静脉形态，分析椎间孔附近的占位性病变。

3. CT 检查 可显示骨性椎管形态，韧带是否增厚，椎间盘突出程度和方向，CT 扫描不仅能显示骨折类型、碎骨片情况、椎管内及神经根受累情况，还可以显示由于椎管狭窄、急性外伤性椎间盘脱出或血肿所致的脊髓损害。另外，还可清晰地显示脊柱受累情况，从而更好地判断脊柱的稳定性，为临床制订合理的治疗方案提供客观依据。

4. MRI 检查 可全面观察腰椎间盘是否病变，了解髓核突出程度和位置，并可鉴别椎管内有无其他占位病变。不仅能显示椎体和附件的骨折及骨性结构的异常，如韧带撕裂（尤其是后纵韧带和椎间韧带），椎间盘损伤，还能清晰显示脊髓损伤和外伤后脊髓空洞症等，并可判断创伤的预后。MRI矢状位对前纵韧带、后纵韧带、黄韧带及脊柱后方复合韧带是否有断裂可作出准确判断。

（二）电生理检查

肌电图检查根据异常肌电图的分布范围可判定受损的神经根及其对肌肉的影响程度。L_{4-5}椎间盘突出，通常主要累及腓骨长肌和胫前肌；L_5S_1椎间盘突出，主要累及腓肠肌内侧头和外侧头；L_{3-4}椎间盘突出累及肌肉较多，股四头肌可出现异常。

（三）实验室检查

实验室检查可以通过检测血常规、C反应蛋白（CRP）、红细胞沉降率（ESR）、免疫学、抗核抗体、结核抗体、降钙素原、布氏杆菌抗体等排除急性感染性病变，了解身体基本状况。

五、腰椎间盘急性损害的诊断标准

1. **病史** 有腰椎及椎间盘急性外伤或感染等相应病史。
2. **症状** 有腰椎及椎间盘急性损害的相应症状，如腰部疼痛剧烈，活动明显受限。咳嗽、喷嚏、用力排便甚至深呼吸时可使疼痛加剧。腰不能挺直，行走不利。患者常以手撑腰，以免加重疼痛。严重者卧床难起，翻身困难。
3. **体征** 腰部各方向活动均受限，有局限性压痛。腰部被动旋转活动及后伸受限，疼痛剧烈。脊柱可有侧弯，棘突偏歪，棘突两侧或一侧稍下方有深在压痛。
4. **影像检查** 在急性损伤的腰部相应部位可出现骨组织、椎间盘或肌肉软组织等异常改变，X线、CT或MRI检查有助于诊断。
5. **其他检查** 神经电生理检查、实验室检查等可为腰椎间盘急性损害诊断提供有限的证据。

六、腰椎间盘急性损害的中医辨证

（一）中医辨证要点

腰椎间盘急性损害在中医方面考虑为实证，其特点是发病时间短，病情急，疼痛明显等。外感腰痛，痛起于暴，疼痛明显，终日不衰，风寒湿热各有所因。属湿热者，腰部重痛，不能转侧；属寒者，腰部冷痛，得热则舒；属湿热者，腰部热痛，遇冷则痛减。

（二）中医辨证分型

1. 瘀血阻络型

（1）主症：腰痛如刺，痛处固定，痛处拒按。

（2）兼次症：轻者腰部转侧不便，重者不能转侧，面晦唇暗。病势急暴，突然发病者，有闪挫跌打外伤史。

（3）舌象：舌质青紫或紫暗，或有瘀斑。

（4）脉象：弦涩。

2. 寒湿阻络型

（1）主症：腰部僵硬疼痛不移，遇寒痛增，得热痛减。

（2）兼次症：下肢屈伸不利，局部皮色不红，触之不热。

（3）舌象：舌质淡红，苔白而薄腻。

（4）脉象：弦紧，或沉迟而弦。

3. 湿热阻络型

（1）主症：腰部疼痛，痛处有热感，遇冷痛减，夜间痛甚。

（2）兼次症：口渴不欲饮，口苦烦热，小便短赤。

（3）舌象：舌质红，苔黄腻。

（4）脉象：濡数，或弦数。

七、腰椎间盘急性损害的典型案例

【典型病例1】

患者：朱某，女，75岁。主诉：腰背部及右侧臀部疼痛伴活动受限1天。现病史：患者自诉于2023年7月30日9时许不慎被三轮电动车撞倒，即感腰背部及右侧臀部疼痛，活动受限，休息后未见明显缓解。为求明确诊断及治疗，遂由家属送至我院急诊科就诊。予影像学检查：X线：①腰椎退行性骨关节病。②腰4椎体假性滑脱。③腰1～2、腰4～5、腰5骶1椎间盘病变。④双髋关节，腰椎骨质结构未见明显骨折征象，建议复查或进一步检查。入院时症见：患者轮椅推入病区，神志清，精神欠佳，自诉腰背部及右侧臀部疼痛活动受限，平素饮食可，二便调，夜寐欠安。中医诊断：筋伤；中医证型气滞血瘀。西医诊断：急性腰椎损伤（图3-1-1）。

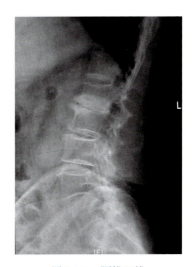

图3-1-1 腰椎X线
①腰椎退行性骨关节病。②腰4椎体假性滑脱。③腰1～2终板炎可能。④腰椎多发椎间盘病变。

【典型病例2】

患者：李某，女，40岁。主诉：腰背部疼痛伴活动受限1天。现病史：患者自诉2023年7月30日在家中活动时不慎扭伤腰部，随即感腰背部疼痛伴活动受限，起床时及体位转换时疼痛加重，休息后减轻，为进一步治疗来我院门诊，以"腰痛"收入院。入院时症见：患者扶入病区，神志清，精神欠佳，腰背部疼痛剧烈，久坐、弯腰加剧，平卧后缓解，偶有左下肢酸困麻木不适，纳食少，夜寐尚可，二便可。中医诊断：腰痛；中医证型：血瘀阻络。西医诊断：腰椎间盘突出（图3-1-2）。

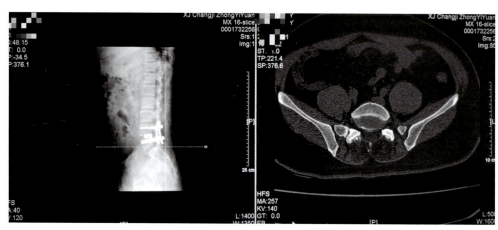

图3-1-2a 腰椎CT

入院完善腰椎CT示：L_5S_1椎间盘突出。

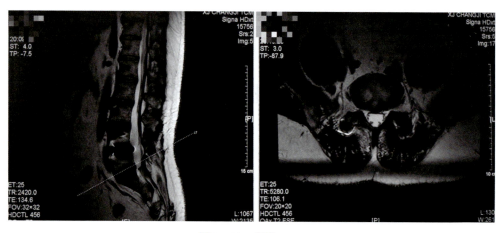

图3-1-2b 腰椎MRI

示：腰3椎体终板炎，腰4、5内固定术后。

（阿依古丽·若曼 王 霞）

第二节 腰椎间盘的慢性损害机制

腰椎间盘的慢性损害是由于各种原因引起腰椎间盘髓核或纤维环等组织逐渐发生病理改变,导致腰椎间盘的髓核、纤维环和软骨终板等组织变性,纤维环膨出、髓核突出或脱出等,从而引发一系列的症状和体征。本节从腰椎间盘慢性损害的致病因素、病理变化、临床表现、特殊检查、诊断标准、中医辨证等方面系统阐述腰椎间盘慢性损害的病理机制。

一、腰椎间盘的慢性损害的致病因素

(一)现代医学致病因素

1. **慢性劳损** 各种超过正常范围的过度活动导致的损伤,如长期坐位、姿势异常、过度弯腰、搬取重物等,均可导致退变的椎间盘(髓核)突入椎管而压迫、刺激附近的脊神经根,产生相应的腰腿疼痛症状。

2. **体重指数(BMI)因素** 大量研究认为,体重指数(BMI)是腰椎间盘的慢性损害发病的相关因素之一。肥胖可能增加腰椎间盘的负荷,影响其代谢,加速其退变。

3. **生理因素** 年龄、身高、性别等也是腰椎间盘的慢性损害发病的相关因素。年龄、身高与腰椎间盘的慢性损害呈正相关。据研究表明,腰椎间盘的慢性损害男性较女性发病率高,约为2∶1。

4. **遗传因素** 临床观察发现,腰椎间盘的慢性损害还有一定的家族聚集性和家族易感性。

(二)中医致病因素

腰椎间盘的慢性损害属中医学"痹症""腰痛"范畴,多因长期劳损,寒湿侵袭经络,或肝肾亏虚,筋脉失养所致,亦有久治不愈,使经络运行受阻,气滞血瘀,不通则痛。缠绵难愈,整日腰部疼痛,或腰腿痛,或活动困难。

二、腰椎间盘的慢性损害的病理变化

1. **组织器官的细胞学变化** 腰椎间盘是人体各组织中最早和最易随年龄发生退行性改变的组织。随着年龄的增长,髓核丧失部分水分及其原有弹性。退变的腰椎间盘受轻微外伤即可引起椎间盘突出。腰椎过伸性损伤可使近侧椎体向后移位;屈曲性损伤可使双侧关节突关节脱位，使椎间盘后方张力增加，导致纤维环和后纵韧带破裂，髓核突出。在突出组织表面，有血管包绕侵入，产生炎性反应。

2. **病理细胞学特征** 腰椎间盘慢性损害的病理病变可分为Ⅰ～Ⅴ期。Ⅰ期为纤维环放射状裂隙是髓核突出的必备条件，当椎间盘退变时，由于腰椎屈曲或扭转的应力作用，纤维环可缓慢或突发部分断裂，出现纤维环放射状裂隙。Ⅱ期为髓核凸入纤维环裂隙，并可增加纤维环裂隙的长度和宽度。Ⅲ期为髓核突破纤维环放射状裂隙，但未突破外层纤维环成为包容性椎间盘突出；部分髓核物质由起始的放射状裂隙以迂回方式扩展进入纤维环环状裂隙中，并且在远离原始纤维环放射状裂隙处产生新的纤维环放射状裂隙，这时髓核物质位于部分纤维环之间。Ⅳ期为纤维环外层破裂，髓核突出位于后纵韧带前侧，在无后纵韧带部分，髓口突入椎管内。Ⅴ期为髓核穿破后纵韧带，与坏死的纤维环组织一并进入椎管；此种突然的大块椎间盘组织突出有时移行于椎管内，离原病变椎间隙较远。上述腰椎间盘病理改变的分期中，在腰椎间盘退变较轻的病例缓慢地经过Ⅰ～Ⅴ期；而在腰椎间盘退变较重的病例，则可由Ⅱ期或Ⅲ期在应力下进入Ⅳ期或Ⅴ期。

三、腰椎间盘的慢性损害的临床表现

1. **典型症状** 腰部或下肢呈典型的腰骶神经根分布区域的疼痛，常表现下肢痛重于腰痛。存在按神经支配区域表现的肌肉萎缩、肌力减弱、感觉异常和反射改变4种神经障碍体征中的两种征象。

2. **主要体征** 腰部棘突间或椎旁压痛阳性，神经根张力试验无论直腿抬高试验或股神经牵拉试验均为阳性。

3. **疾病发展的动态演变** 腰椎间盘前部较高较厚，正常髓核位置偏后，且纤维环后方薄弱，故髓核容易向后方突出或脱出；而椎间盘的后方有脊髓、神经根等重要结构，因此突出的髓核容易刺激或压迫脊髓或神经根，产生临床症状。腰脊神经根在椎间盘水平横行进入椎间孔，腰椎后外侧纤维环和后纵韧带较薄弱，髓核易从该处突出，即使突出物很小也会引起神经根受压。

四、腰椎间盘的慢性损害的特殊检查

（一）医学影像检查

1. **X线检查** 正位片可显示腰椎侧弯，椎间隙变窄或左右不等，患侧间隙较宽；侧位片显示腰椎生理前曲减少或消失，发生椎间盘突出的椎间隙后方宽于前方。后期椎体边缘相对有硬化和侧隐窝不整齐表现，椎体边缘有骨赘形成，关节突关节也可随之退变，上、下关节突交错，下关节突变尖插入椎间孔，使之变小，有时可见假性椎体滑脱。

2. CT检查 可显示骨性椎管形态，韧带是否增厚，椎间盘突出程度和方向，CT扫描不仅能显示骨折类型、碎骨片情况、椎管内及神经根受累情况，还可以显示由于椎管狭窄、急性外伤性椎间盘脱出或血肿所致的脊髓损害。另外，还可清晰地显示脊柱受累情况，从而更好地判断脊柱的稳定性，为临床制订合理的治疗方案提供客观依据。

3. MRI检查 可全面观察腰椎间盘是否病变，了解髓核突出程度和位置，并可鉴别椎管内有无其他占位病变。不仅能显示椎体和附件的骨折及骨性结构的异常，如韧带撕裂（尤其是后纵韧带和椎间韧带）、椎间盘损伤，还能清晰显示脊髓损伤和外伤后脊髓空洞症等，并可判断创伤的预后。MRI矢状位对前纵韧带、后纵韧带、黄韧带及脊柱后方复合韧带是否有断裂可作出准确判断。

（二）电生理检查

肌电图检查根据异常肌电图的分布范围可判定受损的神经根及其对肌肉的影响程度。通常L_{4-5}椎间盘突出，主要累及腓骨长肌和胫前肌；L_5S_1椎间盘突出，主要累及腓肠肌内侧头和外侧头；L_{3-4}椎间盘突出累及肌肉较多，股四头肌可出现异常。

（三）实验室检查

实验室检查可以通过检测血常规、C反应蛋白、红细胞沉降率、免疫学、抗核抗体、结核抗体、降钙素原、布氏杆菌抗体等排除急性感染性病变，了解身体基本状况。

五、腰椎间盘的慢性损害的诊断标准

1. 病史 有腰椎及椎间盘慢性损害的相应病史。

2. 症状 有腰椎及椎间盘慢性损害的相应症状，如腰部及下肢疼痛或麻木、感觉减退等。

3. 体征 腰部棘突间或椎旁压痛阳性，神经根张力试验无论直腿抬高试验或股神经牵拉试验均为阳性。

4. 影像检查 X线、CT或MRI检查可见腰椎间盘病变处的椎体骨形态改变、椎间盘变性、膨出或脱出等病理改变影像，特别是MRI检查，对诊断腰椎间盘慢性损害的价值较大。

5. 其他检查 神经电生理检查、实验室检查等为腰椎间盘慢性损害可提供有限的辅助诊断。

六、腰椎间盘的慢性损害的中医辨证

（一）辨证要点

1. 辨病邪 腰痛的证候特征多因感受邪气的性质不同而表现各异。腰部及肢体关节疼痛呈游走不定者，属风胜；疼痛较剧，遇寒则甚，得热则缓者，属寒胜；重着而痛，手足沉重，肌肤麻木者，属湿胜；红肿热痛，筋脉拘急者，属热胜。

2. 辨虚实 一般而言，新病多实，久病多虚。实者，发病较急，正气尚胜抗邪，故痛势剧，脉实有力；虚者，病程较长，多有气血不足，故疼痛绵绵，痛势较缓，脉虚无力。本病后期多见虚实错杂，应辨明虚实，分清主次。

3. 辨痰瘀 腰痛迁延不愈，证见腰部及关节漫肿，甚则强直畸形，痛如针刺，痛有定处，时轻时重，昼轻夜重，屈伸不利，舌体胖边有齿痕，舌质紫暗甚或可见瘀斑，脉沉弦涩。多属正虚邪恋，瘀血阻络，痰留关节，痰瘀交结，经络不通，关节不利，而成顽疾。

（二）中医分型

1. 行痹型

（1）主症：腰部疼痛伴下肢关节疼痛，游走不定。

（2）兼次症：发病初期肢节亦红亦肿，屈伸不利，或恶风，或恶寒。

（3）舌象：舌质红，苔白微厚。

（4）脉象：浮缓或浮紧。

（5）分析：风寒湿邪侵袭肌表，留滞经络，气血运行不畅，不通则痛，故见腰部疼痛；因疼痛影响关节活动，故见屈伸不利。行痹以风邪偏盛，风性善行而数变，故疼痛游走不定，时而走窜上肢，时而流注下肢为其特征；外邪束表，营卫失和，故见恶风发热，或恶寒发热。舌苔白，脉浮为邪气外侵之象。

2. 痛痹型

（1）主症：腰部紧痛不移，遇寒痛增，得热痛减。

（2）兼次症：并肢节屈伸不利，局部皮色不红，触之不热。

（3）舌象：舌质淡红，苔白而薄腻。

（4）脉象：弦紧，或沉迟而弦。

（5）分析：感受风寒湿邪，因寒邪偏胜，寒性凝滞，主收引，邪流经络，痹阻气血，故见肢体关节紧痛不移，疼痛较剧；遇寒则血愈凝涩，故痛增剧；得热则寒邪祛散，气血运行较为流畅，故其痛减；寒主收引，筋脉拘急，则肢体关节紧痛而不得屈伸；寒为阴邪，故局部皮肤不红，触之不热。舌质淡红，苔薄白腻为寒湿之象，脉弦紧为属寒主痛之征，脉沉迟而弦为寒胜之象。

3. 着痹型

（1）主症：腰部及肢体关节重着，疼痛。

（2）兼次症：肢体关节肿胀，痛有定处，手足沉重，活动不便，肌肤麻木不仁。

（3）舌象：舌质红，苔白厚而腻。

（4）脉象：濡缓。

（5）分析：感受风寒湿邪而以湿邪偏盛，因湿性重浊黏滞，湿注经络，留滞关节，气血运行受阻，不通则痛，故见肢体关节肿胀，重着疼痛，痛有定处，活动不便；肌肤络脉为湿浊阻滞，营血运行不畅，而见肌肤麻木不仁。苔白厚腻，脉濡缓为湿邪偏盛之象。

4. 热痹型

（1）主症：腰部僵硬疼痛。

（2）兼次症：怕热，得冷稍舒，多伴有恶风、口渴、尿黄、烦闷不安等全身症状。

（3）舌象：舌质红，苔黄腻。

（4）脉象：滑数。

（5）分析：感受风湿热邪，或风寒湿邪郁而化热，湿热壅滞经络，气血郁滞不通，致局部红肿灼热，关节疼痛不能屈伸；湿热壅盛，营卫郁滞失和，故见恶风，发热；湿热久郁，化燥伤津，故口渴，尿黄；邪热上扰于心，则见心烦郁闷。舌质红，苔黄腻，脉滑数皆湿热壅盛之征。

七、腰椎间盘的慢性损害的典型案例

【典型病例1】

患者：赵某，男，64岁。主诉：间断腰痛5年，加重1周。现病史：5年前无明显诱因出现腰部疼痛不适，自行理疗后症状未见明显缓解，就诊于人民医院，腰椎磁共振提示腰椎间盘突出，予以综合治疗后疼痛好转出院（具体诊疗经过不详）。近1周无明显诱因出现腰部疼痛加重伴活动受限，休息后症状未见明显好转，为系统治疗来我科就诊，门诊以"腰椎间盘突出"收住入院。刻下症见：患者腰部疼痛不适，活动受限，腰膝酸软，五心烦热、腿膝无力，纳可，胃脘部不适，间断心慌，夜欠安，二便调。中医诊断：腰痛；中医证型：肝肾亏虚，脉络瘀阻。西医诊断：腰椎间盘慢性损害，腰椎间盘突出症（图3-2-1）。

【典型病例2】

患者：马某，男，72岁。主诉：间断腰痛3年，加重伴右下肢疼痛、麻木1周。现病史：患者自述3年前无明显诱因出现腰部疼痛不适，自行予以热疗、药物贴敷等治疗后，症状好转，未予重视。1周前无明显诱因出现上述症状加重伴右下肢疼痛、麻木，

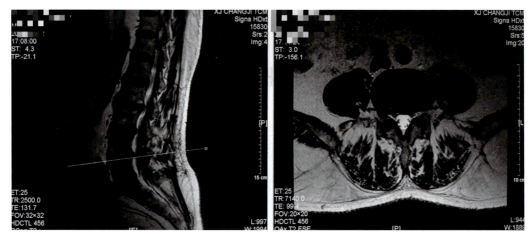

图 3-2-1　L_{4-5} 椎间盘突出，椎间盘慢性损害

主要部位在右侧臀部，大腿后侧。予理疗、贴敷治疗后症状未见缓解，来我科就诊，门诊以"腰椎间盘突出"收住入院。刻下症见：患者腰部疼痛不适，活动受限，伴右下肢疼痛，疼痛剧烈，麻木，主要部位在右侧臀部、大腿后侧。活动劳累及遇寒后症状加重、偶有恶寒、肢凉。无下肢无力，无间歇性跛行，纳可，夜寐欠安，二便调。中医诊断：腰痛；中医证型：风寒湿阻络。西医诊断：腰椎间盘慢性损害，腰椎间盘突出症（图3-2-2）。

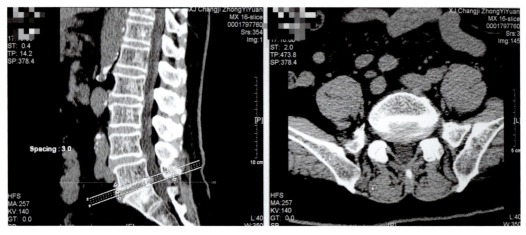

图 3-2-2　腰椎CT示：L_5S_1椎间盘膨出

（阿依古丽·若曼　王　霞）

第三节 腰椎间盘的生理退化机制

腰椎间盘从发育到衰老的生理退化在形态、结构及组成成分等方面均发生明显的变化，特别是伴随着儿童期的行走、成年后的劳动、脊椎负重，加之此处血供及营养条件较差，因而极易退变。本节从腰椎间盘的退化因素、退化病理、临床表现、特殊检查、诊断标准、中医辨证等方面系统阐述腰椎间盘生理退化的机制。

一、腰椎间盘生理退化的影响因素

（一）现代医学致病的影响因素

1. **生理因素** 患者的年龄、身高、性别等也是腰椎间盘生理退化的影响因素。年龄、身高与腰椎间盘生理退化呈正相关。

2. **慢性劳损** 各种超过正常范围的过度活动导致的损伤，如长期坐位、姿势不正、过度弯腰、搬取重物等，均可导致腰椎间盘生理退化。

3. **体重指数（BMI）因素** 大量研究认为，体重指数（BMI）是腰椎间盘生理退化发病的相关因素之一。肥胖可能增加腰椎间盘的负荷，影响其代谢，加速其退变。

4. **遗传因素** 临床观察发现，腰椎间盘生理退化还有一定的家族聚集性和家族易感性。

（二）中医致病的影响因素

腰椎间盘生理退化属中医学"痹症""腰痛"范畴，《黄帝内经》《证治汇补》等古籍中提出：元精内虚，风寒湿三气所袭，不能驱散，久而为痹，多因长期劳损，寒湿侵袭经络，或肝肾亏虚，筋脉失养所致，亦有久治不愈，使经络运行受阻，气滞血瘀，不通则痛。缠绵难愈，整日腰部疼痛，或腰腿痛，或活动困难。

二、腰椎间盘生理退化的病理变化

（一）组织器官的细胞学变化

腰椎间盘髓核由蛋白聚糖黏液样基质及纵横交错的胶原纤维网和软骨细胞构成，由于蛋白聚糖的吸水性，使髓核具有弹力和膨胀的性能。在新生儿，其椎间盘内蛋白聚糖含量较成人高，较退变者则更高。随着年龄的增长，髓核中的变化较纤维环中的改变更明显，从而使成人髓核的弹性下降。由于髓核的蛋白聚糖下降，胶原纤维增加，髓核与纤维环中出现不同宽度的过渡区，使髓核不能将压力转化为纤维环的切线应力，纤维环受力不均成为纤维环破裂的组织学基础，尤其是在30岁以后。腰椎间盘细胞的生长、发育、成熟、增殖、分化及其调控机制，都和细胞的力学特性有关。首先，椎间盘组织是一个动态的结构，细胞的类型和细胞外的组成成分在持续演变。其次，椎间盘的压力始终受着内在因素和外在因素的影响，使得在椎间盘的生理和病理学方面，很难精确区分各因素在细胞生物力学方面的作用。最后，当机械压力在细胞基质中发生改变后，与临床的退变椎间盘疾病是否产生疼痛并不一致。这些复杂因素使得腰椎间盘退变的研究很难达成一致的观点，进而影响到治疗策略的一致性。细胞膜-细胞骨架复合体上有许多机械力感应通道，这些通道的开放情况取决于所受的力。细胞骨架提供支持细胞膜的结构，保护细胞反复变形的完整性。因此，有学者通过对未成熟的髓核细胞和板层间的纤维环细胞生物力学的研究，来说明外力或累积应力除可直接损伤椎间盘组织导致椎间盘突出外，还可通过影响椎间盘细胞和基质的生物学行为而导致椎间盘退变和突出的发生。

（二）病理细胞学特征

1. 软骨终板退变的病理形态学特点　多数学者认为，软骨终板是椎体骨与椎间盘之间的透明软骨。在椎体骨发育过程中，软骨盘覆于椎体上下面，在10～13岁时出现次级骨化中心，类似于长骨两端的骺板；16～21岁时骺板开始消失，软骨下骨板形成，遗留的软骨盘即为软骨终板。儿童和青少年的软骨终板由透明软骨组成，到老年时转变为钙化的软骨或骨。

软骨终板由软骨细胞和细胞外基质组成。其软骨细胞与关节软骨细胞相似，细胞排列与胶原纤维走行一致，平行于椎间盘。软骨终板与内层纤维环和髓核相接。在软骨终板的外周部，细胞形态逐渐转变为纤维细胞样。软骨终板的生物化学成分主要包括蛋白多糖、胶原和水。在不同的部位和不同的成长阶段，其成分的含量会有所变化，由椎间盘向椎体和由中心向前、后两侧，胶原含量逐渐增多而蛋白多糖和水分含量逐渐减少。软骨终板的生化成分对维持椎间盘的完整性至关重要，其蛋白多糖的浓度具有调节向椎间盘进行物质运输的能力，软骨终板的蛋白多糖减少可引起髓核中蛋白多糖含量下降。

在增龄和椎间盘退变的过程中，软骨终板的生化成分发生了质和量的改变。有学者观察了软骨终板的基质合成和前胶原的表达后，发现在生长期胶原和蛋白多糖的合成及Ⅱ型胶原的变性均旺盛；进入成熟期后上述活动减弱；在退变期Ⅱ型胶原变性增加，并伴有Ⅰ型胶原合成。这说明生长期软骨终板基质的合成和分解代谢较强，而退变期则出现代谢产物的滞积和纤维化。软骨终板中心随年龄增长会出现Ⅹ型胶原，且逐渐增多，该胶原是软骨细胞肥大和钙化较为特异的标志。软骨终板在年龄增长和退变的过程中的形态学表现主要有软骨终板变薄、钙化和骨化、裂变和缺失等。在成年早期，软骨终板即开始有潜在的矿化，继而被吸收和成骨，阻止椎间盘的物质运输和营养过程，而营养障碍是引发椎间盘退变的主要原因。中年以后，软骨终板常可发生撕裂，产生裂隙。在大部分病例，这些裂隙开始于软骨盘中央和软骨终板与椎体之间，或软骨终板与髓核之间。软骨终板的退变涉及形态和功能的改变，是一个复杂的有多种病理变化的过程，其退变可引起椎间盘供养障碍而诱发和加速椎间盘退变。

2. 纤维环退变的病理形态学特点 椎间盘的纤维环各层成45°倾斜角与椎体骺环附着，两层间以90°交叉。深、浅层间的纤维相互交织，形成网络，增强了纤维环的韧性和弹性，从而可以容纳含水约80%的髓核组织。随着年龄的增长，纤维环磨损部分产生网状变性和玻璃样变性，失去原有的清楚层次和韧性，产生不同的裂隙。研究表明，纤维环的边缘性撕裂多见于前方的纤维环与椎骨交界处，裂隙中可有新生血管长入，这种裂隙多为创伤所致而非生化退变的过程，其发生与髓核退变无关；而纤维环的放射性撕裂常见于纤维环的后侧或后外侧，与椎间盘的退变密切相关。Fraser等认为，老化的髓核与退变的椎间盘可通过纤维环裂隙的延伸而形成孤立的放射状裂隙，导致外周纤维环边缘病变。相对年轻的椎间盘所发生的分离性边缘病变几乎是因纤维环内过度的高张力及继发的椎间盘内高压导致纤维环外周的机械性破坏。他们对纤维环的损伤进行了形态学的分类。

Ⅰ型：边缘型撕裂（纤维环撕裂）。在纤维环的外层，平行于相邻一个或两个软骨终板的分离性损伤，损伤在纤维环与椎体的边缘附着部，而且常伴有血管肉芽组织长入，并可达到纤维环的中层。相邻椎体骨缘可出现杯形缺损，肉芽组织或维组织长入取代骨髓，其下骨小梁硬化，形成骨赘。认为边缘性撕裂是由创伤所致，可能是周期性负荷衰减的结果，或是退变侵及边缘附着处的结果。

Ⅱ型：环状撕裂。常见于侧方的纤维环，可向前或向后延伸，尤其在外层纤维环病变时。这些病变与血管长入有关，如同边缘性撕裂一样，无组织学的证据表明有修复发生。此型常伴有边缘性损伤。

Ⅲ型：放射状撕裂。这是椎间盘进一步退变的结果。髓核突出处的裂隙常在纤维环外层，平行或垂直于软骨终板，尤其影响纤维环的后侧或后外侧，有时大的裂隙可延伸至前方。放射状裂隙与髓核脱出有关，其可作为髓核与软骨终板物质向外突出的通道，从而导致椎间盘突出。

3. 髓核退变的病理形态学特点 正常髓核位于椎间盘中央偏后，在横断面上占椎间盘面积的50%～60%，呈胶冻状，触之有弹性。髓核被纤维环和上、下软骨终板牢牢固定。儿童时髓核和纤维环的界限清楚。随着年龄的增长，髓核变得坚硬而发白，蛋白多糖和水分含量逐渐减少，胶原纤维增粗，髓核与内层纤维环变得分界不清。髓核内有两种细胞类型：脊索细胞和软骨样细胞。在胚胎22周前脊索细胞占优势，26周以后至成年人软骨样细胞为常见细胞类型。随着髓核的退变，髓核的功能性细胞数量明显减少，死亡细胞比例则增加，从胎儿的2%增加到成年人的50%以上。Moore等认为髓核退变起始于人生后第2个十年；第3个十年后，髓核的水化程度明显下降，髓核出现皱缩，内层纤维环出现裂隙，并伸入髓核，随后髓核出现裂隙甚至碎片形成。髓核的退变，主要表现在蛋白多糖（PG）含量及硫酸软骨素（chondroitin sulfate，CS）、硫酸角质素（keratan sulfate，KS）成分的改变。髓核退变时，蛋白多糖聚合能力明显下降，其分子明显变小。郑洪军等的研究结果表明，退变椎间盘中几乎没有多聚体蛋白多糖，从胎儿至成年人，退变椎间盘多聚体蛋白多糖含量依次减少；随着蛋白多糖聚合体的减少，糖氨多糖（glycosaminoglycan，GAG）的含量也出现降低。Scott等证实，髓核退变时，GAG浓度的降低主要是由CS浓度降低引起，KS浓度虽略有升高，但仍不足以补偿CS的大幅下降。他还进一步分析了原因：在髓核基质的生物合成过程中，CS要消耗氧，而KS则不消耗氧。随着髓核的逐渐营养障碍，CS合成明显减少，KS合成相对增加，引起KS/CS比例增加。而CS与水亲和力更大，CS更适合抵抗压应力。随着KS/CS比例增加，髓核抵抗压应力能力下降，髓核退变加剧。

三、腰椎间盘生理退化的临床表现

1. **典型症状**　腰部僵硬疼痛，活动部分受限，部分患者伴有下肢抽痛、麻木。
2. **体征**　腰部曲度变浅，活动受限，腰椎压痛阳性，部分患者伴有股神经牵拉试验阳性。
3. **疾病发展的动态演变**　腰椎间盘退变主要特征包括髓核软骨样细胞数目降低、聚集成团，细胞外基质如糖蛋白、蛋白多糖等成分的减少，椎间盘内各种炎性因子表达的增加等。在椎间盘退变早期，椎间盘组织内髓核细胞可出现增殖，伴有细胞簇的形成；随着椎间盘局部微环境的改变，髓核细胞皱缩、凋亡增加，局部炎性因子集聚；椎间盘退变程度不断地进展，椎间盘内髓核细胞数目下降、软骨样细胞形成，同时椎间盘细胞外基质开始出现降解，髓核内Ⅱ型胶原蛋白含量减低，Ⅰ型胶原蛋白比例开始增高，椎间盘微环境内部各种基质降解酶类含量上升，包括基质金属蛋白酶和含Ⅰ型血小板结合蛋白基序的解聚蛋白样金属蛋白酶；椎间盘组织内神经血管增生；髓核细胞老化、凋亡增加，并且椎间盘含水量降低，髓核组织逐渐纤维化，甚至伴钙化形成。

四、腰椎间盘生理退化的特殊检查

（一）影像检查

1. **腰椎X线检查**　腰椎正位主要观察腰椎形态、骨质结构、关节和腰椎两侧的软组织概况。侧位主要观察骨质结构、椎间盘变化、棘突、椎间孔、关节突关节。

2. 腰椎CT检查 CT对不同的组织有较高分辨力，能利用椎管内低密度的脂肪层衬托出硬脊膜囊、椎管、关节突关节面和神经根等的变化，令人在横断面上产生"直观"的真实感。随着设备的改进、技术的提高和经验的积累，其诊断准确率不断提高。

3. MRI检查 MRI对椎间盘纤维环、脊髓、脊神经及椎旁血管、肌肉、脂肪等组织的检查，在对椎间盘退行性病变的诊断与鉴别诊断方面都具有重要意义。

（二）电生理检查

肌电图对腰椎间盘突出症的诊断和定位诊断有帮助。棘旁肌的纤颤，说明是后支分出以前的损害，当与前支支配的下肢肌肉同时出现失神经电位时，更能说明有神经根受累。国内临床工作者根据放松时有自发电位，轻度收缩时多相电位增加等出现异常肌电图的分布情况，来确定突出椎间盘对神经根的压迫及受压神经根的水平。

（三）实验室检查

血常规、C反应蛋白、红细胞沉降率、免疫学等检查在椎间盘生理退化的诊断与鉴别诊断方面有参考意义。

五、腰椎间盘生理退化的诊断标准

1. 病史 有腰椎及椎间盘生理退化的相应病史。

2. 症状 有腰椎及椎间盘生理退化的相应症状，如腰部及下肢疼痛或麻木、感觉减退等。

3. 体征 腰部棘突间或椎旁压痛阳性，神经根张力试验无论直腿抬高试验或股神经牵拉试验均为阳性。

4. 影像检查 X线、CT或MRI检查可见腰椎间盘病变处的椎体骨形态改变、椎间盘变性、膨出或脱出等病理改变影像，特别是MRI检查，对诊断腰椎间盘生理退化的价值较大。

5. 其他检查 神经电生理检查、实验室检查等为腰椎间盘生理退化可提供有限的辅助诊断。

六、腰椎间盘生理退化的中医辨证分型

1. 风寒湿型 外邪袭表，壅滞气机，腠理开合失调而发为本病。可有腰部酸痛不适，活动受限，下肢麻木；惧风寒；舌淡红，苔薄或白腻，脉紧或滑。

2. 痰湿阻络型 外邪入里，内生痰湿，阻滞经络，气血不畅，发为本病。见腰部僵痛，屈伸受限，肢体麻木，时伴头晕、头重、胸闷、纳呆；舌淡胖，舌苔白腻，边

有齿痕,脉弦滑。

3. **气血亏虚型** 多表现为腰腿疼痛,下肢麻木,头重,目眩,胸闷气短,面色苍白,疲乏无力;舌淡或胖,边有齿印,苔薄少,脉沉细。

4. **肝肾不足型** 腰膝酸软,腿膝无力,五心烦热,四肢麻木,耳鸣耳聋,反复发作,劳则加甚;舌红少津,苔少,脉沉细或弦。

七、腰椎间盘生理退化的典型案例

【典型病例1】

患者:王某,男,80岁。主诉:腰部疼痛20余年,加重伴活动受限1个月余。现病史:20余年前无明显诱因出现腰部疼痛不适,在我科住院诊断为:腰椎间盘突出,经治疗好转出院。其间症状时有反复、间断来我科住院治疗。1个月前患者无明显诱因腰部疼痛反复,翻身困难,活动明显受限,由门诊以"腰椎间盘突出"收住入院。刻下症见:患者腰部疼痛不适,翻身困难,活动明显受限,腰膝酸软、五心烦热、腿膝无力,乏力,纳可,夜寐欠安,大便干,3~4天一解,小便调。舌质红,舌苔少,脉细数。中医诊断:腰痛,肝肾亏虚;西医诊断:腰椎间盘突出(图3-3-1)。

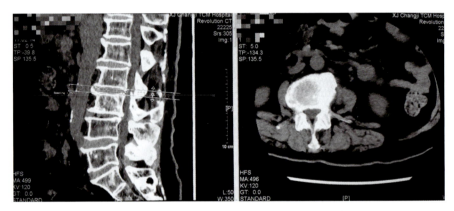

图3-3-1　腰椎CT示:腰椎间盘突出,生理退变

【典型病例2】

患者:王某,女,57岁。主诉:间断腰痛不适2年,加重伴右下肢疼痛5天。现病史:患者自述2年前无明显诱因出现腰部疼痛不适,未予重视。5天前无诱因出现腰痛加重,伴右下肢疼痛不适,以右侧臀部至大腿为主,自感症状逐渐加重,现为求系统治疗来我科就诊,由门诊以"腰椎间盘突出"收住入院。刻下症见:患者腰部疼痛不适,伴右下肢疼痛不适,以右侧臀部至大腿为主,活动部分受限,旋转屈曲疼痛明显,腰膝酸软、五心烦热、腿膝无力,纳可,夜寐欠安,二便调。舌质红,舌苔少,脉细数。中医诊断:腰痛,肝肾亏虚;西医诊断:腰椎间盘突出(图3-3-2)。

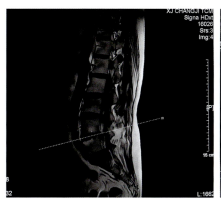
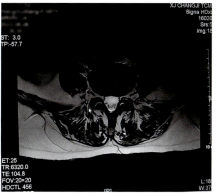

图 3-3-2　腰椎 MRI 示：腰椎间盘突出，生理退变

（阿依古丽·若曼　王　霞）

第四节　腰椎间盘的组织病变机制

腰椎间盘组织病变是腰椎间盘突出症等系列腰椎间盘病变的组织学基础，腰椎间盘组织病变机制研究是分析腰椎间盘疾病发生、发展与诊断、治疗、疗效预判等的重要理论基础。本节从腰椎间盘纤维环变性、腰椎间盘纤维环断裂、腰椎间盘髓核组织变性、腰椎间盘髓核组织突出、腰椎间盘髓核组织脱出、腰椎间盘髓核组织游离、腰椎间盘病变组织硬化、腰椎间盘病变组织钙化、腰椎间盘病变致腰椎椎管狭窄、腰椎间盘病变致腰椎椎体滑脱等方面系统阐述腰椎间盘组织病变的机制。

一、腰椎间盘纤维环变性的病理机制

腰椎间盘纤维环变性是从机体退变开始，腰椎间盘纤维环随着年龄的增加开始出现弹性减弱，纤维环的胶原纤维变性肿胀，部分胶原纤维断裂，纤维的排列紊乱，纤维环内外侧之间分界不清。纤维环变性后出现软骨内骨化，透明软骨破坏，炎性细胞浸润，软骨细胞坏死，导致纤维环逐渐变薄、塌陷等病理改变，引发一系列的腰椎间盘纤维环变性的症状和体征。腰椎间盘的纤维环各层呈45°倾斜角与椎体骺环附着，两层间以90°交叉。深、浅层间的纤维相互交织，形成网络，增强了纤维环的韧性和弹性，从而可以容纳含水约80%的髓核组织。随着年龄的增长，纤维环磨损部分产生网状变性和玻璃样变性，失去原有的清楚层次和韧性，产生不同的裂隙。

【典型病例】

患者：成某，女，49岁。主诉：间断腰部疼痛1年，加重伴活动受限1周。现病

史：患者自述1年前无明显诱因间断出现腰部疼痛不适，活动劳累后加重，休息可缓解，未予重视。1周前患者久坐后出现腰部疼痛不适，休息后未见明显缓解，疼痛逐渐加重，不能久坐久站，现为求系统治疗来我科就诊，由门诊以"腰部疼痛"收住入院。刻下症见：患者腰部疼痛不适，不能久坐久站，活动部分受限，活动劳累及遇寒后症状加重，偶有恶寒、肢凉，偶有胸闷，纳可，夜寐差，大便干，小便调。舌质淡红，舌苔薄，脉沉细。中医诊断：腰痛，风寒湿阻络；西医诊断：腰椎间盘突出（图3-4-1）。

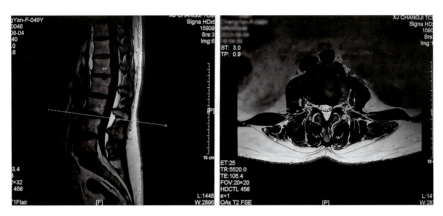

图3-4-1　腰椎MRI示：腰椎间盘突出，纤维环变性

二、腰椎间盘纤维环断裂的病理机制

据研究表明，纤维环的边缘性撕裂多见于前方的纤维环与椎骨交界处，裂隙中可有新生血管长入，这种裂隙多为创伤所致而非生化退变的过程，其发生与髓核退变无关；而纤维环的放射性撕裂常见于纤维环的后侧或后外侧，与椎间盘退变密切相关。Fraser等认为，老化的髓核与退变的椎间盘可通过纤维环裂隙的延伸而形成孤立的放射状裂隙，导致外周纤维环边缘病变。相对年轻的椎间盘所发生的分离性边缘病变几乎是因纤维环内过度的高张力及继发的椎间盘内高压导致纤维环外周的机械性破坏。他们对纤维环的损伤进行了形态学的分类。

Ⅰ型：边缘型撕裂（纤维环撕裂）。在纤维环的外层，平行于相邻一个或两个软骨终板的分离性损伤，损伤在纤维环与椎体的边缘附着部，而且常伴有血管肉芽组织长入，并可达到纤维环的中层。相邻椎体骨缘可出现杯形缺损，肉芽组织或纤维组织长入取代骨髓，其下骨小梁硬化，形成骨赘。认为边缘性撕裂是由创伤所致，可能是周期性负荷衰减的结果，或是退变侵及边缘附着处的结果。

Ⅱ型：环状撕裂。常见于侧方的纤维环，可向前或向后延伸，尤其在外层纤维环病变时。这些病变与血管长入有关，如同边缘性撕裂一样，无组织学的证据表明有修复发生。此型常伴有边缘性损伤。

Ⅲ型：放射状撕裂。这是椎间盘进一步退变的结果。髓核突出处的裂隙常在纤维环外层，平行或垂直于软骨终板，尤其影响纤维环的后侧或后外侧，有时大的裂隙可延伸至前方。放射状裂隙与髓核脱出有关，其可作为髓核与软骨终板物质向外突出的通道，从而导致椎间盘突出。

【典型病例】

患者：尹某，女，65岁。主诉：腰部疼痛10余年，加重1周。现病史：10年前无明显诱因出现腰部疼痛不适，间断在我院治疗。1周前自觉腰部疼痛加重，偶有右侧臀部、右下肢疼痛酸困，活动受限，自行热敷等治疗后效果欠佳，为系统治疗来我科就诊，门诊以"腰椎间盘突出"收住入院。刻下症见：患者腰部疼痛不适，偶有右侧臀部、右下肢疼痛酸困，无双下肢麻木，活动劳累后症状加重，腰膝酸软，夜寐欠安，胃胀，时有嗳气，纳欠佳，大便次数多，成形，小便调。舌质红，舌苔少，脉细数。中医诊断：腰痛，肝肾亏虚；西医诊断：腰椎间盘突出（图3-4-2）。

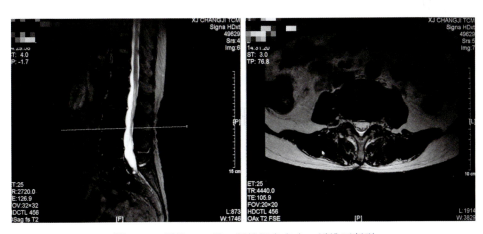

图3-4-2 腰椎MRI示：腰椎间盘突出，纤维环断裂

三、腰椎间盘髓核组织变性的病理机制

正常髓核位于腰椎间盘中央偏后，在横断面上占椎间盘面积的50%~60%，呈胶冻状，触之有弹性。髓核被纤维环和上、下软骨终板牢牢固定。儿童时髓核和纤维环的界限清楚。随着年龄的增长，髓核变得坚硬而发白，蛋白多糖和水分含量逐渐减少，胶原纤维增粗，髓核与内层纤维环变得分界不清。髓核内有两种细胞类型：脊索细胞和软骨样细胞。在胚胎22周前脊索细胞占优势，26周以后至成年人软骨样细胞为常见细胞类型。随着髓核退变增加，髓核的功能性细胞数量明显减少，死亡细胞比例则增加，从胎儿的2%增加到成年人的50%以上。Moore等认为髓核退变起始于人生的第2个十年；第3个十年后，髓核的水化程度明显下降，髓核出现皱缩，内层纤维环出现裂

隙，并伸入髓核，随后髓核出现裂隙甚至碎片形成。Thompson等将髓核退变的病理学分为5级：1级，蓝白色胶冻样髓核肿胀，纤维环尚完整；2级，纤维带伸入髓核，纤维环板层间软骨样物质出现；3级，髓核纤维组织增多，纤维环板层间软骨样物质增多；4级，髓核出现与终板平行的水平状裂隙，纤维环局部塌陷；5级，裂隙扩展至整个髓核和纤维环。Hansen等发现犬的腰椎间盘髓核退变有两种不同的病理类型：一种类型表现为髓核和内层纤维环进行性胶原化和钙化，常发生椎间盘突出症，主要发生于软骨营养不良性犬；另一种类型表现为髓核缓慢胶原化，至成年时仍保持黏液样外观，常单纯发生椎间盘退变及纤维环肿胀，很少发生椎间盘突出症，主要发生于非软骨营养不良性犬。Lowell等建立了犬的急性椎间盘髓核退变模型，并将犬的髓核退变分为6个类型：1型，髓核半透明，灰白色，与纤维环分界清楚；2型，髓核失去半透明外观，变为无色泽，纤维环撕裂，髓核邻近裂隙处皱缩；3型，髓核区变暗，内层纤维环内折，在髓核上形成缺口，椎间高度常有降低；4型，髓核区灰暗，且有明显纤维层与内层纤维环相连，椎间盘常变窄，向后膨出；5型，髓核被混乱的纤维或颗粒组织所代替，灰暗，有不规则腔隙；6型，髓核组织钙化，与纤维环分界清楚，发生于软骨营养不良性犬。

髓核的退变，主要表现在蛋白多糖（PG）含量及硫酸软骨素（CS）、硫酸角质素（KS）成分的改变。髓核退变时，蛋白多糖聚合能力明显下降，其分子明显变小。郑洪军等的研究结果表明，退变椎间盘中几乎没有多聚体蛋白多糖，从胎儿至成年人，退变椎间盘多聚体蛋白多糖含量依次减少，随着蛋白多糖聚合体的减少，糖氨多糖（glyco saminoglycan，GAG）的含量也出现降低。Scott等证实，髓核退变时，GAG浓度的降低主要是由CS浓度降低引起，KS浓度虽略有升高，但仍不足以补偿CS的大幅下降。他还进一步分析了原因：在髓核基质的生物合成过程中，CS要消耗氧，而KS则不消耗氧。随着髓核的逐渐营养障碍，CS合成明显减少，KS合成相对增加，引起KS/CS比例增加。而CS与水亲和力更大，CS更适合抵抗压应力。随着KS/CS比例增加，髓核抵抗压应力能力下降，髓核退变加剧。

【典型病例】

患者：王某，女，54岁。主诉：间断腰痛11年，加重2天。现病史：患者11年前无明显诱因出现腰部疼痛不适。于2015年6月在我院住院行腰椎CT确诊腰椎间盘突出症，住院治疗后好转出院。其间症状反复前后多次在我院住院治疗，经治疗好转出院。2023年7月因疼痛反复于我科住院治疗，诊断为"腰椎间盘突出"，予以综合治疗后疼痛好转出院。2天前无明显诱因疼痛加重，未予重视，现为求系统治疗来我科就诊，由门诊以"腰椎间盘突出"收住入院。刻下症见：患者腰部疼痛不适，活动受限，偶有头晕，腰膝酸软、五心烦热、腿膝无力，白天汗出较多，纳可，夜寐欠安，大便干，小便可。舌质红，舌苔少，脉细数。中医诊断：腰痛，肝肾亏虚；西医诊断：①腰椎间盘突出；②骶管囊肿（图3-4-3）。

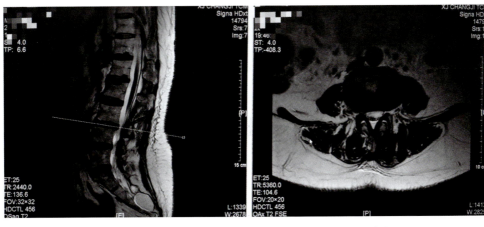

图3-4-3　腰椎MRI示：腰椎间盘突出，腰椎髓核组织变性

四、腰椎间盘髓核组织突出的病理机制

腰椎间盘髓核组织突出是在腰椎间盘髓核组织变性的基础上进一步发展的病理性改变。当腰椎间盘髓核组织变性后，椎间盘髓核和纤维环的生理功能下降，纤维环的弹性减弱，腰椎间盘对来自外界和机体自身重量的承受能力减弱。腰椎间盘在不良受力的情况下出现纤维环的纤维组织断裂、椎间盘纤维环贯穿性破裂；位于纤维环内的髓核组织在腰椎活动的过程中，由于压力的作用被挤压，通过纤维环的断裂或破溃处突入椎管内，引发因腰椎间盘髓核突出导致的一系列症状和体征。

【典型病例】

患者：李某，女，68岁。主诉：间断腰痛20年，加重10天。现病史：患者20年前无明显诱因出现腰部疼痛不适，间断我院康复科及骨科住院治疗后好转，其间间断发作，间断予以针灸及推拿对症治疗。2023年4月因腰部疼痛伴双下肢疼痛在我科住院行腰椎间盘髓核消融术，术后症状好转出院，其间偶有发作，间断对症治疗。近10天患者感腰部疼痛反复，伴双下肢酸困，活动受限，间歇性跛行，现为求系统治疗来我科就诊，今日由门诊以"腰椎间盘突出"收住入院。刻下症见：患者腰部疼痛不适，双下肢酸困，活动受限，怕热，汗出，偶有心慌，气喘，纳可，夜寐欠安，二便调。舌红，苔黄厚腻，脉滑数。中医诊断：腰痛，湿热阻络；西医诊断：腰椎间盘突出（图3-4-4）。

五、腰椎间盘髓核组织脱出的病理机制

腰椎间盘髓核脱出是指纤维环完全破裂，髓核穿破后纵韧带，大块髓核进入椎管，但其根部仍然在椎间隙内。腰椎间盘髓核组织脱出是在腰椎间盘髓核组织突出的基础

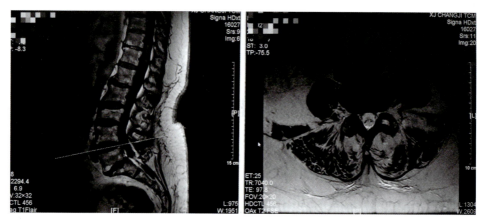

图 3-4-4 腰椎 MRI 示：腰椎髓核组织突出

上进一步发展的病理性改变。当腰椎间盘髓核组织突出后，椎间盘髓核和纤维环对来自外界和机体自身重量的承受能力进一步减弱。腰椎间盘在不良受力的情况下，椎间盘及髓核被进一步挤压，髓核通过纤维环的断裂或破溃处进一步突入椎管内，引发因腰椎间盘髓核脱出导致的一系列症状和体征。

【典型病例】

患者：潘某，女，48岁。主诉：腰部痛4年，加重伴左下肢疼痛3天。现病史：患者4年前无明显诱因出现腰部疼痛不适，后反复发作，在我院针灸科门诊治疗，治疗后好转；3天前无明显诱因感上述症状加重，并伴有左下肢疼痛，现为求系统治疗来我科就诊，门诊以"腰椎间盘突出"收住入院。刻下症见：患者腰部疼痛伴左下肢疼痛不适，活动受限，活动劳累后症状加重，腰膝酸软、腿膝无力，纳可，夜寐欠安，二便调。舌质红，舌苔少，脉细数。中医诊断：腰痛，肝肾亏虚；西医诊断：腰椎间盘脱出（图3-4-5）。

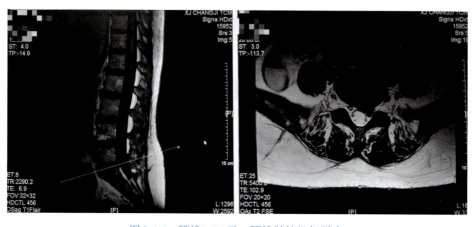

图 3-4-5 腰椎 MRI 示：腰椎髓核组织脱出

六、腰椎间盘髓核组织游离的病理机制

腰椎间盘髓核组织游离是指纤维环完全破裂，而退变和破碎的髓核从纤维环的裂口处脱出，穿过后纵韧带，不与纤维环或后纵韧带粘连，游离于椎管内。游离的髓核碎块可远离受累的椎间隙，常位于上一个或下一个椎间隙平面。腰椎间盘髓核组织游离是在腰椎间盘髓核组织脱出的基础上进一步发展的病理性改变。当腰椎间盘髓核组织脱出后，腰椎间盘在不良受力的情况下，椎间盘及髓核被进一步挤压，椎间盘脱出的髓核全部突入椎管内，并与原椎间盘脱离，游离于硬膜外腔或蛛网膜下腔内，直接挤压颈段脊髓，引发因腰椎间盘髓核游离导致的一系列严重症状和体征。

【典型病例】

患者：蔡某，男，32岁。主诉：腰部痛1年，加重伴左下肢疼痛7天。现病史：患者1年前提重物后出现腰部疼痛不适，后反复发作，在我科门诊治疗后好转；7天前久坐劳累后感上述症状加重，并伴有左下肢抽痛，为系统治疗，来我科就诊，门诊以"腰椎间盘突出伴坐骨神经痛"收住入院。刻下症见：患者腰部疼痛伴左下肢疼痛不适，左下肢麻木无力，活动受限，怕冷，下肢冰凉，纳可，夜寐欠安，二便调。舌质淡，舌苔薄，脉沉细。中医诊断：腰痛，风寒湿阻络；西医诊断：腰椎间盘游离（图3-4-6）。

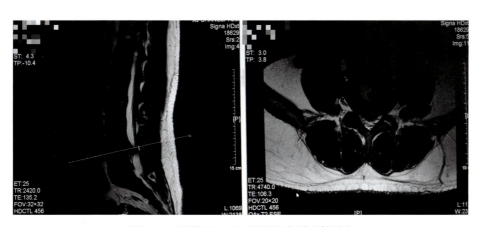

图3-4-6　腰椎MRI示：腰椎间盘脱出伴游离

七、腰椎间盘病变组织硬化的病理机制

腰椎间盘病变组织硬化是在腰椎间盘纤维环和髓核突出或组织脱出的基础上进一步发展的病理性改变。腰椎间盘组织突出或脱出进入椎管后，病变组织没有完全吸收或干预清除，而致突出或脱出的椎间盘纤维环和髓核组织脱水硬化，与相应的腰椎间盘后缘、后纵韧带或椎体后缘等黏附或融合，导致椎管相对空间变狭窄，使腰段神经

受挤压，引发一系列症状和体征。

【典型病例】

患者：刘某，男，72岁。主诉：腰痛4个月余，加重伴双下肢疼痛2个月。现病史：患者4个月前无明显诱因出现腰部伴双下肢疼痛不适，未予重视，后疼痛反复发作，2个月前感上述症状较前加重，遂在昌吉州人民医院就诊，诊断为：腰椎间盘突出，经治疗后好转，后疼痛反复。为系统治疗来我科就诊，门诊以"腰椎间盘突出"收住入院。刻下症见：患者神清，精神欠佳，腰部疼痛，俯仰受限、转侧不利，伴双下肢疼痛，右下肢为重，腰膝酸软、腿膝无力，纳食可，寐欠佳，二便调。舌质红，舌苔少，脉细数。中医诊断：腰痛，肝肾亏虚；西医诊断：腰椎间盘硬化（图3-4-7）。

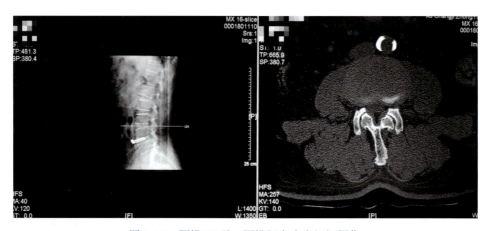

图3-4-7　腰椎CT示：腰椎间盘病变组织硬化

八、腰椎间盘病变组织钙化的病理机制

腰椎间盘病变组织钙化是在腰椎间盘纤维环和髓核突出或组织脱出硬化后的基础上进一步发展的病理性改变。腰椎间盘组织突出或脱出进入椎管后，病变组织逐渐脱水硬化，发生病理性钙质沉积（其主要成分为羟基磷灰石），而致病变的椎间盘组织纤维钙化。钙化的椎间盘组织与相应的腰椎间盘后缘、后纵韧带或椎体后缘等发生骨性融合，导致腰椎椎管骨性狭窄，使神经受挤压，引发一系列症状和体征。

【典型病例】

患者：马某，女，63岁。主诉：腰部疼痛12余年，加重1个月。现病史：患者12年前无明显诱因出现腰部疼痛不适，间断在我院治疗，症状可缓解。1个月前自觉腰部疼痛加重，偶有右侧臀部、右下肢疼痛酸困，活动受限，自行热敷等治疗后效果欠佳，为系统治疗来我科就诊，门诊以"腰椎间盘突出"收住入院。刻下症见：患者腰部疼痛不适，偶有右侧臀部、右下肢疼痛酸困，无双下肢麻木，活动劳累后症状加重，腰膝酸软，夜寐欠安，二便调。舌质红，舌苔少，脉细数。中医诊断：腰痛，肝肾亏虚；西医诊断：腰椎间盘硬化（图3-4-8）。

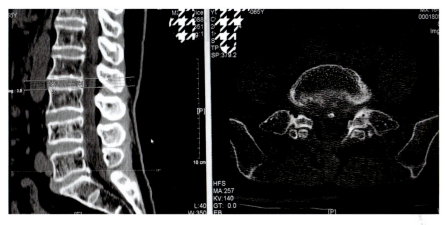

图3-4-8a　腰椎CT示：腰椎间盘病变组织钙化

九、腰椎间盘病变导致腰椎椎管狭窄的病理机制

腰椎间盘病变导致椎管狭窄是在腰椎间盘突出或脱出组织硬化或钙化的基础上进一步发展的病理性改变。腰椎间盘病变组织突入椎管后，病变组织没有完全吸收或被干预清除，占据了椎管的有限空间，使腰椎椎管内的血管丛等受压，引发一系列腰椎椎管狭窄的症状和体征。当突入腰椎间盘病变组织硬度较低时，对椎管内的脊髓、脊神经、血管丛等只造成"软性挤压"，使椎管"软性狭窄"或相对狭窄；当突入腰椎椎管的椎间盘病变组织全部硬化或钙化时，对椎管内的脊髓、脊神经、血管丛等将造成硬性或骨性挤压，导致椎管硬性或骨性狭窄，可发展为腰椎椎管的绝对狭窄。

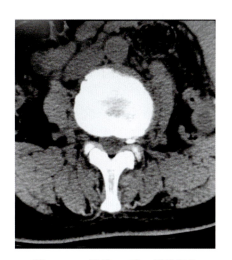

图3-4-8b　腰椎CT示：腰椎间盘病变组织钙化

【典型病例】

患者：陈某，女，66岁。主诉：间断腰及左下肢疼痛10年，加重半个月余。现病史：患者10年前无明显诱因出现腰部疼痛不适，遂前后多次在奇台县人民医院、奇台县中医院及我院住院治疗，诊断为：腰椎间盘突出，治疗后症状改善。半个月前无诱因出现上述症状加重，以左臀部、大腿外侧及小腿外侧为主，时有麻木不适，自行贴敷膏药，症状改善不明显，为系统治疗来我科就诊，门诊以"腰椎间盘突出"收住入

院。刻下症见：患者神志清，精神欠佳，腰及左下肢疼痛不适，活动部分受限，以左臀部、大腿外侧及小腿外侧为主，时有麻木不适，偶有心慌不适，腰膝酸软、五心烦热、腿膝无力，纳可，夜寐欠安，二便调。舌质红，舌苔少，脉细数。中医诊断：腰痛，肝肾亏虚；西医诊断：腰椎椎管狭窄（图3-4-9）。

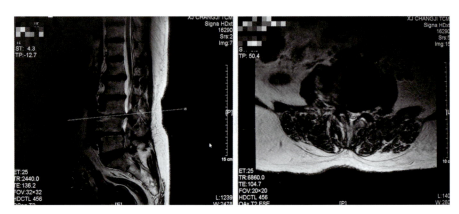

图3-4-9　腰椎MRI示：腰椎椎管狭窄

十、腰椎间盘病变导致腰椎椎体滑脱的病理机制

腰椎间盘病变导致腰椎椎体滑脱好发于腰4～5水平，其他腰椎亦可发生。腰5有粗壮的横突和坚韧的腰骶韧带，又有两侧髂嵴保护，而腰4则保护少，活动度大。由于腰5上关节突后面磨损、退变、吸收和前面增厚，而腰4下关节突前面磨损较多，易导致腰4向前滑脱。关节突关节的相互磨损，也可导致腰5向后滑脱。随着年龄的增大，尤其是妇女更年期后，腰椎间盘退变，关节突磨损，韧带退化，弹性降低，使脊柱结构变得松弛，腰椎失稳，从而产生滑脱。腰椎的滑脱使椎管扭曲，管径变小，黄韧带增生肥厚，造成椎管狭窄。卡压脊神经根，易造成腰部疼痛，并牵涉臀、腿部，出现感觉障碍或肌肉无力，也可能出现压迫马尾神经的症状。

【典型病例】

患者：吴某，女，24岁。主诉：腰部疼痛伴双下肢酸困、麻木1个月，加重2天。现病史：患者1个月前因提重物出现腰部疼痛剧烈，双下肢酸困、麻木，活动受限，休息后未见缓解，就诊于昌吉州人民医院，门诊查腰椎CT示：腰椎间盘突出，给予口服消炎镇痛药物后疼痛症状缓解。近2日，患者无明显诱因出现腰部疼痛加重，伴双下肢酸困、麻木，尤以双侧臀部至双侧足底为重，疼痛进行性加重，为进一步治疗来我院，门诊以"腰椎间盘突出症"收住院。入院症见：患者腰部疼痛剧烈，活动受限，双下肢酸困、麻木，尤以双侧臀部至双侧足底为重，乏力，汗出，纳可，眠差，二便可。中医诊断：腰痛，气滞血瘀；西医诊断：腰4椎体滑脱（图3-4-10）。

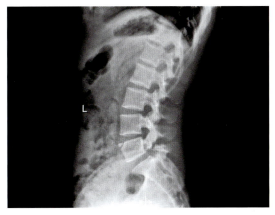
图 3-4-10a　腰椎 CT 示：腰椎椎体滑脱

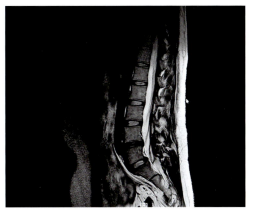
图 3-4-10b　腰椎 MRI 示：腰椎椎体滑脱

（阿依古丽·若曼　王　霞）

第五节　腰椎间盘的组织修复机制

腰椎间盘组织修复机制是治愈腰椎间盘疾病的基础，本节从腰椎间盘纤维环的自愈式修复机制、治愈式修复机制，腰椎间盘髓核组织自愈式修复机制、治愈式修复机制，腰椎间软骨终板组织自愈式修复机制、治愈式修复机制和腰椎间盘病变组织修复影响因素等方面系统阐述腰椎间盘组织修复的机制。

一、腰椎间盘纤维环的自愈式修复机制

腰椎间盘纤维环组织发生病变后，椎间盘纤维环具备一定的自身细胞组织的自我修复功能，即"纤维环自愈式修复"功能。椎间盘纤维环的组织学检查发现，在纤维软骨性游离椎间盘组织中，有丰富的新生血管和肉芽组织存在。椎间盘组织坏死和退变部分的边缘有单核细胞浸润，炎性因子也参与自然吸收的过程，淋巴系统有清除硬膜外腔外来物和细胞碎屑的功能。

动物实验认为，椎间盘组织吸收现象为椎间盘内血管化形成和侵入的巨噬细胞吞噬消化作用。突出的椎间盘组织与血管丰富的组织接触后有吸收缩小的可能，使突出的椎间盘趋向于缩小或消失。肉芽组织的丰富血运在 MRI 增强时显示高信号，作免疫细胞化学检查时，亦证实肉芽组织中有丰富的炎性细胞。采用特殊单克隆抗体证实巨噬细胞为主要的细胞，说明这些细胞成分和血管成分能吞噬和破坏椎间盘组织。椎间盘吸收过程的病理生理学是极为复杂并受细胞因子网络的自动调节。

二、腰椎间盘纤维环的治愈式修复机制

腰椎间盘纤维环组织发生病变后,通过体外干预的方式可以促进部分病变的椎间盘纤维环得以修复,即"纤维环治愈式修复",这是治疗椎间盘疾病的理论基础。腰椎间盘纤维环是一个围绕髓核的胶原纤维环,构成椎间盘外围的部分。其功能是使上下两椎体互相连接,保持脊柱的稳定性,维持髓核组织的位置和形状,承受椎间盘内的张力。当腰椎间盘纤维环病变时,通过药物、介入、手术缝合等方式可帮助部分病变椎间盘纤维环得以修复。近年来,随着可降解的生物合成材料及组织工程技术的飞速发展,人们对纤维环的再生及修复的研究也逐渐深入。目前主要包括直接缝合纤维环、细胞和基因治疗、组织工程支架技术、细胞和基因治疗与支架联合应用。纤维环的修复及重建是解决脊柱退变性疾病及椎间盘摘除后复发等一系列并发症的理想治疗策略。

三、腰椎间盘髓核组织自愈式修复机制

腰椎间盘髓核组织发生病变后,椎间盘髓核具备一定的自身细胞组织的自我修复功能,即"髓核自愈式修复"功能。椎间盘髓核发生病变突入椎管内后,部分髓核组织脱水,髓核细胞发生"细胞自溶"分解,使突入椎管的髓核组织缩小、回纳或吸收消失,纤维环也自我修复。在CT和MRI检查中也证实,部分患者突出的腰椎间盘能吸收、消退或减小,进而可直接减轻神经根的压迫。关于椎间盘突出后髓核物质自然吸收的时间,众多的研究认为,腰椎间盘突出症初期是突出的髓核物质自然吸收的活跃期,且吸收程度与临床症状及其体征的改善呈相关性,随着髓核组织的自然吸收或缩小,临床症状可缓解或消失。椎间盘突出自行吸收或缩小的过程为2~12个月,其中以4~7个月居多。目前,关于腰椎间盘突出髓核组织自然吸收的病理过程及其发生机制尚没有完全阐明。Teplick于1995年首先报道了突出的髓核组织可以自然吸收,并对髓核组织吸收的病理过程提出了3种假设:①突出的髓核物质脱水或缩水;②突出的髓核组织经纤维环裂隙进入纤维环内;③成块的突出物彻底游离,远离纤维环和神经根。

四、腰椎间盘髓核组织治愈式修复机制

腰椎间盘髓核组织发生病变后,通过体外干预的方式可以促进部分病变的椎间盘髓核组织得以修复,即"髓核治愈式修复",这也是治疗椎间盘疾病的理论基础。当腰椎间盘髓核发生病变时,通过药物、介入、髓核细胞营养物质注入等方式可帮助部分病变椎间盘髓核组织得以修复。在椎间盘突出症的临床诊疗中,有80%左右的患者经保守治疗而愈。CT和MRI等影像检查从椎间盘髓核病变的形态学变化得到了认识。同

时由于生物化学和分子生物学技术的进展，对椎间盘髓核组织病变的细胞学、免疫学和分子生物学的研究也在进一步深入。

五、腰椎间盘病变组织修复的影响因素

1. **腰椎间盘病变组织的修复方式**　在人体组织及椎间盘病变的自愈修复过程中，当组织细胞出现"耗损"时，机体进行吸收清除，并以实质细胞再生或纤维结缔组织增生的方式加以修补恢复的过程，称为修复。腰椎间盘病变组织及人体组织修复的途径主要有三种。①机体通过免疫、炎性反应对耗损区内坏死、碎屑、异物和病原等进行吸收清除。②如果耗损的实质细胞有再生能力和适宜条件，则通过邻近存留的同种实质细胞再生进行修补恢复，因为此种修复可完全恢复原有细胞、组织和结构的功能，故称为再生性修复或完全性修复。③在病理状态下，如果实质细胞不能再生或仅有部分能再生，组织缺损则全部或部分由新生的富含小血管的纤维结缔组织（肉芽组织）修补充填缺损，并形成瘢痕，因为其只能恢复组织的完整性，不能完全恢复原有的结构和功能，称为瘢痕性修复或不完全性修复。

2. **影响腰椎间盘病变组织修复的因素**　从椎间盘组织细胞修复的角度主要影响因素有以下几个方面。①突出周围组织的新生血管形态。②突出周围内成纤维细胞。③血管侵入突出组织内。其中位于后韧带和椎体后缘的丰富血管网起很大作用。单核吞噬细胞系统（MPS）的单核细胞是通过新生血管而侵入。突出椎间盘的缩小过程与髓核组织作为异物接触血运后发生免疫反应有关。

3. 从椎间盘病变组织的干预性修复方面主要影响因素有以下几个方面：①椎间盘病变的程度。②椎间盘病变的治疗手段选择。③椎间盘病变的康复养息方式。

（阿依古丽·若曼　王　霞）

第六节　腰椎间盘病变的红外热成像

红外热成像技术是对人体皮肤表面自然释放出的极微量红外线进行检测，从而评估人体的健康状态。体温作为人体的重要体征之一，在红外热成像图中会以不同颜色表现出来，从而帮助医师进行分析。正常情况下人体的体温色块分布呈现对称的情况，而一旦出现疾病后，这种对称会被打破，而红外热成像技术则可以将这种变化如实地反映出来，以便为临床提供参考依据。本节从腰椎间盘非病理变化时的红外热成像特征、腰椎间盘急性损害的病理红外热成像特征、腰椎间盘慢性损害的病理红外热成像特征、腰椎间盘生理退化的红外热成像变化特征等方面系统阐述腰椎间盘病变的疼痛可视化的系列红外热成像。

一、腰椎间盘非病理变化时的红外热成像特征

人体内细胞在形成、生长、运动、分化、衰亡以及与其他细胞相互作用的过程中不断进行着物理、生物和化学反应,统称为细胞代谢。其是人体的各类生命现象的基础。人体代谢热成像,是由红外技术向医学应用领域转化而研发出的医学功能影像技术。人体代谢热成像技术,可以极其敏感地(小于0.05℃)接收人体细胞新陈代谢所产生的热辐射。人是恒温动物,能维持一定体温,并不断向四周空间发散红外辐射能。因生理结构、体表各处温度不等,而当人体某处发生病变或生理状况发生变化时,必将因其血流和代谢变化而产生高于或低于正常温度的偏离。人体代谢热像系统,可以测定人体温度的变化,以此作为临床医学诊断的指标。

正常人体正位以鼻到肚脐为中线左右基本对称,后方位以脊柱为中线左右对称。正常人左、右两侧的热辐射强度应该相同。头面部、躯干部热辐射度最高,四肢近侧端比远侧端热辐射度高。上肢比下肢热辐射度高,胸部左侧比右侧热辐射度略高,脊背近中线部位比躯干两侧热辐射度高,皮下脂肪多的部位(如臀部)和软组织少的骨突起部位(如膝部、胫骨前、鼻尖等处)热辐射度较低。正常人腰椎的腰背及下肢热图表现的双侧温差并不一定十分对称,但只要温差不超过0.5℃就可能没有临床意义,但需结合临床实际(图3-6-1)。

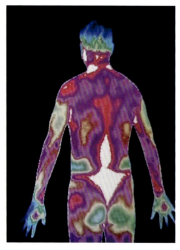 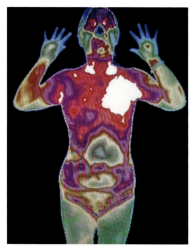

图3-6-1a 腰椎间盘非病理变化时热成像图

图3-6-1b 腰椎间盘非病理变化时热成像图

二、腰椎间盘急性损害的病理热成像图特征

人体细胞、组织或器官处于正常、异常状态下,细胞代谢产生的热强度是不同的。

当人体某个部位患病时，通常就存在温度的变化：有的温度升高，如增生、炎症、肿瘤早期等；有的温度降低，如慢性疾病、血液供应不足、组织坏死等。腰椎间盘急性损伤时，病变的脊柱相应部位异常高温，相应神经支配的上臂或下肢皮肤分布区则发生异常低温（图3-6-2）。分析椎间盘突出的解剖学和病生理学变化，红外热成像图上的脊柱部位异常高温的原因可能是椎间盘纤维环破裂、髓核突出物刺激使椎管周围肌筋膜和神经炎性物质浸润、组织微血管扩张和血流速度增快。脊柱局部热区的范围越广和温度越高，反映椎间盘或神经根椎体病变越重。

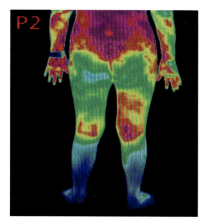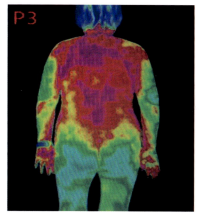

图3-6-2　腰椎间盘急性损害的病理热成像图

三、腰椎间盘慢性损害的病理热图特征

红外热成像表现：腰椎下段代谢热异常增高，呈"人"字形向左右两侧延伸，腰椎异常增高代谢热，向两侧延伸，提示腰椎间盘突出症；胸腹部代谢热不均。股后区健患侧温差的大小常常能反映患者根性刺激体征的严重程度，这一点对疗效判定、预后评价、病情分析等诸方面都具有十分重要的意义。

腰椎间盘慢性损害的病理热图腰骶部菱形窝呈红色或深红色，其温度高于正常皮肤温度0.6~2.7℃，其热区范围较正常略大，患肢皮肤温度较健侧低0.3~0.6℃（图3-6-3），与国内作者报道一致。分析其解剖、病理机制，腰椎、椎间盘及其周围肌肉、筋膜等组织都有较丰富的血液循环，而且腰椎正中局部皮下组织少、深部关节炎症损伤后局部循环丰富、代谢旺盛导致产热增加而易于从局部皮温测定上表现出来，检测出前述的高温红外热像图。但是，由于腰椎间盘突出的根性症状是含有交感神经成分的周围神经受到刺激所致，因此，患肢表现为交感神经支配的血管收缩效应而产生皮肤温度降低。同时，对比治疗后的红外热像图与治疗前的红外热像图，随着患者症状的减轻，可观察到腰部高温红外热像图的明显改善和双下肢温差的显著减小。

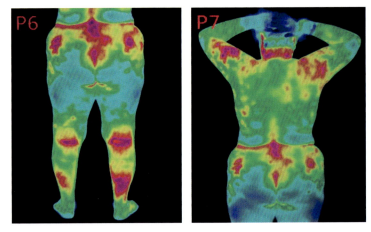

图 3-6-3　腰椎间盘慢性损害的病理热成像图

四、腰椎间盘生理退化的热成像图变化特征

腰椎间盘生理退化热成像图应为受累腰椎局部显现高热点或偏移高热点（患侧或健侧都十分可能），患侧远端肢体显现冷区（极少数可在健侧出现）。由于腰椎椎骨及其脊髓有丰富的血管、神经，正常的新陈代谢对其生长发育、营养及损伤后的修复、再生起重要的作用，故有多种热源重叠在"脊柱热像"（图3-6-4），热态信息丰富。这不仅反映椎骨、脊神经及其软组织损伤、退化等方面的病变，而且从中医理论与临床实践证实，"脊柱热成像"是判断机体免疫功能状态、脏腑功能状态的重要参考指标。

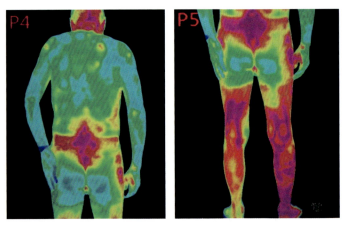

图 3-6-4　腰椎间盘生理退化的热成像图

五、腰椎间盘病变的其他典型热成像图案例

腰椎间盘突出症造成的脊柱力学结构紊乱在某些情况下具有重要的临床意义。它

将波及邻近后关节、棘上韧带、对侧或上下位后关节。伴随双侧腰骶神经后支的交感神经刺激反应，可出现相应腰骶及臀区部位的皮肤低温现象，因此患者会出现臀部冷区及腰部热点不固定情况。腰椎间盘突出症的红外热像图表现为腰骶部出现的异常热区呈菱形和梭形，原因考虑为间盘突出引起神经根及周围组织无菌性炎症，局部炎性物质浸润、微血管扩张血流速度增快、局部温度增高引起相应节段皮肤区温度增高。腰椎间盘突出症的红外热像图表现与治疗前CT、MRI的检查结果相对应，研究观察热区范围越大，局部温度越高，临床症状越明显。患侧下肢红外热像图表现为低温区较健侧温度低，考虑为患侧神经根受刺激影响供应相应肢体的血管收缩功能，而使肢体血流灌注减低所致。

红外热成像图是一种简便、实用、客观准确地评定腰椎间盘突出症的方法，与CT、MRI检查相比有着相似的诊断符合率。由于红外热成像图能反映出局部循环代谢的变化导致的局部温度变化，因而可用于观察病情变化和转归，具有功能影像检查的意义，是检测腰椎间盘突出症疗效评定的一种科学方法，并可用于早期诊断腰椎间盘突出症。

【典型病例1】

西医诊断为腰椎间盘病变；中医诊断为腰痛，证型为寒湿痹阻。红外热成像表现：腰部代谢热偏低，向下肢延伸，提示为腰椎病变。双下肢代谢热不对称，提示寒湿痹阻（图3-6-5a）。

【典型病例2】

西医诊断为腰椎间盘病变；中医诊断为腰痛，证型为湿热阻络。红外热成像表现：双下肢温度不对称，左侧代谢热高于右侧，提示湿热阻络。腰部见代谢热不均匀升高，腰部点团状代谢热偏高，腰椎下端见团块状代谢热偏高，提示腰椎疾病（图3-6-5b）。

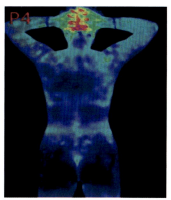
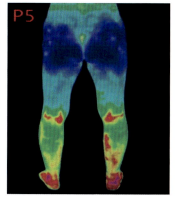
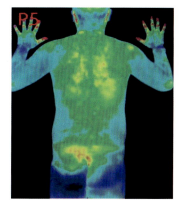

图3-6-5a 寒湿痹阻型　　　　　图3-6-5b 湿热阻络型

（阿依古丽·若曼　王　霞）

参 考 文 献

［1］ 刘延青, 崔建君. 实用疼痛学 [M]. 北京: 人民卫生出版社, 2013.
［2］ 田伟. 实用骨科学 [M]. 北京: 人民卫生出版社, 2008.
［3］ 王恩华. 病理学 [M]. 北京: 高等教育出版社, 2003.
［4］ 胡有谷. 腰椎间盘突出症 [M]. 北京: 人民卫生出版社, 2011.
［5］ 田德禄. 中医内科学 [M]. 北京: 人民卫生出版社, 2010.
［6］ 史可任. 颈肩腰腿疼痛注射疗法 [M]. 北京: 人民军医出版社, 2014.
［7］ 李晶, 周江南, 李康华, 等. 突出腰椎间盘组织再吸收现象的机制研究 [J]. 中华骨科杂志, 2002, 22 (6): 343-346.
［8］ 江顺奎, 刘久健, 施继玲. 临床常见疾病红外图谱 [M]. 昆明: 云南科技出版社, 2020.
［9］ 袁云娥. 医学数字红外热成像技术概论 [M]. 郑州: 郑州大学出版社, 2013.
［10］ 李洪娟. 红外成像检测与中医 [M]. 北京: 中医古籍出版社, 2014.
［11］ KESIKBURUN B, EKSIOGLU E, TURAN A, et al. Spontaneous regression of extruded lumbar disc herniation: Correlation with clinical outcome [J]. Pak J Med Sci, 2019, 35 (4): 974-980.
［12］ YU P, MAO F, CHEN J, et al. Characteristics and mechanisms ofresorption in lumbar disc herniation [J]. Arthritis Res Ther, 2022, 24 (1): 205-207.
［13］ 林家民, 张伟凯, 李锋, 等. 帕瑞昔布钠对急性腰椎间盘突出症患者机体微炎症状态、疼痛程度的治疗效果 [J]. 中南医学科学杂志, 2020, 48 (5): 473-476.
［14］ 赵健, 赵传印. 中西医结合疗法对腰椎间盘突出症急性期疼痛止痛效果的影响 [J]. 中国中西医结合外科杂志, 2020, 26 (4): 625-629.
［15］ LYU F J, CUI H, PAN H, et al. Painful intervertebral disc degeneration and inflammation: from laboratory evi-dence to clinical interventions [J]. Bone Res, 2021, 9 (1): 7-9.
［16］ 中华医学会疼痛学分会脊柱源性疼痛学组. 腰椎间盘突出症诊疗中国疼痛专家共识 [J]. 中国疼痛医学杂志, 2020, 26 (1): 2-6.
［17］ VADALÀ G, RUSSO F, STROBEL F D, et al. Novelstepwise model of intervertebral disc degeneration withintact annulus fibrosus to test regeneration strategies [J]. J Orthop Res, 2018, 36 (9): 2460-2468.

第四章
腰背部的经络学特性

本章从人体的经络分布概要、腰背部经络分布特性、腰部与躯干经络的关联特性、腰部与上肢经络关联特性、腰部与下肢经络关联特性等方面系统阐述腰背部的经络学特性。

第一节 人体的经络分布概要

人体经络系统是研究中医特色治疗腰椎间盘疾病的重要理论基础。人体的经络系统主要包括十二经脉、奇经八脉以及附属于十二经脉的十二经别、十二经筋、十二皮部等。本节从人体的十二经脉系统分布、人体的奇经八脉系统分布、人体的络脉系统分布、人体经络系统的生理功能等方面系统阐述人体经络分布的基本情况。

一、人体的十二经脉系统分布概要

人体的十二经脉系统分布主要沿着人体的肌肉、骨骼、内脏等部位,具体分布如下:

1. 手太阴肺经　起于胸部,经过手臂内侧,止于拇指。
2. 手阳明大肠经　起于示指末端,经过手臂外侧,止于鼻翼旁。
3. 足阳明胃经　起于鼻孔旁,经过面部、颈部、胸腹部至足部外侧。
4. 足太阴脾经　起于足大趾内侧,经过腿部内侧,止于胸部。
5. 手少阴心经　起于心中,经过手臂内侧,止于小指。
6. 手太阳小肠经　起于小指末端,经过手臂外侧,止于耳部后缘。
7. 足太阳膀胱经　起于眶下,沿着头部、背部、臀部至足底。
8. 足少阴肾经　起于足小趾内侧,经过腿部内侧,止于胸腹部。
9. 手厥阴心包经　起于胸部,经过手臂内侧,止于中指。
10. 手少阳三焦经　起于无名指末端,经过手臂外侧,止于头部。
11. 足少阳胆经　起于头部,经过颈部、胸腹部、腿部至足底。
12. 足厥阴肝经　起于足大趾内侧,经过腿部内侧,止于胸腹部。

二、人体的奇经八脉系统分布概要

1. **任脉** 任脉是奇经八脉中最重要的一条，它贯穿于前正中线上，起源于下腹部的气海穴，向上贯穿胸腹部，直至喉咙。任脉对调节阴阳、调畅经脉有着重要作用。

2. **督脉** 督脉与任脉相互呼应，起源于脊柱下方的会阴穴，向上贯穿背部，经脑后部，最终与任脉相交于上颈部。督脉主要调节阳气的活动，并对神经系统和精神状态有影响。

3. **冲脉** 冲脉起源于下腹部的气海穴，向上沿着脊柱后侧，最终与任脉和督脉相连接。冲脉能调节和平衡人体阴阳之间的关系，对于妇女的生殖系统有特别的调节作用。

4. **带脉** 带脉围绕在腰部和髋部，呈现出一个环状的分布。它起源于肾俞穴，绕过腰部，分布于小腹和阴部，最后在背部相交于督脉。带脉主要参与了调节气血运行，同时也与腰椎相关的功能有关。

5. **阴维脉** 阴维脉起源于心包经的循行路径上，向下贯穿心包、膈肌、腹膜腔，最后与任脉相交于气海穴。阴维脉被视为调节脏腑经络的桥梁，与情绪、精神状态等方面有关。

6. **阳维脉** 阳维脉起源于手太阳经的循行路径上，向上贯穿手臂、颈部、头颅，最后与督脉相交于百会穴。阳维脉对于调节体表和四肢的气血循环有着重要作用。

7. **阴跷脉** 阴跷脉起源于足厥阴肝经的循行路径上，向上贯穿内踝，绕过胫骨后外侧，最后与任脉相交于阴陵泉穴。阴跷脉对于调节脚部的气血循环和步态有重要影响。

8. **阳跷脉** 阳跷脉起源于脚少阳胆经的循行路径上，向上贯穿外踝，绕过胫骨后内侧，最后与督脉相交于睛明穴。阳跷脉与身体的平衡和步态相关。

三、人体的络脉系统分布概要

人体的络脉系统分布由十二经脉和任脉、督脉各自别出一络，加上脾之大络，总计15条，称为十五络脉，分别以其所别出处的腧穴命名。而络脉又包括别络、浮络、孙络等。也有"十六络"之说，包括胃之大络。"胃之大络，名曰虚里。贯膈络肺，出于左乳下，其动应衣，脉宗气也"。十五络脉分布概况：

1. **十五络脉** 十二经脉的别络在四肢肘膝关节以下本经络穴分出后，均走向其相表里的经脉；任脉的别络，从胸骨剑突下鸠尾分出后，散布于腹部；督脉的别络，从尾骨下长强分出后，散布于头部，并走向背部两侧的足太阳经；脾的大络，出于腋下大包穴，散布于胸胁部。全身络脉中，十五络脉较大，络脉中浮行于浅表部位的称为浮络；络脉最细小的分支称为"孙络"，遍布全身，难以计数。四肢部的十二经别络有沟通表里两经，加强十二经脉表里两经之间联系的作用。其中阴经络脉走向阳经，阳经络脉走向阴经，阴阳经的络脉相互交通连接。

2. **十五络脉为大络** 有统属全身浮络、血络、孙络以渗灌血液、营养周身、贯通营卫的作用。根据络脉的分布特点，可以使十二经脉气血由线状流行逐渐扩展为网状弥散。十二经脉的络穴部位，即是各经络脉脉气的汇聚点和枢纽；任络、督络和脾之大络，沟通了腹、背和身侧的经气，输布气血以濡养全身。孙络、浮络纵横交错，网络周身，行于外者为"阳络"，行于内者为"阴络"，内而脏腑，外而五官九窍、四肢百骸，无处不到，输布气血以濡养全身。《灵枢·本脏》记载："经脉者，所以行血气而营阴阳，濡筋骨，利关节者也。"循行于经脉中的营卫气血，正是通过络脉中布散全身的浮络、孙络而温养、濡润全身，维持人体正常生理功能的。

四、人体的其他经络分布概要

（一）十二经别

十二经别是十二正经别行深入体腔的支脉。由于经别均由十二经脉分出，故其名称也依十二经脉而定，即有手三阴、手三阳经别和足三阴、足三阳经别。十二经别的循行分布具有离、入、出、合的特点，多从四肢肘膝关节附近正经别出（离）。经过躯干深入体腔与相关的脏腑联系（入），再浅出体表上行头项部（出），在头项部，阳经经别合于本经的经脉，阴经经别合于其相表里的阳经经脉（合），由此十二经别按阴阳表里关系会合成六组，称为"六合"。

足太阳、足少阴经别从腘部分出，入走肾与膀胱，上出于项，合于足太阳膀胱经；足少阳、足厥阴经别从下肢分出，行至毛际，入走肝胆，上系于目，合于足少阳胆经；足阳明、足太阴经别从髀部分出，入走脾胃，上出鼻頞，合于足阳明胃经；手太阳、手少阴经别从腋部分出、入走心与小肠、上出目内眦，合于手太阳小肠经；手少阳、手厥阴经别分别从所属正经分出，进入胸中，入走三焦，上出耳后，合于手少阳三焦经；手阳明、手太阴经别从所属正经分出，入走肺与大肠，上出缺盆，合于手阳明大肠经。

（二）十二经筋

十二经筋是十二经脉之气结、聚、散、络于筋肉关节的体系，是附属于十二经脉的筋肉系统。十二经筋皆隶属于十二经脉，并随所辖经脉而命名。

十二经筋的循行分布，与其所辖经脉体表通路基本一致，其循行走向均从四肢末端走向头身，行于体表，不入内脏。其分布是成片的，有结、聚、散、络的特点。结聚部位多在关节及肌肉丰厚处，并与邻近的他经相联结。其中足三阳经筋起于足趾，循股外上行结于頄（面部）；足三阴经筋起于足趾，循股内上行结于阴器（腹部）；手三阳经筋起于手指，循臑外上行结于角（头部）；手三阴经筋起于手指，循臑内上行结于贲（胸部）。前阴是宗筋所聚，足三阴与足阳明经筋都在该处聚合。散，主要在胸腹。络，足厥阴肝经除结于阴器外，还能总络诸筋。此外，经筋还有刚（阳）筋、柔（阴）筋之分。刚筋分布于项背和四肢外侧，以手足阳经经筋为主；柔筋分布于胸腹和四肢内侧，以手足阴经经筋为主。

（三）十二皮部

十二皮部是十二经脉功能活动反映于体表的部位，也是络脉之气在皮肤所散布的部位。《素问·皮部论》说："皮者，脉之部也。""凡十二经络脉者，皮之部也。"十二皮部的分布区域，是以十二经脉体表的分布范围为依据的，是十二经脉在皮肤上分属的部位。《素问·皮部论》指出："欲知皮部，以经脉为纪者，诸经皆然。"

（四）十二经穴

针灸穴位分类名。为五腧穴之一。十二经脉各有一个经穴，《灵枢·九针十二原》："所行为经。"意为脉气至此，犹如通渠流水之迅速经过，故名。经穴多分布在腕、踝关节附近及臂、胫部，其临床应用，《灵枢·顺气一日分为四时》："病变于音者，取之经。"《难经·六十八难》："经主喘咳寒热。"

五、人体经络系统的生理功能概要

人体经络系统包括经脉、络脉和奇络。人体经络系统是中医学的重要理论之一，它认为人体内存在着一种特定的经络系统，通过这些经络可以使气血运行畅通，维持人体的生理功能。其有以下生理功能：

1. 传导气血 经络系统可以传导人体的气血，使其在全身各处循环流动。通过经络系统，气血能够供应身体的组织和器官，维持各个部位的正常代谢和功能。

2. 联络脏腑 经络系统连接着人体的各个脏腑器官，形成一个密切的联系网络。通过经络系统，脏腑可以相互传递信息、协调工作，从而保持机体的整体平衡。

3. 调节阴阳 中医认为，阴阳是人体生理活动的基本规律。经络系统能够调节和平衡人体的阴阳，使其保持在一个相对稳定的状态。当阴阳失衡时，经络系统可以通过调节气血的流动来恢复平衡。

4. 驱邪祛病 经络系统在中医诊疗中有着重要的作用，它可以传导和排出邪气。中医认为，疾病是由于体内的邪气侵袭所致，通过调理经络系统可以驱除邪气，达到治疗疾病的目的。

5. **促进自愈能力** 经络系统的良好运行对身体的健康至关重要。通过保持经络畅通，能够提高人体的自愈能力，加速身体的康复和恢复过程。

（王钟康　王　霞）

第二节　腰背部经络分布特性

在中医理论中，腰背部经络与腧穴理论有着密切的联系。腰背部经络中的经络穴位也是全身腧穴系统的重要组成部分，对于保持人体的健康、治疗和预防疾病有着重要的作用。掌握背部经络的知识，对于促进人体健康具有重要的意义，也通过本节使我们学习和了解腰背部经络的分布特性。

一、腰部的十二经脉系统分布特性

腰部的经络主要有督脉和膀胱经，其中督脉位于腰部正中、膀胱经位于腰部两侧。

1. **督脉** 督脉在腰部正中，穴位分布于腰部椎骨棘突下凹陷中，而督脉起于小腹内，下出会阴，向后至尾骶部的长强穴，沿脊柱上行，经项部至风府穴，进入脑内，属脑，沿头部正中线，上至巅顶的百会穴，经前额下行鼻柱至鼻尖的素髎穴，过人中，至上齿正中的龈交穴。

2. **膀胱经** 足太阳膀胱经分布于腰部脊柱两侧，在腰部偏内侧自上而下走行经过肾俞、大肠俞、关元俞、小肠俞、膀胱俞等穴，外侧走行经过肓门、志室、胞肓等穴。

二、腰部的奇经八脉系统分布特性

奇经八脉的分布部位与十二经脉纵横交互，八脉中的督脉、任脉、冲脉皆起于胞中，同出于会阴，其中督脉行于背正中线；任脉行于前正中线；冲脉行于腹部会于足少阴经。奇经中的带脉横行于腰部，阳跷脉行于下肢外侧及肩、头部。阴跷脉行于下肢内侧及眼。阳维脉行于下肢外侧、肩和头项；阴维脉行于下肢内侧、腹和颈部。

三、腰部的络脉系统分布特性

络脉包括别络、浮络和孙络。络脉和经脉共同构成人体运行气血、联络脏腑、沟通内外和贯穿上下的路径。

1. **别络** 别络为十二经脉各一支以及任、督二脉各自别出的络脉与脾之大络的总称，亦称十五别络。十二经脉别出的络脉都是由络穴开始从经脉上分出的，所以各别络都以本经上的络穴命名。别络是络脉中的较大者，有本经别走邻经之特点，多循行于四肢，从肘膝关节以下分出，去往与别络相表里的经脉，与其络脉相通。可加强十二经脉表里两经在体表的联系以补充十二经脉循行的不足，加强人体全身的统一联系，统领一身阴阳诸络。

2. **浮络** 是循行于人体浅表部位且常浮现的络脉，具有沟通经脉、疏达肌表的作用。

3. **孙络** 是最细小的络脉，属于络脉的再分支，分布全身，难以计数。具有"溢奇邪，通荣卫"的作用。遇外邪侵犯人体时，孙络同人体卫气一同发挥防御作用。

四、腰部的其他经络分布特性

（一）经别

十二经别多从四肢肘膝上下的正经别出（离），经过躯干深入体腔与相关的脏腑联系（入），再浅出于体表上行头项部（出），在头项部，阳经经别合于本经的经脉，阴经经别合于相表里的阳经经脉（合），故有"六合"之称。其中足太阳、足少阴经别，从腘部分出，入走肾与膀胱，上出于项合于足太阳膀胱经。

1. **足太阳经别** 从足太阳经脉的腘窝部分出，其中一条支脉在骶骨下五寸处别行进入肛门，上行归属膀胱，散布联络肾脏，沿脊柱两旁的肌肉到心脏后散布于心脏内；直行的一条支脉，从脊柱两旁的肌肉处继续上行，浅出项部，脉气仍注入足太阳本经。

2. **足少阴经别** 从足少阴经脉的腘窝部分出，与足太阳的经别相合并行，上至肾，在十四椎（第二腰椎）处分出，归属带脉；直行的一条继续上行，系舌根，再浅出项部，脉气注入足太阳的经别。

（二）经筋

1. **足太阳经筋** 起于足小趾，向上结于外踝，斜上结于膝部，在下者沿外踝结于足跟，向上沿跟腱结于腘部，其分支结于小腿肚（腨外），上向腘内则，与腘部另支合并上行结于臀部，向上挟脊到达项部；分支入结入舌根；直行者结于枕骨，上行至头顶，从额部下，结于鼻；分支形成"目上网"（即上睑），向下结于鼻旁，背部的分支从腋行外侧结于肩髃；一支进入腋下，向上从缺盆出，上方结于耳行乳突（完骨）。又有分支从缺盆出，斜上结于鼻旁。

2. **足阳明经筋** 起于第二、三、四趾，结于足背；斜向外上盖于腓骨，上结于膝外侧，直上结于髀枢（大转子部），向上沿胁肋，连属脊椎。直行者，上沿胫骨，结于膝部。分支结于腓骨部，并合足少阳的经筋。直行者，沿伏兔向上，结于股骨前；聚集于阴部,向上分布于腹部,结于缺盆;上颈部,挟口旁,会合于鼻旁,上方合于足太阳经筋——太阳为"目上网"(下睑)。其中分支从面颊结于耳前。

(三)十二皮部

十二皮部在表皮上的分布,要比十二经脉广泛。十二经脉以线条状形式分布,而十二皮部是以片状或条状形式分布的。在头项中部与部分侧头部,主要为关枢;在颞颥部主要为枢持;在面部和颈部,主要为害蜚;在背部和腰部,主要为关枢;在胸部和腹部,主要为枢儒和害蜚;在侧胸部和侧腹部,主要为枢持;上肢伸侧从桡向尺,分别为害蜚、枢持、关枢;上肢屈侧从桡向尺,分别为关蛰、害肩、枢儒;下肢外侧从前向后,分别为害蜚、枢持;下肢内侧分别为关蛰、害肩、枢儒。下肢后侧为关枢。

五、腰部经络系统的生理功能概要

腰部经络有经脉、络脉和奇络。人体经络系统是中医学的重要理论之一,认为人体内存在着一种特定的经络系统,通过这些经络可以使气血运行畅通,维持人体的生理功能。其有以下生理功能。

1. **沟通表里上下,联系脏腑器官** 使机体五脏六腑、四肢百骸、五官九窍、皮肉筋骨等组织器官有机地联系起来,构成一个彼此之间紧密联系的统一整体。

2. **运行气血,濡养脏腑组织** 《灵枢·本脏》说:"经脉者,所以行血气而营阴阳,濡筋骨,利关节者也。"

3. **调节功能平衡。通过经络相互沟通,以维持机体活动的协调平衡** 在患病时,出现气血不和及阴阳偏胜偏衰的证候,可通过针灸等治疗手段,激发经络的调节作用,以"泻其有余,补其不足",促使机体恢复到正常状态。

4. **感应传导作用** 经络系统对于针刺或其他刺激起感觉传递和通导作用,如针刺中的"得气"现象和"行气"现象就是经络传导感应作用的表现。

(王钟康 王 霞)

第三节 腰部与躯干经络关联特性

经络是运行气血,联系脏腑和体表及全身各部位的通道,是人体功能的调控系统。分布在四肢、躯干、内脏各个部位。经络由经脉和络脉组成,其具有如下作用:沟通内外、网络全身,使人体保持协调统一;运营气血、调整阴阳;抗御外邪、传导感应。

本节我们了解及认识腰部与躯干经络相关特性。

一、腰部与躯干十二经脉系统的关联特性

十二经脉在体表左右对称地分布于头面、躯干和四肢，纵贯全身。六阴经分布于四肢内侧和胸腹，六阳经分布于四肢外侧和头面、躯干。足少阴肾经在胸正中线旁开2寸，腹中线旁开0.5寸处；足太阴脾经行于胸正中线旁开6寸，腹中线旁开4寸处；足厥阴经无循行规律性。足阳明胃经分布于胸正中线旁开4寸，腹中线旁开2寸；而只有足太阳经行于腰背部，分别于腰背正中线旁开1.5寸和3寸；足少阳胆经分布于身体侧面。

二、腰部与躯干奇经八脉系统的关联特性

奇经八脉是指别道奇行的经脉，包括督脉、任脉、冲脉、带脉、阴维脉、阳维脉、阴跷脉、阳跷脉八条，故称奇经八脉。

1. **督脉** 起于小腹内，下行于会阴部，向后从尾骨端上行脊柱的内部，上达项后风府，进入脑内，上行至巅顶，沿前额下行鼻柱，止于上唇系带处。

2. **任脉** 起于小腹内，下出于会阴部，向前上行于阴毛部，循腹沿前正中线上行，经关元等穴，至咽喉，再上行环绕口唇，经面部进入目眶下，联系于目。

3. **冲脉** 起于小腹内，下出于会阴部，向上行于脊柱内；其外行者经气冲与足少阴经交会，沿腹部两侧上行，至胸中而散，继而上达咽喉，环绕口唇。

4. **带脉** 起于季胁部的下面，斜向下行至带脉、五枢、维道穴，横行绕身一周。

5. **阳跷脉** 起于足跟外侧，经外踝上行腓骨后缘，沿股部外侧和胁后上肩，过颈部上夹口角，进入目内眦，与阴跷脉相会合，再沿足太阳膀胱经上额，与足少阳经合于风池。

6. **阴跷脉** 起于足舟骨的后方，上行内踝的上面，沿小腿、大腿的内侧直上，经过阴部，向上沿胸部内侧，进入锁骨上窝，上行人迎的上面，过颧部，至目内眦，与足太阳膀胱经和阳跷脉相会合。

7. **阳维脉** 阳维脉起于足跟外侧，向上经过外踝，沿足少阳经上行至髋关节部，经胁肋后侧，从腋后上肩，至前额，再到项后，合于督脉。

8. **阴维脉** 阴维脉维络于诸阴经。此脉起于各阴经交会之处，如果阴维脉不能维络各阴经时，就将使人心中郁闷不快。经气发出之后，经阴维之郄穴筑宾，与足太阴脾经会于腹哀、大横又与足太阴脾经的府舍、足厥阴肝经的期门相会，还与任脉会于天突和廉泉。此脉之病是苦于心痛。

三、腰部与躯干络脉系统的关联特性

络脉包括别络、浮络和孙络。络脉和经脉是共同构成人体运行气血、联络脏腑、沟通内外和贯穿上下的路径。

（一）别络

十二经脉各一支以及任、督二脉各自别出的络脉与脾之大络的总称，亦称十五别络。十二经脉别出的络脉都是由络穴开始从经脉上分出的，所以各别络都以本经上的络穴命名。别络是络脉中的较大者，有本经别走邻经之特点，多循行于四肢，从肘膝关节以下分出，去往与别络相表里的经脉，与其络脉相通。即阴经别走于阳经，阳经别走于阴经，加强了十二经中表里两经的联系，沟通了表里两经的经气，补充了十二经脉循行的不足。十二经脉的别络在四肢肘膝关节以下本经络穴分出后，均走向其相表里的经脉；任脉的别络，从胸骨剑突下鸠尾分出后，散布于腹部；督脉的别络，从尾骨下长强分出后，散布于头部，并走向背部两侧的足太阳经；脾的大络，出于腋下大包穴，散布于胸胁部。

（二）浮络

是循行于人体浅表部位且常浮现的络脉，具有沟通经脉、疏达肌表的作用。

（三）孙络

是最细小的络脉，属于络脉的再分支，分布全身，难以计数。具有"溢奇邪，通荣卫"的作用。遇外邪侵犯人体时，孙络同人体卫气一同发挥防御作用。

四、腰部与躯干其他经络系统的关联特性

（一）十二经别

十二经别中足太阳、足少阴经别，从腘部分出，入走肾与膀胱，上出于项合于足太阳膀胱经；足少阳、足厥阴经别从下肢分出，行至毛际，入走肝胆，上系于目，合于足少阳胆经；足阳明、足太阴经别从髀部分出，入走脾胃，上出鼻頞，合于足阳明经；手太阳、手少阴经别从腋部分出，入走心与小肠，上出目内眦，合于手太阳小肠经；手少阳、手厥阴经别分别从本经分出，进入胸中，入走三焦，上出耳后，合于手少阳三焦经；手阳明、手太阴经别从本经分出，入走肺与大肠，上出缺盆，合于手阳明大肠经。

（二）十二经筋

起始于四肢末端，结聚于关节、骨骼部，走向躯干头面。十二经筋行于体表，不入内脏，有刚筋、柔筋之分。刚（阳）筋分布于项背和四肢外侧，以手足阳经经筋为主；柔（阴）筋分布于胸腹部和四肢内侧，以手足阴经经筋为主。足三阳经筋起于足趾，循股外侧上行结于面部；足三阴经筋起于足趾，循股内侧上行结于阴部（即腹部）；手三阳经筋起于手指，循臑外上行结于头；手三阴经筋起于手指，循臑内上行结于胸。

（三）十二皮部

《素问·皮部论》："凡十二经络脉者，皮之部也。"又作"皮之十二部""皮部"。手足同名经脉皮部按"上下同法"合而为六经，各有皮部专名：太阳为关枢，少阳为枢持，阳明为害蜚，太阴为关蛰，少阴为枢儒（一作襦），厥阴为害肩。十二皮部之分区中，布满络脉，故《素问·皮部论》每言"视其部中有浮络者"。十二皮部位属浅表，重点在于各经络脉之分布循行。病邪由外袭表入里或各经间传变影响，会导致十二皮部相应部位出现疼痛、红肿、瘙痒、敏感、斑疹、划痕等异常反应，由此成为经络理论中诊断和判定病位的重要依据之一。所以，《素问·皮部论》讲："欲知皮部以经脉为纪者，诸经皆然。"十二皮部在表皮上的分布，要比十二经脉广泛。十二经脉以线条状形式分布，而十二皮部是以片状或条状形式分布的。在头项中部与部分侧头部，主要为关枢；在颞颥部主要为枢持；在面部和颈部，主要为害蜚；在背部和腰部，主要为关枢；在胸部和腹部，主要为枢儒和害蜚；在侧胸部和侧腹部，主要为枢持；上肢伸侧从桡向尺，分别为害蜚、枢持、关枢；上肢屈侧从桡向尺，分别为关蛰、害肩、枢儒；下肢外侧从前向后，分别为害蜚、枢持；下肢内侧分别为关蛰、害肩、枢儒。下肢后侧为关枢。

（王钟康　王　霞）

第四节　腰部与上肢经络关联特性

一、腰部与上肢十二经脉系统的关联特性

手之三阴经从胸走手，在手指末端交手三阳经；手之三阳经从手走头，在头面部交足三阳经；足之三阳经从头走足，在足趾末端交足三阴经；足之三阴经从足走腹，在胸腹腔交手三阴经。

二、腰部与上肢奇经八脉系统的关联特性

上肢无奇经八脉,故腰部与上肢无关联特性。

三、腰部与上肢络脉系统的关联特性

1. 手太阴络脉 十五络脉之一。名曰列缺,即从列缺穴处由手太阴经分出,起始于手腕上部列缺穴两肌肉分叉处,与手太阴经相并而行,散布于手大鱼的边缘部(鱼际),由腕后一寸半(即列缺)处走向手阳明经。

2. 手少阴络脉 十五络脉之一。名曰通里,即从通里穴处由手少阴经分出。起始于腕横纹后一寸半(通里)处,由此向上与手少阴经并行于浅层,沿经脉而进入心中,联系舌根部,又联属于眼睛的根部;在掌后一寸半(通里)处走向手太阳小肠经。

3. 手厥阴络脉 十五络脉之一。又称手心主络脉,名曰内关,即从内关穴处由手厥阴经分出。在腕横纹后两寸(内关)处,于掌长伸肌腱与拇长伸肌腱之间分出,然后沿着手厥阴经循行部之浅层上行,联系心包络。

4. 手太阳络脉 十五络脉之一。名曰支正,即从支正穴处由手太阳经分出,于腕横纹上五寸(支正)处出来后向内注入于手少阴经;另一支沿手太阳经之浅层上行至肘关节部,再上行络于肩髃穴处。

5. 手阳明络脉 十五络脉之一。名曰偏历,即从偏历穴处由手阳明经分出。在腕横纹上三寸(偏历)处分出来后进入手太阴肺经;另一支沿上肢行于手阳明经浅层,上行至肩髃穴处,然后上行至面部颊侧屈曲处,即下颌角部,遍布于下齿中;另一支则入于耳中会合聚集于耳的宗脉。

6. 手少阳络脉 十五络脉之一。名曰外关,即从外关穴处由手少阳经脉分出。在腕横纹上两寸(外关)处分出来后向上绕过前臂外侧上行,注入于胸中会合手厥阴经至心包络。

四、腰部与上肢其他经络系统的关联特性

1. 十二经别 循行分为离、入、出、合四个部分。离:多从四肢肘膝上下的正经别出,这是十二经别离开主经脉的起始点。入:经过躯干深入体腔与相关的脏腑联系,这显示了十二经别与体内脏腑之间的紧密联系。出:再浅出于体表上行头项部,表示了十二经别由深到浅的走向变化。合:在头项部阳经的经别合于本经的经脉,阴经的经别则合于其相表里的阳经经脉,形成了"六合"的关系。这不仅加强了表里两条经脉间的联系,还扩大了穴位的主治范围。

2. **十二经筋**　循行分布均起始于四肢末端，结聚于关节、骨骼部，走向躯干头面。十二经筋行于体表，不入内脏，有刚柔筋之分。刚（阳）筋分布于项背和四肢外侧，以手足阳经经筋为主；柔（阴）筋分布于胸腹和四肢内侧，以手足阴经经筋为主。足三阳经筋起于足趾，循股外上行结于頄（面）；足三阴经筋起于足趾，循股内上行结于阴器（腹）；手三阳经筋起于手指，循臑外上行结于角（头）；手三阴经筋起于手指，循臑内上行结于贲（胸）。

3. **十二皮部**　分别隶属于十二经脉，又分为三阴三阳，同名经脉所属的皮部名称相同，所谓"上下同法"。因此十二皮部合为六经皮部，即太阳皮部、阳明皮部、少阳皮部、太阴皮部、少阴皮部、厥阴皮部。以身体部位来分，在体表胸腹头面属阳明皮部，躯干及头部侧面属少阳皮部，腰背及头项属太阳皮部。按四肢来分，则上肢内侧太阴皮部在前，厥阴皮部在中，少阴皮部在后；上肢外侧阳明皮部在前，少阳皮部在中，太阳皮部在后。下肢内外侧的分布规律基本同于上肢分布规律。

（王钟康　王　霞）

第五节　腰部与下肢经络关联特性

一、腰部与下肢十二经脉系统的关联特性

人体有十二正经循行分布，其中腰部与下肢经脉为足太阳膀胱经，其分布在腰背第一、二侧线及下肢外侧后缘，其络脉、经别与之内外连接，经筋分布其外部。

二、腰部与下肢奇经八脉系统的关联特性

奇经八脉包括任脉、督脉、冲脉、带脉、阴跷脉、阳跷脉、阴维脉、阳维脉。它们与十二正经不同，既不直属脏腑，又无表里配合关系，其循行别道奇行，故称奇经。功能有：

1. 沟通十二经脉之间的联系。
2. 对十二经气血有蓄积渗灌等调节作用。其中督脉，行于背部正中，其脉多次与手足三阳经及阳维脉交汇，能总督一身之阳经，故称为阳脉之海。督脉行于脊里，上行入脑，并从脊里分出属肾，它与脑、脊髓、肾又有密切联系。冲脉，上至于头，下至于足，贯穿全身，成为气血的要冲，能调节十二经气血，故称十二经脉之海，又称血海；同妇女的月经有关。阴跷脉、阳跷脉：跷，有轻健跷捷之意，有濡养眼目、司眼睑开合和下肢运动的功能。

三、腰部与下肢络脉系统的关联特性

1. 十五络脉的循行分布是有规律的。十二经脉的分支络脉由于由络穴分出，故均以络穴命名。故腰部络脉，是由腰部相关联经脉的络脉所关联，故络穴分出后分上下两支：一支向下走向与本经脉阴阳表里相合的经脉，而达四肢末端，加强了阴阳经脉表里相合的关系；另一支向上走在本经脉循行部位的浅层，可到达头面部，也可进入胸腹腔走在脏腑之间。

2. 躯干部的任脉络、督脉络和脾之大络，分别沟通了腹、背和全身经气，从而输布气血以濡养全身组织。任脉之络由络穴分出后散络于躯干部之前面胸腹部而下行；督脉之络由络穴分出后散络于躯干部的后面腰背部而上行，直达足太阳经头项部；脾经之大络由络穴分出后散络于躯干部的侧面胁肋部。

3. 全身的浮络、孙络，皆归属于十五络脉，将气血运送到人体各个部位，既起到了网络周身，联系内外、左右、前后的作用，又可完成滋润荣养身体的正常生理功能。故《素问·皮部论》说："凡十二经络脉者皮之部也。"说明皮肤系统中充满了浮络及孙络。

四、腰部与下肢其他经络系统的关联特性

十二经别就是别行的正经，有离、入、出、合于人体表里之间的特点，加强了十二经脉的内外联系，更加强了经脉所属络的脏腑在体腔深部的联系。

1. **足太阳经别**　从足太阳经脉的腘窝部分出，其中一条支脉在骶骨下五寸处别行进入肛门，上行归属膀胱，散布联络肾脏，沿脊柱两旁的肌肉到心脏后散布于心脏内；直行的一条支脉，从脊柱两旁的肌肉处继续上行，浅出项部，脉气仍注入足太阳本经。

2. **足少阴经别**　从足少阴经脉的腘窝部分出，与足太阳的经别相合并行，上至肾，在十四椎（第二腰椎）处分出，归属带脉；直行的一条继续上行，系舌根，再浅出项部，脉气注入足太阳的经别。

十二经筋是十二经脉之气濡养筋肉骨节的体系，是十二经脉的外周连属部分。分布特点与十二经脉基本一致，阳筋分布在肢体外侧，阴筋分布在肢体内侧。

十二皮部在表皮上的分布，要比十二经脉广泛。十二经脉以线条状形式分布，而十二皮部是以片状或条状形式分布的。在背部和腰部，主要为关枢；下肢外侧从前向后，分别为害蜚、枢持；下肢内侧分别为关蛰、害肩、枢儒。下肢后侧为关枢。

（王钟康　王　霞）

参 考 文 献

［1］ 张缙,张庆滨,王顺,等.针灸大成校释[M],2版.北京:中国农业出版社,2019.
［2］ 梁繁荣,王华.针灸学[M],4版.北京:中国中医药出版社,2017.
［3］ 王洪图,贺娟.黄帝内经灵枢白话解[M].北京:人民卫生出版社,2014.
［4］ 高鹏翔.中医学[M],8版.北京:人民卫生出版社.2013.
［5］ 王键.中医基础理论[M],2版.北京:中国中医药出版社.2016.
［6］ 张永臣,王健.针灸学[M].济南:山东科学技术出版社.2020.

第五章
腰椎间盘突出症系列

第一节 腰椎间盘变性疼痛综合征

腰椎间盘变性疼痛综合征是一种广义的术语，涵盖了一系列退行性椎间盘疾病，从孤立性轴性盘源性疼痛到椎间盘突出和脱出。这种疾病通常由腰椎间盘（软骨板、纤维环、髓核）不同程度的退行性改变，导致椎间盘纤维环撕裂，继而髓核（椎间盘内容物）突出。这种疾病通常表现为腰部酸困、僵硬、疼痛、感觉异常或乏力。

一、腰椎间盘变性疼痛综合征的致病因素

（一）现代医学相关致病因素分析

1. **生理退化** 随着年龄的增长，腰椎同样会产生各种退行性改变，而椎间盘的退行性改变是腰椎间盘突出症发生、发展中最关键因素。腰椎间盘在20岁左右开始出现髓核的含水量下降，随着年龄的增加，椎间盘纤维环也发生改变，易出现椎间盘纤维环的胶原纤维弹性减弱、部分胶原纤维断裂及纤维环裂隙等退行性改变。

2. **慢性劳损** 椎间盘是人体各组织中最早和最易随年龄发生退行性改变的组织，随着年龄的增长，髓核丧失一部分水分及其原有弹性。在退变过程中，具有以下特征：细胞外基质合成代谢与分解代谢的改变，椎间盘数目、表型、活力的变化。尽管以上变化在正常老化过程中也会发生，但椎间盘退变会加速它们的发生和进展，甚至导致椎间不稳相关的盘源性疼痛与神经根受压相关的根源性疼痛。

3. **腰部创伤** 腰部创伤是指有轻重不等的腰部外伤史，影像学检查证实有椎间盘病变，且存在相应临床表现者。致伤原因主要是体质与肌肉薄弱、运动不当与损伤、慢性疾病影响、外力撞击与摔跤、久坐与疲劳积累、突发力量与振动、寒冷刺激等。

4. **营养障碍** 随着年龄的增长，椎间盘的营养供应逐渐减少，部分由于椎体毛细血管密度和完整性的降低，另一部分归因于软骨终板的钙化。软骨终板钙化会完全阻碍椎间盘内容物质交换，对于病情发展起着重要作用。然而软骨终板钙化是否由椎间盘退化导致尚不清楚。营养供应不足可能损害细胞活性和生存能力，但不会降低酶的

活性。在这种情况下，基质合成代谢和分解代谢之间发生失衡，进而加速了退变椎间盘的基质降解。

5. **不良体位** 各种超过正常范围的过度活动带来的损伤，如搬运重物时不当姿势、跷二郎腿、久坐不动、长时间站立、不正确的蹲姿、弯腰洗头或做家务等。

6. **其他因素** 发育不良、不良生活习惯、感染、工作环境的理化因素等。

（二）中医学相关致病因素分析

《黄帝内经》有"腰痛"病名，病因与肾精亏虚、外邪侵袭、外伤瘀血、情志内伤等有关。病位在肾，与督脉相关，病性以虚为主。《素问·脉要精微论》云："腰者，肾之府，转摇不能，肾将惫矣。"《素问·刺腰痛》曰："骨伤则内动肾，肾动则病胀腰痛。"《素问·骨空论》云："督脉为病，脊强反折。"东汉·张仲景《金匮要略·五脏风寒积聚病脉证并治》称寒湿腰痛为"肾著"，描述了其症状特点，用甘姜苓术汤治疗。《金匮要略·血痹虚劳病脉证并治》用肾气丸治疗虚劳腰痛。

二、腰椎间盘变性疼痛综合征的致病机制

（一）现代医学相关致病机制

腰椎椎间盘发育成熟后，腰椎椎间盘含水量逐渐下降，即开始变性，是一种增龄性改变。椎间盘是连接于椎体之间的纤维软骨盘，由髓核、纤维环、上下软骨终板构成，其主要成分有水、胶原纤维和蛋白。随着年龄的增加，椎间盘逐渐退变，椎间盘内的蛋白多糖含量明显减少，从而使聚合的水分也逐渐减少，两者的共同作用，降低了椎间盘的吸收负荷、分散应力的力学功能、生物力学功能的丧失，进而导致纤维环出现裂隙、断裂、破裂等一系列变化，最终导致髓核突出，压迫脊髓和神经。椎间盘组织的修复和再生能力差，退变后不易修复。

（二）中医学相关致病机制

中医学认为其病因为年老体弱，气血衰退，肝肾亏损，但亦与局部长期劳损有关，在上述因素下风寒湿等外邪乘虚而入，从而产生了经络受阻瘀滞经脉，气血运行不畅，为其主要病机。《内经》指出"肾主骨髓"，若肾精虚少，骨髓的化源不足，不能营养骨骼，则出现骨骼脆弱，肢体无力，故骨易退变。《内经》又云"肝藏血""肝主身之筋膜""宗筋主束骨而利机关"。筋膜是一种联络关节肌肉，主司运动的组织。若肝血不足，血不养筋，则出现腰部的筋骨韧带钙化而退变；若肝肾不足，特别是肾精亏损为本病之本。而血脉瘀阻，气血运行不畅，乃本病之标。如《证治准绳》谓"有风、有寒、有湿、有内挫、有瘀血气滞，有痰皆标也，肾虚其本也"。

三、腰椎间盘变性疼痛综合征的临床表现

1. **典型症状** 腰椎间盘变性时可能无症状，严重时可以表现为腰部酸困、僵硬、疼痛、感觉异常或乏力等症状。

2. **主要体征** 检查时大多数病例无阳性体征，少数有脊柱生理弯曲消失或侧凸，腰椎椎体及椎旁压痛阳性。

3. **疾病发展的动态演变** 腰椎间盘退变主要特征包括髓核软骨样细胞数目降低、聚集成团；细胞外基质，如糖蛋白、蛋白多糖等成分的减少；椎间盘内各种炎症因子表达的增加等。在椎间盘退变早期，椎间盘组织内髓核细胞可出现增殖，伴有细胞簇的形成；随着椎间盘局部微环境的改变，髓核细胞皱缩、凋亡增加，局部炎症因子聚集；椎间盘退变程度不断进展，椎间盘内髓核细胞数目下降、软骨样细胞形成，同时椎间盘细胞外基质开始出现降解，髓核内Ⅱ型胶原蛋白含量减低，Ⅰ型胶原蛋白比例开始增高，椎间盘微环境内部各种基质降解酶类含量上升，包括基质金属蛋白酶和含Ⅰ型血小板结合蛋白基序的解聚蛋白样金属蛋白酶；椎间盘组织内神经血管增生；髓核细胞老化、凋亡增加，并且椎间盘含水量减少，髓核组织逐渐纤维化，甚至伴有钙化形成。

四、腰椎间盘变性疼痛综合征的病理特征

1. 随着年龄的增长，机体发生生理性退变，细胞在正常周期内凋亡，至最后再生功能减退，最终无法再生。腰椎纤维环放射状裂隙是髓核突出的必备条件，当椎间盘退变时，由于腰椎的应力作用，纤维环可缓慢或突发部分断裂，出现纤维环放射状裂隙。髓核凸入纤维环裂隙，并可增加纤维环裂隙的长度和宽度，在髓核含水量较高或轻度纤维化时易于发生。

2. 椎体形态改变，腰椎间盘退变时椎体趋向扁平化，其扁平化程度与椎间盘退变的严重程度有关。生物力学研究表明，当椎间盘正常时，椎间盘传递的应力主要作用于终板的中央；而椎间盘退变时，由于髓核流体静力学性质逐步消失，压力由终板中央向外周转移，致使外周终板上应力集中。这种应力重新分布，使椎体结构发生重建。

3. 椎体不稳是腰椎退变过程中的一个阶段。脊柱的三关节复合体中，椎间盘或关节突关节退变均可导致相互间的影响。腰椎退变引起椎间隙狭窄，前后纵韧带松弛，影响关节突关节的复合承受应力。

五、腰椎间盘变性疼痛综合征的特殊检查

1. **腰椎X线检查** 腰椎间盘生理退化发生的早期，在X线检查时多无特殊变化。

病情加重时，X线检查可见腰椎生理曲度改变，严重时可见椎间隙变化和腰椎骨质的退行性改变。

2. 腰椎CT检查 腰椎间盘生理退化发生的早期，在CT检查也多无特殊变化。病情加重时，可见椎间盘形态的变化和髓核的CT值变化。

3. 磁共振成像（MRI）检查 腰椎间盘生理退化发生的早期，在MRI检查时，可见腰椎椎间盘的髓核影像变化，特别是在椎间盘纤维环的形态还没有发生变化以前，MRI的价值高于CT等检查手段。同时MRI对椎间盘纤维环、脊髓、脊神经及椎旁血管、肌肉、脂肪等组织的检查，在对椎间盘退行性病变的诊断与鉴别诊断方面的意义也非常重大。

4. 椎间盘造影检查 这是一种有创检查，通过向椎间盘内注射造影剂，观察椎间盘的反应，以判断椎间盘的退化程度和类型。

5. 腰椎红外热像检查 腰部代谢热片状升高，向患侧延伸，提示为腰椎病变。双下肢代谢热对称。

6. 腰椎间盘超声检查 目前有关超声波诊断腰椎间盘变性疼痛综合征的工作尚未普遍开展，只能通过测量椎管管径来推断椎间盘病变，可查看早期周围软组织水肿情况。

7. 腰部及下肢电生理检查 通过测量神经传导速度和诱发电位，评估神经受压的程度和神经功能状况。肌电图有助于脊髓、神经根和周围神经的功能和受损状态的较客观地定位定量，可弥补影像学和症状、体格检查的不足。

8. 腰部其他检查 血常规、C反应蛋白、红细胞沉降率、类风湿因子等检查，在椎间盘退行性病变的诊断与鉴别诊断方面具有一定的参考意义。

六、腰椎间盘变性疼痛综合征的诊断标准

1. 病史 既往有过腰部及腰骶部疼痛等病史。

2. 症状 腰部僵硬、疼痛，可能伴随放射性疼痛至臀部、下肢不适等症状。

3. 体征 相应腰椎及椎旁压痛阳性，腰部肌肉僵直，腰椎活动部分受限等。

4. 影像检查 MRI可显示椎间盘水分的生理改变，从而显示椎间盘退变程度。退变椎间盘T2加权像表现为信号降低（黑盘征），相邻正常椎间盘信号正常。然而椎间盘信号降低只是退变的现象，很难确定哪个退变的椎间盘就是引起腰痛的责任间盘；若同时见到T2加权像椎间盘纤维环后缘出现高信号区，则多数可诊断为病变椎间盘。腰部红外线热成像等检查可见腰部软组织损害影像。X线、CT检查无特异性。

七、腰椎间盘变性疼痛综合征的鉴别诊断

1. 腰背筋膜炎或纤维组织炎 这是软组织的炎症，会出现腰部疼痛。年轻人也可

以由于慢性的腰肌劳损，造成软组织的无菌性炎症，造成疼痛，在长时间的伏案工作之后容易出现，影响腰椎的活动，但是一般不会有明显的下肢放射性疼痛。

2. 第三腰椎横突综合征　如果横突比较长，在侧方旋转或者是侧方屈伸时，容易出现腰大肌的刺激征状，从而造成疼痛。一般也没有明显的下肢放射性疼痛，这与椎间盘突出症有显著区别。同时，通过影像学的检查，也很容易进行鉴别诊断。

3. 腰椎管狭窄症　一般是在椎间盘突出的基础上，出现腰椎骨质增生、韧带肥厚，容易造成椎管缺血性改变，容易造成间歇性跛行，而临床症状比较轻。所以与腰椎间盘变性症典型的下肢放射痛也可鉴别。

4. 椎管肿瘤或结核　一般是老年人的椎管肿瘤，或者结核等特异性的感染，与腰椎间盘变性也应该进行鉴别。

八、腰椎间盘变性疼痛综合征的中医辨证

（一）辨证要点

1. 辨病邪　腰痛的证候特征多因感受邪气的性质不同而表现各异。肢体关节疼痛呈游走不定者，属风胜；疼痛较剧，遇寒则甚，得热则缓者，属寒胜；重着而痛，手足沉重，肌肤麻木者，属湿胜；红肿热痛，筋脉拘急者，属热胜。

2. 辨虚实　一般而言，新病多实，久病多虚。实者，发病较急，正气尚胜抗邪，故痛势剧，脉实有力；虚者，病程较长，多有气血不足，故疼痛绵绵，痛势较缓，脉虚无力。本病后期多见虚实错杂，应辨明虚实，分清主次。

3. 辨痰瘀　腰痛迁延不愈，证见关节漫肿，甚则强直畸形，痛如针刺，痛有定处，时轻时重，昼轻夜重，屈伸不利，舌体胖边有齿痕，舌质紫暗甚或可见瘀斑，脉沉弦涩。多属正虚邪恋，瘀血阻络，痰留关节，痰瘀交结，经络不通，关节不利，而成顽疾。

（二）中医分型

1. 风寒湿阻络证　腰部疼痛，遇风寒、阴雨天疼痛加重，得热则疼痛减轻，腰部有沉重感，畏风寒，舌质淡，苔薄白或腻，脉弦缓或脉滑。

2. 湿热阻络证　腰部伴双下肢疼痛，活动不利，口渴而不欲饮，烦闷不安，舌质红，苔厚黄腻，脉数。

3. 肝肾亏虚证　腰部酸软为主，喜按喜揉，腿膝无力，遇劳更甚，舌红少苔，脉细数。

4. 气血亏虚证　腰部疼痛，僵硬，绵绵而痛，纳呆，头晕、乏力，舌质淡红欠润滑，苔黄或薄白，脉多沉虚而缓。

5. 气滞血瘀 腰部关节或双下肢痛处固定，日轻夜重，甚则不能转侧，痛处拒按，舌质暗红或瘀斑，脉弦涩。

九、腰椎间盘变性疼痛综合征的治疗方式

（一）腰椎间盘变性疼痛综合征的常规治疗

1. **适当休息** 避免腰部负重物，避免过度疲劳。
2. **保护腰椎** 尽量制动，防止腰椎剧烈活动诱发神经伤害等。
3. **物理疗法** 如热敷、冷敷、电刺激疗法、超声波疗法、牵引疗法等，均可以有效地减少疼痛和炎症，促进身体功能的恢复。
4. **对症药物** 可选择应用镇痛药物、肌肉松弛药，维生素（如维生素B_1、维生素B_{12}）等对症治疗。

（二）腰椎间盘变性疼痛综合征的中医特色治疗

1. **腰椎推拿疗法** 能缓解腰部肌群的紧张及痉挛，恢复腰椎活动，缓解症状。
2. **经络针灸疗法** 根据疼痛部位，选择相应夹脊穴，并予以相应的配穴。
3. **经络艾灸疗法** 艾灸疗法主要是行腰椎部位的穴位艾灸刺激，从而使腰椎部位的血液循环增加，并且能够解除腰部肌肉筋膜韧带的痉挛状态，从而缓解腰骶部疼痛。
4. **经络刮痧疗法** 是以中医经络腧穴理论为指导，用刮痧板蘸刮痧油反复刮动，摩擦患者腰部皮肤，以治疗腰部疾病的一种方法。
5. **经络拔罐疗法** 利用燃烧排除罐内空气，造成负压，使之吸附于腰部腧穴或应拔疼痛部位的体表，而产生刺激，使被拔部位的皮肤充血、瘀血，以达到防治疾病的目的。
6. **穴位灌注疗法** 是选用中西药物注入有关穴位以治疗疾病的一种方法。
7. **中药外敷疗法** 此种治疗可改善血循环，缓解肌肉痉挛，消除肿胀以减轻症状，有助于手法治疗后使患椎稳定。本法可用热毛巾和热水袋局部外敷，最好是用中药熏洗方来热敷。急性期患者疼痛症状较重时不宜做温热敷治疗。
8. **中药熏蒸疗法** 中药熏蒸治疗疗法又叫蒸汽治疗疗法、汽浴治疗疗法、中药雾化透皮治疗疗法，是以中医理论为指导，利用药物煎煮后所产生的蒸汽，通过熏蒸机体达到治疗目的的一种中医外治治疗疗法。
9. **中药浸泡疗法** 是指将洗浴的水中加入中药的药液浸泡全身，以达到治疗疾病的作用。
10. **中药经皮透入疗法** 使药物通过皮肤直接作用于腰部病变位置，从而起到治疗作用。

11. **其他中医特色疗法** 磁疗具有镇痛、消炎、降压、安眠、止泄、止痒等作用。

(三)腰椎间盘变性疼痛综合征的微创特色治疗

1. **腰部神经根阻滞疗法** 针对腰部及下肢疼痛部位,选择性进行神经根阻滞治疗,缓解症状。

2. **腰段硬膜外灌注疗法** 从腰段硬膜外注入活血化瘀中药和神经营养药物,营养和保护脊神经,缓解患者的疼痛症状。

3. **骶管注射** 改善局部血液循环,增加局部的供血供氧,消肿,松解粘连,营养神经,对受损神经起修复作用。

4. **腰部软组织松解疗法** 伴发腰骶部肌肉、筋膜等软组织伤害时,可用银质针、针刀等松解。

5. **腰部软组织灌注疗法** 有腰部软组织伤害时,亦可用软组织药物灌注治疗等。

(四)中医辨证汤剂辅助治疗

1. **风寒湿阻络证**
治法:祛风散寒除湿,活血通络止痛。
方药:独活寄生汤加减。

2. **湿热阻络证**
治法:清热祛湿,活血通络止痛。
方药:三妙散加减。

3. **肝肾亏虚证**
治法:补益肝肾,通络止痛。
方药:六味地黄丸加减。

4. **气血亏虚证**
治法:补气养血,活血通络止痛。
方药:八珍汤加减。

5. **气滞血瘀**
治法:活血化瘀,行气止痛。
方药:活血止痛汤加减。

十、腰椎间盘变性疼痛综合征的疗效判定

(一)评价标准

1. **评分标准** 总分100分;其中,症状分值60分,体征分值40分。

（1）症状改善程度：分值60分。患者腰部及全身的疼痛等综合症状，在治疗前与治疗后对比，按照改善程度以100%计算。如患者治疗后症状每改善10%的程度计分6分，症状全部消失计60分；治疗后症状无改善计0分；其他症状改善的分值计算，以此类推。

（2）体征改善程度：分值40分。患者腰部及全身各部位的压痛、叩击痛、病理反射、神经牵拉反应和脊柱、关节活动等综合阳性体征，在治疗前与治疗后对比，按照改善程度以100%计算。如患者治疗后综合阳性体征每改善10%的程度计分4分，体征全部消失计40分；治疗后体征无改善计0分；其他体征改善的分值计算，以此类推。

2. 疗效分级　患者治疗后与治疗前的症状和体征对比，共分五个级别。

一级疗效：治疗后症状和体征绝大部分消失，疗效评定分值80～100分，疗效指数＞80%。

二级疗效：治疗后症状和体征大部分消失，疗效评定分值60～80分，疗效指数＞60%。

三级疗效：治疗后症状和体征明显改善，疗效评定分值40～60分，疗效指数＞40%。

四级疗效：治疗后症状和体征有所改善，疗效评定分值10～40分，疗效指数≥10%。

五级疗效：治疗后症状和体征略有改善，疗效评定分值1～10分，疗效指数＜10%。

（二）影像学检查

除症状体征改善外，影像学检查是评价疗效的重要手段。

【典型病例】

患者：刘××，男，42岁。主诉：间断腰部僵硬疼痛1个月。现病史：患者自述1个月前熬夜工作后出现腰部僵硬伴疼痛，活动部分受限，休息后症状未见明显改善，疼痛进行性加重，为系统治疗来我科就诊，门诊以"腰椎间盘退变"收住入院。刻下症见：患者神志清，精神欠佳，腰部僵硬疼痛，活动部分受限，怕热，汗出较多，纳可，夜寐欠安，大便干，小便可。体格检查VAS　5分，腰椎生理弯曲变浅，弹性稍差，L_{4-5}、L_5S_1棘间及棘旁叩压痛，双侧直腿抬高试验阴性，挺腹试验阴性，双侧"4"字试验阴性，双下肢皮肤感觉正常，双下肢肌力正常，生理反射存在，病理反射未引出，腰椎活动度正常。腰椎MRI：示腰椎间盘退行性改变。中医诊断：腰痛，中医证型为湿热阻络。西医诊断：腰椎间盘变性疼痛综合征。治疗方式：腰部经络艾灸疗法、经络刮痧疗法、经络拔罐疗法、穴位灌注疗法、中药外敷疗法、中药制剂口服疗法。预后：一周后疼痛症状消失。

（郭兴龙　王　霞）

第二节 腰椎间盘膨出疼痛综合征

腰椎间盘膨出疼痛综合征是由于腰椎间盘膨出的病理生理改变，引起的一系列疼痛相关综合征。本节将从导致腰椎间盘膨出的致病因素、致病机制、临床表现、病理特征、特殊检查、诊断标准、鉴别诊断、中医辨证、治疗方式、疗效判定等方面对腰椎间盘膨出疼痛综合征进行系统阐述。

一、腰椎间盘膨出疼痛综合征的致病因素

（一）现代医学相关致病因素分析

1. **生理退化** 随着年龄的增长，腰椎间盘纤维环也发生改变，髓核也开始出现含水量下降，腰椎间盘纤维环的胶原纤维弹性减弱、部分胶原纤维断裂及纤维环裂隙等退行性改变。细胞外基质合成代谢与分解代谢改变，椎间盘数目、表型、活力等都发生了变化，随后出现了椎间盘膨出。

2. **慢性劳损** 各种超过正常范围的过度活动带来的损伤、劳累、长期一个姿势、不适当的体育锻炼等都可造成腰椎间盘慢性劳损。随着年龄的增长，髓核丧失一部分水分及其原有弹性，椎间盘的细胞排列有规律地减少，髓核大小发生了很大的变化，增加了发病率。

3. **腰部创伤** 外伤是腰椎间盘膨出发生的直接因素，受到外伤时人腰椎会发生不同程度的病变，使腰椎处于高度危险状态，会直接诱发症状发生。

4. **营养障碍** 由于各种原因所造成人体代谢失常者，特别是钙、磷代谢和激素代谢失调者容易产生腰椎间盘膨出。

5. **不良体位** 不良的姿势是腰椎损伤的另外一大原因。长期的前倾坐姿、反复的弯腰、下蹲时弓腰搬抬重物及扭转动作容易引起腰椎间盘膨出，所以腰椎间盘膨出与职业有关。由于电脑在学习、工作和娱乐中的普及，年轻人患病数增多。

6. **腰椎发育不良或缺陷** 天生腰椎发育不好也是腰椎间盘膨出的一个重要原因，容易发生脊髓受压，产生症状。先天性融椎、根管狭窄、小椎管等均是先天发育异常，也是本病发生的重要原因。

（二）中医学相关致病因素分析

唐·孙思邈《备急千金要方·腰痛》载有独活寄生汤，及宋代《太平惠民和剂局方》载有青娥丸，至今仍是常用方剂。陈无择《三因极一病证方论·腰痛叙论》谓："夫腰

痛，虽属肾虚，亦涉三因所致。在外则脏腑经络受邪，在内则忧思恐怒，以至房劳坠堕，皆能致之。"元·朱丹溪《丹溪心法·腰痛》认为腰痛"主湿热、肾虚、瘀血、挫闪、有痰积"，并提出"寒凉药不可峻用，必用温散之药"。明·张景岳《景岳全书·腰痛》云："腰痛之虚证，十居八九，但察其既无表邪又无湿热。"强调应详辨虚实。

二、腰椎间盘膨出疼痛综合征的致病机制

（一）现代医学相关致病机制

腰椎间盘膨出早期为纤维组织的透明变性，纤维增粗和排列紊乱，进而出现裂纹。腰椎间盘裂纹起自髓核，扩展至纤维环，可有垂直裂纹和水平裂纹两种。早期水分脱失和吸水能力减退，使髓核体积相应减少，在局部压力加大、劳损的情况下，可使退变更加迅速，髓核和纤维环的变性使椎间盘各个部位的弹性模量发生改变，髓核可能通过纤维环的裂隙突向边缘，造成椎间盘膨出，椎间盘组织的修复和再生能力差，退变后不易修复。

（二）中医学相关致病机制

腰椎间盘膨出疼痛综合征中医称之为"腰痛"，本病的发生主要与外邪侵袭、跌仆闪挫引起经脉受阻，气血不畅，或年老体虚，肾气亏虚，腰府失养有关。气血阻滞，瘀血留着，痹阻经脉，气血运行不畅而发痛。如《素问·六元正纪大论》所云："感于寒，则患者关节禁锢，腰脏痛，寒湿推于气交而为疾也。"《杂病源流犀烛·腰脐病源流》所言："腰痛，精气虚而即客病也。"《景岳全书·腰痛》："跌仆伤而腰痛者，此伤在筋骨而血脉凝滞也。"

三、腰椎间盘膨出疼痛综合征的临床表现

1. **典型症状** 椎间盘膨出轻微时可能无症状，严重时可以表现为腰部酸困疼痛、感觉减退或消失，疼痛可能伴有臀部、大脚趾麻木，以及穿鞋时需要依靠大脚趾的力量，甚至有时会出现脚背或脚底麻木等症状。

2. **主要体征** 检查时大多数患者无阳性体征，少数有脊柱生理弯曲消失或侧凸，但不如椎间盘突出症者重，脊柱后伸可诱发或加重肢体麻痛。

四、腰椎间盘膨出疼痛综合征的病理特征

腰椎间盘膨出的病理特征：纤维环退变，椎间盘纤维环各层呈45°倾斜角与椎体骺

环附着，两层间以90°角交叉。深、浅层间互相交织，增强了纤维环的韧性及弹性。随着年龄的增加，纤维环磨损部分产生网状变性和玻璃样变性，失去原来的清楚层次及韧性，并产生不同的裂隙。其中放射性裂隙与椎间盘髓核退变密切相关。纤维环的病变可在纤维环的外层出现，随之向内层延伸至髓核。由于退变而形成的椎间盘内压升高，可对外层纤维环形成张力，导致椎间盘髓核碎片附着于内层纤维环或软骨终板，或通过纤维环放射性裂隙膨出。软骨终板亦随着年龄的增长而变薄、钙化或不完整，并产生软骨囊性变及软骨细胞坏死。中年以后，在软骨终板经常可以发现裂隙。软骨终板无神经供应，故软骨终板不能再生修复，易造成腰椎间盘膨出。

五、腰椎间盘膨出疼痛综合征的特殊检查

1. **X线检查** 腰椎间盘生理退化发生的早期，在X线检查时多无特殊变化。病情加重时，X线检查可见腰椎生理曲度改变，严重时可见椎间隙变化和腰椎骨质的退行性改变。

2. **CT检查** 椎体后缘对称性、均匀一致地轻度向后膨出的软组织密度影，其CT值高于脑脊液，边缘光滑，与脊神经之间有一脂肪分界，相应神经根不受压。硬膜囊前缘平直，脊髓无明显受压、移位。部分退变椎间盘内可出现钙化。

3. **磁共振成像（MRI）检查** 在T2加权MR影像上呈低信号强度椎间盘，并表现为椎间隙狭窄，椎间盘弥散膨出于椎体外缘。

4. **造影检查** 可以观察腰椎间盘内部形态改变，可以诱发疼痛反应。椎间盘造影阳性者，纤维环内层有撕裂，外侧无异常。CT扫描造影像主要表现：造影剂在髓核内呈白色均匀团块状，纤维环内层有撕裂影像，造影剂通过纤维环后方的裂隙溢出。

5. **红外热成像检查** 腰部代谢热片状升高，向患侧延伸，提示为腰椎病变。双下肢代谢热对称。

6. **腰椎间盘超声检查** 目前有关超声波诊断腰椎间盘膨出疼痛综合征的工作尚未普遍开展，只能通过测量椎管管径来推断椎间盘病变，可观察早期周围软组织水肿情况。

7. **腰部及下肢电生理检查** 通过测量神经传导速度和诱发电位，评估神经受压的程度和神经功能状况。肌电图有助于脊髓、神经根和周围神经的功能和受损状态的较客观地定位定量，弥补影像学和症状、体格检查的不足。

8. **其他检查** 血常规、C反应蛋白、红细胞沉降率、类风湿因子等检查，在椎间盘膨出病变的诊断与鉴别诊断方面具有一定的参考意义。

六、腰椎间盘膨出疼痛综合征的诊断标准

1. **病史** 既往有过腰部僵硬、疼痛不适症状病史，或长期一个姿势、不适当的体

育锻炼。

2. 症状 腰部疼痛，一般均呈持续性疼痛或钝痛，可延及臀部、腹股沟区及下肢也会出现疼痛。疼痛常伴有腰椎不同程度的活动受限等症状。

3. 体征 腰椎生理曲度变直，腰部肌肉紧张，活动受限，患部常有明显压痛点。下肢症状严重程度不一，常因天气变化、劳累等因素导致疼痛加剧。

4. 影像学检查 包括X线片、CT、MRI或特殊造影等异常征象与临床表现一致。

七、腰椎间盘膨出疼痛综合征的鉴别诊断

1. 腰背筋膜炎或纤维组织炎 这是软组织的炎症，会出现下腰部疼痛。年轻人也可以由于慢性腰肌劳损导致软组织的无菌性炎症，造成疼痛，在长时间久坐之后易出现，影响腰椎活动，但是一般不会有明显的下肢放射性疼痛。

2. 第三腰椎横突综合征 如果横突比较长，在侧方旋转或者侧方屈伸时，容易出现腰大肌的刺激症状，从而造成疼痛，一般也没有明显的下肢放射性疼痛，这与椎间盘突出症有显著区别。同时，通过影像学检查也很容易鉴别。

3. 腰椎管狭窄症 一般是在椎间盘突出的基础上，出现腰椎骨质增生、韧带肥厚，容易造成椎管缺血性改变、间歇性跛行，而临床症状比较轻。所以与腰椎间盘膨出症典型的下肢放射痛也可鉴别。

4. 椎管肿瘤或结核 一般多是老年人椎管肿瘤，或者结核等特异性的感染，与腰椎间盘膨出也应进行鉴别。

八、腰椎间盘膨出疼痛综合征的中医辨证

（一）辨证要点

1. 辨病邪 腰痛的证候特征多因感受邪气的性质不同而表现各异。肢体关节疼痛呈游走不定者，属风胜；疼痛较剧，遇寒则甚，得热则缓者，属寒胜；重着而痛，手足沉重，肌肤麻木者，属湿胜；红肿热痛，筋脉拘急者，属热胜。

2. 辨虚实 一般而言，新病多实，久病多虚。实者，发病较急，正气尚胜抗邪，故痛势剧，脉实有力；虚者，病程较长，多有气血不足，故疼痛绵绵，痛势较缓，脉虚无力。本病后期多见虚实错杂，应辨明虚实，分清主次。

3. 辨痰瘀 腰痛迁延不愈，证见关节漫肿，甚则强直畸形，痛如针刺，痛有定处，时轻时重，昼轻夜重，屈伸不利，舌体胖边有齿痕，舌质紫暗甚或可见瘀斑，脉沉弦涩。多属正虚邪恋，瘀血阻络，痰留关节，痰瘀交结，经络不通，关节不利，而成顽疾。

（二）中医分型

1. **风寒湿阻络证** 腰部疼痛，遇风寒、阴雨天疼痛加重，得热则疼痛减轻，腰部有沉重感，畏风寒，舌质淡，苔薄白或腻，脉弦缓或脉滑。
2. **湿热阻络证** 腰部伴双下肢疼痛、活动不利，口渴而不欲饮，烦闷不安，舌质红，苔厚黄腻，脉数。
3. **肝肾亏虚证** 以腰部酸软为主，喜按喜揉，腿膝无力，遇劳更甚，舌红少苔，脉细数。
4. **气血亏虚证** 腰部疼痛、僵硬，绵绵而痛，纳呆，头晕、乏力，舌质淡红欠润滑，苔黄或薄白，脉多沉虚而缓。
5. **气滞血瘀** 腰部关节或双下肢痛处固定，日轻夜重，甚则不能转侧，痛处拒按，舌质暗或瘀斑，脉弦涩。

九、腰椎间盘膨出疼痛综合征的治疗

（一）常规治疗

1. **适当休息** 避免腰部负重及过度疲劳。
2. **保护腰椎** 尽量制动，防止腰椎剧烈活动诱发神经伤害等。
3. **物理疗法** 如热敷、冷敷、电刺激疗法、超声波疗法、牵引疗法等，均可以有效地减轻疼痛和炎症，促进身体功能的恢复。
4. **对症药物** 可选择应用镇痛药、肌肉松弛药、维生素B_1、维生素B_{12}等对症治疗。

（二）中医特色治疗

1. **腰椎推拿疗法** 能缓解腰部肌群的紧张及痉挛，恢复腰椎活动，缓解症状。
2. **经络针灸疗法** 根据疼痛部位，选择相应夹脊穴，并予以相应的配穴。
3. **经络艾灸疗法** 艾灸疗法主要是指对腰椎部位的穴位行艾灸刺激，从而使腰椎部位的血液循环增加，并且能够解除腰部肌肉、筋膜、韧带的痉挛状态，从而缓解腰骶部疼痛。
4. **经络刮痧疗法** 是指以中医经络腧穴理论为指导，用刮痧板蘸刮痧油反复刮动，摩擦患者腰部皮肤，以治疗腰部疾病的一种方法。
5. **经络拔罐疗法** 利用燃烧排除罐内空气，造成负压，使之吸附于腰部腧穴或应拔疼痛部位的体表而产生刺激，使被拔部位的皮肤充血、瘀血，以达到防治疾病的目的。
6. **穴位灌注疗法** 是指把中西药物注入有关穴位以治疗疾病的一种方法。

7. **中药外敷疗法** 此种治疗可改善血液循环，缓解肌肉痉挛，消除肿胀以减轻症状，有助于手法治疗后使患椎稳定。本法可用热毛巾和热水袋局部外敷，最好是用中药熏洗方来热敷。急性期患者疼痛症状较重时不宜做温热敷治疗。

8. **中药熏蒸疗法** 中药熏蒸治疗疗法又叫蒸汽治疗疗法、汽浴治疗疗法、中药雾化透皮治疗疗法，是以中医理论为指导，利用药物煎煮后所产生的蒸汽，通过熏蒸机体达到治疗目的的一种中医外治治疗疗法。

9. **中药浸泡疗法** 是指将在洗浴的水中加入中药的药液浸泡全身，以达到治疗疾病的作用。

10. **中药经皮透入疗法** 使药物通过皮肤直接作用于腰部病变位置，从而起到治疗作用。

11. **其他中医特色疗法** 磁疗具有镇痛、消炎、降压、安眠、止泻、止痒等作用。

（三）微创特色治疗

1. **腰部神经根阻滞疗法** 针对腰部及下肢疼痛部位，选择性进行神经根阻滞治疗，缓解症状。

2. **腰段硬膜外灌注疗法** 从腰段硬膜外注入活血化瘀中药和神经营养药物，营养和保护脊神经，缓解患者的疼痛症状。

3. **骶管滴注** 能改善局部血液循环，增加局部的供血供氧，消肿，松解粘连，营养神经，对受损神经起修复作用。

4. **腰部软组织松解疗法** 伴发腰骶部肌肉、筋膜等软组织伤害时，可用银质针、针刀等松解。

5. **腰部软组织灌注疗法** 有腰部软组织伤害时，亦可用软组织药物灌注治疗等。

（四）微创切除治疗

1. **经皮激光髓核汽化术治疗（PLDD）** 以减小椎间盘内的压力，从而消除椎间盘膨出对脊髓神经的压迫，同时由激光产生的温热使得组织血管扩张、疼痛物质减少等多种效应共同作用，实现治疗目的。

2. **射频热凝术** 直接把膨出部分的髓核变性、凝固，缩小体积，解除压迫，且很少伤及正常的髓核组织。同时直接阻断了髓核液中糖蛋白和β蛋白的释放，温热效应能对损伤的纤维环神经根水肿、椎管内的炎性反应起到良好的治疗作用，治疗后症状立即减轻或消失。

（五）手术治疗

腰椎间盘膨出疼痛综合征压迫脊髓和脊神经时，经其他治疗方法效果不好时，亦可根据病情进行手术切除治疗。手术治疗需要考虑的因素较多，包括患者的年龄、总体健康状况、病变的严重程度等,应根据患者的具体情况做出决定。

(六)中医辨证汤剂辅助治疗

1. 风寒湿阻络证

治法:祛风散寒除湿,活血通络止痛。

方药:独活寄生汤加减。

2. 湿热阻络证

治法:清热祛湿,活血通络止痛。

方药:三妙散加减。

3. 肝肾亏虚证

治法:补益肝肾,通络止痛

方药:六味地黄丸加减。

4. 气血亏虚证

治法:补气养血,活血通络止痛。

方药:八珍汤加减。

5. 气滞血瘀

治法:活血化瘀,行气止痛。

方药:活血止痛汤加减。

十、腰椎间盘膨出疼痛综合征的疗效判定

(一)评价标准

1. 评分标准 总分100分。其中,症状分值60分,体征分值40分。

(1)症状改善程度:分值60分。综合患者腰部及全身的疼痛等症状,进行治疗前与治疗后对比,按照改善程度以100%计算。如患者治疗后症状每改善10%的程度计分6分,症状全部消失计60分;治疗后症状无改善计0分;其他症状改善的分值计算,以此类推。

(2)体征改善程度:分值40分。综合患者腰部及全身各部位的压痛、叩击痛、病理反射、神经牵拉反应和脊柱、关节活动等阳性体征,进行治疗前与治疗后对比,按照改善程度以100%计算。如患者治疗后综合阳性体征每改善10%的程度计分4分,体征全部消失计40分;治疗后体征无改善计0分;其他体征改善的分值计算,以此类推。

2. 疗效分级 患者治疗后与治疗前的症状和体征对比,共分五个级别。

一级疗效:治疗后症状和体征绝大部分消失,疗效评定分值80~100分,疗效指数>80%。

二级疗效：治疗后症状和体征大部分消失，疗效评定分值60～80分，疗效指数＞60%。

三级疗效：治疗后症状和体征明显改善，疗效评定分值40～60分，疗效指数＞40%。

四级疗效：治疗后症状和体征有所改善，疗效评定分值10～40分，疗效指数≥10%。

五级疗效：治疗后症状和体征略有改善，疗效评定分值1～10分，疗效指数＜10%。

（二）影像学评价

除症状体征改善外，影像学检查是评价疗效的重要手段。

【典型病例】

患者：张××，男，49岁。主诉：腰部疼痛伴右臀部疼痛3个月余。现病史：3个月前无明显诱因出现腰部疼痛不适，并伴右臀部疼痛，时有右下肢酸困麻木，休息后缓解，未予重视，后疼痛反复发作，现为求系统治疗来我科就诊，由门诊以"腰椎间盘突出"收住入院。刻下症见：患者神志清，精神欠佳，腰部疼痛不适，活动受限，伴右臀部疼痛，时有右下肢酸困麻木，活动劳累及遇寒后症状加重、得温痛减，纳可，夜寐欠安，二便调。体格检查：VAS评分6分，腰椎生理弯曲变浅，弹性稍差，腰4/5、腰5/骶1棘间及棘旁叩压痛，右侧梨状肌紧张试验阳性，双侧直腿抬高试验阴性，挺腹试验阴性，双侧"4"字试验阴性，双下肢皮肤感觉正常，双下肢肌力及皮肤浅感觉正常，霍夫曼征阴性。腰椎MRI：示腰椎退行性改变；腰4～5、腰5～骶1椎间盘膨出。中医诊断：腰痛，中医证型为风寒湿阻络。西医诊断：腰椎间盘膨出疼痛综合征。治疗方式：腰部经络艾灸疗法、经络刮痧疗法、经络拔罐疗法、穴位灌注疗法、中药外敷疗法、中药制剂口服疗法。行腰椎间盘膨出疼痛综合征的微创特色疗法有神经阻滞疗法、射频热凝疗法。预后：一周后疼痛症状消失。

（郭兴龙　王　霞）

第三节　腰椎间盘突出疼痛综合征

腰椎间盘突出症主要是在椎间盘退变、椎间盘膨出的基础上，出现了纤维环的微细破裂，逐渐地出现髓核突出，对神经、血管或者脊髓、神经一系列结构造成的影响而出现的一系列症状。腰椎间盘突出仅仅是一个影像学的表现，出现的症状被称为腰椎间盘突出症。这些症状多半表现为肢体活动的麻木、疼痛、感觉异常、缺血的改变以及无力、行走困难等。本病属祖国医学之"腰痛"等范畴。

一、腰椎间盘突出疼痛综合征的致病因素

（一）现代医学相关致病因素分析

1. **生理因素** 年龄、身高、性别、体重、种族和遗传等都对腰椎间盘突出有影响。随着年龄的增长，椎间盘退变逐渐加重，体重较重、腹型肥胖的人更容易出现腰椎间盘突出症的问题。

2. **年龄的增长** 伴随着年龄的增长椎间盘会发生一定程度的退行性改变，伴随着日常的慢性劳损，以及长期的局部肌肉、韧带、关节囊的损伤，可以引起其局部出血水肿，发生炎症改变，在病变的部位逐渐出现炎症机化，并形成骨质增生，影响局部的神经及血管。

3. **慢性劳损** 慢性劳损是指超过正常生理活动范围最大限度或局部所能耐受值时的各种超限活动所引起的损伤。是一种长期的超限负荷，与长期的前倾坐姿、反复的弯腰、下蹲时弓腰搬抬重物及扭转动作有关。

4. **腰部外伤** 外伤是腰椎间盘突出发生的直接因素，腰椎受到外伤的情况下会使得人们发生不同程度的病变，使腰椎处于高度危险状态，会直接诱发症状发生。

5. **营养障碍** 由于各种原因所造成人体代谢失常者，特别是钙、磷代谢和激素代谢失调者容易导致腰椎间盘突出症。

6. **不良体位** 长期的前倾坐姿、反复的弯腰、下蹲时弓腰搬抬重物及扭转动作容易引起腰椎间盘突出率较高。

（二）中医学相关致病因素分析

《三因极一病证方论·腰痛叙论》谓："夫腰痛，虽属肾虚，亦涉三因所致。在外则脏腑经络受邪，在内则忧思恐怒，以至房劳坠堕，皆能致之。"元·朱丹溪《丹溪心法·腰痛》认为腰痛主湿热、肾虚、瘀血、挫闪、痰积，并提出"寒凉药不可峻用，必用温散之药"。明·张景岳《景岳全书·腰痛》云："腰痛之虚证，十居八九，但察其既无表邪又无湿热。"强调应详辨虚实。秦景明《症因脉治》将腰痛分为风湿、寒湿、湿热等外感腰痛，及瘀血停滞、怒气郁结、痰注停积、肾阳不足、肾阴火旺等内伤腰痛两大类型。清·吴谦《医宗金鉴》归纳了腰痛的九种病因。李用粹《证治汇补·腰痛》云："治唯补肾为先，而后随邪之所见者以施治。标急则治标，本急则治本。初痛宜疏邪滞、理经隧，久痛宜补真元、养血气。"提出腰痛的治疗应分清标本先后缓急。

二、腰椎间盘突出疼痛综合征致病机制

(一) 现代医学相关致病机制

腰椎椎间盘发育成熟后，其含水量逐年下降，即开始变性，是一种增龄性改变。椎间盘是连接于椎体之间的纤维软骨盘，由髓核、纤维环、上下软骨终板构成，其主要成分有水、胶原和蛋白。随着年龄的增长，椎间盘逐渐退变，椎间盘内的蛋白多糖含量明显减少，从而使聚合的水分也逐渐减少，两者的共同作用降低了椎间盘的吸收负荷、分散应力的力学功能，生物力学功能的丧失，进而导致纤维环出现裂隙、断裂、破裂等一系列变化，最终会导致髓核突出，压迫脊髓和神经。椎间盘组织的修复和再生能力差，退变后不易修复。

(二) 中医学相关致病机制

中医学认为腰痛的发生主要因外邪侵袭、跌仆闪挫引起经脉受阻，气血不畅，或年老体虚，肾气亏虚，腰府失养。气血阻滞，瘀血留着，痹阻经脉，气血不通，亦可发为腰痛。

1. **外邪侵袭** 多由居处潮湿，或劳作汗出当风，衣着单薄，或冒雨着凉，或暑夏贪凉，腰府失护，风、寒、湿、热等六淫之邪乘虚侵入，导致经脉受阻，气血运行不畅而发痛。如《素问·六元正纪大论》所云："感于寒，则患者关节禁锢，腰脏痛，寒湿推于气交而为疾也。"

2. **年老体虚** 先天禀赋不足，或久病体虚，或年老体衰，或房事不节，以致肾之精气亏虚，无以濡养筋脉而发生腰痛。如《杂病源流犀烛·腰脐病源流》所言："腰痛，精气虚而即客病也。"

3. **跌仆闪挫** 举重抬升，屏气闪挫，暴力扭转，坠落跌打，或体位不正，用力不当，导致腰部经络气血运行不畅，气血阻滞不通，瘀血留着而发生疼痛。如《景岳全书·腰痛》："跌仆伤而腰痛者，此伤在筋骨而血脉凝滞也。"

三、腰椎间盘突出疼痛综合征的临床表现

1. **典型症状** 腰痛是大多数患者的首个症状，通常是由于纤维环外后纵韧带的髓核刺激引起的腰感应痛。疼痛可能伴有臀部、大脚趾麻木、下肢疼痛、感觉异常或乏力。这些症状可能会出现在单侧或双侧下肢，有时会感觉下肢冷、热胀。

2. **主要体征** 为了减轻疼痛，患者可能会出现脊柱侧弯，这使得脊柱左右扭曲。即使在没有腰痛症状的情况下，也可能提示腰椎病变的早期症状。

3. **其他症状** 在一些情况下，患者可能会出现下肢瘫痪、肠道和膀胱功能障碍等严重症状。

四、腰椎间盘突出疼痛综合征的病理特征

1. **机械性压迫** 纤维环破裂时，髓核突出挤压神经根，引起腰背痛、坐骨神经痛。

2. **化学神经根炎学说** 突出的髓核液沿椎间盘和神经根之间的通道扩散，髓核液里的糖蛋白和蛋白质对神经根有强烈的刺激，同时又释放大量的组胺，在无神经束膜保护的神经根周围产生化学性炎症。

3. **免疫学说** 椎间盘髓核组织是体内最大的无血管组织，且在纤维环的保护下与周围循环毫无接触，故不被自身免疫机制所识别。当纤维环破裂，髓核与机体血液接触时，即可产生免疫反应，髓核内的糖蛋白、蛋白质等作为抗原，引起机体的免疫反应。

4. **软骨终板的退变** 终板是脊柱的薄弱部位，在解剖尸体研究中，常常发现椎体骨性终板的微骨折和愈合的骨小梁组织。当椎间盘退变突出时，髓核内部正常组织的丢失可能会增加椎体终板所受的剪切力，导致微骨折的发生并使Modic改变，引起局部炎症反应或者免疫反应。也有学者认为机械性因素也可引起松质骨的微裂缝和终板裂隙，随后引起血管密度增加和神经末梢以及炎症的级联反应，导致终板和软骨下骨的水肿，终板在负荷作用力下会使骨质结构破坏，甚至引起微骨折或者其他形式的损伤，从而导致局部的炎症反应。因此，有学者认为可能是椎间盘突出后毒性物质释放引起炎症反应，从而导致Modic改变。

五、腰椎间盘突出疼痛综合征的特殊检查

1. **腰椎磁共振检查（MRI）** MRI能够非常详细地显示腰椎间盘的退化情况，包括髓核的变形、纤维环的破裂、椎间隙的狭窄等。因此，MRI是诊断腰椎间盘突出的最常用和最可靠的方法之一。

2. **腰椎CT检查** CT能够显示腰椎间盘的突出、钙化和骨化情况，以及椎管的狭窄程度。虽然不如MRI详细，但也可以用来诊断腰椎间盘突出。

3. **椎间盘造影检查** 这是一种有创检查，通过向椎间盘内注射造影剂，观察椎间盘的反应，以判断椎间盘的突出程度和类型。

4. **神经电生理检查** 通过测量神经传导速度和诱发电位，评估神经受压的程度和神经功能状况。

5. **其他检查** 如腰椎的X线平片、骨扫描等。

六、腰椎间盘突出疼痛综合征的诊断标准

依据临床病史、体征和影像学检查做出腰椎间盘突出症的诊断。

1. 腰痛、下肢痛呈典型的腰骶神经根分布区域的疼痛，常表现下肢痛重于腰痛。
2. 存在按神经支配区域表现的肌肉萎缩、肌力减弱、感觉异常和反射改变四种神经障碍体征中的两种征象。
3. 神经根张力试验均为阳性，且不论直腿抬高试验或股神经牵拉试验是否为阳性。
4. 影像学检查（包括X线片、CT、MRI或特殊造影等）异常征象与临床表现一致。

七、腰椎间盘突出疼痛综合征的鉴别诊断

1. **腰背筋膜炎或纤维组织炎** 这是软组织的炎症，会出现下腰部疼痛。年轻人也可以由于慢性的腰肌劳损造成软组织的无菌性炎症，导致疼痛。在长时间的伏案工作之后容易出现，影响腰椎的活动，但是一般不会有明显的下肢放射性疼痛。

2. **第三腰椎横突综合征** 如果横突比较长，在侧方旋转或者是侧方屈伸时，容易出现腰大肌的刺激征状，从而造成疼痛。一般也没有明显的下肢放射性疼痛，这与椎间盘突出症有显著区别。同时，通过影像学检查也很容易进行鉴别诊断。

3. **腰椎管狭窄症** 一般是在椎间盘突出的基础上，出现腰椎骨质增生、韧带肥厚，容易造成椎管缺血性改变或间歇性跛行，而临床症状比较轻，所以与腰椎间盘突出症典型的下肢放射痛也有一定的鉴别意义。

4. **椎管肿瘤或结核** 一般是老年人的椎管肿瘤，或者结核等特异性的感染，与腰椎间盘突出也应该进行鉴别。

八、腰椎间盘突出疼痛综合征的中医辨证

（一）辨证要点

1. **辨病邪** 腰痛的证候特征多因感受邪气的性质不同而表现各异。肢体关节疼痛呈游走不定者，属风胜；疼痛较剧，遇寒则甚，得热则缓者，属寒胜；重着而痛，手足沉重，肌肤麻木者，属湿胜；红肿热痛，筋脉拘急者，属热胜。

2. **辨虚实** 一般而言，新病多实，久病多虚。实者，发病较急，正气尚胜抗邪，故痛势剧，脉实有力；虚者，病程较长，多有气血不足，故疼痛绵绵，痛势较缓，脉虚无力。本病后期多见虚实错杂，应辨明虚实，分清主次。

3. **辨痰瘀** 腰痛迁延不愈，证见关节漫肿，甚则强直畸形，痛如针刺，痛有定处，时轻时重，昼轻夜重，屈伸不利，舌体胖边有齿痕，舌质紫暗甚或可见瘀斑，脉沉弦涩。多属正虚邪恋，瘀血阻络，痰留关节，痰瘀交结，经络不通，关节不利，而成顽疾。

（二）中医分型

1. **风寒湿阻络证** 腰部疼痛，遇风寒，阴雨天疼痛加重，得热则疼痛减轻，腰部有沉重感，畏风寒，舌质淡，苔薄白或腻，脉弦缓或脉滑。
2. **湿热阻络证** 腰部伴双下肢疼痛，活动不利，口渴而不欲饮，烦闷不安，舌质红，苔厚黄腻，脉数。
3. **肝肾亏虚证** 腰部酸软为主，喜按喜揉，腿膝无力，遇劳更甚，舌红少苔，脉细数。
4. **气血亏虚证** 腰部疼痛，僵硬，绵绵而痛，纳呆，头晕、乏力，舌质淡红欠润滑，苔黄或薄白，脉多沉虚而缓。
5. **气滞血瘀** 腰部关节或双下肢痛处固定，日轻夜重，甚则不能转侧，痛处拒按，舌质暗或瘀斑，脉弦涩。

九、腰椎间盘突出疼痛综合征的治疗

（一）常规治疗

1. **适当休息** 避免腰部负重物，避免过度疲劳。
2. **保护腰椎** 尽量制动，防止腰椎剧烈活动诱发神经伤害等。
3. **物理疗法** 如热敷、冷敷、电刺激疗法、超声波疗法、牵引疗法等，均可有效地减轻疼痛和炎症，促进机体功能的恢复。
4. **对症药物** 可选择应用镇痛药、肌肉松弛药，维生素B_1、维生素B_{12}等对症治疗。

（二）中医特色治疗

1. **腰椎推拿疗法** 能缓解腰部肌群的紧张及痉挛，恢复腰椎活动，缓解症状。
2. **经络针灸疗法** 根据疼痛部位，选择相应夹脊穴，并予以相应的配穴。
3. **经络艾灸疗法** 艾灸疗法主要是行腰椎部位的穴位艾灸刺激，从而使腰椎部位的血液循环增加，并且能够解除腰部肌肉筋膜韧带的痉挛状态，从而缓解腰骶部疼痛。
4. **经络刮痧疗法** 以中医经络腧穴理论为指导，用刮痧板蘸刮痧油反复刮动，摩擦患者腰部皮肤，是治疗腰部疾病的一种方法。
5. **经络拔罐疗法** 利用燃烧排出罐内空气，造成负压，使之吸附于腰部腧穴或应拔疼痛部位的体表，产生刺激，使被拔部位的皮肤充血、瘀血，以达到防治疾病的目的。

6. 穴位灌注疗法　是选用中西药物注入有关穴位以治疗疾病的一种方法。

7. 中药外敷疗法　此种治疗可改善血液循环，缓解肌肉痉挛，消除肿胀以减轻症状，有助于手法治疗后使患椎稳定。本法可用热毛巾和热水袋局部外敷，最好是用中药熏洗方来热敷。急性期患者疼痛症状较重时不宜做温热敷治疗。

8. 中药熏蒸疗法　中药熏蒸治疗疗法又叫蒸汽治疗疗法、汽浴治疗疗法、中药雾化透皮治疗疗法，是以中医理论为指导，利用药物煎煮后所产生的蒸汽，通过熏蒸机体达到治疗目的的一种中医外治治疗疗法。

9. 中药浸泡疗法　是指将洗浴的水中加入中药的药液浸泡全身，以达到治疗疾病的作用。

10. 中药经皮透入疗法　使药物通过皮肤直接作用于腰部病变位置，从而起到治疗作用。

11. 其他中医特色疗法　磁疗具有镇痛、消炎、降压、安眠、止泻、止痒等作用。

（三）微创特色治疗

1. 腰部神经根阻滞疗法　针对腰部及下肢疼痛部位，选择性进行神经根阻滞治疗，缓解症状。

2. 腰段硬膜外灌注疗法　从腰段硬膜外注入活血化瘀中药和神经营养药物，营养和保护脊神经，缓解患者的疼痛症状。

3. 骶管注射　能改善局部血液循环，增加局部的供血、供氧，消肿，松解粘连，营养神经，对受损神经起修复作用。

4. 腰部软组织松解疗法　伴发腰骶部肌肉、筋膜等软组织伤害时，可用银质针、针刀等松解。

5. 腰部软组织灌注疗法　有腰部软组织伤害时，亦可用软组织药物灌注治疗等。

（四）微创切除治疗

1. 经皮激光髓核汽化术治疗（PLDD）　以减小椎间盘内的压力，从而消除椎间盘突出对脊髓神经的压迫，同时由激光产生的温热作用可使组织血管扩张、疼痛物质减少等，实现治疗目的。

2. 射频热凝术　直接把突出部分的髓核变性、凝固，缩小体积，解除压迫，且很少伤及正常的髓核组织，同时直接阻断了髓核液中糖蛋白和β蛋白的释放。温热效应对损伤的纤维环神经根水肿、椎管内的炎性反应起到良好的治疗作用，治疗后症状立即减轻或消失。

（五）手术治疗

腰椎间盘突出症压迫脊髓和脊神经，经其他治疗方法效果不好时，亦可根据病情进行椎间孔镜手术或开刀手术切除治疗。手术治疗需要考虑的因素较多，包括患者的年龄、总体健康状况、病变的严重程度等，根据患者的具体情况做出决定。

（六）中医辨证汤剂辅助治疗

1. 风寒湿阻络证

治法：祛风散寒除湿，活血通络止痛。

方药：独活寄生汤加减。

2. 湿热阻络证

治法：清热祛湿，活血通络止痛。

方药：三妙散加减。

3. 肝肾亏虚证

治法：补益肝肾，通络止痛。

方药：六味地黄丸加减。

4. 气血亏虚证

治法：补气养血，活血通络止痛。

方药：八珍汤加减。

5. 气滞血瘀

治法：活血化瘀，行气止痛。

方药：活血止痛汤加减。

十、腰椎间盘突出疼痛综合征的疗效判定

（一）评价标准

1. 评分标准 总分100分；其中，症状分值60分，体征分值40分。

（1）症状改善程度：分值60分。综合患者腰部及全身的疼痛等症状，进行治疗前与治疗后对比，按照改善程度以100%计算。如患者治疗后症状每改善10%的程度计分6分，症状全部消失计60分；治疗后症状无改善计0分；其他症状改善的分值计算，以此类推。

（2）体征改善程度：分值40分。综合患者腰部及全身各部位的压痛、叩击痛、病理反射、神经牵拉反应和脊柱、关节活动等阳性体征，进行治疗前与治疗后对比，按照改善程度以100%计算。如患者治疗后综合阳性体征每改善10%的程度计分4分，体征全部消失计40分；治疗后体征无改善计0分；其他体征改善的分值计算，以此类推。

2. 疗效分级 患者治疗后与治疗前的症状和体征对比，共分五个级别。

一级疗效：治疗后症状和体征绝大部分消失，疗效评定分值80～100分，疗效指数＞80%。

二级疗效：治疗后症状和体征大部分消失，疗效评定分值60～80分，疗效指数＞60%。

三级疗效：治疗后症状和体征明显改善，疗效评定分值40～60分，疗效指数＞40%。

四级疗效：治疗后症状和体征有所改善，疗效评定分值10～40分，疗效指数≥10%。

五级疗效：治疗后症状和体征略有改善，疗效评定分值1～10分，疗效指数＜10%。

（二）影像学评价

除症状体征改善外，影像学检查是评价疗效的重要手段。

【典型病例】

患者：马××，女，65岁。主诉：腰部疼痛伴右下肢麻木3年，加重2天。现病史：3年前无明显诱因，出现腰部疼痛不适，未予重视，后疼痛反复发作，并伴有右下肢麻木，未行系统治疗，2天前感上述症状较前加重，为系统治疗来我科就诊，门诊以"腰椎间盘突出"收住入院。刻下症见：患者神志清，精神欠佳，腰部疼痛不适，活动受限，伴右下肢麻木，以右下肢后外侧为甚，腰膝酸软、五心烦热，纳可，夜寐欠安，二便调。体格检查：VAS评分6分，腰椎生理弯曲变浅，弹性稍差，L_{4-5}、L_5S_1棘间及棘旁叩压痛，右侧梨状肌紧张试验阳性，双侧直腿抬高试验右侧40°阳性/左侧阴性，挺腹试验阴性，双侧"4"字试验阴性，双下肢皮肤感觉正常，双下肢肌力及皮肤浅感觉正常，霍夫曼征阴性。腰椎MRI：示腰椎退行性改变；L_{4-5}、L_5S_1椎间盘突出（图5-3-1）。中医诊断：腰痛，中医证型为肝肾亏虚。西医诊断：腰椎间盘突出疼痛综合征。治疗方式：腰部经络艾灸疗法、经络刮痧疗法、经络拔罐疗法、穴位灌注疗法、中药外敷疗法、中药制剂口服疗法。腰椎间盘突出疼痛综合征的微创特色疗法包括神经阻滞疗法、射频热凝疗法。预后：一周后疼痛症状消失。

（郭兴龙　王　霞）

第四节　腰椎间盘脱出疼痛综合征

腰椎间盘脱出疼痛综合征也被称为腰椎间盘突出症，是一种常见的脊柱疾病。

主要是由于腰椎间盘（包括髓核、纤维环及软骨板）的退行性改变，加上外力作用，使得椎间盘的纤维环破裂，髓核从破裂处脱出，压迫相邻的脊神经根，导致腰部疼痛，一侧或双下肢麻木、疼痛等症状。这种疾病的发病率在L_{4-5}和L_5S_1部位最高，约占95%。这种疾病常见于成年人，尤其是那些长期从事重体力劳动或坐姿不正确的人群。

一、腰椎间盘脱出疼痛综合征的致病因素

（一）现代医学相关致病因素分析

1. **生理退化**　椎间盘极易退变。主要表现为髓核内部蛋白含量和含水量的减少，纤维环韧度降低。随着年龄的增长，椎间盘逐渐萎缩，出现椎间盘膨出、突出，甚则脱出，出现椎间盘游离。

2. **慢性劳损**　是指各种超过正常范围的过度活动所带来的损伤，如久坐、久站、负重劳累，以及不适当的体育锻炼等。

3. **腰部创伤**　一些直接的打击或撞击，如车祸、摔伤等导致的腰部严重创伤。

4. **营养障碍**　其他因素如过度持续运动，椎间盘融合、震动，吸烟等影响椎间盘的营养，从而造成椎间盘的老化和病变。

5. **不良体位**　工作及生活中姿势不当，尤其是长期从事重体力劳动或坐姿不正确的人群。

6. **其他因素**　发育不良、不良生活习惯、感染、工作环境的理化因素等。

（二）中医学相关致病因素分析

《黄帝内经》有"腰痛"病名，病因与肾精亏虚、外邪侵袭、外伤瘀血、情志内伤等有关。病位在肾，与督脉相关，病性以虚为主。《太平惠民和剂局方》载有青娥丸，至今仍是常用方剂。元·朱丹溪《丹溪心法·腰痛》认为腰痛主湿热、肾虚、瘀血、挫闪、有痰积，并提出"寒凉药不可峻用，必用温散之药"。明·张景岳《景岳全书·腰痛》云："腰痛之虚证，十居八九，但察其既无表邪又无湿热。"强调应详辨虚实。秦景明《症因脉治》将腰痛分为风湿、寒湿、湿热等外感腰痛，及瘀血停滑、怒气郁结、痰注停积、肾阳不足、肾阴火旺等内伤腰痛两大类型。

二、腰椎间盘脱出疼痛综合征的致病机制

（一）现代医学相关致病机制

1. **腰椎间盘退变**　随着年龄的增长，腰椎间盘会逐渐发生退变，包括间盘纤维环

的变薄、髓核的脱水以及间盘弹性的降低等，这些退变使得间盘在受到外力作用时更容易发生损伤和脱出。

2. **损伤与外力作用** 腰椎间盘受到损伤或外力作用时，如扭转、压缩或拉伸等，可能导致间盘纤维环的撕裂或破裂，进而使得髓核从破裂处脱出。这些外力作用可以是日常生活中的突然转身、跌倒等，也可以是长期从事重体力劳动或体育活动等造成的慢性损伤。

3. **遗传因素与发育异常** 遗传因素在腰椎间盘脱出中起着重要作用。研究表明，某些基因变异可能增加个体发生腰椎间盘突出的风险。此外，发育异常，如脊柱裂、脊柱侧弯等，也可能影响腰椎间盘的结构和稳定性，从而增加脱出的风险。

4. **妊娠与体重影响** 妊娠期间，由于体重的增加和激素水平的改变，腰椎间盘可能承受更大的压力。这种压力可能导致间盘纤维环的拉伸和损伤，进而增加脱出的风险。此外，长期肥胖或体重过重也会增加腰椎间盘的负担，加速其退变和损伤。

5. **不良姿势与生活方式** 长期保持不良姿势，如久坐、久站、弯腰等，会导致腰椎间盘受力不均，增加其损伤和脱出的风险。此外，缺乏运动、过度劳累以及吸烟等不良生活习惯也可能影响腰椎间盘的健康状态。

6. **解剖结构弱点** 腰椎间盘的解剖结构本身存在一定的弱点，如纤维环的薄弱区域。这些弱点在受到外力作用时更容易发生损伤，导致间盘脱出。

7. **急性外伤与炎症** 急性外伤，如跌倒、撞击等，可能直接导致腰椎间盘的撕裂或破裂，进而引发脱出。此外，炎症也是腰椎间盘脱出的一个重要因素。当间盘受到炎症影响时，可能导致其结构改变、功能异常，进而增加脱出的风险。

（二）中医学相关致病机制

中医学认为腰痛的发生主要因外邪侵袭、跌仆闪挫引起经脉受阻，气血不畅，或年老体虚，肾气亏虚，腰府失养。气血阻滞，瘀血留着，痹阻经脉，气血不通，亦可发为腰痛。

1. **外邪侵袭** 多由居处潮湿，或劳作汗出当风，衣着单薄，或冒雨着凉，或暑夏贪凉，腰府失护，风、寒、湿、热等六淫之邪乘虚侵入，导致经脉受阻，气血运行不畅而发病。如《素问·六元正纪大论》所云："感于寒，则患者关节禁锢，腰脏痛，寒湿推于气交而为疾也。"

2. **年老体虚** 先天禀赋不足，或久病体虚，或年老体衰，或房事不节，以致肾之精气亏虚，无以濡养筋脉而发生腰痛。如《杂病源流犀烛·腰脐病源流》所言："腰痛，精气虚而即客病也。"

3. **跌仆闪挫** 举重抬升，屏气闪挫，暴力扭转，坠落跌打，或体位不正，用力不当，导致腰部经络气血运行不畅，气血阻滞不通，瘀血留着而发生疼痛。如《景岳全书·腰痛》："跌仆伤而腰痛者，此伤在筋骨而血脉凝滞也。"

三、腰椎间盘脱出疼痛综合征的临床表现

（一）典型症状

1. **腰痛** 腰痛是腰椎间盘脱出疼痛综合征最常见的症状，通常表现为突发的剧烈疼痛或慢性疼痛，可能局限于腰部，也可能向臀部或大腿放射。

2. **下肢放射性疼痛** 脱出的腰椎间盘压迫神经根而导致下肢出现放射性疼痛。这种疼痛通常从腰部开始，沿着神经根分布的路线放射至臀部、大腿后侧、小腿外侧或足部。

3. **坐骨神经痛** 当脱出的腰椎间盘压迫坐骨神经时，会引起坐骨神经痛，表现为沿坐骨神经分布的区域（臀部、大腿后侧、小腿外侧和足部）出现疼痛、麻木或刺痛感。

（二）主要体征

1. **神经根受压症状** 由于椎间盘脱出可能压迫神经根，受压神经根支配的区域可能出现肢体发凉的症状；皮肤感觉减退或消失；肌力减退，表现为肌肉力量减弱或无法完成正常的肌肉活动，甚至肌肉的收缩无力或丧失。

2. **脊柱侧弯** 患者为减轻疼痛，站立或行走时腰部向一侧弯曲，称为脊柱侧凸。这是疼痛导致的一种代偿性姿势。

3. **行走困难** 由于疼痛和肌力减退，患者可能出现行走困难，表现为步态不稳或行走时疼痛加剧。严重的腰椎间盘脱出可能导致患者行走时出现跛行，表现为步态异常或行走速度减慢。

4. **马尾神经症状** 当腰椎间盘脱出严重压迫马尾神经时，可能出现马尾神经症状，如大小便失禁、性功能障碍等。这些症状通常表明病情较为严重，需要紧急处理。

四、腰椎间盘脱出疼痛综合征的病理特征

腰椎间盘脱出症的病理特征主要表现为髓核的脱出、纤维环的撕裂和软骨板的功能异常。这些结构性的改变共同作用，导致了疼痛、麻木和其他相关症状的出现。

1. **髓核的脱出** 髓核由于受长期的压力或损伤，逐渐从原来的位置移动并可能突破纤维环，进入椎管内。这种脱出现象会对周围的神经根或脊髓造成压迫，从而引发疼痛、麻木或下肢无力等症状。

2. **纤维环的撕裂** 纤维环在这一病理过程中也起到了关键作用。当髓核脱出时，纤维环可能会出现明显的撕裂或断裂，失去了对髓核的正常约束。这种结构性的破坏进一步加剧了症状的出现。

3. **软骨板的功能异常** 软骨板也可能受到一定程度的影响。其正常结构和功能可

能因长期的压力和损伤而发生改变，从而影响到整个腰椎间盘的稳定性和功能。

五、腰椎间盘脱出疼痛综合征的特殊检查

（一）腰椎X线检查

1．腰椎生理弧度减小或消失。
2．年轻或急性外伤性突出者，椎间隙可无明显异常，但年龄较大者，受累椎间隙可有不同程度的退行性改变。
3．椎前软组织阴影在急性过伸性损伤所致的椎间盘突出中可见增宽。
4．腰椎动力摄片上有时可显示受累节段失稳。
5．椎间隙变窄，椎间盘上、下缘骨质硬化和椎管内髓核及纤维环钙化，是由于椎间盘脱出及退变所致，可视为椎间盘脱出的直接征象。

（二）腰椎CT检查

髓核突破纤维环和后纵韧带后进入椎管内形成游离碎块，其相应椎间盘后缘可显示正常。游离的髓核可位于椎间孔附近或椎间盘水平的上、下方，极少数可出现硬膜囊后方。表现为椎管内略高密度的软组织影，其密度高于神经鞘和硬膜囊，可压迫硬膜囊、脊髓和神经根及硬膜外脂肪。

（三）磁共振检查

对腰椎间盘突出症的诊断具有重要价值，其准确率明显高于CT和脊髓造影。在MRI上可直接观察到椎间盘向后脱出入椎管内，椎间盘脱出成分与残余髓核的信号异常。侧方型脱出者，可见脱出之椎间盘使脊髓侧方受压变形，信号强度改变，神经根部消失或向后移位。

（四）椎间盘造影检查

这是一种有创检查，通过向椎间盘内注射造影剂，观察椎间盘的反应，以判断椎间盘的脱出程度和类型。在无CT及MRI技术之前，腰椎间盘造影术被认为是最确切的诊断工具。在病变的椎间盘注入造影剂后，造影剂随脱出的椎间盘外溢，并产生下肢的放射性疼痛。疼痛反应的程度常提示是否存在3个或3个以上病变的椎间盘，所以可以根据椎间盘造影术中疼痛的反应来确定治疗方案。

（五）腰椎红外热成像检查

腰部代谢热片状片区升高，向患侧延伸，提示腰椎病变。双下肢代谢热不对称。

（六）腰椎间盘超声检查

目前有关超声波诊断腰椎间盘脱出疼痛综合征的工作尚未普遍开展，只能通过测量椎管管径来推断椎间盘病变，可查看神经、血管、周围软组织水肿情况。

（七）神经电生理检查

通过测量神经传导速度和诱发电位来评估神经受压的程度和神经功能状况。

（八）其他检查方式

血常规、C反应蛋白、红细胞沉降率、类风湿因子、肿瘤标志物等检查，在椎间盘脱出病变的诊断与鉴别诊断方面具有一定的参考意义。

六、腰椎间盘脱出疼痛综合征的诊断标准

1. 腰痛伴下肢放射痛，腰部有明显的压痛。
2. 臀部、腹股沟区及下肢也会出现疼痛。
3. 腰椎出现不同程度的活动受限。
4. 下肢活动受限，症状严重程度不一，常因天气变化、劳累等因素导致疼痛加剧。
5. 影像学检查包括X线片、CT、MRI或特殊造影等异常征象与临床表现一致。

七、腰椎间盘脱出疼痛综合征的鉴别诊断

1. **腰背筋膜炎或纤维组织炎**　这种疾病是软组织的炎症，会出现腰部疼痛。年轻人也可以由于慢性的腰肌劳损，造成软组织的无菌性炎症，并导致疼痛。在长时间的伏案工作之后容易出现，且影响腰椎的活动，但是一般不会有明显的下肢放射性疼痛。

2. **第三腰椎横突综合征**　如果患者横突比较长，在侧方旋转或者侧方屈伸时，容易出现腰大肌的刺激征状，从而造成疼痛，一般也没有明显的下肢放射性疼痛，这与椎间盘脱出有显著区别。同时，通过影像学的检查，也很容易进行鉴别诊断。

3. **腰椎管狭窄症**　一般是在椎间盘突出的基础上，出现腰椎骨质增生、韧带肥厚，容易造成椎管缺血性改变或间歇性跛行，而临床症状比较轻，所以与腰椎间盘脱出典型的下肢放射痛鉴别。

4. **椎管肿瘤或结核**　一般是老年人的椎管肿瘤，或者结核等特异性的感染，与腰椎间盘脱出进行鉴别。

八、腰椎间盘脱出疼痛综合征的中医辨证

（一）辨证要点

1. **辨病邪** 腰痛的证候特征多因感受邪气的性质不同而表现各异。肢体关节疼痛呈游走不定者，属风胜；疼痛较剧，遇寒则甚，得热则缓者，属寒胜；重着而痛，手足沉重，肌肤麻木者，属湿胜；红肿热痛，筋脉拘急者，属热胜。

2. **辨虚实** 一般而言，新病多实，久病多虚。实者，发病较急，正气尚胜抗邪，故痛势剧，脉实有力；虚者，病程较长，多有气血不足，故疼痛绵绵，痛势较缓，脉虚无力。本病后期多见虚实错杂，应辨明虚实，分清主次。

3. **辨痰瘀** 腰痛迁延不愈，证见关节漫肿，甚则强直畸形，痛如针刺，痛有定处，时轻时重，昼轻夜重，屈伸不利，舌体胖边有齿痕，舌质紫暗甚或可见瘀斑，脉沉弦涩。多属正虚邪恋，瘀血阻络，痰留关节，痰瘀交结，经络不通，关节不利，而成顽疾。

（二）中医分型

1. **风寒湿阻络证** 腰部疼痛，遇风寒、阴雨天疼痛加重，得热则疼痛减轻，腰部有沉重感，畏风寒，舌质淡，苔薄白或腻，脉弦缓或脉滑。

2. **湿热阻络证** 腰部伴双下肢疼痛，活动不利，口渴而不欲饮，烦闷不安，舌质红，苔厚黄腻，脉数。

3. **肝肾亏虚证** 腰部酸软为主，喜按喜揉，腿膝无力，遇劳更甚，舌红少苔，脉细数。

4. **气血亏虚证** 腰部疼痛，僵硬，绵绵而痛，纳呆，头晕、乏力，舌质淡红欠润滑，苔黄或薄白，脉多沉虚而缓。

5. **气滞血瘀** 腰部关节或双下肢痛处固定，日轻夜重，甚则不能转侧，痛处拒按，舌质暗或瘀斑，脉弦涩。

九、腰椎间盘脱出疼痛综合征的治疗

（一）常规治疗

1. **适当休息** 避免腰部负重物，避免过度疲劳。
2. **保护腰椎** 尽量制动，防止腰椎剧烈活动诱发神经伤害等。
3. **物理疗法** 如热敷、冷敷、电刺激疗法、超声波疗法、牵引疗法等，均可有效地减轻疼痛和炎症，促进机体功能的恢复。

4. **对症药物** 可选择应用镇痛药、肌肉松弛药，维生素 B_1、维生素 B_{12} 等对症治疗。

（二）中医特色治疗

1. **腰椎推拿疗法** 能缓解腰部肌群的紧张及痉挛，恢复腰椎活动，缓解症状。
2. **经络针灸疗法** 根据疼痛部位，选择相应夹脊穴，并予以相应的配穴。
3. **经络艾灸疗法** 艾灸疗法主要是对腰椎部位的穴位行艾灸刺激，从而使腰椎部位的血液循环增加，并且能够解除腰部肌肉筋膜韧带的痉挛状态，从而缓解腰骶部疼痛。
4. **经络刮痧疗法** 以中医经络腧穴理论为指导，用刮痧板蘸刮痧油反复刮动，摩擦患者腰部皮肤，是治疗腰部疾病的一种方法。
5. **经络拔罐疗法** 利用燃烧排出罐内空气，造成负压，使之吸附于腰部腧穴或应拔疼痛部位的体表，产生刺激，使被拔部位的皮肤充血、瘀血，以达到防治疾病的目的。
6. **穴位灌注疗法** 是选用中西药物注入有关穴位以治疗疾病的一种方法。
7. **中药外敷疗法** 此种治疗可改善血液循环，缓解肌肉痉挛，消除肿胀以减轻症状，有助于手法治疗后使患椎稳定。本法可用热毛巾和热水袋局部外敷，最好是用中药熏洗方来热敷。急性期患者疼痛症状较重时不宜做温热敷治疗。
8. **中药熏蒸疗法** 中药熏蒸治疗疗法又叫蒸汽治疗疗法、汽浴治疗疗法、中药雾化透皮治疗疗法，是以中医理论为指导，利用药物煎煮后所产生的蒸汽，通过熏蒸机体达到治疗目的的一种中医外治治疗疗法。
9. **中药浸泡疗法** 是指将洗浴的水中加入中药的药液浸泡全身，以达到治疗疾病的作用。
10. **中药经皮透入疗法** 使药物通过皮肤直接作用于腰部病变位置，从而起到治疗作用。
11. **其他中医特色疗法** 磁疗具有镇痛、消炎、降压、安眠、止泻、止痒等作用。

（三）微创特色治疗

1. **腰部神经根阻滞疗法** 针对腰部及下肢疼痛部位，选择性进行神经根阻滞治疗，缓解症状。
2. **腰段硬膜外灌注疗法** 从腰段硬膜外注入活血化瘀中药和神经营养药物，营养和保护脊神经，缓解患者的疼痛症状。
3. **骶管注射** 能改善局部血液循环，增加局部的供血、供氧，消肿，松解粘连，营养神经，对受损神经起修复作用。

4. **腰部软组织松解疗法** 伴发腰骶部肌肉、筋膜等软组织伤害时，可用银质针、针刀等松解。

5. **腰部软组织灌注疗法** 有腰部软组织伤害时，亦可用软组织药物灌注治疗等。

（四）微创切除治疗

1. **经皮激光髓核汽化术治疗（PLDD）** 以减小椎间盘内的压力，从而消除椎间盘脱出对脊髓神经的压迫，同时由激光产生的温热作用可使组织血管扩张、疼痛物质减少等，实现治疗目的。

2. **射频热凝术** 直接把脱出部分的髓核变性、凝固，缩小体积，解除压迫，且很少伤及正常的髓核组织，同时直接阻断了髓核液中糖蛋白和B蛋白的释放。温热效应对损伤的纤维环神经根水肿、椎管内的炎性反应起到良好的治疗作用，治疗后症状立即减轻或消失。

（五）手术治疗

腰椎间盘脱出压迫脊髓和脊神经，经其他治疗方法效果不好时，亦可根据病情进行椎间孔镜手术或开刀手术切除治疗。手术治疗需要考虑的因素较多，包括患者的年龄、总体健康状况、病变的严重程度等，根据患者的具体情况做出决定。

（六）中医辨证汤剂辅助治疗

1. **风寒湿阻络证**

治法：祛风散寒除湿，活血通络止痛。

方药：独活寄生汤加减。

2. **湿热阻络证**

治法：清热祛湿，活血通络止痛。

方药：三妙散加减。

3. **肝肾亏虚证**

治法：补益肝肾，通络止痛。

方药：六味地黄丸加减。

4. **气血亏虚证**

治法：补气养血，活血通络止痛。

方药：八珍汤加减。

5. **气滞血瘀**

治法：活血化瘀，行气止痛。

方药：活血止痛汤加减。

十、腰椎间盘脱出疼痛综合征的疗效判定

（一）评价标准

1. 评分标准　总分100分；其中，症状分值60分，体征分值40分。

（1）症状改善程度：分值60分。患者腰部及全身的疼痛等综合症状，在治疗前与治疗后对比，按照改善程度以100%计算。如患者治疗后症状每改善10%的程度计分6分，症状全部消失计60分；治疗后症状无改善计0分；其他症状改善的分值计算，以此类推。

（2）体征改善程度：分值40分。患者腰部及全身各部位的压痛、叩击痛、病理反射、神经牵拉反应和脊柱、关节活动等综合阳性体征，在治疗前与治疗后对比，按照改善程度以100%计算。如患者治疗后综合阳性体征每改善10%的程度计分4分，体征全部消失计40分；治疗后体征无改善计0分；其他体征改善的分值计算，以此类推。

2. 疗效分级　患者治疗后与治疗前的症状和体征对比，共分五个级别。

一级疗效：治疗后症状和体征绝大部分消失，疗效评定分值80～100分，疗效指数＞80%。

二级疗效：治疗后症状和体征大部分消失，疗效评定分值60～80分，疗效指数＞60%。

三级疗效：治疗后症状和体征明显改善，疗效评定分值40～60分，疗效指数＞40%。

四级疗效：治疗后症状和体征有所改善，疗效评定分值10～40分，疗效指数≥10%。

五级疗效：治疗后症状和体征略有改善，疗效评定分值1～10分，疗效指数＜10%。

（二）影像学检查

除症状体征改善外，影像学检查是评价疗效的重要手段。

【典型病例】

患者：张××，男，49岁。主诉：腰部疼痛伴左下肢麻木1年，加重1个月。现病史：1年前无明显诱因，出现腰部疼痛不适，予以针灸、推拿等治疗后缓解，其间偶有发作，未予重视。2天前感上述症状较前加重，并伴有左下肢麻木，为系统治疗来我科就诊，门诊以"腰椎间盘突出"收住入院。刻下症见：患者神志清，精神欠佳，腰部疼痛不适，活动受限，伴左下肢麻木，以左下肢后外侧为甚，怕热，汗出，纳可，夜寐欠安，二便调。体格检查：VAS评分7分，腰椎生理弯曲变浅，弹性稍差，L_{4-5}、

L_5S_1棘间、棘旁扣压痛阳性，右侧梨状肌紧张试验阳性，双侧直腿抬高试验右侧40°阳性、左侧阴性，挺腹试验阴性，双侧"4"字试验阴性，双下肢皮肤感觉正常，踇背伸肌力左侧Ⅳ级、右侧Ⅴ级，双下肢肌力及皮肤浅感觉正常，霍夫曼征阴性。腰椎MRI：示腰椎退行性改变；L_{4-5}椎间盘脱出、L_5S_1椎间盘突出（图5-4-1）。中医诊断：腰痛，中医证型为湿热阻络。西医诊断：腰椎间盘脱出疼痛综合征。治疗方式：腰椎椎间孔镜手术治疗，术后配合神经阻滞疗法、经络艾灸疗法、经络刮痧疗法、经络拔罐疗法、穴位灌注疗法、中药外敷疗法、中药制剂口服疗法。预后：一周后疼痛症状明显好转。

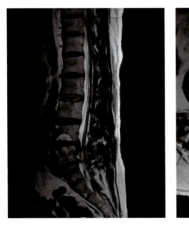
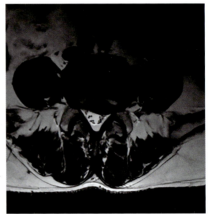

图5-4-1　腰椎MRI示：L_{4-5}椎间盘脱出、L_5S_1椎间盘突出

（郭兴龙　王　霞）

第五节　腰椎间盘游离疼痛综合征

腰椎间盘游离疼痛综合征（根据中国椎间盘疾病新命名系列又称腰椎间盘游离症）是由于腰椎间盘髓核游离的病理生理改变，引起的一系列疼痛相关综合征。本节将从导致腰椎间盘髓核游离的致病因素、致病机制、临床表现、病理特征、特殊检查、诊断标准、鉴别诊断、中医辨证、治疗方式、疗效判定等方面对腰椎间盘游离疼痛综合征进行系统阐述。

一、腰椎间盘游离疼痛综合征的致病因素

（一）现代医学相关致病因素分析

1. 生理退化　椎间盘极易退变。主要表现为髓核内部蛋白含量和含水量的减少，纤维环韧度降低。随着年龄的增长，椎间盘逐渐萎缩，出现椎间盘膨出突出，甚则脱

出，出现椎间盘游离。

2. **慢性劳损** 是指各种超过正常范围的过度活动带来的损伤，如久坐、久站、负重劳累，以及不适当的体育锻炼等。

3. **腰部创伤** 一些直接的打击或撞击，如车祸、摔伤导致的腰部严重创伤。

4. **营养障碍** 其他因素如过度持续运动，椎间盘融合、震动，吸烟等影响椎间盘的营养，从而造成椎间盘的老化和病变。

5. **不良体位** 工作及生活中姿势不当，尤其是长期从事重体力劳动或坐姿不正确的人群。

6. **其他因素** 发育不良、不良生活习惯、感染、工作环境的理化因素等。

（二）中医学相关致病因素分析

髓核游离型腰椎间盘突出症属于中医"腰痛""痹症"范畴，多因年老体弱，或感受风、寒、湿邪，或跌仆闪挫，或过度劳作导致腰部筋脉受损，气血运行不畅，经络不通而出现腰腿疼痛。《中医内科学》将其病因归纳为外感发病和内伤发病，当患者素体虚弱，加上感受外邪，正虚不能祛邪，造成风、寒、湿等邪气乘虚而入，邪滞脉络形成"风痹""湿痹""寒痹"，痹阻经络后不通则痛；也有因久居湿地感受外湿或在劳动汗出后吹风受凉，造成风、寒、湿等邪气乘虚而入，经脉不通则痛；或后天久病体虚，致肾气亏虚，不荣则痛；或因搬抬重物致腰部扭伤，致气血瘀滞不通则痛。

二、腰椎间盘游离疼痛综合征致病机制

（一）现代医学相关致病机制

1. **腰椎间盘退变** 随着年龄的增长，腰椎间盘会逐渐发生退变，包括间盘纤维环的变薄、髓核的脱水以及间盘弹性的降低等。这些退变使得间盘在受到外力作用时更容易发生损伤和脱出。

2. **损伤与外力作用** 腰椎间盘受到损伤或外力作用时，如扭转、压缩或拉伸等，可能导致间盘纤维环的撕裂或破裂，进而使得髓核从破裂处脱出、游离。这些外力作用可以是日常生活中的突然转身、跌倒等，也可以是长期从事重体力劳动或体育活动等造成的慢性损伤。

3. **遗传因素与发育异常** 遗传因素在腰椎间盘脱出中起着重要作用。研究表明，某些基因变异可能增加个体发生腰椎间盘游离的风险。此外，发育异常，如脊柱裂、脊柱侧弯等，也可能影响腰椎间盘的结构和稳定性，从而增加脱出的风险。

4. **妊娠与体重影响** 妊娠期间，由于体重的增加和激素水平的改变，腰椎间盘可能承受更大的压力。这种压力可能导致间盘纤维环的拉伸和损伤，进而增加脱出游离

的风险。此外，长期肥胖或体重过重也会增加腰椎间盘的负担，加速其退变和损伤。

5. 不良姿势与生活方式 长期保持不良姿势，如久坐、久站、弯腰等，会导致腰椎间盘受力不均，增加其损伤和脱出游离的风险。此外，缺乏运动、过度劳累以及吸烟等不良生活习惯也可能影响腰椎间盘的健康状态。

6. 解剖结构弱点 腰椎间盘的解剖结构本身存在一定的弱点，如纤维环的薄弱区域。这些弱点在受到外力作用时更容易发生损伤，导致间盘脱出游离。

7. 急性外伤与炎症 急性外伤，如跌倒、撞击等，可能直接导致腰椎间盘的撕裂或破裂，进而引发脱出游离。此外，炎症也是腰椎间盘脱出的一个重要因素。当间盘受到炎症影响时，可能导致其结构改变、功能异常，进而增加脱出的风险。

（二）中医学相关致病机制

中医学认为腰痛的发生主要因外邪侵袭、跌仆闪挫引起经脉受阻，气血不畅，或年老体虚，肾气亏虚，腰府失养。气血阻滞，瘀血留着，痹阻经脉，气血不通，亦可发为腰痛。

1. 外邪侵袭 多由居处潮湿，或劳作汗出当风，衣着单薄，或冒雨着凉，或暑夏贪凉，腰府失护，风、寒、湿、热等六淫之邪乘虚侵入，导致经脉受阻，气血运行不畅而发痛。如《素问·六元正纪大论》所云："感于寒，则患者关节禁锢，腰脽痛，寒湿推于气交而为疾也。"

2. 年老体虚 先天禀赋不足，或久病体虚，或年老体衰，或房事不节，以致肾之精气亏虚，无以濡养筋脉而发生腰痛。如《杂病源流犀烛·腰脐病源流》所言："腰痛，精气虚而即客病也。"

3. 跌仆闪挫 举重抬升，屏气闪挫，暴力扭转，坠落跌打，或体位不正，用力不当，导致腰部经络气血运行不畅，气血阻滞不通，瘀血留着而发生疼痛。如《景岳全书·腰痛》："跌仆伤而腰痛者，此伤在筋骨而血脉凝滞也。"

三、腰椎间盘游离疼痛综合征的临床表现

1. 病史 既往有腰部慢性劳损或腰椎间盘疾病的慢性病史，近期突然病情加重等。

2. 症状 有腰部及下肢不适、疼痛、麻木等症状。患者腰部活动范围受限，表现为前屈、后伸、侧弯或旋转等动作受限，尤其前屈受限。腰椎间盘髓核游离组织刺激或压迫脊神经时，可以出现相应节段神经支配区域的剧烈疼痛。严重者可出现马尾神经受压症状。

3. 体征 腰椎间盘髓核游离节段的腰椎及椎旁压痛、叩击痛等体征。腰椎间盘髓核游离组织刺激或压迫脊神经时，可以出现相应节段的感觉、运动功能障碍，直腿抬高试验阳性。受压神经支配区感觉过敏、减退乃至麻木，肌力下降，腱反射改变。

4. 影像检查

（1）CT扫描检查：CT检查是腰椎间盘髓核游离组织的形态、大小和部位的重要确诊依据。腰椎间盘髓核游离组织与原椎间盘的连接断裂，游离髓核组织落入椎管内使硬膜囊受压。

（2）磁共振成像检查：MRI检查亦是腰椎间盘髓核游离的形态、大小和部位的重要确诊依据。在MRI图像上还可清楚显示腰椎间盘髓核游离组织对脊神经的压迫情况等。

四、腰椎间盘游离疼痛综合征病理特征

病理改变是髓核与纤维环的变性。髓核水分逐渐减少，并被纤维组织代替，其弹性降低、体积皱缩、纤维环血管增生并出现玻璃样变，使其胶原纤维变性、韧性降低，造成整个椎间盘高度降低。纤维环弥漫向周围膨隆，形成椎间盘膨出。当其受到外伤和慢性劳损时，变性纤维环局部可形成裂口，部分髓核可通过纤维环缺损处突出，形成椎间盘突出。突出的髓核可穿破后纵韧带，进入椎管内形成游离碎片，并可在椎管内上下移动而远离母体。髓核还可穿过椎体终板进入椎体松质骨内，形成许莫氏结节。

五、腰椎间盘游离疼痛综合征特殊检查

1. **X线检查**　可见椎间盘间隙变狭窄，椎管内或椎间孔间游离影。

2. **CT检查**　髓核突破纤维环和后纵韧带后可脱离母体进入椎管内形成游离碎块，其相应椎间盘后缘可显示正常，游离的髓核可位于神经孔附近或椎间盘水平的上、下方，极少数可出现于硬膜囊后方。表现为椎管内略高密度的软组织影，其密度高于神经鞘和硬膜囊，可压迫硬膜囊、脊髓和神经根及硬膜外脂肪。病变椎间盘间隙平面可能看不见游离的髓核。

3. **磁共振检查**　是检查游离髓核最好的方法。高信号的髓核突出于低信号的纤维环之外，其突出部分与髓核本体无联系，为圆形或卵圆形孤立团块，可位于原椎间隙平面后纵韧带前或后方，也可向上或向下移动，范围可达10mm，偶尔游离髓核可进入硬膜囊内或位于椎管后方。其对脊髓和神经根的压迫重于椎间盘突出。矢状位见脱出的髓核与原椎间盘分离，可在椎管内移向侧隐窝或椎间孔，也可移向椎体的上缘或下缘，其信号与原椎间盘信号一致，横断位见脱出层面无椎间盘组织，该层面上下可见游离髓核。

4. **造影检查**　可能会出现空洞现象，目前有关椎间盘造影的争议仍然很多。其中大多数争议在于造影的假阳性率。因此需要检测造影的压力和间盘的形态学表现。

5. 腰椎红外热像检查　腰部出现异常热区，呈菱形或梭形，可表现为片状均匀红色，有时在红色热区内可出现深红色热区，且多偏向患侧。考虑为神经根及其周围组织无菌性炎症，局部炎性物质浸润，微血管扩张，血流速度增快，局部温度增高，引起相应节段皮肤区域温度增高。

6. 超声检查　也可能会出现空洞现象。

7. 腰部及下肢电生理检查　肌电图在临床上常用来检查周围神经损害情况，同时可定位损害部位。

8. 其他检查方式　实验室检查等，主要是由于疾病的鉴别诊断。

六、腰椎间盘游离疼痛综合征诊断标准

1. 病史　既往有腰部慢性劳损或腰椎间盘疾病的慢性病史，近期突然病情加重等。

2. 症状　有腰部及下肢不适、疼痛、麻木等症状。腰部过伸时可产生剧烈疼痛，并可向臀部或下肢放射。腰椎间盘髓核游离组织刺激或压迫脊神经时，可以出现相应节段神经支配区域的剧烈疼痛。腰椎间盘髓核游离组织压迫马尾神经时，可以出现马尾综合征等，严重者出现大小便失禁。

3. 体征　腰椎间盘髓核游离节段的腰椎及椎旁出现压痛、叩击痛等体征。腰椎间盘髓核游离组织刺激或压迫脊神经时，可以出现相应节段的感觉、运动功能障碍，腰脊神经根牵拉试验阳性等。影像学检查包括X线片、CT、MRI或特殊造影等异常征象与临床表现一致。

七、腰椎间盘游离疼痛综合征的鉴别诊断

1. 腰背筋膜炎或纤维组织炎　腰背筋膜炎是软组织的炎症，会出现腰部疼痛。年轻人也可以由于慢性的腰肌劳损，造成软组织的无菌性炎症，并致疼痛，在长时间的伏案工作之后容易出现，且影响腰椎的活动，但是一般不会有明显的下肢放射性疼痛。

2. 第三腰椎横突综合征　如果横突比较长，在侧方旋转或者侧方屈伸时，容易出现腰大肌的刺激征状，从而造成疼痛，一般也没有明显的下肢放射性疼痛，这与椎间盘游离有显著区别。同时，通过影像学的检查，也很容易进行鉴别诊断。

3. 腰椎管狭窄症　一般是在椎间盘突出的基础上，出现腰椎骨质增生、韧带肥厚，容易造成椎管缺血性改变或间歇性跛行，而临床症状比较轻，所以与腰椎间盘游离典型的下肢放射痛也有一定的鉴别意义。

4. 椎管肿瘤或结核　一般是老年人的椎管肿瘤，或者结核等特异性的感染，与腰椎间盘游离进行鉴别。

八、腰椎间盘游离疼痛综合征的中医辨证

（一）辨证要点

1. 辨病邪 腰痛的证候特征多因感受邪气的性质不同而表现各异。肢体关节疼痛呈游走不定者，属风胜；疼痛较剧，遇寒则甚，得热则缓者，属寒胜；重着而痛，手足沉重，肌肤麻木者，属湿胜；红肿热痛，筋脉拘急者，属热胜。

2. 辨虚实 一般而言，新病多实，久病多虚。实者，发病较急，正气尚胜抗邪，故痛势剧，脉实有力；虚者，病程较长，多有气血不足，故疼痛绵绵，痛势较缓，脉虚无力。本病后期多见虚实错杂，应辨明虚实，分清主次。

3. 辨痰瘀 腰痛迁延不愈，证见关节漫肿，甚则强直畸形，痛如针刺，痛有定处，时轻时重，昼轻夜重，屈伸不利，舌体胖边有齿痕，舌质紫暗甚或可见瘀斑，脉沉弦涩。多属正虚邪恋，瘀血阻络，痰留关节，痰瘀交结，经络不通，关节不利，而成顽疾。

（二）中医分型

1. 风寒湿阻络证 腰部疼痛，遇风寒，阴雨天疼痛加重，得热则疼痛减轻，腰部有沉重感，畏风寒，舌质淡，苔薄白或腻，脉弦缓或脉滑。

2. 湿热阻络证 腰部伴双下肢疼痛，活动不利，口渴而不欲饮，烦闷不安，舌质红，苔厚黄腻，脉数。

3. 肝肾亏虚证 腰部酸软为主，喜按喜揉，腿膝无力，遇劳更甚，舌红少苔，脉细数。

4. 气血亏虚证 腰部疼痛，僵硬，绵绵而痛，纳呆，头晕、乏力，舌质淡红欠润滑，苔黄或薄白，脉多沉虚而缓。

5. 气滞血瘀 腰部关节或双下肢痛处固定，日轻夜重，甚则不能转侧，痛处拒按，舌质暗或瘀斑，脉弦涩。

九、腰椎间盘游离疼痛综合征的治疗

（一）常规治疗

1. 适当休息 避免腰部负重物，避免过度疲劳。
2. 保护腰椎 尽量制动，防止腰椎剧烈活动诱发神经伤害等。
3. 物理疗法 如热敷、冷敷、电刺激疗法、超声波疗法、牵引疗法等，均可有效地减轻疼痛和炎症，促进机体功能的恢复。

4. **对症药物**　可选择应用镇痛药、肌肉松弛药、维生素 B_1、维生素 B_{12} 等对症治疗。

（二）中医特色治疗

1. **腰椎推拿疗法**　能缓解腰部肌群的紧张及痉挛，恢复腰椎活动，缓解症状。
2. **经络针灸疗法**　根据疼痛部位，选择相应夹脊穴，并予以相应的配穴。
3. **经络艾灸疗法**　艾灸疗法主要是对腰椎部位的穴位行艾灸刺激，从而使腰椎部位的血液循环增加，并且能够解除腰部肌肉筋膜韧带的痉挛状态，从而缓解腰骶部疼痛。
4. **经络刮痧疗法**　以中医经络腧穴理论为指导，用刮痧板蘸刮痧油反复刮动，摩擦患者腰部皮肤，是治疗腰部疾病的一种方法。
5. **经络拔罐疗法**　利用燃烧排出罐内空气，造成负压，使之吸附于腰部腧穴或应拔疼痛部位的体表，产生刺激，使被拔部位的皮肤充血、瘀血，以达到防治疾病的目的。
6. **穴位灌注疗法**　是选用中西药物注入有关穴位以治疗疾病的一种方法。
7. **中药外敷疗法**　此种治疗可改善血液循环，缓解肌肉痉挛，消除肿胀以减轻症状，有助于手法治疗后使患椎稳定。本法可用热毛巾和热水袋局部外敷，最好是用中药熏洗方来热敷。急性期患者疼痛症状较重时不宜做温热敷治疗。
8. **中药熏蒸疗法**　中药熏蒸治疗疗法又叫蒸汽治疗疗法、汽浴治疗疗法、中药雾化透皮治疗疗法，是以中医理论为指导，利用药物煎煮后所产生的蒸汽，通过熏蒸机体达到治疗目的的一种中医外治治疗疗法。
9. **中药浸泡疗法**　是指将洗浴的水中加入中药的药液浸泡全身，以达到治疗疾病的作用。
10. **中药经皮透入疗法**　使药物通过皮肤直接作用于腰部病变位置，从而起到治疗作用。
11. **其他中医特色疗法**　磁疗具有镇痛、消炎、降压、安眠、止泻、止痒等作用。

（三）手术治疗

腰椎间盘游离疼痛综合征压迫脊髓和脊神经，首选椎间孔镜手术或开刀手术切除治疗。手术治疗需要考虑的因素较多，包括患者的年龄、总体健康状况、病变的严重程度等，根据患者的具体情况做出决定。

（四）中医辨证汤剂辅助治疗

1. **风寒湿阻络证**

治法：祛风散寒除湿，活血通络止痛。
方药：独活寄生汤加减。

2. 湿热阻络证

治法：清热祛湿，活血通络止痛。

方药：三妙散加减。

3. 肝肾亏虚证

治法：补益肝肾，通络止痛。

方药：六味地黄丸加减。

4. 气血亏虚证

治法：补气养血，活血通络止痛。

方药：八珍汤加减。

5. 气滞血瘀

治法：活血化瘀，行气止痛。

方药：活血止痛汤加减。

十、腰椎间盘游离疼痛综合征疗效判定

（一）评价标准

1. 评分标准 总分100分；其中，症状分值60分，体征分值40分。

（1）症状改善程度：分值60分。综合患者腰部及全身的疼痛等症状，进行治疗前与治疗后对比，按照改善程度以100%计算。如患者治疗后症状每改善10%的程度计分6分，症状全部消失计60分；治疗后症状无改善计0分；其他症状改善的分值计算，以此类推。

（2）体征改善程度：分值40分。综合患者腰部及全身各部位的压痛、叩击痛、病理反射、神经牵拉反应和脊柱、关节活动等阳性体征，进行治疗前与治疗后对比，按照改善程度以100%计算。如患者治疗后综合阳性体征每改善10%的程度计分4分，体征全部消失计40分；治疗后体征无改善计0分；其他体征改善的分值计算，以此类推。

2. 疗效分级 患者治疗后与治疗前的症状和体征对比，共分五个级别。

一级疗效：治疗后症状和体征绝大部分消失，疗效评定分值80～100分，疗效指数≥80%。

二级疗效：治疗后症状和体征大部分消失，疗效评定分值60～80分，疗效指数≥60%。

三级疗效：治疗后症状和体征明显改善，疗效评定分值40～60分，疗效指数≥40%。

四级疗效：治疗后症状和体征有所改善，疗效评定分值10～40分，疗效指数≥10%。

五级疗效：治疗后症状和体征略有改善，疗效评定分值1～10分，疗效指数＜10%。

（二）影像学检查

除症状体征改善外，影像学检查是评价疗效的重要手段。

参 考 文 献

[1] 周仲瑛.中医内科学[M].北京：中国中医药出版社，2015.

（郭兴龙　王　霞）

第六节　腰椎间盘骨化疼痛综合征

腰椎间盘骨化疼痛综合征（中国椎间盘疾病新命名系列又称腰椎间盘骨化症）是由于腰椎间盘病变组织骨化的病理生理改变，引起的一系列疼痛相关综合征。本节将从导致腰椎间盘病变组织骨化的致病因素、致病机制、临床表现、病理特征、特殊检查、诊断标准、鉴别诊断、中医辨证、治疗方式、疗效判定等方面对腰椎间盘骨化症疼痛综合征进行系统阐述。

一、腰椎间盘骨化疼痛综合征的致病因素

（一）现代医学相关致病因素分析

1. 腰椎间盘退变　退变是腰椎间盘骨化的主要致病因素之一。随着年龄的增长，腰椎间盘的纤维环和髓核逐渐失去弹性和水分，变得干燥和脆弱，可能导致纤维环破裂和髓核突出，进而引起腰椎间盘骨化。此外，长期的不良姿势、过度劳累等因素也可能加速腰椎间盘的退变和骨化过程，椎间盘膨出、突出到脱出的病理改变过程中都可发生骨化，导致椎管狭窄，直接压迫脊髓，引起神经症状。

2. 损伤与外力作用　腰椎间盘受到损伤或外力作用时，如扭转、压缩或拉伸等，可能导致间盘纤维环的撕裂或破裂，进而使得髓核从破裂处脱出。这些外力作用可以是日常生活中的突然转身、跌倒等，也可以是长期从事重体力劳动或体育活动等造成的慢性损伤。这些损伤不仅使腰椎间盘的完整性受损，还可能引起局部炎症反应，促进骨化的发生。此外，长期反复的微小损伤也可能导致腰椎间盘逐渐退变和骨化。

3. 遗传因素与发育异常　遗传因素在腰椎间盘脱出中起着重要作用。一些人可能由于遗传或先天发育异常，导致腰椎间盘的纤维环和髓核在形态、结构和功能上存在

异常。这些异常可能使腰椎间盘更容易发生退变和骨化。某些基因变异可能增加个体发生腰椎间盘突出的风险。此外，发育异常，如脊柱裂、脊柱侧弯等，也可能影响腰椎间盘的结构和稳定性，从而增加骨化的风险。

4. 营养障碍 其他因素如过度持续运动，椎间盘融合、震动，吸烟等影响椎间盘的营养，从而造成椎间盘的老化和病变。

5. 感染 感染也是腰椎间盘骨化的一个重要致病因素。当腰椎间盘受到细菌、病毒等病原体的侵袭时，可能引发局部炎症反应，导致椎间盘组织受损。炎症反应过程中产生的炎症介质和细胞因子可能促进骨化的发生。此外，感染还可能引起腰椎周围组织的炎症粘连，进一步影响腰椎间盘的功能。

6. 不良姿势与生活方式 长期保持不良姿势，如久坐、久站、弯腰等，会导致腰椎间盘受力不均，增加其损伤和骨化的风险。此外，缺乏运动、过度劳累以及吸烟等不良生活习惯也可能影响腰椎间盘的健康状态。

（二）中医学相关致病因素分析

中医学认为腰痛的发生主要因外邪侵袭、跌仆闪挫引起经脉受阻，气血不畅，或年老体虚，肾气亏虚，腰府失养。气血阻滞，瘀血留着，痹阻经脉，气血不通，亦可发为腰痛。

1. 外邪侵袭 多由居处潮湿，或劳作汗出当风，衣着单薄，或冒雨着凉，或暑夏贪凉，腰府失护，风、寒、湿、热等六淫之邪乘虚侵入，导致经脉受阻，气血运行不畅而发痛。如《素问·六元正纪大论》所云："感于寒，则患者关节禁锢，腰䯋痛，寒湿推于气交而为疾也。"

2. 年老体虚 先天禀赋不足，或久病体虚，或年老体衰，或房事不节，以致肾之精气亏虚，无以濡养筋脉而发生腰痛。如《杂病源流犀烛·腰脐病源流》所言："腰痛，精气虚而即客病也。"

3. 跌仆闪挫 举重抬升，屏气闪挫，暴力扭转，坠落跌打，或体位不正，用力不当，导致腰部经络气血运行不畅，气血阻滞不通，瘀血留着而发生疼痛。如《景岳全书·腰痛》："跌仆伤而腰痛者，此伤在筋骨而血脉凝滞也。"

二、腰椎间盘骨化疼痛综合征的致病机制

（一）现代医学相关致病机制

1. 椎间盘退变 椎间盘退变是腰椎间盘骨化的主要病理基础。随着年龄的增长，椎间盘的细胞数量减少，细胞外基质减少且成分改变，导致椎间盘的弹性和韧性降低，容易发生变形和损伤。退变的椎间盘纤维环可能变得脆弱，容易破裂，使髓核突出，

进而刺激周围组织产生炎症反应，促进骨化过程。

2. **机械应力损伤**　机械应力损伤是腰椎间盘骨化的另一重要因素。长期的不良姿势、过度劳动或腰椎负荷过大等因素，可能使腰椎间盘承受过大的机械应力，导致纤维环破裂和髓核突出。此外，脊柱的不稳定也可能增加腰椎间盘的应力负荷，从而促进骨化过程。

3. **免疫炎症**　免疫炎症在腰椎间盘骨化的发生和发展中起着重要作用。当椎间盘受到损伤时，可能引发局部炎症反应，释放炎性细胞因子，如白细胞介素-1（IL-1）、肿瘤坏死因子-α（TNF-α）等。这些炎性细胞因子可刺激周围组织产生免疫反应，进一步促进骨化过程。

4. **细胞外基质失衡**　细胞外基质在腰椎间盘的结构和功能中起着关键作用。当细胞外基质成分发生改变，如胶原蛋白、蛋白多糖等含量减少或结构改变时，可能导致椎间盘的结构和功能受损，从而促进骨化过程。此外，细胞外基质中的酶和蛋白酶抑制剂等也可能参与骨化过程的调控。

5. **腰椎疾病**　某些腰椎疾病，如腰椎间盘突出症、腰椎管狭窄症等，可能增加腰椎间盘的应力负荷和损伤风险，从而促进骨化过程。这些疾病可能导致腰椎间盘的纤维环破裂和髓核突出，进一步刺激周围组织产生炎症反应和骨化。

6. **全身因素**　全身因素也可能对腰椎间盘骨化的发生和发展产生影响。例如，骨质疏松、代谢性疾病等可能影响骨骼的健康和强度，增加腰椎间盘的损伤风险。此外，遗传因素也可能在腰椎间盘骨化的发病中起一定作用。

7. **外伤因素**　外伤因素是导致腰椎间盘骨化的直接原因之一。当腰椎受到突然的外力冲击时，可能导致纤维环破裂和髓核突出，进而引发炎症反应和骨化过程。外伤因素还可能与其他因素共同作用，加速腰椎间盘的骨化进程。

（二）中医学相关致病因素分析

明·张景岳《景岳全书·腰痛》云："腰痛之虚证，十居八九，但察其既无表邪又无湿热。"强调应详辨虚实。秦景明《症因脉治》将腰痛分为风湿、寒湿、湿热等外感腰痛，瘀血停滞、怒气郁结、痰注停积、肾阳不足、肾阴火旺等内伤腰痛两大类型。李用粹《证治汇补·腰痛》云："治唯补肾为先，而后随邪之所见者以施治。标急则治标，本急则治本。初痛宜疏邪滞、理经隧，久痛宜补真元、养血气。"提出腰痛的治疗应分清标本先后缓急。

三、腰椎间盘骨化疼痛综合征的临床表现

（一）典型症状

1. **腰痛**　患者常诉腰部持续性或间歇性疼痛，可放射至臀部、大腿后侧或小腿

外侧。

2. 坐骨神经痛 表现为一侧或双侧下肢的放射性疼痛，伴随麻木、无力等症状，尤其在久坐、久站或弯腰时加重。

3. 间歇性跛行 行走一段距离后出现下肢疼痛、麻木，需休息后方可缓解。

4. 腰部僵硬 腰部活动受限，尤其是前屈和侧弯时。

（二）主要体征

1. 感觉异常 下肢皮肤感觉减退或过敏。当腰椎间盘骨化压迫神经根时，患者可能会感到下肢麻木。这种麻木感可能从臀部开始，逐渐向下放射至大腿、小腿甚至足部，麻木感可能会影响患者的行走和日常活动。患者可能会感到下肢的触觉、痛觉或温度觉减退或消失，这些感觉异常可能与神经根受压有关，也可能与神经传导障碍有关。

2. 肌力下降 下肢某些肌肉力量减弱。当神经根受到严重压迫时，受其支配的肌肉可能会变得无力或无法正常工作，这可能会导致患者在进行日常活动时感到困难或无法完成某些动作。

3. 腱反射异常 如膝反射、跟腱反射减弱或消失。

4. 排尿障碍 在一些严重的情况下，腰椎间盘骨化可能会压迫到控制排尿的神经，导致患者出现排尿障碍，这可能表现为排尿困难、尿频、尿急等症状。

5. 性功能减退 腰椎间盘骨化还可能影响患者的性功能。当控制性功能的神经受到压迫或损伤时，患者可能会出现性功能减退。这可能会对患者的性生活质量产生负面影响。

四、腰椎间盘骨化疼痛综合征的病理特征

1. 退变 腰椎间盘的退变是腰椎间盘骨化的基础病理改变。随着年龄的增长和脊柱的长期使用，腰椎间盘内的细胞数量减少，细胞外基质中的水分和胶原蛋白含量降低，使得椎间盘逐渐失去弹性和韧性。这种退变使椎间盘的纤维环容易破裂，髓核容易突出，从而增加了腰椎间盘骨化的风险。

2. 钙质沉积 钙质沉积是腰椎间盘骨化的显著特征之一。在腰椎间盘退变的基础上，椎间盘内的软骨细胞可能分泌一些促进钙盐沉积的因子，导致钙盐在椎间盘内逐渐沉积。这种钙质沉积使得椎间盘的硬度增加，进一步加剧了腰椎间盘的退变和骨化过程。

3. 神经压迫 腰椎间盘骨化常常伴随神经压迫的症状。当骨化的椎间盘压迫神经根或脊髓时，可能导致神经根疼痛、下肢麻木、肌力减退等临床表现。严重的神经压迫还可能导致患者行走困难、大小便失禁等严重并发症。

4. **病理分期** 腰椎间盘骨化的病理过程通常可以分为不同的阶段。根据骨化的程度和范围，可以将腰椎间盘骨化分为早期、中期和晚期三个阶段。早期阶段主要表现为椎间盘内局灶性的钙质沉积和轻微的退变；中期阶段则出现广泛的钙质沉积和明显的退变，椎间盘的弹性和韧性进一步降低；晚期阶段则表现为严重的骨化现象，椎间盘的结构和功能受到严重破坏，神经压迫症状明显。

5. **继发改变** 腰椎间盘骨化还可能引起一系列的继发改变。骨化的椎间盘若压迫神经根或脊髓，可能导致神经根水肿、炎症反应等病理变化。同时，长期的神经压迫还可能引起神经根缺血、变性等改变，进一步加剧患者的临床症状。此外，腰椎间盘骨化还可能影响脊柱的稳定性和平衡性，导致脊柱侧弯、脊柱后凸等继发改变。

五、腰椎间盘骨化疼痛综合征的特殊检查

1. **体格检查** 体格检查是诊断腰椎间盘骨化的初步步骤。医师应仔细观察患者的脊柱姿势，检查脊柱是否存在侧弯、后凸等畸形。同时，医师还应触诊腰椎部位，评估腰椎的活动度、压痛点和肌肉紧张度等。这些体格检查可以帮助医师初步判断腰椎间盘是否存在问题。

2. **X线检查** X线检查是诊断腰椎间盘骨化的常用方法。通过拍摄腰椎正侧位、过伸过屈位等X线片，医师可以观察腰椎的骨性结构、椎间隙宽度以及是否存在钙化等异常表现。X线平片对于发现腰椎间盘骨化的早期改变具有重要意义。

3. **CT检查** CT检查是一种高分辨率的影像学检查方法，可以清晰地显示腰椎间盘的结构和病变情况。通过CT检查，医师可以观察腰椎间盘的形态、密度和钙化程度，以及是否存在神经根受压等情况，CT检查对于腰椎间盘骨化的诊断具有较高的敏感度和特异性。

4. **MRI成像** MRI成像是一种无创、无辐射的影像学检查方法，能够提供更为详细的腰椎间盘信息。MRI成像可以清晰地显示腰椎间盘的内部结构、髓核的位置和大小、纤维环的完整性以及是否存在神经根受压等情况。MRI成像对于腰椎间盘骨化的诊断具有重要价值，尤其是在发现早期病变和评估神经根受压情况方面。

5. **肌电图检查** 肌电图是一种通过记录肌肉电活动来评估神经肌肉功能的检查方法。在腰椎间盘骨化的诊断中，肌电图主要用于评估神经根的功能状态。通过肌电图检查，医师可以了解神经根是否存在损伤、压迫或炎症等情况。

6. **其他检查** 除了以上介绍的几种特殊检查方法外，医师还可能根据患者的具体情况选择其他检查方法。例如，血液检查可以了解患者的全身状况，排除其他可能引起类似症状的疾病；神经传导速度检查可以评估神经传导功能是否正常；腰椎穿刺检查可以获取腰椎间盘的病理组织以进行病理检查等。这些检查方法可以帮助医师更全面地了解患者的病情，制订更加精准的治疗方案。

六、腰椎间盘骨化疼痛综合征的诊断标准

目前同样没有统一的命名和规范，但通常诊断此病需要满足以下条件：

1. **临床症状** 存在腰痛及相关症状，如腰部僵硬、运动受限、放射痛等。
2. **排除其他病因** 通过详细的临床评估、实验室检查和影像学检查，排除感染性、无菌性炎症或其他已知原因导致的腰椎间盘病变。
3. **腰椎影像学检查** 腰椎X线、CT或MRI显示腰椎间盘出现骨化现象，即椎间盘内出现钙质沉积或骨性结构形成，可能伴随间盘退变的其他表现，如间盘水分减少、形态改变（变扁、突出、膨出）等。

七、腰椎间盘骨化疼痛综合征的鉴别诊断

1. **腰背筋膜炎或纤维组织炎** 腰背筋膜炎是软组织的炎症，会出现腰痛。年轻人也可以由于慢性的腰肌劳损，造成软组织的无菌性炎症，并致疼痛。在长时间的伏案工作之后容易出现，且影响腰椎的活动，但是一般不会有明显的下肢放射性疼痛。
2. **第三腰椎横突综合征** 如果横突比较长，在侧方旋转或者侧方屈伸时，容易出现腰大肌的刺激征状，从而造成疼痛，一般也没有明显的下肢放射性疼痛，这与椎间盘突出症有显著区别。同时，通过影像学的检查，也很容易进行鉴别诊断。
3. **腰椎管狭窄症** 一般是在椎间盘突出的基础上，出现腰椎骨质增生、韧带肥厚，容易造成椎管缺血性改变或间歇性跛行，而临床症状比较轻，所以与腰椎间盘突出症典型的下肢放射痛，也有一定的鉴别意义。
4. **椎管肿瘤或结核** 一般是老年人的椎管肿瘤，或者结核等特异性的感染，与腰椎间盘突出进行鉴别。

八、腰椎间盘骨化疼痛综合征的中医辨证

（一）辨证要点

1. **辨病邪** 腰痛的证候特征多因感受邪气的性质不同而表现各异。肢体关节疼痛呈游走不定者，属风胜；疼痛较剧，遇寒则甚，得热则缓者，属寒胜；重着而痛，手足沉重，肌肤麻木者，属湿胜；红肿热痛，筋脉拘急者，属热胜。
2. **辨虚实** 一般而言，新病多实，久病多虚。实者，发病较急，正气尚胜抗邪，故痛势剧，脉实有力；虚者，病程较长，多有气血不足，故疼痛绵绵，痛势较缓，脉虚无力。本病后期多见虚实错杂，应辨明虚实，分清主次。

3. **辨痰瘀** 腰痛迁延不愈，证见关节漫肿，甚则强直畸形，痛如针刺，痛有定处，时轻时重，昼轻夜重，屈伸不利，舌体胖边有齿痕，舌质紫暗甚或可见瘀斑，脉沉弦涩。多属正虚邪恋，瘀血阻络，痰留关节，痰瘀交结，经络不通，关节不利，而成顽疾。

（二）中医分型

1. **风寒湿阻络证** 腰部疼痛，遇风寒，阴雨天疼痛加重，得热则疼痛减轻，腰部有沉重感，畏风寒，舌质淡，苔薄白或腻，脉弦缓或脉滑。
2. **湿热阻络证** 腰部伴双下肢疼痛，活动不利，口渴而不欲饮，烦闷不安，舌质红，苔厚黄腻，脉数。
3. **肝肾亏虚证** 腰部酸软为主，喜按喜揉，腿膝无力，遇劳更甚，舌红少苔，脉细数。
4. **气血亏虚证** 腰部疼痛，僵硬，绵绵而痛，纳呆，头晕、乏力，舌质淡红欠润滑，苔黄或薄白，脉多沉虚而缓。
5. **气滞血瘀** 腰部或双下肢痛处固定，日轻夜重，甚则不能转侧，痛处拒按，舌质暗或瘀斑，脉弦涩。

九、腰椎间盘骨化疼痛综合征的治疗

（一）常规治疗

1. **适当休息** 避免腰部负重物，避免过度疲劳。
2. **保护腰椎** 尽量制动，防止腰椎剧烈活动诱发神经伤害等。
3. **物理疗法** 如热敷、冷敷、电刺激疗法、超声波疗法、牵引疗法等，均可有效地减轻疼痛和炎症，促进机体功能的恢复。
4. **对症药物** 可选择应用镇痛药、肌肉松弛药，维生素 B_1、维生素 B_{12} 等对症治疗。

（二）中医特色治疗

1. **腰椎推拿疗法** 能缓解腰部肌群的紧张及痉挛，恢复腰椎活动，缓解症状。
2. **经络针灸疗法** 根据疼痛部位，选择相应夹脊穴，并予以相应的配穴。
3. **经络艾灸疗法** 艾灸疗法主要是对腰椎部位的穴位行艾灸刺激，从而引发腰椎部位的血液循环增加，并且能够解除腰部肌肉筋膜韧带的痉挛状态，从而缓解腰骶部疼痛。
4. **经络刮痧疗法** 以中医经络腧穴理论为指导，用刮痧板蘸刮痧油反复刮动，摩擦患者腰部皮肤，是治疗腰部疾病的一种方法。

5. **经络拔罐疗法** 利用燃烧排出罐内空气，造成负压，使之吸附于腰部腧穴或应拔疼痛部位的体表，产生刺激，使被拔部位的皮肤充血、淤血，以达到防治疾病的目的。

6. **穴位灌注疗法** 是选用中西药物注入有关穴位以治疗疾病的一种方法。

7. **中药外敷疗法** 此种治疗可改善血液循环，缓解肌肉痉挛，消除肿胀以减轻症状，有助于手法治疗后使患椎稳定。本法可用热毛巾和热水袋局部外敷，最好是用中药熏洗方来热敷。急性期患者疼痛症状较重时不宜做温热敷治疗。

8. **中药熏蒸疗法** 中药熏蒸治疗疗法又叫蒸汽治疗疗法、汽浴治疗疗法、中药雾化透皮治疗疗法，是以中医理论为指导，利用药物煎煮后所产生的蒸汽，通过熏蒸机体达到治疗目的的一种中医外治疗法。

9. **中药浸泡疗法** 是将洗浴的水中加入中药药液浸泡全身，以达到治疗疾病的作用。

10. **中药经皮透入疗法** 使药物通过皮肤直接作用于腰部病变位置，从而起到治疗作用。

11. **其他中医特色疗法** 磁疗具有镇痛、消炎、降压、安眠、止泻、止痒等作用。

（三）手术治疗

腰椎间盘骨化疼痛综合征压迫脊髓和脊神经，经其他治疗方法效果不好时，亦可根据病情进行椎间孔镜手术或开刀手术切除治疗。手术治疗需要考虑的因素较多，包括患者的年龄、总体健康状况、病变的严重程度等，根据患者的具体情况做出决定。

（四）中医辨证汤剂辅助治疗

1. **风寒湿阻络证**
治法：祛风散寒除湿，活血通络止痛。
方药：独活寄生汤加减。

2. **湿热阻络证**
治法：清热祛湿，活血通络止痛。
方药：三妙散加减。

3. **肝肾亏虚证**
治法：补益肝肾，通络止痛。
方药：六味地黄丸加减。

4. **气血亏虚证**
治法：补气养血，活血通络止痛。
方药：八珍汤加减。

5. **气滞血瘀**
治法：活血化瘀，行气止痛。
方药：活血止痛汤加减。

十、腰椎间盘骨化疼痛综合征的疗效判定

（一）评价标准

1. 评分标准 总分100分；其中，症状分值60分，体征分值40分。

（1）症状改善程度：分值60分。综合患者腰部及全身的疼痛等症状，进行治疗前与治疗后对比，按照改善程度以100%计算。如患者治疗后症状每改善10%的程度计分6分，症状全部消失计60分；治疗后症状无改善计0分；其他症状改善的分值计算，以此类推。

（2）体征改善程度：分值40分。综合患者腰部及全身各部位的压痛、叩击痛、病理反射、神经牵拉反应和脊柱、关节活动等阳性体征，进行治疗前与治疗后对比，按照改善程度以100%计算。如患者治疗后综合阳性体征每改善10%的程度计分4分，体征全部消失计40分；治疗后体征无改善计0分；其他体征改善的分值计算，以此类推。

2. 疗效分级 患者治疗后与治疗前的症状和体征对比，共分五个级别。

一级疗效：治疗后症状和体征绝大部分消失，疗效评定分值80～100分，疗效指数＞80%。

二级疗效：治疗后症状和体征大部分消失，疗效评定分值60～80分，疗效指数＞60%。

三级疗效：治疗后症状和体征明显改善，疗效评定分值40～60分，疗效指数＞40%。

四级疗效：治疗后症状和体征有所改善，疗效评定分值10～40分，疗效指数≥10%。

五级疗效：治疗后症状和体征略有改善，疗效评定分值1～10分，疗效指数＜10%。

（二）影像学判定

除症状体征改善外，影像学检查是评价疗效的重要手段。

（郭兴龙　王　霞）

第七节　腰椎间盘塌陷疼痛综合征

腰椎间盘塌陷疼痛综合征是腰椎间盘疾病之一，患者除了有腰椎间盘病变相应的临床表现外，还有腰椎间盘塌陷的症状和体征。专科医师在治疗这类患者时，除了针对腰椎间盘疾病进行治疗外，还应针对伴发疾病进行治疗，才能达到预期的临床疗效。

因此，本节重点对腰椎间盘塌陷的致病因素、致病机制、临床表现、病理特征、特殊检查、诊断标准、鉴别诊断、中医辨证、治疗方式、疗效判定等方面进行系统阐述。

一、腰椎椎体塌陷的致病因素

（一）现代医学相关致病因素分析

1. **慢性劳损** 各种超过正常范围的过度活动带来的损伤，如不良的睡眠，及工作姿势不当，尤其是长期久坐工作者发病率较高。另外，有些不适当的体育锻炼也会增加发病率。

2. **外伤因素** 在腰椎退变、失稳的基础上，腰部的外伤更易诱发腰椎间盘塌陷。机体受到创伤时常伴随许多复杂的应力，每种应力都能对脊柱结构造成破坏，但多数情况下只有一二种应力是造成骨与韧带破坏的原因。

3. **发育性** 腰椎的各种先天性畸形，如先天性椎体融合等。

4. **腰椎手术** 腰椎及腰椎间盘手术导致腰椎间盘塌陷，引起腰椎间盘塌陷疼痛综合征。

5. **腰椎及腰椎间盘病变** 腰椎及腰椎间盘的病变，导致腰椎间盘塌陷，引起腰椎间盘塌陷疼痛综合征。随着年龄的增长，人体各部位的劳损也日益增加，腰椎间盘同样会产生各种退行性改变，破裂的纤维环、突出的髓核骨化甚至吸收，使腰椎椎体之间间隙逐渐变窄，是导致椎间盘塌陷的重要因素。

（二）中医学相关致病因素分析

1. **跌仆闪挫、气滞血瘀** 腰椎是人体活动最为频繁的部位，日常生活中经意或不经意的外力刺激，使腰部经常处于一种肌力不平衡状态，导致局部气血淤阻不通，进而影响骨关节结构发生异常变化，使腰部气血不通，不通则痛。由于气血瘀阻的部位不同，有时在筋，有时在骨，有时筋骨俱伤，有时甚或损伤任督二脉，伤及髓海，产生下肢废用等症状。这也是本病症状多变的原因之一。

2. **劳伤肾气，风寒侵袭** 先天不足，任督两脉空虚，或后天劳累过度伤及肾气，均可影响腰部筋骨的生长发育。肾主骨生髓，肾气不充，正气不足，卫外之气不固，风寒之邪乘虚凑之，痹阻经脉气血而发生腰部疼痛、四肢不用等症状。这里的劳力过度，主要指腰部频繁不正确的运动或长期处于一种固定的位置，当然也包括房劳过度；这里的风寒之邪是本病发生的一种诱因，尤其在急性发作期，其占有相当重要的位置。

3. **肝肾不足，气血虚弱** 肝血不足，腰筋不能得血濡养，则腰筋挛急，四肢麻木，屈伸不利。肝肾同源，精血互生。肝肾不足，精不生血而发生气血虚弱，不能濡养。

4. **《诸病源候论》对伤科外伤疾病有较多论述** 如《诸病源候论·金疮烦候》"金

疮损伤血气，经络空虚，则生热，热则烦痛不安也。"此外，《诸病源候论·腕伤病诸候》论述了各种骨折疾病的病因。后世在诊断伤科骨折脱位疾病时也注重病因的分析。《普济方·折伤门·打扑损伤》"折伤者谓其有所伤于身体者也，或为刀斧所刃，或坠堕地，打扑身体，皆能使出血不止，又恐瘀血停积于脏腑，结而不散。"《医宗金鉴·正骨心法要旨·内治杂证法》"今之正骨科，即古跌打损伤之证也。专从血论，须先辨或有瘀血停积，或为亡血过多，然后施以内治之法，庶不有误也。夫皮不破而内损者，多有瘀血，破肉伤，每致亡血过多。二者治法不同，有瘀血者，宜攻利之，亡血者，宜补而行之。但出血不多，亦无瘀血者，以外治之法治之。"对气血辨证进行了总结。

二、腰椎间盘塌陷的致病机制

1. **腰椎间盘塌陷的现代医学致病机制**　腰椎间盘塌陷与腰部损伤和椎间盘发生退变有关。腰椎过伸伤时，可引起近侧椎体向后移位；屈曲性损伤可使双侧关节突关节脱位或者半脱位。椎间盘后方张力增加，引起纤维环和后纵韧带破裂，髓核突出。腰椎间盘变性和破裂是由于腰椎伸屈活动频繁引起的局部劳损和全身代谢及内分泌紊乱有关。当外力致椎间盘纤维环和后纵韧带破裂，髓核突出而引起椎间盘塌陷。

2. **腰椎间盘塌陷的中医学致病机制**　《素问·阴阳应象大论》曰"寒伤形，热伤气。气伤痛，形伤肿。故先痛而后肿者，气伤形也；先肿而后痛者，形伤气也。"是说寒邪容易导致血脉收引，血液凝滞。热邪容易导致气的耗伤，气行不畅，人体则出现各种痛症。《素问·举痛论篇第三十九》"寒气客于背俞之脉，则脉泣，脉泣则血虚，血虚则痛。"《素问·举痛论篇第三十九》"热气留于小肠，肠中痛，瘅热焦渴，则艰干不得出，故痛而闭不通矣。"所以，后世据《黄帝内经》理论，将伤科的痛症原因归结为"不通则痛，不荣则痛"，即气血瘀滞不通，或气血不足，组织失于濡养。

三、腰椎间盘塌陷症的临床表现

1. **典型症状**　腰椎间盘塌陷的临床症状主要有腰部疼痛，腰椎活动受限，双下肢麻木等。

2. **主要体征**　腰椎局部压痛阳性，椎间盘塌陷时有相应节段神经症状。腰椎间盘塌陷多发生腰椎间盘变性、突出、膨出或脱出，主要原因是：①腰椎过伸性损伤时切应力大，L_{3-4}间隙较下位腰椎更接近于着力点；②L_{3-4}关节突关节面接近水平，更易于在损伤瞬间发生一过性前后移位，类似于弹性关节。在人体运动过程中，对于运动幅度较大的腰椎节段，外加载荷的变化会直接影响腰椎生理功能，造成椎体之间的不稳。椎间盘作为整个腰椎承载系统中最为关键的部分，对腰椎的活动和负重起着重要作用，当外加载荷发生改变时很容易发生塌陷。

四、腰椎椎体塌陷症的病理特征

当腰椎间盘受到压力作用时,变性的腰椎间盘也可以发生局部和大部分向外突出,而引起椎间隙狭窄,关节突关节错位或重叠,椎间孔的上下径变小。腰椎间盘髓核变性时,髓核的蛋白聚糖基质和胶原纤维的生理功能减退,软骨细胞先增生后凋亡,逐渐使髓核的"液体轴承"功能丧失。椎间盘髓核和纤维环的生理功能下降,纤维环的弹性减弱,腰椎间盘对来自外界和机体自身重量的承受能力减弱。腰椎间盘在不良受力的情况下,使腰椎间塌陷,引发一系列腰椎间盘塌陷的症状和体征。

五、腰椎椎体塌陷症的特殊检查

1. **腰椎X线检查**　腰椎生理弧度减小或消失,受累椎体可有不同程度的椎体变窄。
2. **CT扫描检查**　对本病诊断有一定帮助,可查看突出的椎间盘有无钙化、关节突关节是否增生退变、椎体及椎间盘形态的改变情况等。
3. **磁共振成像(MRI)**　可直接显示腰椎间盘突出部位、类型及脊髓和神经根受损的程度,为腰椎间塌陷疼痛综合征的诊断、治疗方法选择及预后提供可靠依据。
4. **腰椎红外热成像检查**　腰部软组织可见损伤信号,对诊断腰椎间盘塌陷没有特异性。
5. **电生理检查**　肌电图除了可确定神经功能状态和排除周围神经病变外,还可以确定损害部位和范围,肌电图检查能鉴别周围神经活动性失神经改变与慢性非活动性失神经改变。
6. **实验室检查**　实验室检查可以通过检测血常规、C反应蛋白、红细胞沉降率、类风湿因子、抗核抗体、结核抗体、降钙素、布氏杆菌抗体等排除急性感染性病变,了解身体基本状况。

六、腰椎间盘塌陷疼痛综合征的诊断标准

1. **病史**　有腰椎及椎间盘慢性损害的病史,既往患者有创伤史。
2. **症状**　有腰椎及椎间盘慢性损害的相应症状,如腰部疼痛,下肢疼痛或麻木、感觉减退等。
3. **体征**　查体可触及腰部、臀部或下肢压痛点;若脊髓或脊神经受压时,体格检查时可见患者的肌肉萎缩、运动或感觉神经功能障碍等。
4. **影像检查**
(1)X线检查:腰椎X线片对病变的腰椎间盘处的椎间盘间隙明显变狭窄,及腰椎

间盘塌陷的诊断有参考意义。

（2）CT扫描检查：可显示腰椎间盘的膨出、突出，厚度降低等病理改变。腰椎CT检查对腰椎间盘塌陷的确诊有重要参考意义。

（3）MRI检查：可见病变的椎间盘高度变低，椎间盘间隙变狭窄。腰椎MRI检查是腰椎间盘塌陷确诊的重要依据。

七、腰椎间盘塌陷症的鉴别诊断

1. **腰椎椎管内疾病** 腰部引起的疼痛可与腰部椎管内占位疾病相鉴别，查体伴有病理征，通过腰椎MRI或腰椎CT检查可鉴别诊断。

2. **腰椎脊髓疾病** 脊髓空洞症是一种慢性的脊髓病变，病因不是很明确，可能会引起肢体运动障碍、霍纳综合征等，长期下去可能会引起局部感觉丧失。腰椎MRI可鉴别。

3. **腰椎骨折** 患者一般有外伤史，外力所致腰椎骨折，可通过X线，或CT三维重建来鉴别诊断，严重时可出现截瘫。

4. **腰椎结核** 结合患者是否有低热、消瘦，既往有无结核病史及有无接触史，行腰椎增强核磁、血培养，体液或血液找结核菌，查血常规、C反应、红细胞沉降率、降钙素原等来鉴别。

5. **腰椎化脓性感染** 可出现发热、全身酸痛、局部皮肤红肿等症状。结合血常规、C反应、红细胞沉降率、降钙素原、腰椎核磁等检查可鉴别诊断。

6. **腰椎恶性肿瘤** 腰椎椎管内肿瘤包括发生于脊髓、脊神经根、脊膜和椎管壁组织的原发性和继发性肿瘤，一般考虑转移瘤。询问患者有无恶性肿瘤病史，腰部恶性肿瘤疼痛剧烈，可行腰椎增强核磁检查，并积极查找原发灶。

7. **腰椎良性肿瘤** 原发腰椎的良性肿瘤，较常见的是血管瘤、脊索瘤、软骨瘤、巨细胞瘤等。腰椎增强核磁可初步诊断，必要时予活检病理诊断。

8. **腰部软组织损害** 腰部急性软组织损伤，主要由机械因素引起，腰部受到钝器的外力刺激之后，主要特征是腰部疼痛、腰部肿胀、腰部僵硬甚至活动受限；腰部慢性软组织损伤，主要由长期弯腰超时限活动、急性损伤未治愈引起，主要特征是腰部疼痛、腰部肿胀甚至腰部疲劳。腰部核磁可鉴别诊断。

八、腰椎间盘塌陷的中医辨证

（一）辨证要点

1. **辨病邪** 腰痛的证候特征多因感受邪气的性质不同而表现各异。肢体关节疼痛呈游走不定者，属风胜；疼痛较剧，遇寒则甚，得热则缓者，属寒胜；重着而痛，手足沉重，肌肤麻木者，属湿胜；红肿热痛，筋脉拘急者，属热胜。

2. **辨虚实** 一般而言，新病多实，久病多虚。实者，发病较急，正气尚胜抗邪，故痛势剧，脉实有力；虚者，病程较长，多有气血不足，故疼痛绵绵，痛势较缓，脉虚无力。本病后期多见虚实错杂，应辨明虚实，分清主次。

3. **辨痰瘀** 腰痛迁延不愈，证见关节漫肿，甚则强直畸形，痛如针刺，痛有定处，时轻时重，昼轻夜重，屈伸不利，舌体胖边有齿痕，舌质紫暗甚或可见瘀斑，脉沉弦涩。多属正虚邪恋，瘀血阻络，痰留关节，痰瘀交结，经络不通，关节不利，而成顽疾。

（二）中医分型

1. **风寒湿阻络证** 腰部、下肢疼痛麻木，腰部僵硬、活动不利，恶寒畏风，遇阴雨天或感寒后疼痛加重，得热则疼痛减轻，舌质淡，苔薄白，脉沉细。

2. **气滞血瘀证** 腰臀部、下肢刺痛，痛处固定、拒按，伴有肢体麻木，舌质暗，脉涩细。

3. **肝阳上亢** 腰部胀痛，头晕头疼，心烦易怒，胁痛，舌质红，苔黄，脉弦数。

4. **肝肾亏虚证** 腰部酸困，喜按喜揉，遇劳更甚，头晕头痛，耳鸣耳聋，失眠多梦，面红耳赤，舌红少津，脉细数。

5. **湿热阻络证** 腰沉重疼痛，腰部着热后痛剧，遇冷痛减，口渴不欲饮，烦闷不安，尿色黄赤，舌质红，苔黄腻，脉濡数。

九、腰椎间盘塌陷疼痛综合征的治疗方式

（一）常规疗法

1. **适当休息** 通过姿势调整，特别是睡姿调整，尽量平卧休息与腰部制动。因卧位时脊柱负荷最小，椎间盘的负荷也最小，故能减轻腰部的负重及对神经根和脊髓的压迫。

2. **保护腰椎** 避免做腰部过伸过屈活动，有脊髓受压症状的患者，在洗脸、刷牙、饮水、写字时，要避免腰部过伸过屈活动。

3. **功能锻炼** 坚持腰部肌肉等长训练，增强腰部肌力，增加腰椎稳定性，以减少复发；避免腰部负重及腰部急速旋转和弹跳运动，以免病情反复。

（二）中医特色疗法

1. **穴位注射疗法** 选择腰部阿是穴，辨证取穴，进行穴位注射治疗。
2. **经络艾灸疗法** 选择部位进行艾条灸，温经通络止痛。
3. **经络刮痧疗法** 选择腰部经络进行刮痧疗法通络止痛。

4. **经络拔罐疗法** 选择腰部经络进行拔罐疗法通络止痛。
5. **穴位灌注疗法** 选择腰部阿是穴，辨证取穴，进行中药灌注治疗。
6. **中药外敷疗法** 腰部行中药外敷、塌渍治疗。
7. **中药熏蒸疗法** 腰部行熏蒸药物疗法，散寒止痛。
8. **中药经皮透入疗法** 腰部行中药经皮透入疗法，通络止痛。

（三）微创特色疗法

1. **腰部神经根阻滞疗法** 神经阻滞术是应用麻醉剂混合激素注入神经周围或神经干内，使神经传导速度减慢或终止，如坐骨神经、腰脊神经等。
2. **腰部交感神经阻滞疗法** 如腰部交感神经等。
3. **腰部软组织松解疗法** 对肌肉、筋膜、关节突关节囊等用银质针、针刀松解等。
4. **腰部软组织灌注疗法** 对肌肉、筋膜、关节突关节囊等行药物注入灌注治疗等。
5. **腰椎间盘内介入疗法** 对肌肉、筋膜、关节突关节囊等行射频治疗等。

（四）中医辨证汤剂疗法系列

1. **风寒湿阻络证** 治法：祛风散寒除湿，活血通络止痛。推荐方药：独活寄生汤加减。
2. **气滞血瘀证** 治法：活血化瘀，行气止痛。推荐方药：活血止痛汤加减。
3. **肝阳上亢证** 治法：平肝潜阳，通络止痛。推荐方药：天麻钩藤饮加减。
4. **肝肾亏虚证** 治法：补益肝肾，通络止痛。推荐方药：六味地黄丸加减。
5. **湿热阻络证** 治法：清热祛湿，活血通络止痛。推荐方药：三妙散加减。

十、腰椎间盘塌陷疼痛综合征的疗效判定

（一）腰椎间盘塌陷疼痛综合征的临床疗效（症状和体征的改善程度）及评定参考标准

1. **评分标准** 总分100分；其中，症状分值60分，体征分值40分。

（1）症状改善程度：分值60分。综合患者腰部及全身的疼痛等症状，进行治疗前与治疗后对比，按照改善程度以100%计算。如患者治疗后症状每改善10%的程度计分6分，症状全部消失计60分；治疗后症状无改善计0分；其他症状改善的分值计算，以此类推。

（2）体征改善程度：分值40分。综合患者腰部及全身各部位的压痛、叩击痛、病理反射、神经牵拉反应和脊柱、关节活动等阳性体征，进行治疗前与治疗后对比，按照改善程度以100%计算。如患者治疗后综合阳性体征每改善10%的程度计

分4分，体征全部消失计40分；治疗后体征无改善计0分；其他体征改善的分值计算，以此类推。

2. 疗效分级 患者治疗后与治疗前的症状和体征对比，共分五个级别。

一级疗效：治疗后症状和体征绝大部分消失，疗效评定分值80～100分，疗效指数＞80%。

二级疗效：治疗后症状和体征大部分消失，疗效评定分值60～80分，疗效指数＞60%。

三级疗效：治疗后症状和体征明显改善，疗效评定分值40～60分，疗效指数＞40%。

四级疗效：治疗后症状和体征有所改善，疗效评定分值10～40分，疗效指数≥10%。

五级疗效：治疗后症状和体征略有改善，疗效评定分值1～10分，疗效指数＜10%。

（二）腰椎间盘塌陷疼痛综合征影像学评价

除症状体征改善外，影像学检查是评价疗效的重要手段。

（赵　泽　王　霞）

第八节　腰椎间盘髓核空洞疼痛综合征

腰椎间盘髓核空洞疼痛综合征（腰椎间盘髓核空洞症）是临床上常见的情况之一。本节我们将重点阐述腰椎间盘髓核空洞疼痛综合征的致病因素、致病机制、临床表现、特殊检查、诊断标准、鉴别诊断、中医辨证、治疗方式、疗效判定等内容。

一、腰椎间盘髓核空洞疼痛综合征的致病因素

（一）现代医学相关致病因素分析

1. **生理退变** 髓核变性被吸收。
2. **病理变化** 腰椎间盘髓核突出或脱出后，留存的"真空征"。
3. **医源性原因** 腰椎间盘髓核手术摘除后，或腰椎间盘激光髓核汽化、射频髓核消融后等所导致。

（二）中医学相关致病因素分析

中医将本病归属于"腰痛""腰痹"等范畴，认为该病是因体弱、气虚导致，机体

气血不足会引发血瘀、血癖，损伤脉络，而脉络受损会引发气滞，从而诱发疾病，形成"不通则痛"症状。腰椎间盘变性疼痛综合征中医称为"腰痛"，是由于人体正气不足，卫外不固，感受风、寒、湿、热等外邪，致使经络痹阻气血运行不畅，引起以肌肉、筋骨、关节发生疼痛、酸楚、重着、灼热、屈伸不利为主要临床表现的病证。项痹病的论述首见《内经》《素问·痹论》对其病因、发病、证候分类及演变均有记载。如"风寒湿三气杂至，合而为痹，其风气胜者为行痹，寒气胜者为痛痹，湿气胜者为着痹也"。

二、腰椎间盘髓核空洞疼痛综合征的致病机制

主要见于腰椎间盘髓核变性被吸收或腰椎间盘髓核突出或脱出后，由留存的"真空征"病变引起的一系列疼痛综合征。

（一）现代医学相关致病因素分析

1. **原发性腰椎间盘髓核空洞** 多见于老年人，随着年龄的增长，腰椎间盘髓核变性被吸收，导致腰椎脊柱的生物力学改变等，引起一系列的疼痛综合征。

2. **继发性腰椎间盘髓核空洞** 腰椎间盘髓核突出、脱出后，留存的"真空征"或是腰椎间盘髓核手术摘除后、腰椎间盘激光髓核汽化、射频髓核消融后等，导致椎间盘空洞，而引起一系列疼痛综合征。

（二）中医学相关致病因素分析

《素问·阴阳应象大论》曰"寒伤形，热伤气。气伤痛，形伤肿。故先痛而后肿者，气伤形也；先肿而后痛者，形伤气也。"是说寒邪容易导致血脉收引，血液凝滞。热邪容易导致气的耗伤，气行不畅，人体则出现各种痛症。《素问·举痛论篇第三十九》"寒气客于背俞之脉，则脉泣，脉泣则血虚，血虚则痛。"《素问·举痛论篇第三十九》"热气留于小肠，肠中痛，瘅热焦渴，则艰干不得出，故痛而闭不通矣。"所以，后世据《黄帝内经》理论，将伤科的痛症原因归结为"不通则痛，不荣则痛"，即气血瘀滞不通，或气血不足，组织失于濡养。

三、腰椎间盘髓核空洞疼痛综合征的临床表现

1. **病史概况** 病史较长，进程缓慢，腰椎可有强直，腰部疼痛不适，偶有下肢不适等。
2. **典型症状** 腰部疼痛不适、强直，下肢放射性疼痛等。
3. **主要体征** 相应节段压痛阳性，活动受限，挺腹试验阳性等。

四、腰椎间盘髓核空洞疼痛综合征的特殊检查

1. **腰椎X线检查** 腰椎生理弧度减小或消失，受累椎间隙可有不同程度的椎间隙变窄等。
2. **腰椎间盘CT检查** 对本病诊断有重要意义，可查看椎间盘有无真空征，椎体及椎间盘形态的改变情况等。
3. **腰椎间盘磁共振检查** 可直接显示腰椎间盘突出部位、类型及脊髓和神经根受损的程度，为腰椎间髓核空洞的诊断、治疗方法选择及预后提供可靠依据。
4. **腰椎红外热成像检查** 仅见附属的软组织损害热图。
5. **其他检查方式** 腰部及下肢电生理检查（肌电图、神经功能）等。

五、腰椎间盘髓核空洞疼痛综合征的诊断标准

1. **病史** 病史较长，进程缓慢，有其他腰椎间盘疾病的病史等。
2. **症状** 腰部不适、疼痛等症状。部分患者有腰背部及上肢的不适、疼痛等症状。
3. **体征** 腰椎相应节段压痛阳性，叩击痛等。
4. **影像检查**

（1）CT检查：腰椎CT扫描时可见腰椎间盘内的"真空征"，是确诊腰椎间盘空洞症的重要依据。

（2）MRI检查：腰椎MRI扫描时可见腰椎间盘内空洞形成的影像特征，亦是确诊腰椎间盘空洞的重要依据。

六、腰椎间盘髓核空洞疼痛综合征的鉴别诊断

1. **脊髓疾病** 脊髓空洞症是一种慢性脊髓病变，病因不明确，可能会引起肢体运动障碍、霍纳综合征等，长期下去可能会引起局部感觉丧失，腰椎MRI可鉴别。
2. **腰椎结核** 结合患者是否有低热、消瘦，既往有无结核病史及有无接触史，行腰椎增强核磁、血培养、体液或血液找结核菌，查血常规、C反应、红细胞沉降率、降钙素原等来鉴别。
3. **腰椎化脓性感染** 可出现发热、全身酸痛、局部皮肤红肿等症状。结合血常规、C反应、红细胞沉降率、降钙素原、腰椎核磁等检查可鉴别诊断。
4. **腰椎恶性肿瘤** 腰椎椎管内肿瘤包括发生于脊髓、脊神经根、脊膜和椎管壁组织的原发性和继发性肿瘤，一般考虑转移瘤。询问患者有无恶性肿瘤病史，腰部恶性肿瘤疼痛剧烈，可行腰椎增强核磁检查，并积极查找原发灶。

5. 腰椎良性肿瘤 原发腰椎的良性肿瘤，较常见的是血管瘤、脊索瘤、软骨瘤、巨细胞瘤等。腰椎增强核磁可初步诊断，必要时活检病理诊断。

6. 腰部软组织损害 腰部急性软组织损伤 主要由机械因素引起，腰部受到钝器的外力刺激之后，主要特征是腰部疼痛、腰部肿胀、腰部僵硬甚至活动受限；腰部慢性软组织损伤主要由长期低头、超时限活动、急性损伤未治愈引起，主要特征是腰部疼痛、腰部肿胀甚至腰部疲劳，腰部核磁可鉴别诊断。

七、腰椎间盘髓核空洞疼痛综合征的中医辨证

（一）辨证要点

1. 辨病邪 腰痛的证候特征多因感受邪气的性质不同而表现各异。肢体关节疼痛呈游走不定者，属风胜；疼痛较剧，遇寒则甚，得热则缓者，属寒胜；重着而痛，手足沉重，肌肤麻木者，属湿胜；红肿热痛，筋脉拘急者，属热胜。

2. 辨虚实 一般而言，新病多实，久病多虚。实者，发病较急，正气尚胜抗邪，故痛势剧，脉实有力；虚者，病程较长，多有气血不足，故疼痛绵绵，痛势较缓，脉虚无力。本病后期多见虚实错杂，应辨明虚实，分清主次。

3. 辨痰瘀 腰痛迁延不愈，证见关节漫肿，甚则强直畸形，痛如针刺，痛有定处，时轻时重，昼轻夜重，屈伸不利，舌体胖、边有齿痕，舌质紫暗甚或可见瘀斑，脉沉弦涩。多属正虚邪恋，瘀血阻络，痰留关节，痰瘀交结，经络不通，关节不利，而成顽疾。

（二）中医分型

1. 风寒湿阻络证 腰臀部、下肢疼痛麻木，腰部僵硬，活动不利，恶寒畏风，遇阴雨天或感寒后疼痛加重，得热则疼痛减轻，舌质淡，苔薄白，脉沉细。

2. 气滞血瘀证 腰臀部、下肢刺痛，痛处固定、拒按，伴有肢体麻木，舌质暗、脉涩细。

3. 肝肾亏虚证 腰部酸困，喜按喜揉，遇劳更甚，头晕头痛，耳鸣耳聋，失眠多梦，面红耳赤，舌红少津，脉细数。

4. 湿热阻络证 腰部沉重疼痛，腰部着热后痛剧，遇冷痛减，口渴不欲饮，烦闷不安，尿色黄赤，舌质红，苔黄腻，脉濡数。

八、腰椎间盘髓核空洞疼痛综合征的治疗

（一）常规疗法

1. 适当休息 通过姿势调整，特别是睡姿调整，尽量平卧休息与腰部制动，因卧位

时脊柱负荷最小，椎间盘的负荷也最小，故能减轻腰椎的负重及对神经根和脊髓的压迫。

2. **保护腰椎**　避免做腰部过伸过屈活动。有脊髓受压症状的患者，在洗脸、刷牙、饮水、写字时，要避免腰部过伸过屈活动。

3. **功能锻炼**　坚持腰部肌肉等长训练，增强腰部肌力，增加腰椎稳定性，以减少复发；避免腰部负重及腰部急速旋转和弹跳运动，以免病情反复。

（二）中医特色疗法

1. **穴位注射疗法**　选择腰部阿是穴，辨证取穴，进行穴位注射治疗。
2. **经络艾灸疗法**　选择部位进行艾条灸，温经通络止痛。
3. **经络刮痧疗法**　选择腰部经络进行刮痧疗法，通络止痛。
4. **经络拔罐疗法**　选择腰部经络进行拔罐疗法，通络止痛。
5. **穴位灌注疗法**　选择腰部阿是穴，辨证取穴，进行中药灌注治疗。
6. **中药外敷疗法**　对腰部行中药外敷、塌渍治疗。
7. **中药熏蒸疗法**　对腰部行熏蒸药物疗法，散寒止痛。
8. **中药经皮透入疗法**　对腰部行中药经皮透入疗法，通络止痛。
9. **中药制剂口服疗法**　辨证给药，通络止痛。

（三）微创特色疗法

1. **腰部神经根阻滞疗法**　神经阻滞术是应用麻醉剂混合激素注入神经周围或神经干内，使神经传导速度减慢或终止，如腰脊神经、坐骨神经等。
2. **腰部交感神经阻滞疗法**　如腰部交感神经等。
3. **腰部软组织松解疗法**　对肌肉、筋膜、关节囊等行银质针、针刀松解等。
4. **腰部软组织灌注疗法**　对肌肉、筋膜、关节囊等行药物注入灌注治疗等。

九、腰椎间盘髓核空洞疼痛综合征的疗效标准

（一）腰椎间盘髓核空洞疼痛综合征的临床疗效（症状和体征的改善程度）评定参考标准

1. **评分标准**　总分100分；其中，症状分值60分，体征分值40分。

（1）症状改善程度：分值60分。综合患者腰部及全身的疼痛等症状，进行治疗前与治疗后对比，按照改善程度以100%计算。如患者治疗后症状每改善10%的程度计分6分，症状全部消失计60分；治疗后症状无改善计0分；其他症状改善的分值计算，以此类推。

（2）体征改善程度：分值40分。综合患者腰部及全身各部位的压痛、叩击痛、

病理反射、神经牵拉反应和脊柱、关节活动等阳性体征，进行治疗前与治疗后对比，按照改善程度以100%计算。如患者治疗后综合阳性体征每改善10%的程度计分4分，体征全部消失计40分；治疗后体征无改善计0分；其他体征改善的分值计算，以此类推。

2. 疗效分级　患者治疗后与治疗前的症状和体征对比，共分五个级别。

一级疗效：治疗后症状和体征绝大部分消失，疗效评定分值80～100分，疗效指数>80%。

二级疗效：治疗后症状和体征大部分消失，疗效评定分值60～80分，疗效指数>60%。

三级疗效：治疗后症状和体征明显改善，疗效评定分值40～60分，疗效指数>40%。

四级疗效：治疗后症状和体征有所改善，疗效评定分值10～40分，疗效指数≥10%。

五级疗效：治疗后症状和体征略有改善，疗效评定分值1～10分，疗效指数<10%。

（二）腰椎间盘髓核空洞疼痛综合征影像学评价

除症状体征改善外，影像学检查是评价疗效的重要手段。

（赵　泽　王　霞）

第九节　腰椎间盘肥大疼痛综合征

腰椎间盘肥大疼痛综合征（中国椎间盘疾病新命名系列又称腰椎间盘肥大症）是由于腰椎间盘病变的髓核和纤维环等组织肥大的病理生理改变而引起的一系列疼痛相关综合征。本节从导致腰椎间盘病变组织肥大的致病因素、致病机制、临床表现、病理特征、特殊检查、诊断标准、鉴别诊断、中医辨证、治疗方法、疗效判定等方面对腰椎间盘肥大疼痛综合征进行系统阐述。

一、腰椎间盘肥大疼痛综合征的致病因素

（一）现代医学相关致病因素分析

1. 生理退变　多见于老年人，随着年龄的增长，椎体骨质疏松、骨质增生等。

2. **病理变化** 椎体变薄，椎间盘变大。
3. **先天性** 腰椎间盘发育时异常增大。

（二）中医学相关致病因素分析

中医将本病归属于"腰痛""腰痹"等范畴，认为是因体弱、气虚导致，机体气血不足会引发血瘀、损伤脉络，而脉络受损会引发气滞，从而诱发疾病，形成"不通则痛"症状。是由于人体正气不足，卫外不固，感受风、寒、湿、热等外邪，致使经络痹阻，气血运行不畅，引起以肌肉、筋骨、关节发生疼痛、酸楚、重着、灼热、屈伸不利为主要临床表现的病证。腰痛的论述首见《内经》，《素问·痹论》对其病因、发病、证候分类及演变均有记载，如"风寒湿三气杂至，合而为痹，其风气胜者为行痹，寒气胜者为痛痹，湿气胜者为着痹也"。

二、腰椎间盘肥大疼痛综合征的致病机理

（一）现代医学相关致病因素分析

1. **原发性腰椎间盘肥大疼痛综合征** 是先天性椎间盘异常增大，这种先天性的椎间盘异常增大也可能没有任何症状，也可能由于先天性的椎间盘异常增大导致腰椎脊柱的生物力学改变等，进而引起一系列的疼痛综合征。
2. **继发性腰椎间盘肥大疼痛综合征** 是后天病理性的椎间盘异常增大，主要是椎体的病理改变，椎体整体骨质疏松，在脊柱应力的作用下椎体中心部压缩，上下椎体都形成"凹"，椎间盘增大。由于腰椎间盘肥大的病理性改变而引起一系列疼痛综合征。

（二）中医学相关致病因素分析

腰痛病的病因可以总体概括为外因、内因或内外合病。《素问·痹论篇》中说风寒湿三气可以合而为痹。指出风寒湿邪都可以致病，侵入人体后阻滞经络，气血运行不畅而发生痹痛。在《景岳全书》中有记载："跌仆伤而腰痛者，此伤在筋骨而血脉凝滞也。"指出气滞血瘀是引起腰痛的病因。《杨氏家藏方》曰："气滞，血脉凝涩，筋脉拘挛，肢节腰膝强痛，行履艰难。"说明气滞血瘀会引起筋脉不利，进而引起腰膝疼痛，功能受限。这些都属于腰痛病的外因致病。而《医门法律》中说："非必为风寒湿所痹，多因先天所禀肾气衰薄"，中提出先天肾气亏虚也可引起痹症。肝藏血，肾藏精，精生髓，髓生骨，肝肾亏虚，筋骨萎软无力，则易发生腰腿疼痛。《素问》中说"腰者肾之府，转摇不能，肾将惫矣"，指出腰部活动的受限与肾气不足相关。肝肾亏虚是引起腰痛病的重要病因之一，此为腰痛病的内因。而疾病都可由多种因素综合影响发病，

内外因合病在临床中也非常常见，外邪侵袭，机体素虚，邪得以入。或是风寒湿邪侵入人体，而病程日久，在体内化生痰浊、瘀血或瘀而化热，阻滞经脉。

三、腰椎间盘肥大疼痛综合征的临床表现

1. **病史概况** 病史较长，进程缓慢，腰椎可有腰背强直，腰部疼痛不适等。
2. **典型症状** 典型临床症状为腰部疼痛不适、强直，偶有下肢放射性疼痛、麻木无力等，无低热症状，血常规异常、红细胞沉降率快等检验指标。
3. **主要体征** 相应节段压痛阳性，活动受限，坐骨神经牵拉试验可见阳性，病程长者可见肌肉萎缩。

四、腰椎间盘肥大疼痛综合征的病理特征

腰椎间盘肥大疼痛综合征病理组织的细胞学检查可见大量增生的软骨细胞和胶原纤维细胞等。

五、腰椎间盘肥大疼痛综合征的特殊检查

1. **腰椎X线检查** 可见椎体变为上下凹形，椎间隙变宽。
2. **腰椎间盘CT检查** 矢状位或冠状位可见椎体变为上下凹形，椎体变薄，椎间隙变宽；水平位可见椎体凹陷处周围的骨质增生样改变、椎体骨质疏松改变等。
3. **腰椎间盘MRI检查** 具有诊断意义。矢状位或冠状位显示椎体变为上下凹形，椎体变薄，椎间盘变宽，呈"橄榄球样"凸入上下椎体。
4. **腰椎间盘造影检查** 椎间盘变宽、变大。
5. **腰椎红外热成像检查** 仅见附属的软组织损害热图。
6. **腰椎间盘超声检查** 椎间盘纤维环实质性影像增强。
7. **腰部及上肢电生理检查** 肌电图、神经功能等。
8. **其他检查方式** 实验室检查等用于疾病的鉴别诊断。

六、腰椎间盘肥大疼痛综合征的诊断标准

1. **病史** 有腰椎及椎间盘慢性损害的相应病史。
2. **症状** 有腰椎及椎间盘慢性损害的相应症状，如腰部或臀部疼痛，下肢疼痛或麻木、感觉减退等。
3. **体征** 查体可触及腰部、臀部或下肢压痛点，腰部的叩击痛等体征。

4. 影像检查

（1）腰椎X线检查：可见病变的腰椎椎体之间的间隙增大、椎体中央层凹型改变，腰椎的X线检查对腰椎间盘肥大疼痛综合征的确诊具有参考价值。

（2）腰椎CT检查：可见病变的腰椎间盘增厚，椎间盘挤压椎体中心位置等改变。腰椎CT检查对腰椎间盘肥大疼痛综合征的确诊具有参考价值。

（3）腰椎MRI检查：可见病变的腰椎间盘体积增大，纵向增厚，上下椎体面的中心位置被增大的椎间盘挤压等。腰椎的MRI检查是腰椎间盘肥大疼痛综合征的确诊依据。

七、腰椎间盘肥大疼痛综合征的鉴别诊断

1. **脊髓疾病** 脊髓空洞症是一种慢性的脊髓病变，病因不是很明确，可能会引起肢体运动障碍、霍纳综合征等，长期持续可能会引起局部感觉丧失。腰椎MRI可鉴别。

2. **腰椎结核** 结合患者是否有低热，消瘦，既往有无结核病史，有无接触史，行腰椎增强MRI、血培养，通过体液或血液查找结核菌，行血常规、C反应蛋白、红细胞沉降率、降钙素原等检测以鉴别。

3. **腰椎化脓性感染** 可出现发热、全身酸痛、局部皮肤红肿等症状，结合血常规、C反应蛋白、红细胞沉降率、降钙素原、腰椎MRI等检查可鉴别诊断。

4. **腰椎恶性肿瘤** 腰椎椎管内肿瘤包括发生于脊髓、脊神经根、脊膜和椎管壁组织的原发性和继发性肿瘤，一般考虑转移瘤。询问患者有无恶性肿瘤病史。腰部恶性肿瘤疼痛剧烈，可行腰椎增强MRI检查，并积极查找原发灶。

5. **腰椎良性肿瘤** 原发腰椎的良性肿瘤较常见的是血管瘤、脊索瘤、软骨瘤、巨细胞瘤等。腰椎增强MRI可初步诊断，必要时予活检病理诊断。

6. **腰部软组织损害** 腰部急性软组织损伤主要由机械因素引起，腰部受到钝器的外力刺激之后，主要特征是腰部疼痛、腰部肿胀、腰部僵硬甚至活动受限；腰部慢性软组织损伤主要由长期久坐久站、超时限活动、急性损伤未治愈引起。腰部MRI可鉴别诊断。

八、腰椎间盘肥大疼痛综合征的中医辨证

（一）辨证要点

1. **辨病邪** 腰痛的证候特征多因感受邪气的性质不同而表现各异，肢体关节疼痛呈游走不定者，属风胜；疼痛较剧，遇寒则甚，得热则缓者，属寒胜；重着而痛，手足沉重，肌肤麻木者，属湿胜；红肿热痛，筋脉拘急者，属热胜。

2. **辨虚实** 一般而言，新病多实，久病多虚。实者，发病较急，正气尚胜抗邪，

故痛势剧，脉实有力；虚者，病程较长，多有气血不足，故疼痛绵绵，痛势较缓，脉虚无力。本病后期多见虚实错杂，应辨明虚实，分清主次。

3. 辨痰瘀　腰痛迁延不愈，证见关节漫肿，甚则强直畸形，痛如针刺，痛有定处，时轻时重，昼轻夜重，屈伸不利，舌体胖、边有齿痕，舌质紫暗甚或可见瘀斑，脉沉弦涩。多属正虚邪恋，瘀血阻络，痰留关节，痰瘀交结，经络不通，关节不利，而成顽疾。

（二）中医分型

1. 风寒湿阻络证　腰部疼痛，遇风寒、阴雨天疼痛加重，得热则疼痛减轻，腰部有沉重感，畏风寒，舌质淡，苔薄白或腻，脉弦缓或脉滑。
2. 湿热阻络证　腰部伴双下肢疼痛、活动不利，口渴而不欲饮，烦闷不安，舌质红，苔厚黄腻，脉数。
3. 肝肾亏虚、脉络瘀阻证　腰部酸软为主，喜按喜揉，腿膝无力，遇劳更甚，舌质暗，苔少或白，脉细涩。
4. 气血亏虚证　腰部疼痛、僵硬，绵绵而痛，纳呆，头晕、乏力，舌质淡红欠润滑，苔黄或薄白，脉多沉虚而缓。
5. 气滞血瘀　腰部关节或双下肢痛处固定，日轻夜重，甚则不能转侧，痛处拒按，舌质暗或瘀斑，脉弦涩。

九、腰椎间盘肥大疼痛综合征的治疗

（一）常规疗法

1. 适当休息　通过姿势、睡姿调整，尽量平卧休息，睡硬板床，因卧位时脊柱负荷最小，椎间盘的负荷也最小，故能减轻腰椎的负重及对神经根和脊髓的压迫。
2. 保护腰椎　避免长时间保持一种姿势，如久坐、久站，有脊髓受压症状的患者，在弯腰或下蹲时要避免过度屈伸活动。
3. 功能锻炼　坚持腰背部肌肉等长训练，增强腰部肌力，增加腰椎稳定性，以减少复发。

（二）中医特色疗法

1. 穴位注射疗法　选择腰部阿是穴，辨证取穴，进行穴位注射治疗。
2. 经络艾灸疗法　选择部位进行艾条灸，温经通络止痛。
3. 经络刮痧疗法　选择腰骶部经络进行刮痧疗法，通络止痛。
4. 经络拔罐疗法　选择腰背部经络进行拔罐疗法，通络止痛。
5. 穴位灌注疗法　选择腰部阿是穴，辨证取穴，进行中药灌注治疗。

6. **中药外敷疗法** 对腰部行中药外敷、塌渍治疗。
7. **中药熏蒸疗法** 对腰部行熏蒸药物疗法，散寒止痛。
8. **中药经皮透入疗法** 对腰部行中药经皮透入疗法，通络止痛。
9. **中药制剂口服疗法** 辨证给药，通络止痛。

（三）微创特色疗法

1. **腰部神经根阻滞疗法** 神经阻滞术是用麻醉剂混合激素注入神经周围或神经干内，使神经传导速度减慢或终止，如腰椎椎旁神经、坐骨神经等。
2. **腰部神经节阻滞疗法** 如腰交感神经节，腰脊神经等。
3. **腰部软组织松解疗法** 对肌肉、筋膜、关节囊等进行银质针、针刀松解等。
4. **腰部软组织灌注疗法** 对肌肉、筋膜、关节囊等进行药物灌注治疗等。
5. **腰椎间盘内介入疗法** 腰椎间盘射频消融等。

（四）微创切除疗法

必要时可以采取腰椎间盘髓核切吸的方式切除部分髓核或纤维环。

十、腰椎间盘肥大疼痛综合征的疗效判定

（一）临床疗效（症状和体征的改善程度）评定参考标准

1. **评分标准** 总分100分，其中症状分值60分，体征分值40分。

（1）症状改善程度：分值60分。综合患者腰部及全身的疼痛等症状进行治疗前与治疗后进行对比，按照改善程度以100%计算。如患者治疗后症状每改善10%计6分，症状全部消失计60分，治疗后症状无改善计0分，其他症状改善的分值计算以此类推。

（2）体征改善程度：分值40分。综合患者腰部及全身各部位的压痛、叩击痛、病理反射、神经牵拉反应和脊柱、关节活动等阳性体征进行治疗前与治疗后进行对比，按照改善程度以100%计算。如患者治疗后综合阳性体征每改善10%计4分，体征全部消失计40分，治疗后体征无改善计0分，其他体征改善的分值计算，以此类推。

2. **疗效分级** 患者治疗后与治疗前的症状和体征对比，共分5个级别，每个级别分值如下。

一级疗效：治疗后症状和体征绝大部分消失，疗效评定分值80～100分，疗效指数＞80%。

二级疗效：治疗后症状和体征大部分消失，疗效评定分值60～80分，疗效指数＞60%。

三级疗效：治疗后症状和体征明显改善，疗效评定分值40～60分，疗效指数＞40%。

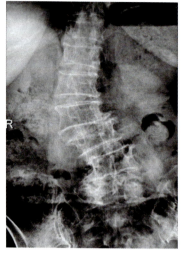

图 5-9-1　腰椎间盘肥大疼痛综合征

四级疗效：治疗后症状和体征有所改善，疗效评定分值10～40分，疗效指数≥10%。

五级疗效：治疗后症状和体征略有改善，疗效评定分值1～10分，疗效指数<10%。

（二）影像学评价

除症状体征改善外，影像学检查是评价疗效的重要手段。

【典型病例】

患者：刘某，女，76岁。主诉：间断腰痛10年，加重半年余。中医诊断：腰痛，肝肾亏虚；西医诊断：腰椎间盘肥大疼痛综合征（图5-9-1）。

（阿依古丽·若曼　王　霞）

第十节　腰椎间盘缺失疼痛综合征

本节主要介绍腰椎间盘缺失疼痛综合征（中国椎间盘疾病新命名系列又称腰椎间盘缺失症）的致病因素、致病机制、临床表现、病理特征、特殊检查、诊断标准、鉴别诊断、中医辨证、治疗方法、疗效判定等相关内容。

一、腰椎间盘缺失疼痛综合征的致病因素

（一）现代医学相关致病因素分析

1. **先天性因素**　腰椎发育不良或畸形等。
2. **病理性因素**　因腰椎间盘或腰椎病理改变所致，如腰椎融合术等。

（二）中医学相关致病因素分析

中医将本病归属于"腰痛""腰痹"等范畴，认为是因体弱、气虚导致，机体气血不足会引发血瘀、损伤脉络，而脉络受损会引发气滞，从而诱发疾病，形成"不通则痛"症状。是由于人体正气不足，卫外不固，感受风、寒、湿、热等外邪，致使经络痹阻，气血运行不畅，引起以肌肉、筋骨、关节发生疼痛、酸楚、重着、灼热、屈伸不利为主要临床表现的病证。腰痛的论述首见《内经》，《素问·痹论》对其病因、发

病、证候分类及演变均有记载，如"风寒湿三气杂至，合而为痹，其风气胜者为行痹，寒气胜者为痛痹，湿气胜者为着痹也"。

二、腰椎间盘缺失疼痛综合征的致病机制

主要见于腰椎先天融合和腰椎间盘退变的晚期改变，其导致腰椎间盘周围的生物及力学环境发生明显的退行性病变，进而引起的一系列疼痛综合征。

（一）现代医学相关致病因素分析

1. 原发性腰椎间盘缺失疼痛综合征　是先天性的腰椎发育异常，某一个或多个椎间盘缺失，这种先天性的椎间盘缺失也可能没有任何症状，也可能由于先天性的椎间盘缺失而导致腰椎的生物力学改变等，引起一系列的疼痛综合征。

2. 继发性腰椎间盘缺失疼痛综合征　是腰椎间盘病理性缺失，主要是由腰椎或腰椎间盘的病理改变、腰椎间盘融合导致椎间盘缺失，进而引起一系列疼痛综合征。

（二）中医学相关致病因素分析

腰痛病的病因可以总体概括为外因、内因或内外合病。《素问·痹论篇》中说风寒湿三气可以合而为痹。指出风寒湿邪都可以致病，侵入人体后阻滞经络，气血运行不畅而发生痹痛。在《景岳全书》中有记载："跌仆伤而腰痛者，此伤在筋骨而血脉凝滞也。"指出气滞血瘀是引起腰痛的病因。《杨氏家藏方》曰："气滞，血脉凝涩，筋脉拘挛，肢节腰膝强痛，行履艰难。"说明气滞血瘀会引起筋脉不利，进而引起腰膝疼痛，功能受限。这些都属于腰痛病的外因致病。而《医门法律》中说："非必为风寒湿所痹，多因先天所禀肾气衰薄"，中提出先天肾气亏虚也可引起痹症。肝藏血，肾藏精，精生髓，髓生骨，肝肾亏虚，筋骨萎软无力，则易发生腰腿疼痛。《素问》中说"腰者肾之府，转摇不能，肾将惫矣"，指出腰部活动的受限与肾气不足相关。肝肾亏虚是引起腰痛病的重要病因之一，此为腰痛病的内因。而疾病都可由多种因素综合影响发病，内外因合病在临床中也非常常见，外邪侵袭，机体素虚，邪得以入。或是风寒湿邪侵入人体，而病程日久，在体内化生痰浊、瘀血或瘀而化热，阻滞经脉。

三、腰椎间盘缺失疼痛综合征的临床表现

1. 病史概况　病史较长，进程缓慢，腰椎可有腰背强直，腰部疼痛不适等。
2. 典型症状　典型临床症状为腰部疼痛不适、强直，偶有下肢放射性疼痛、麻木无力等，无低热症状，血常规异常、红细胞沉降率快等检验指标。
3. 主要体征　相应节段压痛阳性，活动受限，坐骨神经牵拉试验可见阳性，病程

长者可见肌肉萎缩。

四、腰椎间盘缺失疼痛综合征的病理特征

腰椎间盘缺失疼痛综合征病理组织的细胞学检查可见少量增生的软骨细胞和胶原纤维细胞等。

五、腰椎间盘缺失疼痛综合征的特殊检查

1. **X线检查**　可见腰椎间盘缺失、腰椎椎体融合等。
2. **CT检查**　腰椎间盘缺失、腰椎椎体融合等。
3. **MRI检查**　腰椎间盘缺失、腰椎椎体融合等。
4. **红外热成像检查**　仅见附属的软组织损害热图。
5. **其他检查方式**　腰部及下肢电生理检查(肌电图、神经功能)等。

六、腰椎间盘缺失疼痛综合征的诊断标准

1. **病史**　病史较长，进程缓慢，有其他腰椎间盘疾病的病史等。
2. **症状**　可见腰部不适、疼痛等症状，部分患者有下肢的不适、疼痛等症状。
3. **体征**　可见腰椎相应节段压痛阳性、叩击痛等，若是继发性的腰椎间盘缺失疼痛综合征，还有相应疾病的感觉、运动功能障碍等体征。
4. **影像检查**

(1) X线检查：是确诊腰椎间盘缺失的重要依据，腰椎X线片可见腰椎间盘缺失、腰椎椎体融合等。

(2) CT检查：也是确诊腰椎间盘缺失的重要依据。腰椎CT扫描时可见腰椎椎体融合、腰椎间盘缺失等，继发性腰椎间盘缺失疼痛综合征还可见腰椎及椎间盘原发疾病的残留影像。

(3) MRI检查：亦是确诊腰椎间盘缺失的重要依据。腰椎MRI扫描时可见腰椎椎体融合、腰椎间盘缺失等。继发性的腰椎间盘缺失疼痛综合征还可见腰椎及椎间盘原发疾病的残留影像。

七、腰椎间盘缺失疼痛综合征的鉴别诊断

1. **脊髓疾病**　脊髓空洞症是一种慢性的脊髓病变，病因不明确，可能会引起肢体运动障碍、霍纳综合征等，长期持续可能会引起局部感觉丧失。腰椎MRI可鉴别。

2. 腰椎结核 结合患者是否有低热、消瘦，既往有无结核病史，有无接触史，行腰椎增强 MRI、血培养，通过体液或血液查找结核菌，行血常规、C 反应蛋白、红细胞沉降率、降钙素原等检测以鉴别。

3. 腰椎化脓性感染 可出现发热、全身酸痛、局部皮肤红肿等症状，结合血常规、C 反应蛋白、红细胞沉降率、降钙素原、腰椎 MRI 等检查可鉴别诊断。

4. 腰椎恶性肿瘤 腰椎椎管内肿瘤包括发生于脊髓、脊神经根、脊膜和椎管壁组织的原发性和继发性肿瘤，一般考虑转移瘤。询问患者有无恶性肿瘤病史。腰部恶性肿瘤疼痛剧烈，可行腰椎增强 MRI 检查，并积极查找原发灶。

5. 腰椎良性肿瘤 原发腰椎的良性肿瘤较常见的是血管瘤、脊索瘤、软骨瘤、巨细胞瘤等，腰椎增强 MRI 可初步诊断，必要时予活检病理诊断。

6. 腰部软组织损害 腰部急性软组织损伤主要由机械因素引起，腰部受到钝器的外力刺激之后，主要特征是腰部疼痛、腰部肿胀、腰部僵硬甚至活动受限；腰部慢性软组织损伤主要由长期久坐久站、超时限活动、急性损伤未治愈引起。腰部 MRI 可鉴别诊断。

八、腰椎间盘缺失疼痛综合征的中医辨证

（一）辨证要点

1. 辨病邪 腰痛的证候特征多因感受邪气的性质不同而表现各异，肢体关节疼痛呈游走不定者，属风胜；疼痛较剧，遇寒则甚，得热则缓者，属寒胜；重着而痛，手足沉重，肌肤麻木者，属湿胜；红肿热痛，筋脉拘急者，属热胜。

2. 辨虚实 一般而言，新病多实，久病多虚。实者，发病较急，正气尚胜抗邪，故痛势剧，脉实有力；虚者，病程较长，多有气血不足，故疼痛绵绵，痛势较缓，脉虚无力。本病后期多见虚实错杂，应辨明虚实，分清主次。

3. 辨痰瘀 腰痛迁延不愈，证见关节漫肿，甚则强直畸形，痛如针刺，痛有定处，时轻时重，昼轻夜重，屈伸不利，舌体胖、边有齿痕，舌质紫暗甚或可见瘀斑，脉沉弦涩。多属正虚邪恋，瘀血阻络，痰留关节，痰瘀交结，经络不通，关节不利，而成顽疾。

（二）中医分型

1. 风寒湿阻络证 腰部疼痛，遇风寒、阴雨天疼痛加重，得热则疼痛减轻，腰部有沉重感，畏风寒，舌质淡，苔薄白或腻，脉弦缓或脉滑。

2. 湿热阻络证 腰部伴双下肢疼痛、活动不利，口渴而不欲饮，烦闷不安，舌质红，苔厚黄腻，脉数。

3. **肝肾亏虚、脉络瘀阻证** 腰部酸软为主,喜按喜揉,腿膝无力,遇劳更甚,舌质暗,苔少或白,脉细涩。

4. **气血亏虚证** 腰部疼痛、僵硬,绵绵而痛,纳呆,头晕、乏力,舌质淡红欠润滑,苔黄或薄白,脉多沉虚而缓。

5. **气滞血瘀** 腰部关节或双下肢痛处固定,日轻夜重,甚则不能转侧,痛处拒按,舌质暗或瘀斑,脉弦涩。

九、腰椎间盘缺失疼痛综合征的治疗

(一)常规疗法

1. **适当休息** 通过姿势、睡姿调整,尽量平卧休息,睡硬板床。因卧位时脊柱负荷最小,椎间盘的负荷也最小,故能减轻腰椎的负重及对神经根和脊髓的压迫。

2. **保护腰椎** 避免长时间保持一种姿势,如久坐、久站,有脊髓受压症状的患者,在弯腰或下蹲时要避免过度屈伸活动。

3. **功能锻炼** 坚持腰背部肌肉等长训练,增强腰部肌力,增加腰椎稳定性,以减少复发。

(二)中医特色疗法

1. **穴位注射疗法** 选择腰部阿是穴,辨证取穴,进行穴位注射治疗。
2. **经络艾灸疗法** 选择部位进行艾条灸,温经通络止痛。
3. **经络刮痧疗法** 选择腰骶部经络进行刮痧疗法,通络止痛。
4. **经络拔罐疗法** 选择腰背部经络进行拔罐疗法,通络止痛。
5. **穴位灌注疗法** 选择腰部阿是穴,辨证取穴,进行中药灌注治疗。
6. **中药外敷疗法** 对腰部行中药外敷、塌渍治疗。
7. **中药熏蒸疗法** 对腰部行熏蒸药物疗法,散寒止痛。
8. **中药经皮透入疗法** 对腰部行中药经皮透入疗法,通络止痛。
9. **中药制剂口服疗法** 辨证给药,通络止痛。

(三)微创特色疗法

1. **腰部神经根阻滞疗法** 神经阻滞术是用麻醉剂混合激素注入神经周围或神经干内,使神经传导速度减慢或终止,如腰椎椎旁神经、坐骨神经等。
2. **腰部神经节阻滞疗法** 如腰交感神经节,腰脊神经等。
3. **腰部软组织松解疗法** 对肌肉、筋膜、关节囊等进行银质针、针刀松解等。
4. **腰部软组织灌注疗法** 对肌肉、筋膜、关节囊等进行药物灌注治疗等。

十、腰椎间盘缺失疼痛综合征的疗效判定

（一）临床疗效（症状和体征的改善程度）评定参考标准

1. 评分标准　总分100分，其中症状分值60分，体征分值40分。

（1）症状改善程度：分值60分。综合患者腰部及全身的疼痛等症状进行治疗前与治疗后进行对比，按照改善程度以100%计算。如患者治疗后症状每改善10%计6分，症状全部消失计60分，治疗后症状无改善计0分，其他症状改善的分值计算以此类推。

（2）体征改善程度：分值40分。综合患者腰部及全身各部位的压痛、叩击痛、病理反射、神经牵拉反应和脊柱、关节活动等阳性体征进行治疗前与治疗后进行对比，按照改善程度以100%计算。如患者治疗后综合阳性体征每改善10%计4分，体征全部消失计40分，治疗后体征无改善计0分，其他体征改善的分值计算，以此类推。

2. 疗效分级　患者治疗后与治疗前的症状和体征对比，共分5个级别，每个级别分值如下。

一级疗效：治疗后症状和体征绝大部分消失，疗效评定分值80～100分，疗效指数＞80%。

二级疗效：治疗后症状和体征大部分消失，疗效评定分值60～80分，疗效指数＞60%。

三级疗效：治疗后症状和体征明显改善，疗效评定分值40～60分，疗效指数＞40%。

四级疗效：治疗后症状和体征有所改善，疗效评定分值10～40分，疗效指数≥10%。

五级疗效：治疗后症状和体征略有改善，疗效评定分值1～10分，疗效指数＜10%。

（二）影像学评价

除症状体征改善外，影像学检查是评价疗效的重要手段。

【典型病例】

患者：何某，女，73岁。主诉：反复腰部疼痛20年。刻下症见：患者神志清，精神欠佳，腰部酸困、疼痛不适，活动部分受限，腰膝酸软、五心烦热、腿膝无力，纳可，夜寐欠安，二便调。舌质红，舌苔少，脉细数。中医诊断：腰痛，肝肾亏虚；西医诊断：腰椎间盘缺失疼痛综合征（图5-10-1）。

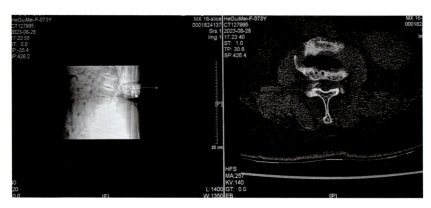

图 5-10-1 腰椎间盘缺失疼痛综合征

(阿依古丽·若曼　王　霞)

第六章 腰椎间盘炎性病变系列

第一节 无菌性腰椎间盘炎疼痛综合征

无菌性腰椎间盘炎疼痛综合征是一种脊柱疾病，其特征是腰椎间盘周围的炎症反应和持续性的腰痛，但没有培养出细菌。本节从无菌性腰椎间盘炎疼痛综合征的致病因素、致病机制、临床表现、病理特征、特殊检查、诊断标准、鉴别诊断、中医辨证、治疗方法、疗效判定等方面进行系统阐述。

一、无菌性腰椎间盘炎疼痛综合征的致病因素

（一）现代医学相关致病因素分析

1. **慢性应力和压力** 长期处于高压力和应力环境下，包括重体力劳动、久坐不动、扭曲、抬重物等，会导致腰椎间盘的损伤和炎症，引发疼痛综合征。

2. **脊柱结构异常** 脊柱结构异常如脊椎侧弯、脊柱裂、脊柱畸形等，使腰椎受到不正常的压力和负荷，增加了椎间盘受损和炎症的风险。

3. **长期不良姿势和运动习惯** 长期保持不良的姿势，如弯腰驼背、长时间盯着电脑屏幕、不正确的举重姿势等，会使腰椎间盘受到压力和损伤，引发炎症和疼痛。

4. **腰椎间盘退变** 随着年龄的增长，腰椎间盘会发生退变，变得脆弱和易损，容易受到损伤和炎症的影响。

5. **创伤和损伤** 腰部创伤或损伤，如跌倒、摔伤、交通事故等，会导致腰椎间盘炎症和疼痛。

（二）中医学相关致病因素分析

1. **肾虚** 中医认为肾主骨，腰椎间盘炎疼痛综合征可能与肾虚有关，肾虚导致腰膝酸软、肌肤干燥等症状，从而影响腰椎间盘的正常功能。

2. **气血不畅** 中医理论认为，气血循环不畅会导致疼痛。如果腰部气血不通畅，可能引起腰椎间盘炎症和疼痛。

3. **寒湿阻滞** 湿邪、寒邪是一种病理因素，寒、湿邪阻滞会导致关节和软组织疼痛，可能与腰椎间盘炎疼痛综合征有关。

4. **情志失调** 长期抑郁、焦虑或情绪波动等情志因素，确实可以导致气机不畅。在中医理论中，情志与五脏六腑的功能活动密切相关，情志失调会影响脏腑的气机运行，进而导致气滞血瘀。

5. **湿热蕴结** 中医认为，湿热邪气可以内外合邪，损伤脾胃功能，导致湿浊内生。湿浊长期蕴结在体内，会化热并阻滞气血运行。这种湿热蕴结的状态可能引发腰椎间盘区域的疼痛及一系列湿热症状。湿热邪气与情志失调也可能相互影响，共同作用于腰椎间盘，加重病情。

二、无菌性腰椎间盘炎疼痛综合征的致病机制

（一）无菌性腰椎间盘炎的现代医学机制

1. **机械压力和应力** 长期的机械压力和应力会导致腰椎间盘的退变和损伤，压力会使间盘失去水分和弹性，进而引发炎症和疼痛。

2. **退变** 随着年龄的增长，腰椎间盘会发生退变，包括脱水、变薄、纤维环断裂等，这些改变会导致间盘的不稳定性和损伤，引发炎症和疼痛。

3. **化学物质释放** 间盘组织的退变和损伤会导致炎性细胞和细胞因子的释放，如白细胞趋化因子、前列腺素等炎症因子，这些化学物质刺激神经末梢，引发疼痛。

4. **神经根压迫** 椎间盘突出、腰椎滑脱等病变会导致神经根受压，引发炎症反应和疼痛传导。

5. **自身免疫反应** 在某些情况下，机体的免疫系统可能出现异常激活，攻击腰椎间盘，产生自身免疫性炎症反应，导致疼痛。

（二）无菌性腰椎间盘炎的中医学机制

1. **肾虚** 中医认为，肾主骨，肾虚会导致肾气不足，影响腰椎间盘的营养供给和修复能力，进而导致间盘损伤和炎症的发生。

2. **气血不畅** 中医理论中有"不通则痛"的观念，认为疼痛与气血循环不畅有关。如果腰部的气血运行不畅，会导致间盘组织缺血、缺氧，增加炎症和疼痛的发生。如果长期的情绪波动、抑郁等不良情志状态会导致气机郁滞，气滞则血瘀，易出现疼痛症状。

3. **寒湿阻滞** 中医认为，湿邪和寒邪侵袭腰部，阻滞了经络，干扰了气血的正常循环，导致腰椎间盘受到寒湿的刺激，引发炎症和疼痛。

4. **湿热蕴结** 中医认为，湿热邪气内外合邪，损伤脾胃，湿浊内生，蕴久化热，

阻滞气血，引发疼痛及一系列湿热症状。

三、无菌性腰椎间盘炎疼痛综合征的临床表现

（一）典型症状

1. **腰痛** 是最常见和主要的症状。患者通常会感到腰部疼痛，可以是钝痛、胀痛或刺痛，常常活动后加重、久坐或长时间保持同一姿势，休息后可能会减轻或缓解。

2. **放射痛** 腰椎间盘炎症可能放射痛到臀部、大腿背侧、小腿后侧甚至足部，通常为单侧，遵循特定的神经区域分布。

3. **运动受限** 腰椎间盘炎症会导致腰椎活动范围减少，患者可能会感到腰部僵硬，难以弯腰、转体或进行正常的日常活动。

4. **反射和感觉异常** 在严重的情况下，腰椎间盘炎可能会导致神经根受压，引起相应的反射和感觉异常，如腱反射减弱或消失，感觉异常或麻木。

（二）主要体征

1. **腰椎压痛** 腰椎间盘炎症常常伴有腰椎区域的触痛，即在受压或叩击时引起疼痛。

2. **肌肉紧张和痉挛** 腰肌可能会出现紧张和痉挛，触摸时可能感觉到肌肉紧绷和硬实。

3. **神经根受累体征** 当腰椎间盘炎症累及神经根时，可能出现相应受累神经根的反射减弱或消失，如伸膝反射或跟腱反射减弱或消失。

四、无菌性腰椎间盘炎疼痛综合征的病理特征

炎症反应：无菌性腰椎间盘炎症的主要病理特征是腰椎间盘区域的炎症反应，包括细胞浸润和炎性细胞因子释放。这些炎症因子可以刺激神经末梢，引发疼痛。

五、无菌性腰椎间盘炎疼痛综合征的特殊检查

1. **腰椎X线检查** 腰椎X线检查可以用来评估腰椎的结构和姿势，可显示脊柱结构异常、腰椎滑脱等情况，但对于腰椎间盘炎症本身的诊断有限。

2. **腰椎间盘CT检查** 腰椎间盘CT检查可以提供更为详细的腰椎解剖结构图像，包括椎间盘结构和可能的退变情况，对诊断无菌性腰椎间盘炎症有一定帮助。

3. **腰椎间盘MRI检查** 腰椎间盘MRI检查是诊断无菌性腰椎间盘炎症的主要方

法。MRI可以提供详细的腰椎和间盘组织的横断面图像，用于检测间盘水分含量、膨出或突出、退变、炎症反应等。

4. 腰椎间盘造影检查　腰椎间盘造影检查是通过注入造影剂进入腰椎间盘，然后进行X线或CT扫描，以评估间盘的形态和功能，发现可能的腰椎间盘炎症、损伤、退变等情况。

5. 腰椎红外热成像检查　腰椎红外热成像检查可以通过检测腰椎区域的热量分布来评估炎症反应的程度。炎症区域通常显示较高的温度，可以作为腰椎间盘炎症的辅助诊断方法。

6. 腰椎间盘超声检查　腰椎间盘超声检查可以提供实时的图像，显示腰椎间盘的形态和结构，评估水分含量、退变和可能的炎症情况，对筛查和诊断腰椎间盘病变有一定的帮助。

7. 腰部及下肢电生理检查　腰部及下肢电生理检查主要用于评估神经功能，包括神经传导速度、神经肌肉功能等，可以帮助评估是否存在神经根受压和神经功能损害。

8. 其他检查方式　根据具体病情和临床需要，可能还会进行其他检查，如血液检查、关节穿刺液分析等，以排除其他疾病或评估全身炎症反应的情况。

六、无菌性腰椎间盘炎疼痛综合征的诊断标准

目前并没有统一的诊断标准和命名规范，但通常诊断无菌性腰椎间盘炎疼痛综合征需要满足以下条件。

1. 症状　存在腰痛及相关症状，如放射痛、运动受限等。

2. 排除感染性原因　通过临床评估、实验室检查和影像学检查等排除感染性腰椎间盘炎的可能性。

3. 腰椎影像学检查　腰椎MRI显示腰椎间盘退变，如间盘水分减少，间盘变扁、突出、膨出等。

需要注意的是，由于无菌性腰椎间盘炎疼痛综合征的诊断标准尚无明确统一的规定，所以确诊往往需结合临床症状、医学影像学表现以及其他相关检查结果，由医师综合判断最终确定诊断。

七、无菌性腰椎间盘炎疼痛综合征的鉴别诊断

1. 感染性腰椎间盘炎　需要通过病史询问、实验室检查、影像学检查以及可能的腰椎间盘穿刺液分析等来排除感染性原因。

2. 腰椎退变　需要通过详细的影像学检查，如腰椎X线、CT和MRI等来评估腰椎退变情况，排除其他腰椎结构异常或骨关节病变可能导致的疼痛。

3. 腰椎间盘突出或膨出 需要通过影像学检查来判断间盘突出或膨出的程度和位置，以排除这些病变导致的腰痛。

4. 腰椎滑脱 腰椎滑脱可能引起腰痛，需要通过影像学检查来评估退变程度和滑脱范围，以鉴别其与无菌性腰椎间盘炎的关系。

八、无菌性腰椎间盘炎疼痛综合征的中医辨证

（一）中医辨证概要

中医认为，无菌性腰椎间盘炎疼痛综合征的发生与多种因素的相互作用有关，如气滞血瘀、寒湿凝滞、肝肾不足、湿热蕴结型等。中医辨证分析主要从病机病因、证候特点以及脉象舌诊等方面入手，以指导中医治疗及中药调理。

（二）中医辨证分型

1. 气滞血瘀型
特点：腰背部疼痛固定，疼痛剧烈，伴随胀痛感；舌质紫暗或瘀斑，脉涩。
治则：活血化瘀、调畅气机。常用药物有川芎、桃仁、当归等。

2. 寒湿凝滞型
特点：腰部冷痛，疼痛隐痛，受寒加重，表现为寒湿阻滞；舌苔白滑，脉沉。
治则：温通寒滞、祛湿活血。常用药物有独活、防风、附子等。

3. 肝肾不足型
特点：腰酸软痛，疼痛不固定，活动或寒冷加重，表现为肝肾亏虚；舌质淡红或舌体较胖，脉沉细。
治则：滋肝肾、壮筋骨。常用药物有首乌藤、菟丝子、巴戟天等。

4. 湿热蕴结型
特点：腰背部疼痛灼热感较明显，疼痛区域局部红肿，舌苔黄腻，脉滑数。
治则：清热利湿、活血化瘀。常用药物有黄连、白芍、三七等。

九、无菌性腰椎间盘炎疼痛综合征的治疗

（一）常规疗法

1. 适当休息 避免长时间站立或坐着，尽量保持躺卧位，减轻腰椎的负荷，并避免过度疲劳。

2. 保护腰椎 纠正不良姿势和习惯，避免长时间弯腰、提重物或扭转腰部等动作，以减少对腰椎的压力和负荷。

3. 物理疗法 物理疗法可包括热敷、冷敷、超声波治疗、电疗、理疗、按摩等，以缓解疼痛、减轻炎症和促进血液循环。

4. 功能锻炼 通过加强腰椎周围肌肉的锻炼，特别是腹肌和背肌的强化，可以提高腰椎的稳定性和支撑能力，减轻疼痛症状，并预防再发。

5. 对症药物 可以选择应用非甾体抗炎药（NSAIDs）、镇痛药、肌松剂等药物来缓解疼痛和减轻炎症反应。在使用药物时应遵循医师的建议，并注意药物的适应证和副作用。

（二）中医特色疗法

1. 腰椎正脊疗法 是指对腰椎采用正骨手法治疗以达到解除病症的一种治疗方法。

2. 腰部推拿疗法 能缓解腰部肌群的紧张及痉挛，恢复腰椎活动，松解神经根及软组织粘连以缓解症状。

3. 经络针灸疗法 根据疼痛部位选择相应的腰椎穴位，并予以相应的配穴。

4. 经络艾灸疗法 艾灸疗法主要是对腰椎部位的穴位行艾灸刺激，从而引发腰椎部位血液循环的增加，解除腰部肌肉、筋膜、韧带的痉挛状态，从而缓解腰部疼痛。

5. 经络刮痧疗法 以中医经络腧穴理论为指导，采用刮痧板蘸刮痧油反复刮动、摩擦患者腰部皮肤以治疗腰部疾病的一种方法。

6. 经络拔罐疗法 利用燃烧排出罐内空气，造成负压，使之吸附于腰部腧穴或应拔疼痛部位的体表，产生刺激，使被拔部位的皮肤充血、瘀血，以达到防治疾病的目的。

7. 穴位埋线疗法 穴位埋线是将羊肠线等埋入穴位，肠线作为异种蛋白埋入穴位可以提高机体应激、抗炎能力。

8. 穴位灌注疗法 是选用中西药物注入有关穴位以治疗疾病的一种方法。

9. 中药外敷疗法 此种治疗可改善血液循环，缓解肌肉痉挛，消除肿胀以减轻症状，手法治疗后有助于使患椎稳定。本法可用热毛巾和热水袋局部外敷，最好是用中药熏洗方热敷。急性期患者疼痛症状较重时不宜做温热敷治疗。

10. 中药熏蒸疗法 又称蒸气治疗疗法、汽浴治疗疗法、中药雾化透皮治疗疗法，是以中医理论为指导，利用药物煎煮后所产生的蒸气，通过熏蒸机体达到治疗目的的一种中医外治治疗方法。

11. 中药浸泡疗法 是指将洗浴的水中加入中药药液浸泡全身，以达到治疗疾病的作用。

12. 中药经皮透入疗法 使药物通过皮肤直接作用于腰部病变位置，从而起到治疗作用。

13. 中药离子导入疗法 是利用直流电将药物离子通过皮肤、穴位、病灶或黏膜导入人体，从而对腰椎起治疗作用的方法。

14. 其他中医特色疗法　磁疗具有镇痛、消炎、降压、安眠、止泄、止痒等作用。

（三）微创特色疗法

1. 腰部神经根阻滞疗法　选择性进行神经根阻滞治疗，针对腰部及下肢疼痛部位，以缓解症状。

2. 腰段硬膜外灌注疗法　从腰段硬膜外注入活血化瘀中药和神经营养药物，营养和保护脊神经，缓解患者的疼痛症状。

3. 腰部软组织松解疗法　伴腰背部肌肉、筋膜等软组织伤害时，可使用银质针、针刀等松解。

4. 腰部软组织灌注疗法　有腰背部软组织伤害时，可以使用软组织药物灌注治疗等。

5. 腰椎间盘微创介入疗法　无菌性腰椎间盘炎患者一般不立即施行椎间盘微创介入治疗方法，经其他方式治疗效果不佳时，可以根据具体病情选择不同的介入方法，如髓核中药灌注治疗、髓核臭氧灌注治疗、髓核射频消融治疗、髓核等离子消融治疗、髓核激光汽化治疗等。

（四）中药口服疗法

1. 气滞血瘀　方药：桃红四物汤、活络散加减。中成药：骨痛灵胶囊、逍遥丸等。

2. 寒湿凝滞型　方药：温经汤、温经活血汤加减。中成药：温胆丸、活络丸等。

3. 肝肾不足　方药：六味地黄丸、金匮肾气丸加减。中成药：六味地黄丸、金匮肾气丸等。

4. 湿热蕴结型　方药：白虎加金锁汤、龙胆泻肝汤加减。中成药：骨痛灵胶囊、穿心莲胶囊等。

十、无菌性腰椎间盘炎疼痛综合征的疗效标准

（一）临床疗效（症状和体征的改善程度）评定参考标准

1. 评分标准　总分100分；其中，症状分值60分，体征分值40分。

（1）症状改善程度：分值60分。综合患者腰部及全身的疼痛等症状，进行治疗前与治疗后对比，按照改善程度以100%计算。如患者治疗后症状每改善10%的程度计分6分，症状全部消失计60分；治疗后症状无改善计0分；其他症状改善的分值计算，以此类推。

（2）体征改善程度：分值40分。综合患者腰部及全身各部位的压痛、叩击痛、病理反射、神经牵拉反应和脊柱、关节活动等阳性体征，进行治疗前与治疗后对比，按照改善程度以100%计算。如患者治疗后综合阳性体征每改善10%的程度计分4分，体征全部消失计40分；治疗后体征无改善计0分；其他体征改善的分值计算，以此类推。

2. 疗效分级　患者治疗后与治疗前的症状和体征对比，共分五个级别。

一级疗效：治疗后症状和体征绝大部分消失，疗效评定分值80～100分，疗效指数＞80%。

二级疗效：治疗后症状和体征大部分消失，疗效评定分值60～80分，疗效指数＞60%。

三级疗效：治疗后症状和体征明显改善，疗效评定分值40～60分，疗效指数＞40%。

四级疗效：治疗后症状和体征有所改善，疗效评定分值10～40分，疗效指数≥10%。

五级疗效：治疗后症状和体征略有改善，疗效评定分值1～10分，疗效指数＜10%。

（二）影像学检查

除症状体征改善外，影像学检查是评估疗效的重要手段。

【典型病例1】

患者：张某，男，51岁。因"腰背疼痛3个月"入院。查体：腰侧弯试验阳性，腰肌叩击痛阳性。入院后行腰椎MRI检查，发现L_{4-5}、L_5S_1椎间盘突出，L_{4-5}椎间隙信号异常，考虑椎间盘炎可能性。采取针灸疗法和口服非甾体抗炎药，症状缓解后出院。

【典型病例2】

患者：李某，女，45岁。因"腰部疼痛麻木1个月"入院。查体：侧弯试验阳性。入院后行腰椎MRI检查，发现L_{2-5}椎间隙信号异常，考虑椎间盘炎。采用针灸疗法、拔罐和口服非甾体抗炎药，症状缓解后出院。

【典型病例3】

患者：王某某，女，66岁。因"腰痛3年，加重1周"入院。查体：L_{3-5}椎体及椎旁压痛阳性。入院后行腰椎MRI检查，发现L_{3-5}椎间隙信号异常，考虑椎间盘炎。采用针灸疗法、拔罐、推拿治疗，口服非甾体抗炎药，症状明显缓解后出院。

（关云波　王　霞）

第二节 化脓性腰椎间盘炎疼痛综合征

化脓性腰椎间盘炎疼痛综合征是由化脓性细菌感染导致的腰椎间盘感染，从而引起的一系列疼痛综合征。本节从化脓性腰椎间盘炎疼痛综合征的致病因素、致病机制、临床表现、病理特征、特殊检查、诊断标准、鉴别诊断、中医辨证、治疗方法、疗效判定等方面进行系统阐述。

一、化脓性腰椎间盘炎疼痛综合征的致病因素

（一）现代医学相关致病因素分析

1. **细菌感染** 最常见的病原微生物是金黄色葡萄球菌和大肠埃希菌，这些细菌可以通过血液循环或者直接感染的方式进入椎间盘。
2. **免疫系统功能减退** 身体免疫系统功能低下时，细菌更容易入侵并感染间盘。
3. **年龄和性别** 男性比女性更容易患这种疾病；年龄也是一个重要因素，随着年龄的增长，间盘的抵抗力下降，更容易发生感染。
4. **腰椎间盘损伤或手术** 腰椎间盘的损伤或手术可能导致细菌直接侵入脊柱，从而引发化脓性腰椎间盘炎。
5. **其他疾病** 糖尿病、肾病、肝病、艾滋病等疾病可能会降低身体对细菌的抵抗力，使细菌更容易感染腰椎间盘。

（二）中医学相关致病因素分析

1. **湿热毒邪蕴结因素** 长期饮食不节，过食辛辣油腻，或外感湿热毒邪，导致湿热内生，蕴结于腰部，从而引发腰痛。
2. **气血不畅因素** 情志不畅，长期抑郁忧虑，或受伤、长期病变导致气血瘀滞，腰部气血运行不畅，引发腰痛。
3. **肾阳虚损因素** 长期过劳、房事过度或年老体弱，导致肾阳虚损，腰部失于温煦，易于受寒湿之邪侵袭，引发腰痛。
4. **脾肾两虚因素** 饮食不节，长期食欲不振，或过食生冷，损伤脾阳，导致脾肾两虚。脾主肌肉，肾虚则腰膝酸软，脾肾两虚则腰部肌肉无力，易于发生病变。

二、化脓性腰椎间盘炎疼痛综合征的致病机制

（一）现代医学相关致病机制

化脓性腰椎间盘炎主要由细菌感染引起，细菌通过血液循环或直接侵入腰椎间盘，导致椎间盘发炎，进而产生化脓性病变。另外，由于免疫系统的功能低下，身体对细菌的抵抗力下降，使细菌更容易感染间盘。此外，受伤或手术也可能使细菌直接侵入脊柱，从而引发病变。当细菌感染引发炎症后，周围神经受到压迫或者刺激，就会产生剧烈的疼痛。

（二）中医学相关致病机制

中医认为，化脓性腰椎间盘炎可能源于湿邪、寒邪侵犯人体，气血运行不畅形成痹症，湿、寒之邪侵入经络，阻塞气血运行，导致疼痛。肾虚、肝气郁结、气血瘀滞等因素都可能使气血运行不畅，从而导致疼痛。

三、化脓性腰椎间盘炎疼痛综合征的临床表现

（一）典型症状

1. **全身症状** 如发热、乏力、食欲不振等。
2. **局部症状** 如腰部剧烈疼痛，疼痛可以向臀部或大腿放射，可能伴有腰部肌肉痉挛、腰部活动受限等。

（二）主要体征

1. **全身体征** 如体温升高、脉搏加快等。
2. **局部体征** 如腰部压痛、叩痛，可能出现椎旁肌肉痉挛，患者站立、行走、咳嗽、打喷嚏时疼痛加重，严重时可能出现步态不稳、下肢肌力减退等神经功能障碍的表现。

四、化脓性腰椎间盘炎疼痛综合征的病理特征

化脓性腰椎间盘炎的主要病理特征为椎间盘和相邻的椎体感染。早期，细菌侵犯椎间盘，引起椎间盘炎症反应，炎症进展可能导致椎间盘的破坏。感染可进一步扩展到相邻的椎体，导致椎体感染、炎症和破坏。严重时，可能形成椎体破坏，甚至形成

脓肿。如果病情继续发展，可能引发脊柱的稳定性问题，包括椎间隙狭窄、脊柱侧弯和脊柱短缩。

五、化脓性腰椎间盘炎疼痛综合征的特殊检查

1. **X线检查** 这是最常见的初步检查，但早期可能看不出明显的异常。通常要病情发展数周后，才能在X线片上看到脊柱骨质破坏或腰椎间盘空间变窄。

2. **CT检查** CT能提供更详细的骨骼图像，有助于识别椎体或椎间盘的破坏，同时可帮助指导活检等程序。

3. **MRI检查** MRI是诊断腰椎间盘炎的金标准，因为它对软组织的显示效果极佳，能清晰地显示脊柱和腰椎间盘的炎症。此外，MRI还能够评估是否有脓肿或者脊髓受压的情况。

4. **红外热成像检查** 这种检查不常用于化脓性腰椎间盘炎的诊断，但可能有助于评估炎症程度或监控疾病进展。

5. **同位素骨扫描** 这种检查可以检测出骨骼的异常活动，可能有助于在早期识别脊柱感染。然而，骨扫描对疾病的特异性较低，无法准确区分感染、肿瘤或其他病变。

6. **实验室检查** 通常包括血常规、C反应蛋白、红细胞沉降率等炎症指标，以及血培养以识别病原体。通过CT引导下的椎间盘穿刺活检，可以获取病原体样本，有助于确定病原体种类。

7. **其他检查** 视病情需要，可能需要更多的检查，如脑脊液分析（如果怀疑脑脊液感染）或电生理检查（如果怀疑神经功能受损）。

六、化脓性腰椎间盘炎疼痛综合征的诊断标准

1. **病史** 患者具有近期腰椎或腰椎间盘有创操作的病史，或者有全身其他部位感染的可能因素。

2. **症状** 患者表现为腰部持续性疼痛，通常伴随全身中毒症状，如畏寒、高热。疼痛可能会逐渐加重，并出现局部触痛。

3. **体征** 腰部可触及明显的局部压痛点，叩击腰椎时可能出现明显疼痛。

4. **影像学检查** 磁共振成像（MRI）是最常用的影像学检查方法，可以显示腰椎间盘的炎症和感染征象，如椎间盘水肿、增强、脓肿形成等。

5. **实验室检查** 血液检查可能显示白细胞计数升高，C反应蛋白及红细胞沉降率等炎症指标也会升高。血培养可能发现相关的细菌感染。

七、化脓性腰椎间盘炎疼痛综合征的鉴别诊断

1. **腰椎间盘突出症** 腰椎间盘突出症是腰痛常见的原因之一，需要与化脓性腰椎间盘炎疼痛综合征进行鉴别。腰椎间盘突出症引起的腰痛通常伴有下肢的放射性疼痛和麻木，而化脓性腰椎间盘炎疼痛综合征则主要表现为腰痛和发热等全身症状。

2. **腰椎管狭窄症** 腰椎管狭窄症与化脓性腰椎间盘炎疼痛综合征的鉴别通常需要通过影像学检查进行判断。腰椎管狭窄症引起的腰痛通常伴有间歇性跛行和下肢麻木等症状，而化脓性腰椎间盘炎疼痛综合征则主要表现为腰痛和发热等全身症状。

3. **腰椎结核** 腰椎结核引起的腰痛也需要与化脓性腰椎间盘炎疼痛综合征进行鉴别。腰椎结核引起的腰痛通常伴有发热、盗汗、消瘦等全身症状，同时还有腰椎强直和肌肉瘫痪等症状。而化脓性腰椎间盘炎疼痛综合征则主要表现为腰痛和发热等全身症状。

4. **其他疾病** 此外，还需要考虑其他疾病引起的腰痛，如腰椎骨折、腰椎滑脱等。对于这些疾病，通过详细的病史、体格检查和影像学检查等方法可以进行鉴别诊断。

八、化脓性腰椎间盘炎疼痛综合征的中医辨证

（一）中医辨证概要

化脓性腰椎间盘炎疼痛综合征是一种以腰椎间盘感染和化脓性炎症为主要特征的疾病。中医认为，该疾病的发生与体内湿热毒邪蕴结、气血不畅等因素有关。

（二）中医辨证分型

1. **湿热毒邪蕴结型**

主要症状：腰背部剧痛，局部红肿热痛，压痛明显，疼痛加重，疼痛范围较小，体温升高，口干苦味，大便黏滞，尿黄赤等。

舌苔黄腻，脉滑数。

2. **气血不畅型**

主要症状：腰背部胀痛，疼痛较为隐痛，痛时加重，活动受限，疼痛范围广泛，腰部肌肉紧张，痛处可能有压痛，舒展后稍有缓解，乏力，形寒肢冷，面色苍白等。

舌质淡白，苔白腻，脉细弱。

3. **肾阳虚损型**

主要症状：腰背酸软痛，呈冷痛感，疼痛缓慢发生，痛时加重，不适宜冷压敷，

舒展活动可稍有减轻，腰腿无力，小便清长，性欲减退，畏寒肢冷等。

舌苔淡白，脉沉细。

4. 脾肾两虚型

主要症状：腰背酸软，痛感较轻，肢体乏力，怕冷，小便频繁，大便溏泄，食欲减退等。

舌淡胖嫩，苔白腻，脉沉缓。

九、化脓性腰椎间盘炎疼痛综合征的治疗

治疗化脓性腰椎间盘炎疼痛综合征的方法包括药物治疗、物理疗法、中医治疗等，下面将详细介绍这些治疗方法。

（一）药物治疗

1. **抗生素治疗** 对于化脓性腰椎间盘炎疼痛综合征，抗生素是必要的治疗方法。根据感染的病原体敏感性测试结果，选用适当的抗生素进行治疗，并按疗程规定的时间进行口服或静脉注射，以消除感染。

2. **镇痛药** 使用镇痛药（如非甾体抗炎药）来减轻腰椎间盘炎引起的疼痛和炎症反应。

3. **其他辅助药物** 根据患者具体情况，可能还需要使用抗炎药、解热药、营养补充剂等。

（二）物理疗法

1. **热敷和冷敷** 可根据病情选择热敷或冷敷来缓解腰椎间盘炎的疼痛和炎症。

2. **动态牵引** 通过应用温热水袋等方法进行牵引，有助于减轻腰椎间盘的压力，缓解疼痛。

3. **理疗** 包括物理治疗方法，如电疗、超声波、磁疗、激光疗法等，可以改善血液循环，减轻炎症和疼痛。

（三）化脓性腰椎间盘炎中医辨证汤剂疗法

1. **湿热毒邪蕴结型**

治法：清热解毒，祛除湿热。

方药：龙胆泻肝汤加减。使用中药：黄柏、黄连、栀子、郁金、赤芍、柴胡、生石膏、防己、黄芩、木香等。

2. **气血不畅型**

治法：活血化瘀，补益气血。

方药：活血化瘀汤加减。使用中药：桃仁、红花、川芎、当归、白芍、香附、赤芍等。

3. 肾阳虚损型

治法：温阳补肾，散寒止痛。

方药：金匮肾气丸加减。使用中药：菟丝子、杜仲、肉桂、熟地、何首乌、巴戟天、肉苁蓉等。

4. 脾肾两虚型

治法：益气健脾，滋养肾阴。

方药：补中益气汤加减。使用中药：党参、白术、茯苓、炙甘草、山药、浮小麦、车前子、麦冬、山茱萸等。

十、化脓性腰椎间盘炎疼痛综合征的疗效标准

（一）评价标准

1. 评分标准　总分100分；其中，症状分值60分，体征分值40分。

（1）症状改善程度：分值60分。综合患者腰部及全身的疼痛等症状，在治疗前与治疗后对比，按照改善程度以100%计算。如患者治疗后症状每改善10%的程度计分6分，症状全部消失计60分；治疗后症状无改善计0分；其他症状改善的分值计算，以此类推。

（2）体征改善程度：分值40分。患者腰部及全身各部位的压痛、叩击痛、病理反射、神经牵拉反应和脊柱、关节活动等综合阳性体征，在治疗前与治疗后对比，按照改善程度以100%计算。如患者治疗后综合阳性体征每改善10%的程度计分4分，体征全部消失计40分；治疗后体征无改善计0分；其他体征改善的分值计算，以此类推。

2. 疗效分级　患者治疗后与治疗前的症状和体征对比，共分五个级别。

一级疗效：治疗后症状和体征绝大部分消失，疗效评定分值80～100分，疗效指数>80%。

二级疗效：治疗后症状和体征大部分消失，疗效评定分值60～80分，疗效指数>60%。

三级疗效：治疗后症状和体征明显改善，疗效评定分值40～60分，疗效指数>40%。

四级疗效：治疗后症状和体征有所改善，疗效评定分值10～40分，疗效指数≥10%。

五级疗效：治疗后症状和体征略有改善，疗效评定分值1～10分，疗效指数<10%。

（二）化脓性腰椎间盘炎疼痛综合征的影像检查

除了症状和体征的改善程度，影像检查是评估治疗效果的重要指标。

【典型病例】

患者：男性，61岁。因"腰部疼痛1个月，四肢无力麻木进行性加重"入院。患者1个月前无明显诱因出现腰背部疼痛，无活动受限，无持物不稳、精细动作完成困难，患者未予重视；10天前患者无明显诱因出现双下肢无力、麻木；9天后患者不能站立，并伴有排尿困难，大便失禁；2天前患者出现双手无力、不能握持物体，并逐渐加重致不能屈指。就诊于我科门诊，以"腰椎病？"收入院。既往史：1个月前患者因"化脓性胸椎间盘炎、多耐药菌感染、糖尿病酮症、2型糖尿病"就诊于感染科治疗，应用抗感染治疗后好转出院。入院查体：患者神清，精神可，体温37℃，心率78次/分，血压128/76mmHg，呼吸16次/分；腰部僵硬，腰椎棘突压痛，无下肢放射痛；双下肢感觉无异常，双侧臀肌、股四头肌、伸屈膝肌力Ⅵ级，伸、屈足背肌力Ⅱ级；双上肢肌力Ⅰ级，可见双上肢间断抽动；腰部以下感觉减退。腰椎正侧位片示腰椎退变，L_4椎体前缘骨质破坏，欠规整。腰椎MRI检查提示腰椎及腰椎间盘感染。

（关云波　王　霞）

第三节　结核性腰椎间盘炎疼痛综合征

结核性腰椎间盘炎疼痛综合征是一种脊柱疾病，是由结核菌感染引起的腰椎间盘的炎症和持续性的腰痛。本节从结核性腰椎间盘炎疼痛综合征的致病因素、致病机制、临床表现、病理特征、特殊检查、诊断标准、鉴别诊断、中医辨证、治疗方法、疗效判定等方面进行系统阐述。

一、结核性腰椎间盘炎疼痛综合征的致病因素

（一）现代医学相关致病因素分析

1. **原发性结核性感染**　原发灶多在肺部，结核分枝杆菌通过血液传播、直接扩散或淋巴系统到达腰椎间盘，引起局部组织的炎症反应和破坏。

2. **继发性结核性感染**　即全身结核病的局部表现，除了腰椎外，少数在淋巴结、消化系和泌尿生殖系等。这些部位的结核病灶可能通过血液或淋巴系统播散至腰椎间

盘，导致结核性腰椎间盘炎。

（二）中医学相关致病因素分析

1. 感染痨虫　早在晋代，葛洪在《肘后备急方》中已认识到本病属于慢性传染性消耗性疾病。结核性腰椎间盘炎的传染性很强，古人根据本病具有传染的情况，创立了"痨虫""瘵虫"之说。直接接触本病患者，如问病吊丧、看护、骨肉亲属与患者朝夕相处等，都可能使"痨虫"侵入人体而成病。

2. 正气虚弱　结核性腰椎间盘炎可发生于各种年龄、体质、经济状况的人。一般来说，往往在正气虚弱时罹患此病。先天禀赋不强、小儿喂养不当、病后失养（如麻疹、哮喘等病后或外感咳嗽经久不愈）、产后失于调养等，都易致痨虫入侵。青年早婚、嗜欲无节、耗伤精血，或情志不遂、忧思过度、劳倦伤脾等，也可能导致正气虚弱，痨虫入侵而发病。年老体弱、生活贫困、营养不良等，也是罹病的重要原因。

二、结核性腰椎间盘炎疼痛综合征的致病机制

（一）结核性腰椎间盘炎的现代医学致病机制

结核性腰椎间盘炎是由结核杆菌进入腰椎间盘，导致的腰椎间盘结核性感染。结核杆菌进入腰椎间盘的途径主要有以下几种。

1. 血液感染　皮肤、黏膜及其他组织器官等的结核感染病灶，经血液途径扩散到腰椎及椎间盘，因腰椎感染结核杆菌引起腰椎间盘结核性感染。

2. 淋巴感染　皮肤、黏膜及其他组织器官等的结核感染病灶，经淋巴途径扩散到腰椎及椎间盘，导致腰椎间盘结核性感染。

3. 相邻组织感染　腰椎间盘相邻组织结核感染扩散到腰椎间盘，引起腰椎间盘结核性感染。

4. 开刀手术感染　实施腰椎或椎间盘手术时，经手术器械或物品将结核杆菌带入椎间盘，引起腰椎间盘结核性感染。

5. 微创介入感染　进行腰椎或椎间盘微创介入治疗时，经微创介入器械或物品将结核杆菌带入椎间盘，导致腰椎间盘结核性感染。

6. 椎间盘穿刺感染　进行腰椎间盘造影或注射时，穿刺器具被结核杆菌污染，或穿插针经过皮肤、肌肉等组织的结核感染病灶，将结核性细菌带入腰椎间盘，引起腰椎间盘结核性感染。

7. 椎旁治疗感染　如腰椎旁神经阻滞治疗或注药治疗时，所用器具被结核杆菌污染，引起腰椎及椎间盘结核性感染。

（二）结核性腰椎间盘炎的中医学致病机制

本病病理性质的重点，以阴虚火旺为主。痨虫侵蚀，腰部受损，首耗阴气，阴虚则火旺，而见阴虚火旺之候。故中医理论认为，结核性腰椎间盘炎的病理基础为"阴虚为本"。由于阴阳互根，阴虚则火旺，病情可发展为气阴两虚，甚则阴损及阳。病理的转变，与病情的轻重及病程的长短密切相关。在疾病发展过程中，正气虚弱也是不可忽视的因素，正气不足则易致痨虫侵袭，进一步加重病情。

三、结核性腰椎间盘炎疼痛综合征的临床表现

（一）典型症状

1. 全身症状 患者常有全身不适、倦怠乏力、食欲减退、身体消瘦、午后低热、夜间盗汗、脉率加快、心慌心悸等症状。女性患者还可能出现月经不调等自主神经功能紊乱的症状。若脓肿发生混合感染，可出现高热。患者若合并有肺结核，可出现咳嗽、咳痰、咯血或呼吸困难等症状。合并有泌尿系统结石时，则可能出现尿频、尿急、尿痛和血尿等症状。

2. 局部症状 腰部轻微持续性钝痛，活动后疼痛加重，尤其是腰部后伸时疼痛加剧。随着病变的加重，可能刺激或压迫神经根，导致疼痛向臀部、大腿后侧或小腿放射，甚至出现麻木、无力等症状。

（二）主要体征

腰部压痛明显，腰椎叩击痛，腰部旋转时疼痛加重。当病变波及脊髓和脊神经时，会出现相应的脊髓及脊神经支配区域的感觉和运动功能障碍，如肌力减退、感觉减退或消失、腱反射异常等。

四、结核性腰椎间盘炎疼痛综合征的病理特征

1. 结核病变 病理观察下可见到结核杆菌感染引起的病灶，包括干酪性坏死、干酪性肉芽肿和纤维化病灶。

2. 炎症反应 结核性腰椎间盘炎症主要是由结核杆菌感染引起的炎症反应，常见的炎症细胞包括淋巴细胞、巨噬细胞和浆细胞。

3. 脊柱结构损害 结核杆菌感染可以引起腰椎间盘的退行性改变和结构破坏，包括椎间盘变薄、突出、塌陷和纤维环断裂等。

4. 骨质破坏 结核性腰椎间盘炎症可导致腰椎体和椎间隙的骨质破坏，包括骨质

软化、吸收和骨质坏死等。

5. **神经根受压** 结核性腰椎间盘炎症引起腰椎结构改变和椎间隙的狭窄，可能导致神经根受压和炎症反应。

五、结核性腰椎间盘炎疼痛综合征的特殊检查

1. **结核菌素皮肤试验** 结核菌素皮肤试验可用于初步筛查结核感染，但结果可能受到免疫状态和菌株类型的影响。

2. **结核杆菌培养** 通过结核杆菌培养检测病原体，可进行菌株分型和药敏试验，以指导抗结核治疗。

3. **胸部X线检查** 胸部X线检查可评估是否存在肺结核或其他结核病灶，排除其他结核病变的可能性。

4. **腰椎MRI检查** 腰椎MRI检查是结核性腰椎间盘炎诊断的重要方法，可评估间盘结构变化、腰椎炎症、神经根受压等情况。

5. **腰椎穿刺液检查** 腰椎穿刺液检查可获取穿刺液进行结核杆菌培养和结核抗体检测，以确诊结核感染。

6. **组织活检** 对于无穿刺液可得或穿刺液检查阴性的病例，可行腰椎病灶组织活检，以明确病理诊断。

六、结核性腰椎间盘炎疼痛综合征的诊断标准

结核性腰椎间盘炎疼痛综合征的确诊需综合临床表现、影像学特征、实验室检查和病理组织学检查等多种方法判断，尚无单一标准。一般诊断结核性腰椎间盘炎疼痛综合征需要满足以下条件。

1. **临床表现** 腰痛和相关症状，如放射痛、活动受限，不符合其他疾病的特征。

2. **影像学检查** 腰椎MRI显示间盘结构改变、腰椎炎症、神经根受压等特征。

3. **实验室检查** 结核菌素皮肤试验阳性、结核菌培养或骨髓培养阳性、结核抗体阳性等。

4. **病理组织学检查** 腰椎穿刺液或病灶组织活检显示结核病灶特征，如干酪样坏死、干酪性肉芽肿。

七、结核性腰椎间盘炎疼痛综合征的鉴别诊断

1. **腰椎化脓性骨髓炎** 发病多急骤，体温迅速升高，中毒症状明显，白细胞计数

可增高；腰痛剧烈，活动受限，局部肿胀及压痛常较明显。但亚急性与慢性者多无高热，与结核很难鉴别。X线片可见死骨形成较早，晚期椎体可见明显骨质增生及硬化，椎体间常可形成粗大的骨桥；而腰椎结核新骨形成较少。MRI图像的脓肿扩散方式也不同，本病的脓肿没有规则的边界，且易破坏椎旁韧带、关节突关节等。

2. **腰椎肿瘤** 椎体肿瘤常为恶性，良性者少，在恶性肿瘤中又以转移癌最多见，多发生于中老年患者；腰痛多明显，且在夜间加重；椎旁阴影多为圆形；椎间盘不受侵犯；休息后、抗结核治疗无好转，且逐渐加重；有时可发现原发癌肿。

3. **腰椎间盘突出症** 腰椎间盘结核早期与腰椎间盘突出症的疼痛症状和体征很相似，两者主要的鉴别方法除了症状体征外，重要的是影像学检查和实验室检查，如腰椎间盘的MRI检查、血液系统的红细胞沉降率及结核菌素试验等。

八、结核性腰椎间盘炎疼痛综合征的中医辨证

1. **阳虚痰凝证型** 腰部隐隐作痛；不红不热，肿胀不显，继而腰部活动障碍，动则痛甚；伴神疲乏力，食欲减退，畏寒肢冷；舌淡红，苔薄白，脉沉细无力。

2. **痰化热酿脓证型** 证见局部肿胀明显，肤色转红，脓肿形成，按之应指；身热朝轻暮重；舌质红，苔薄黄，脉弦细数。

3. **阴虚火旺证型** 破溃后流脓稀薄，夹有败絮样物，形成窦道；伴午后潮热，颧红，夜间盗汗，口燥咽干，食欲减退，心悸失眠；舌红，少苔，脉细数。

九、结核性腰椎间盘炎疼痛综合征的治疗

（一）结核性腰椎间盘炎疼痛综合征的一般治疗

1. **休息与活动控制** 患者需要适当休息，避免身体过度劳累。同时，要进行适度的活动控制，防止过度运动造成疼痛加重。

2. **疼痛缓解和控制** 可采用非甾体消炎药（NSAIDs）如布洛芬、阿司匹林等来缓解疼痛和减轻炎症反应。

3. **物理治疗** 针灸、拔罐、艾灸等物理疗法可以帮助舒缓疼痛、促进血液循环和康复。

4. **康复运动** 康复运动包括温和的伸展运动、强化腰背肌肉的练习等，有助于增强腰椎的稳定性和促进康复。

5. **改善姿势和姿态** 遵循正确的姿势和姿态，避免长时间保持同一姿势，减轻对腰椎的负担。

（二）结核性腰椎间盘炎疼痛综合征的抗结核药物疗法

结核性腰椎间盘炎的根本治疗是抗结核治疗，需要使用有效的抗结核药物。一般来说，结核性腰椎间盘炎疼痛综合征的抗结核药物疗法包括以下几种常用的药物。

1. **一线抗结核药物** 如异烟肼、利福平等，是抗结核治疗的首选药物。
2. **后继药物** 如乙胺丁醇、吡嗪酰胺、链霉素等，用于增加疗效和预防耐药。
3. **辅助药物** 如维生素B_6、维生素D等，帮助提高药物疗效和加速康复。

（三）结核性腰椎间盘炎疼痛综合征的中医辨证汤剂疗法

1. **阳虚痰凝证型**

治则：益肾温经，散寒化痰。

推荐方剂：阳和汤加减等。

2. **痰化热酿脓证型**

治则：育阴清热，托毒透脓。

推荐方剂：托里消毒散加减等。

3. **阴虚火旺证型**

治则：养阴除蒸。

推荐方剂：清骨散加减等。

（四）结核性腰椎间盘炎疼痛综合征的手术疗法

在抗结核药物的控制下，及时彻底地清除结核病灶可以大大缩短疗程，预防畸形或截瘫的发生，提高了腰椎及腰椎间盘结核的治愈率。

（五）结核性腰椎间盘炎疼痛综合征的复发预防

腰椎及腰椎间盘结核治疗后期的预防首先要彻底治疗原发病，预防结核菌由原发灶扩散到其他部位，或使已扩散到腰椎部位的结核菌迅速被消灭，不再发展成为病灶。病变治愈后还应注意营养，避免过劳，防止机体抵抗力下降，以降低复发率。

十、结核性腰椎间盘炎疼痛综合征的疗效标准

（一）评价标准

1. **评分标准** 总分100分；其中，症状分值60分，体征分值40分。

（1）症状改善程度：分值60分。综合患者腰部及全身的疼痛等症状，在治疗前与治疗后对比，按照改善程度以100%计算。如患者治疗后症状每改善10%的程度计分6

分，症状全部消失计60分；治疗后症状无改善计0分；其他症状改善的分值计算，以此类推。

（2）体征改善程度：分值40分。综合患者腰部及全身各部位的压痛、叩击痛、病理反射、神经牵拉反应和脊柱、关节活动等阳性体征，进行治疗前与治疗后对比，按照改善程度以100%计算。如综合患者治疗后阳性体征每改善10%的程度计分4分，体征全部消失计40分；治疗后体征无改善计0分；其他体征改善的分值计算，以此类推。

2. 疗效分级 患者治疗后与治疗前的症状和体征对比，共分五个级别。

一级疗效：治疗后症状和体征绝大部分消失，疗效评定分值80～100分，疗效指数＞80%。

二级疗效：治疗后症状和体征大部分消失，疗效评定分值60～80分，疗效指数＞60%。

三级疗效：治疗后症状和体征明显改善，疗效评定分值40～60分，疗效指数＞40%。

四级疗效：治疗后症状和体征有所改善，疗效评定分值10～40分，疗效指数≥10%。

五级疗效：治疗后症状和体征略有改善，疗效评定分值1～10分，疗效指数＜10%。

（二）影像学检查

除症状体征改善外，影像学检查是评价疗效的重要手段。

【典型病例】

患者：张某，男性，50岁。主诉腰部疼痛伴活动受限3个月，加重5天。入院检查：腰椎生理曲度变直，轻度反屈，皮肤无异常，腰3、腰4椎棘突间及椎旁压痛、叩击痛，腰部屈伸、旋转时腰椎疼痛加重，活动受限。双下肢肌力、肌张力、感觉及末梢血运均正常。经腰椎MRI和CT等检查诊断为腰椎及椎间盘体结核感染，经过治疗后患者的症状逐渐好转，疼痛逐渐减轻，活动受限逐渐改善。治疗过程中，将密切观察病情变化，调整治疗方案，确保患者得到最佳的治疗效果。

（关云波　王　霞）

第四节　风湿免疫性腰椎间盘炎疼痛综合征

在腰椎间盘炎性病变中，除无菌性腰椎间盘炎、化脓性腰椎间盘炎和结核性腰椎间盘炎所引起的椎间盘炎性疼痛综合征外，还有风湿免疫性因素等引起的腰椎间盘炎性疼痛综合征等。本节仅对风湿免疫性腰椎间盘炎疼痛综合征作简要介绍。

一、风湿免疫性腰椎间盘炎疼痛综合征的致病因素

(一)现代医学相关致病因素分析

1. **免疫系统异常** 风湿免疫性腰椎间盘炎疼痛综合征可能与免疫系统的异常反应有关。免疫系统异常可能导致身体对自身组织发生免疫反应，引发炎症和组织损伤。

2. **遗传因素** 遗传因素在风湿免疫性疾病的发病中起着重要作用。某些基因变异可能会增加个体患风湿免疫性腰椎间盘炎疼痛综合征的风险。

3. **感染** 某些感染如细菌感染或病毒感染可能在风湿免疫性腰椎间盘炎疼痛综合征的发展中发挥作用。感染可能引起免疫系统的异常反应，导致自身组织的炎症反应和损伤。

4. **外伤和应力** 外伤和身体的长期应力负荷可能促使风湿免疫性腰椎间盘炎疼痛综合征的发作。外伤和应力可能导致免疫系统失调和炎症反应的激活。

(二)中医学相关致病因素分析

1. **外感风湿寒邪** 中医认为风湿寒邪是导致腰部疾病的重要病因之一。外感风湿寒邪指的是由于风、湿、寒三种邪气侵袭体内，共同作用于机体，导致气血不畅、腰部的经络受阻，进而引发炎症和疼痛。

2. **湿邪侵袭** 湿邪作为一种重的、滑的邪气，易于阻塞经络，与热结合时，可形成湿热，进而引起疼痛和炎症。

3. **肾虚导致腰痛** 中医认为肾主骨生髓，肾虚则骨髓不足，不能充分滋润腰椎和周围结构，易导致腰部疼痛。

4. **情绪因素** 中医强调情绪与脏腑相应之间的关系。情绪不稳定、抑郁或过度劳累可能导致气滞血瘀，进而影响腰椎间盘的正常功能，引发疼痛综合征的发作。

二、风湿免疫性腰椎间盘炎疼痛综合征的发病机制

(一)风湿免疫性腰椎间盘炎疼痛综合征的现代医学致病机制

风湿免疫性腰椎间盘炎疼痛综合征的现代医学致病机制主要包括以下几个方面。

1. **自身免疫反应** 风湿免疫性腰椎间盘炎疼痛综合征的发生与自身免疫反应有关。机体内存在的自身抗体可能会攻击腰椎间盘组织，导致炎症反应的发生和进展。

2. **炎症介质** 风湿免疫性腰椎间盘炎疼痛综合征的炎症过程中，多种炎症介质如细胞因子、前列腺素等起到重要作用。这些炎症介质可以引发疼痛、肿胀、发热等症

状，并促进炎症反应的进展。

3. **骨与软骨的改变**　风湿免疫性腰椎间盘炎疼痛综合征会导致骨与软骨的病变，如骨侵蚀、软骨变性等，这些改变会影响腰椎间盘组织的结构和功能，从而加重病情。

（二）风湿免疫性腰椎间盘炎疼痛综合征的中医学致病机制

在中医学中，风湿免疫性腰椎间盘炎疼痛综合征属于"痹症""腰痛"等范畴，根据中医学理论，人体遭受风湿邪气的侵袭，会导致气血运行不畅，经络阻滞，从而引发疼痛等症状。例如，《金匮要略》中有："痹，即不仁，寒湿为之，皆属肝脾。"指出痹症的发生与肝脾功能失调有关。肾虚也是腰痛的常见病因之一。肾虚不能濡养腰膝，致使腰膝酸软、疼痛等不适症状加重。如《黄帝内经》中云："骨痹，举不仁，机关不利，腰不可以转摇，卷挛，齿本暴痛。食痹，上下肉消，暴胀，眩冒，目眛，耳聋，取之太阳、阳明、少阳之脉。"便提到了肾虚与腰痛的关系。此外，风湿免疫性腰椎间盘炎疼痛综合征的发病还与气血运行不畅、痰瘀互结等因素有关。如《医林改错》中云："痹症有瘀血者，用活血通络之法，即祛湿除风也。"指出对于痹症的治疗，应当活血通络，祛湿除风。

三、风湿免疫性腰椎间盘炎疼痛综合征的临床表现

1. **典型症状**　风湿免疫性腰椎间盘炎疼痛综合征的典型症状包括腰痛、下肢放射痛、腰部活动受限等。腰痛通常表现为酸痛、胀痛、刺痛等，程度较为严重，常常影响患者的睡眠。下肢放射痛是指疼痛沿着神经路径放射至下肢，常常引起下肢的麻木、无力等症状。腰部活动受限是指患者的腰部弯曲、旋转等动作受到限制，不能完成正常的日常活动。

2. **主要体征**　风湿免疫性腰椎间盘炎疼痛综合征的主要体征包括腰部压痛、肌肉痉挛、神经根压迫等。在患者的腰部和下肢可以触及压痛点，尤其是在腰椎棘突和椎旁肌肉处。肌肉痉挛表现为肌肉的紧张和僵硬，常常出现在腰臀部和下肢。神经根压迫可以通过神经电生理检查发现，表现为神经传导速度的减慢和肌电图异常。

四、风湿免疫性腰椎间盘炎疼痛综合征的病理特征

风湿免疫性腰椎间盘炎疼痛综合征的病理特征包括炎症反应和免疫损伤。炎症反应是该病的基本病理过程，表现为腰椎间盘和周围组织的炎症细胞浸润、水肿、纤维化等。免疫损伤主要表现为自身免疫反应，机体内存在的自身抗体攻击腰椎间盘组织，导致炎症反应的进展。此外，骨与软骨的改变也是该病的病理特征之一，如骨侵蚀、软骨变性等，影响腰椎间盘组织的结构和功能。

五、风湿免疫性腰椎间盘炎疼痛综合征的特殊检查

1. **结核菌素试验** 结核菌素试验是诊断结核性腰椎间盘炎的重要辅助检查之一。但阴性结果并不能完全排除结核感染，同样，阳性结果也不一定就确诊为结核病，需要结合患者的临床症状和其他检查结果进行综合判断。

2. **免疫学检查** 在风湿免疫性腰椎间盘炎患者中，可能会出现IgG、IgM及IgA等免疫球蛋白的增高，补体水平大多正常。然而，在伴有明显血管炎的患者中，C3补体可能会降低，冷球蛋白水平可能增加。抗核抗体阳性率相对较低。急性期蛋白检查，如C反应蛋白、黏蛋白、纤维蛋白原等可能会增高，红细胞沉降率可能加快，但这些指标均缺乏特异性。目前，尚未有特定的抗体检测对风湿免疫性腰椎间盘炎具有高度的敏感性和特异性。

3. **影像检查** 风湿免疫性腰椎间盘炎早期，腰椎的X线片和CT检查可能无特异性表现。然而，通过腰椎的MRI检查，可以早期发现椎间盘的炎性改变。随着疾病的进展，腰椎的CT、X线片和MRI等影像检查均可揭示腰椎间盘内的炎性改变。红外热成像检查可以显示由风湿免疫性腰椎间盘炎引发的相应腰部及背部软组织的损害影像，为诊断提供有价值的线索。

六、风湿免疫性腰椎间盘炎疼痛综合征的诊断标准

1. **病史** 医师应询问患者的病史，包括疼痛的起始时间、发展过程、疼痛的特点、疼痛的部位和放射范围等。同时还应了解患者的个人史、家族史等信息。

2. **症状** 风湿免疫性腰椎间盘炎疼痛综合征的主要症状是慢性、进行性的腰痛，并可辐射至臀部、大腿后侧、腿部或足趾。疼痛可能呈现钝痛、胀痛、刺痛或持续性痛感等。

3. **体征** 医师应进行体格检查，包括观察患者的姿势、步态、腰部活动范围以及检查腰部的压痛点位和腰椎的稳定性等。触诊时可出现明显的触痛或压痛。

4. **影像学检查** 影像学检查对于确定诊断和评估病情非常重要。常用的影像学检查包括：X线可观察到腰椎的结构和骨质情况；MRI（磁共振）可以更准确地显示软组织、椎间盘的状况，包括炎症、脱出等情况。

5. **实验室检查** 某些实验室检查有助于风湿免疫性腰椎间盘炎疼痛综合征的诊断。C-反应蛋白（CRP）：CRP水平的升高可能与炎症反应有关。红细胞沉降率：红细胞沉降率值常常升高，提示有炎症反应。类风湿因子（RF）和抗核抗体（ANA）：这些指标可用于排除其他风湿性疾病。

七、风湿免疫性腰椎间盘炎疼痛综合征的鉴别诊断

1. **脊髓空洞症**　脊髓空洞症是脊髓慢性进行性病变，表现为脊髓节段性分布的感觉异常，如长袜式或褂式的分离性感觉异常。与腰椎间盘炎不同，脊髓空洞症主要影响下肢，而不是腰椎区域。

2. **腰椎骨折**　腰椎骨折可能由直接或间接暴力所致，其临床特征包括腰部疼痛、活动障碍等，严重的骨折可能导致脊髓损伤或瘫痪。通过影像学检查，如X线、CT或MRI可以确诊腰椎骨折。

3. **腰椎结核**　腰椎结核是由结核分枝杆菌引起的慢性炎症性疾病。腰椎结核常伴随全身中毒症状，如午后低热、夜间盗汗、食欲减退、体重下降等。此外，患者可能出现脊柱畸形和脊髓压迫症状。

4. **腰椎椎间盘突出症**　与腰椎间盘炎相似，腰椎椎间盘突出症表现为腰背痛、神经根痛、放射痛等。但在椎间盘突出症中，疼痛通常是由于椎间盘的突出压迫神经根所引起的。

5. **腰椎退变**　腰椎退变是一种与年龄相关的退行性改变，表现为腰背痛、僵硬和活动受限。这种疼痛与腰椎间盘炎疼痛综合征类似，但退变主要由椎间关节退变引起。

6. **腰椎肿瘤**　腰椎肿瘤包括良性和恶性肿瘤，恶性肿瘤常由转移癌引起。腰椎肿瘤可以表现为腰背痛、进行性腰部疼痛、体重减轻和疲劳等症状。影像学检查如X线、CT或MRI可以帮助确定是否存在肿瘤。

7. **腰椎脱位**　腰椎脱位是腰椎骨骼结构异常的一种情况。它可能是由创伤或椎间盘退变引起的。腰椎脱位可导致腰背痛、神经根受压症状和脊髓损伤。

八、风湿免疫性腰椎间盘炎疼痛综合征的中医辨证

1. **风寒湿邪侵袭经络型**　症状表现为腰部关节疼痛、肿胀和晨僵，得到温暖或活动后症状减轻。如果风邪偏盛，则关节多窜痛；如果寒邪偏盛，则疼痛较为剧烈，尤其在寒冷环境下加重；如果湿邪偏盛，则关节肿胀明显，酸楚感重。舌体可能正常或胖大，舌质可能呈淡红色或淡白色，舌苔可能是薄白或白腻，脉象可能是弦或弦滑或弦紧。

2. **湿热阻经，毒邪炽盛型**　症状表现为腰部关节肿胀微热或红肿灼热，疼痛较为严重，触摸加剧疼痛，活动不利，筋脉感觉拘急。疼痛加剧于热环境中，缓解于冷环境中。患者可能有身体发热、体沉乏力、纳呆欲呕的感觉。舌体呈红色，舌苔可能是白干或黄腻或黄燥，脉象可能是滑数或沉数。

3. 痰瘀凝滞，筋脉痹阻型 症状表现为腰部僵硬变形，活动明显受限，无法屈伸，周围皮肤呈暗淡色，疼痛较为剧烈，静止不动，或出现肢体重着、麻木不仁感。舌质可能呈紫暗色，或有瘀斑出现，舌苔可能是薄白或白腻，脉象可能是细涩或沉弦。

4. 肝肾亏虚，邪气留恋型 症状表现为长期存在的关节肿胀和变形，无法屈伸，疼痛非常严重，肢体活动受限，筋脉拘急。患者可能消瘦，潮热盗汗，持续的低热，有时可能怕寒而喜暖，劳累或寒冷会加重症状。舌质可能呈淡色或淡红色，舌苔可能薄或薄白而干，脉象可能沉细数或沉细无力。

九、风湿免疫性腰椎间盘炎疼痛综合征的治疗

（一）常规疗法

1. **适当休息** 避免过度劳累，给予腰椎充分休息和恢复的时间。
2. **保护腰椎** 纠正不良姿势和习惯，避免长时间保持一种不良姿势，如长时间弯腰或扭转腰部等。
3. **物理疗法** 采用电磁波烤灯照射、冲击波疗法、蜡疗等物理治疗手段，有助于缓解疼痛和改善症状。
4. **功能锻炼** 进行针对性的腰部肌肉锻炼，加强腰肌和核心肌群的力量和稳定性，提高腰椎的支撑能力。
5. **对症药物** 可选用镇痛药、抗炎药物等来缓解疼痛和炎症反应，必要时可以补充适量的维生素B_1和维生素B_{12}等营养物质。

（二）中医特色疗法

1. **腰椎正脊疗法** 是应用正骨手法治疗达到解除腰椎病症的一种治疗方法。
2. **腰肌推拿疗法** 能缓解腰肌群的紧张及痉挛，恢复腰椎活动，松解神经根及软组织粘连以缓解症状。
3. **经络针灸疗法** 根据疼痛部位选择相应夹脊穴，并予以相应的配穴。
4. **经络艾灸疗法** 艾灸疗法主要是对腰椎部位的穴位行艾灸刺激，从而引发腰椎部位的血液循环增加，并且能够解除腰部肌肉筋膜韧带的痉挛状态，从而缓解腰痛。
5. **经络刮痧疗法** 以中医经络腧穴理论为指导，用刮痧板蘸刮痧油反复刮动、摩擦患者腰部皮肤，是治疗腰部疾病的一种方法。
6. **经络拔罐疗法** 利用罐内负压，使之吸附于腰部腧穴或疼痛部位的体表，产生刺激，使被拔部位的皮肤充血、瘀血，以达到防治疾病的目的。
7. **穴位埋线疗法** 穴位埋线是将羊肠线等埋入穴位，一方面利用肠线作为异种蛋白埋入穴位可提高机体应激、抗炎能力。

8. **穴位灌注疗法** 是选用中西药物注入有关穴位以治疗疾病的一种方法。

9. **中药外敷疗法** 此种治疗可改善血液循环，缓解肌肉痉挛，消除肿胀以减轻症状，有助于手法治疗后使患椎稳定。本法可用热毛巾和热水袋局部外敷，最好是用中药熏洗方热敷。急性期患者疼痛症状较重时不宜作温热敷治疗。

10. **中药熏蒸疗法** 中药熏蒸治疗疗法又叫蒸汽治疗疗法、汽浴治疗疗法、中药雾化透皮治疗疗法，是以中医理论为指导，利用药物煎煮后所产生的蒸汽，通过熏蒸机体达到治疗目的的一种中医外治治疗疗法。

11. **中药浸泡疗法** 是指将洗浴的水中加入中药的药液浸泡全身，以达到治疗疾病的作用。

12. **中药经皮透入疗法** 使药物通过皮肤直接作用于腰部病变位置，从而起到治疗作用。

13. **中药离子导入疗法** 是利用直流电将药物离子通过皮肤或穴位或病灶或黏膜导入人体，从而对腰椎起治疗作用的方法。

（三）微创特色疗法

1. **腰部神经根阻滞疗法** 可以减轻腰部神经根受压引起的疼痛症状。

2. **腰部神经节阻滞疗法** 可治疗风湿免疫性腰椎间盘炎疼痛综合征引起的交感神经损害。

3. **腰段硬膜外灌注疗法** 通过腰椎间盘区域的硬膜外灌注治疗，可改善病理引起的腰部神经、血管和软组织的损伤情况，减轻疼痛症状，并抑制风湿免疫性炎症反应。

4. **腰部软组织松解疗法** 使用银质针、针刀等方式对腰部及背部软组织进行松解治疗，缓解因腰椎间盘炎症引起的软组织损伤。

5. **腰部软组织灌注疗法** 治疗因风湿免疫性腰椎间盘炎疼痛综合征引发的腰部及背部软组织损伤，通过灌注药物进入软组织进行治疗。

6. **腰椎间盘微创介入疗法** 通常在风湿免疫性腰椎间盘炎疼痛综合征的治疗中罕见。如果其他治疗方法效果不佳，可以考虑进行微创介入治疗，如经皮椎间盘中药灌注、臭氧灌注、射频消融、等离子消融、激光汽化等。

（四）中医辨证中药汤剂疗法

1. **风寒湿邪侵袭经络型治疗原则** 祛风散寒，除湿通络。推荐方剂：蠲痹汤加减。

2. **湿热阻经毒邪炽盛型治疗原则** 清热利湿，解毒凉血。推荐方剂：四妙散和犀角汤加减。

3. **痰瘀凝滞筋脉痹阻型治疗原则** 化痰祛瘀，舒筋通络。推荐方剂：二陈汤合活络效应丹加减。

4. 肝肾亏虚邪气留恋型治疗原则 补益肝肾，祛风除湿。推荐方剂：虎潜丸加减。

十、风湿免疫性腰椎间盘炎疼痛综合征的疗效标准

（一）评价标准

1. 评分标准 总分100分；其中，症状分值60分，体征分值40分。

（1）症状改善程度：分值60分。综合患者腰部及全身的疼痛等症状，进行治疗前与治疗后对比，按照改善程度以100%计算。如患者治疗后症状每改善10%的程度计分6分，症状全部消失计60分；治疗后症状无改善计0分；其他症状改善的分值计算，以此类推。

（2）体征改善程度：分值40分。综合患者腰部及全身各部位的压痛、叩击痛、病理反射、神经牵拉反应和脊柱、关节活动等阳性体征，进行治疗前与治疗后对比，按照改善程度以100%计算。如综合患者治疗后阳性体征每改善10%的程度计分4分，体征全部消失计40分；治疗后体征无改善计0分；其他体征改善的分值计算，以此类推。

2. 疗效分级 患者治疗后与治疗前的症状和体征对比，共分五个级别。

一级疗效：治疗后症状和体征绝大部分消失，疗效评定分值80～100分，疗效指数＞80%。

二级疗效：治疗后症状和体征大部分消失，疗效评定分值60～80分，疗效指数＞60%。

三级疗效：治疗后症状和体征明显改善，疗效评定分值40～60分，疗效指数＞40%。

四级疗效：治疗后症状和体征有所改善，疗效评定分值10～40分，疗效指数≥10%。

五级疗效：治疗后症状和体征略有改善，疗效评定分值1～10分，疗效指数＜10%。

（二）风湿免疫性腰椎间盘炎的影像学检查

病理影像学改善是本病治愈的重要参考指标。

（三）风湿免疫性腰椎间盘炎的实验室检查

血清血检查是本病治愈的重要评价指标，如类免疫学阴性，IgG、IgM及IgA、抗链球菌溶血素"O"等改善或恢复正常等。

【典型病例】

患者：王某，女，59岁。以"反复腰部及下肢疼痛3年，再发2个月，加重2周"入院。患者于2个月前因劳累后感腰背部及下肢疼痛，呈酸胀痛等，曾在外院诊断为"腰椎病"而入院治疗，予以针灸、小针刀、刮痧等治疗，疼痛无缓解。本次入院后检查患者血清血检查多项指标异常，腰椎MRI检查示腰椎间盘无菌性炎性改变，诊断为风湿免疫性腰椎间盘炎疼痛综合征，给予对症、中医药特色治疗及抗风湿治疗等后，患者疼痛缓解出院。

（关云波 王 霞）

第七章 腰椎间盘软骨病变系列

腰椎间盘软骨病变系列研究是重要的临床研究课题。本章将从腰椎软骨终板炎疼痛综合征、腰椎软骨终板破裂疼痛综合征、腰椎纤维软骨栓塞疼痛综合征等方面对腰椎间盘软骨病变进行系统阐述。

第一节 腰椎间盘软骨终板炎疼痛综合征

腰椎间盘软骨终板炎疼痛综合征是由于腰椎间盘软骨终板发生炎性改变，引起的一系列症状和体征。本节将从腰椎软骨终板炎的致病因素、致病机制、临床表现、病理特征、特殊检查、诊断标准、鉴别诊断、中医辨证、治疗方式、疗效判定等方面对腰椎软骨终板炎疼痛综合征进行系统阐述。

一、腰椎间盘软骨终板炎疼痛综合征的致病因素

（一）现代医学相关致病因素分析

椎体软骨终板炎简称终板炎、终板软骨炎等，病理学基础是终板及其下松质骨的损伤和改建，是一种发生于软骨的无菌性炎症。引起终板炎的原因有多种，如年龄、体质、陈旧性外伤，还有椎间盘退变及终板自身的因素。主要原因如下：

1. **终板自身退行性改变** 终板因骨折、破裂或钙化等原因导致终板发生退行性改变，使终板的微血管数量减少，从而使终板对椎间盘的供血减少，最终使椎间盘发生退行性改变，而引发终板炎。终板在20岁以后血供逐渐减少，终板软骨脆性增加，引起椎间盘一系列退行性病变，导致渗透性降低，使髓核水分减少，引起椎间盘变性、软骨终板变薄，造成微骨折征象，髓核自骨折处向椎体内凸出，形成许莫氏结节。

2. **椎间盘退变** 正常的椎间盘可以将应力传送、分散到各个方向。椎间盘发生退变时，应力分布不均匀，作用于终板上的应力由终板中央转移向外周，从而使终板的形态发生改变，若变形的终板出现微骨折，则会导致终板炎。

3. **低毒性细菌感染** 一种可能是当脊柱出现侧弯或失稳时，间盘的负重就会增

加，髓核内水分、糖分及蛋白质就会流失，椎板受力不均匀，导致微骨折发生。另一种可能是髓核组织得不到充分的营养而发生变性，导致炎症反应。

4. **椎间盘重复性创伤** "椎间盘内部破裂"假说认为椎间盘长期反复损伤会释放一些炎性物质（肿瘤坏死因子、P-糖蛋白、白细胞介素），这些炎性的化学物质通过微血管网的弥散到达终板和椎体，引起局部炎症反应而致疼痛。

5. **无菌性炎症** 腰椎终板改变可能是突出的髓核经过终板的断裂处进入椎体，产生免疫反应，生成大量免疫因子，反复、长期地作用于终板软骨所致。

（二）中医学相关致病因素分析

中医将腰部疾病归属于"腰痛""痹症"等范畴，其病因病机归为"不荣则痛，不通则痛"。亦有学者认为"腰为肾之腑"，腰痛的根本为肾虚，筋骨失养，气血瘀滞，脉络痹阻。腰痛病的论述首见《内经》，其《素问·痹论》对其病因、发病、证候分类及演变均有记载。如"风寒湿三气杂至，合而为痹，其风气胜者为行痹，寒气胜者为痛痹，湿气胜者为着痹也"。认为该病是因体弱、气虚导致，机体气血不足会引发血瘀，损伤脉络，而脉络受损会引发气滞，从而诱发疾病，引起以肌肉、筋骨、关节发生疼痛、酸楚、重着、灼热、屈伸不利为主要临床表现，形成"不通则痛"症状。

二、腰椎间盘软骨终板炎疼痛综合征的致病机制

（一）现代医学相关致病机制

椎间盘终板在结构上包括两种不同的终板，一种为软骨终板，一种为骨性终板，影像学检查时很难区分，因此常被看作是一个整体。软骨终板是位于椎体表面的一薄层软骨，终生存在，成分主要是透明软骨细胞及细胞外基质两部分，胞外基质主要由软骨细胞合成并分泌。软骨终板中央最薄，外周较厚，附于椎体的上下层面，且前缘薄于后缘，在脊柱中较为薄弱。椎体在生长发育过程中，椎体上下面的骨骺板骨化停止后形成骨板，呈轻度凹陷，即为骨性终板。上下软骨终板与髓核和纤维环连接共同构成椎间盘。椎体终板构成了椎间盘的上下边界，位于椎体中心的松质骨和椎间盘之间。是由厚约0.5mm的软骨下骨和厚度相同的覆盖其上的软骨组成。

其主要作用是缓冲压力，防止椎间盘髓核组织嵌入椎体，同时平衡分散应力，因此它能起到良好的缓冲。同时软骨终板内没有神经组织，因此在承受压力时人体不会产生疼痛反射。终板发生一定的变化后会对椎间盘产生不良影响，如终板发生了退变，则终板软骨钙化层增厚、血管芽数目减少，引起椎体骨内血液循环障碍，使血液瘀阻，从而影响椎间盘营养供应，导致整个椎间盘退变，进而引起椎间疾病，如腰痛等。因此，终板软骨退变、细胞凋亡与椎间盘退变之间存在高度的相关性。

其次是作为椎间盘的主要营养通路。人类在出生2个月后椎间盘内的血管逐渐闭合，不参与血液循环，从而使椎间盘成为无血供组织。终板上有许多保持开放状态的微孔，这形成了软骨终板的半渗透膜特性，水分以及部分小分子营养成分能随渗透压的变化产生相对运动。软骨终板内依然存在血管芽的成分，这些血管芽分布密集，螺旋交叉排列，各种营养物质通过这些循环道路进入软骨终板的浅层，经过渗透进入髓核及纤维环内层，一些代谢产物也经此通道渗出。因此其营养物质的吸收主要依靠上下终板运输，通过软骨终板表面血管的弥散与渗透作用，进入椎间盘内，起到营养椎间盘的作用。一旦椎间盘发生退变，骨组织中的胶原及蛋白多糖受到影响，降低了成分的分解，加大了水分的流失，导致终板的传递应力降低，无法正常发挥应有的作用。

同时，软骨终板也是阻止其他损伤性的物质（基质金属蛋白酶、炎症因子及免疫分子等）进入髓核的天然屏障。由于软骨终板的退变发生于椎间盘退变之前，是椎间盘退变起始因素，因此探寻延缓或阻止软骨终板退变的方式有利于预防椎间盘退变的发生。以往的研究更多关注纤维环与髓核组织，而对软骨终板的研究则很少涉及。因此，软骨终板在椎间盘的生长发育中占了举足轻重的作用。

终板炎分型如下。

（1）Ⅰ型：T1WI表现为沿终板及相邻椎体内的带状或斑片状低信号，T2WI表现为高信号，与T1WI比较对比剂有明显的增强。在检查过程中MRI表现出终板破裂，相邻的椎体间有纤维组织形成，这能表明该型患者的病变较为活跃。

（2）Ⅱ型：T1WI表现出高低混杂信号，T2WI为混杂信号或高信号，表示血管与脂肪合并存在，并且病变由活动期转向稳定期，发生了病变的转变。

（3）Ⅲ型：T1WI为高信号，T2WI为低信号或较低信号，脂肪抑制成像呈明显低信号，出现这一结果是由于邻近椎体间出现了黄骨髓和脂肪组织，病变发生脂肪化，此时病变较为稳定。

（4）Ⅳ型：T1WI、T2WI均为低信号，是骨硬化的结果，提示病变进入痊愈期。

（二）中医学相关致病机制

中医学认为其病因为年老体弱，气血衰退，肝肾亏损，根本为肝肾亏虚。《内经》指出："肾主骨髓"，若肾精虚少，骨髓的化源不足，不能营养骨骼，则出现骨骼脆弱，肢体无力，故骨易退变。局部长期劳损，长此以往全身经络受损，经气不行，"不通则痛"而致发病。在上述因素情况下风寒湿等外邪乘虚而入，从而产生了经络受阻、瘀滞经脉，气血运行不畅，为其主要病机。而血脉瘀阻，气血运行不畅，乃本病之标。如《证治准绳》谓："有风、有寒、有湿、有内挫、有瘀血气滞，有痰皆标也，肾虚其本也。"

三、腰椎间盘软骨终板炎疼痛综合征的临床表现

1. **病史特点** 病史较长，进程缓慢。
2. **典型症状** 腰部疼痛或酸困不适、腰部僵直等。部分患者可出现下肢放射性疼痛、麻木无力等。
3. **主要体征** 相应腰椎间盘节段叩击痛、棘突压痛阳性，或叩击疼痛为酸痛，喜按压，腰部活动受限等。部分患者直腿抬高试验阳性，病程长者可见肌肉萎缩。

四、腰椎间盘软骨终板炎疼痛综合征的病理特征

脂肪浸润骨髓，黄骨髓成分增多，终板区破裂处炎性反应，致使椎体T1、T2变短。终板和相邻椎体纤维化及钙化，造成椎体T1延长、T2缩短。

五、腰椎间盘软骨终板炎疼痛综合征的特殊检查

1. **腰椎X线检查** 早期或病变轻微时X线检查无明显异常，严重时椎体边缘可见骨质增生。
2. **腰椎间盘CT检查** 可见纤维软骨终板炎的病理改变。
3. **腰椎间盘磁共振检查** MRI检查对此病确诊有意义。沿椎体终板及相邻椎体呈带状或斑片状的异常信号，多表现为边缘清楚，但未发现溶骨或膨胀性骨破坏。病变椎体终板缘不规则和增厚，椎间隙不规则变窄，椎旁及椎管均未见炎性病变表现。能够显示出组织含水量的多少，T1、T2值能够有效地表现出组织的特性；同时采用STIR序列使得诊断具有准确性。
4. **腰椎间盘造影检查** 无特异性价值，可以做鉴别诊断。
5. **腰椎红外热成像检查** 无特异性价值，可以看到腰部继发的软组织损害。
6. **腰椎间盘超声检查** 显示不明显。
7. **腰部及下肢电生理检查** 严重病变影响到神经时，可有下肢肌电图异常。
8. **其他检查方式** 实验室检查等，主要用于疾病的鉴别诊断。

六、腰椎间盘软骨终板炎疼痛综合征的诊断标准

目前国内外都没有腰椎间盘软骨终板炎疼痛综合征的统一诊断标准。
1. **病史** 病史较长，可无外伤史。
2. **症状** 患者有腰部僵硬、疼痛不适、活动受限等症状。

3. 体征 查体可见相应节段按压或叩击痛阳性，甚或无明显体征。活动部分受限，腰部及下肢压痛阳性，直腿抬高试验阳性。

4. 影像检查 腰椎MRI可见沿椎体终板及相邻椎体呈带状或斑片状的异常信号，多表现为边缘清楚。CT检查可见纤维软骨终板炎下的椎体面骨质改变。X线片可见椎体边缘骨质增生。

5. 其他辅助检查 肌电图可见神经损害，红外热成像可见软组织损害，但不具备特异性。

七、腰椎间盘软骨终板炎疼痛综合征的鉴别诊断

1. 脊髓疾病 脊髓空洞症、腰脊髓变性等是一种慢性的脊髓病变，病因不明，可能会引起下肢肢体运动障碍等，可能会引起局部感觉丧失。腰椎MRI可鉴别。

2. 腰椎骨折 患者一般有外伤史，外力所致腰椎骨折，可通过X线，或CT三维重建来鉴别诊断，严重时患者可出现下半身瘫痪。

3. 腰椎结核 疼痛症状明显，有慢性中毒症状。影像学检查可见椎体压缩呈楔形，或椎间隙狭窄，可形成椎旁或流注脓肿。

4. 腰椎化脓性感染 有高热症状，毒血症状，明显疼痛，血常规可见异常，血培养可见致病菌。影像学检查可见椎体和椎间盘破坏及椎旁脓肿。

5. 腰椎恶性肿瘤 ①转移瘤，以疼痛为主要表现，可见病理性骨折，可出现脊髓压迫症状，MRI检查可见椎骨溶骨或膨胀性骨破坏，可侵犯及附件、椎管、椎旁。②腰椎椎管内肿瘤，包括发生于脊髓、脊神经根、脊膜和椎管壁组织的原发性和继发性肿瘤，一般考虑转移瘤，询问患者有无恶性肿瘤病史，腰部恶性肿瘤则疼痛剧烈，可行腰椎增强核磁检查，积极查找原发灶。

6. 腰椎良性肿瘤 较常见的是血管瘤、脊索瘤、软骨瘤、巨细胞瘤等，腰椎增强磁共振检查可初步诊断，必要时进行病理诊断。

7. 腰部软组织损害 ①腰部急性软组织损伤：主要由机械因素引起，腰部受到钝器的外力刺激之后，主要特征是腰部疼痛、腰部肿胀、腰部僵硬甚至活动受限。②腰部慢性软组织损伤：主要因长期久坐、超时限活动、急性损伤未愈引起，主要特征是腰部疼痛、腰部肿胀。腰部MRI可鉴别诊断。

八、腰椎间盘软骨终板炎疼痛综合征的中医辨证

（一）中医辨证概要

1. 辨病邪 腰痛多因感受邪气的性质不同而表现各异。腰部疼痛呈游走不定者，

属风胜；疼痛较剧，遇寒则甚，得热则缓者，属寒胜；重着而痛，手足沉重，肌肤麻木者，属湿胜；红肿热痛，筋脉拘急者，属热胜。

2. 辨虚实　一般而言，新病多实，久病多虚。实者，发病较急，正气尚胜抗邪，故痛势剧，脉实有力；虚者，病程较长，多有气血不足，故疼痛绵绵，痛势较缓，脉虚无力。本病后期多见虚实错杂，应辨明虚实，分清主次。

3. 辨痰瘀　腰痛迁延不愈，证见局部漫肿，甚则强直畸形，痛如针刺，痛有定处，时轻时重，昼轻夜重，屈伸不利，舌体胖边有齿痕，舌质紫暗甚或可见瘀斑，脉沉弦涩。多属正虚邪恋，瘀血阻络，痰留关节，痰瘀交结，经络不通，而成顽疾。

（二）中医辨证分型

1. 风寒湿证型　腰部、下肢串痛麻木，以痛为主，有沉重感，腰部僵硬，活动不利，恶寒畏风；舌淡红，苔薄白，脉弦紧。

2. 气滞血瘀证型　腰部、下肢刺痛，痛处固定，伴有肢体麻木；舌质暗，脉弦或细涩。

3. 痰湿阻络证型　表现为腰部不适，头晕目眩，头重如裹；苔黄舌红，脉濡数或滑数。

4. 肝肾不足证型　腰部酸困，腿膝无力，眩晕头痛，耳鸣耳聋，失眠多梦，肢体麻木，面红目赤；舌红少津，脉弦。

5. 气血亏虚证型　表现为腰部不适，头晕目眩，面色苍白，心悸气短，四肢麻木，倦怠乏力；舌淡苔少，脉细弱。

九、腰椎间盘软骨终板炎疼痛综合征的治疗

（一）常规治疗

1. 适当休息　避免久坐及过度负重，避免腰部受凉，选择合适的卧具。
2. 保护腰椎　可适时应用腰部支具。前期可制动，以避免进一步损伤。
3. 物理疗法　磁疗、冲击波、蜡疗等。
4. 功能锻炼　以柔和活动为主，可行"米"字形运动，避免暴力。
5. 对症药物　可应用非甾体抗炎药以镇痛。

（二）中医特色疗法

1. 腰椎正脊疗法　在中医筋骨理论指导下进行正脊疗法。
2. 腰椎推拿疗法　以中医经络理论行推拿治疗。
3. 经络针灸疗法　选择腰部阿是穴，辨证取穴，进行针刺治疗。

4. **经络艾灸疗法** 选择部位进行艾条灸，以温经通络止痛。
5. **经络刮痧疗法** 选择腰部经络进行刮痧疗法通络止痛。
6. **经络拔罐疗法** 选择腰部经络进行拔罐疗法通络止痛。
7. **穴位埋线疗法** 可选取相应穴位，辨证论治，埋线治疗。
8. **穴位灌注疗法** 选择腰部阿是穴，辨证取穴，进行中药灌注治疗。
9. **中药外敷疗法** 腰部行中药外敷、塌渍治疗。
10. **中药熏蒸疗法** 腰部行熏蒸药物疗法，散寒止痛。
11. **中药浸泡疗法** 选取中药验方，提取有效成分，进行局部浸泡疗法。
12. **中药经皮透入疗法** 腰部行中药经皮透入疗法，通络止痛。
13. **其他中医特色疗法** 烫熨疗法、水灸、火灸、芒针、锋针、锨针、钩针等疗法。

（三）微创特色疗法

1. **腰部神经根阻滞疗法** 腰部神经根阻滞。
2. **腰部神经节阻滞疗法** 腰部交感神经节阻滞。
3. **腰段硬膜外灌注疗法** 将活血化瘀中药和神经营养药物注入腰段硬膜外治疗。
4. **腰部软组织松解疗法** 对肌肉、筋膜、小关节囊等行银质针、针刀松解等。
5. **腰部软组织灌注疗法** 对肌肉、筋膜、小关节囊等行注入药物灌注治疗等。
6. **腰椎间盘微创介入疗法** 对腰椎纤维软骨终板炎程度轻的患者，一般不需要施行椎间盘微创介入治疗。经其他方式治疗效果不好时，可以根据具体病情选择不同的介入方法，如腰椎间盘内中药灌注治疗、腰椎间盘内臭氧灌注治疗等。

（四）微创切除疗法

腰椎间盘软骨终板炎程度轻的患者，不需要施行椎间盘微创切除治疗，在其他治疗方法无效情况下，可以根据具体病情选择椎间盘微创切除方法，如腰椎间盘镜微创切除手术等。

（五）中医药汤剂治疗

1. **风寒湿证型** 祛风散寒，用独活寄生汤等。
2. **气滞血瘀证型** 行气活血，用合营止痛汤等。
3. **痰湿阻络证型** 化痰通络，用二陈汤等。
4. **肝肾不足证型** 补肝益肾，用六味地黄丸等。
5. **气血亏虚证型** 气血双补，用八珍汤等。

十、腰椎间盘软骨终板炎疼痛综合征的疗效判定

（一）腰椎间盘软骨终板炎疼痛综合征的临床疗效（症状和体征的改善程度）评定的参考标准

1. 评分标准 总分100分；其中，症状分值60分，体征分值40分。

1）症状改善程度：分值60分。综合患者腰部及全身的疼痛等症状，进行治疗前与治疗后对比，按照改善程度以100%计算。如：患者治疗后症状每改善10%的程度计分6分，症状全部消失计60分；治疗后症状无改善计0分；其他症状改善的分值计算，以此类推。

2）体征改善程度：分值40分。综合患者腰部及全身各部位的压痛、叩击痛、病理反射、神经牵拉反应和脊柱、关节活动等阳性体征，进行治疗前与治疗后对比，按照改善程度以100%计算。如：患者治疗后综合阳性体征每改善10%的程度计分4分，体征全部消失计40分；治疗后体征无改善计0分；其他体征改善的分值计算，以此类推。

2. 疗效分级 患者治疗后与治疗前的症状和体征对比，共分五个级别，每个级别分值如下。

一级疗效：治疗后症状和体征绝大部分消失，疗效评定分值80～100分，疗效指数＞80%。

二级疗效：治疗后症状和体征大部分消失，疗效评定分值60～80分，疗效指数＞60%。

三级疗效：治疗后症状和体征明显改善，疗效评定分值40～60分，疗效指数＞40%。

四级疗效：治疗后症状和体征有所改善，疗效评定分值10～40分，疗效指数≥10%。

五级疗效：治疗后症状和体征略有改善，疗效评定分值1～10分，疗效指数＜10%。

（二）腰椎间盘软骨终板炎的影像学检查：除症状体征改善外，影像学检查是评价疗效的重要手段

【典型病例1】

患者：王某，女，39岁。因腰痛2年，加重1年入院。入院后结合患者病史、体征及相关辅助检查，明确诊断为腰椎间盘突出症。术前查无禁忌证，结合患者腰椎MRI及腰椎CT，在局麻下行L_{3-4}、L_{4-5}经皮穿刺椎间盘射频热凝术。术后予以药物预防感染、

脱水消肿、营养神经等对症治疗，腰痛缓解，住院10天出院。出院1周后，患者再次出现腰痛，伴双臀疼痛，门诊复诊时考虑为术后残留症状。复查腰椎MRI示：L_4椎体下缘及L_5椎体上缘局部示斑片状T1等信号、T2稍高信号，考虑为终板炎，再次入院。查ESR 79.00mm/h，CRP 43.19mg/L，血常规正常，予以预防感染，改善骨代谢，止痛，并行超短波等理疗。入院2周后患者出现右下肢麻木及无力。行腰椎MRI示：L_{4-5}椎体呈T1低信号、T2稍高信号、T2抑制序列高信号，L_{4-5}椎间盘右侧神经根部示斑片状低信号。腰椎CT示：L_4椎体下缘及L_5椎体上缘局部凹陷，L_{4-5}椎体右后方可见条片状软组织密度影，硬膜囊及右侧神经根受压。行臭氧减压术，术后患者腰部疼痛无好转，遂行L_{4-5}椎间孔镜下髓核摘除＋椎间盘成形术；术中抽取液培养：未见细菌生长。术后病理示：少许增生骨组织，骨膜急、慢性炎症。仍考虑为终板炎，不排除低感染可能。术后予以预防感染、针灸及理疗，并予以胸腰支具保护等治疗。术后患者感腰部疼痛及右下肢麻木、无力缓解。术后复查血常规、ESR及CRP均无异常。复查腰椎MRI较前明显好转。腰部及双臀部无明显疼痛。

【典型病例2】

患者：李某，男，65岁。因反复腰痛10年，加重伴右下肢麻痛1周入院。患者于10年前出现腰背部疼痛，钝痛，久站久行时加重，伴双下肢麻木。近1周上述症状突发加重，伴右下肢放射性麻痛，不能久坐久站、弯腰，侧身转身困难。为行微创手术收入住院。专科检查：L_{3-4}、L_{4-5}、L_5S_1棘突间及棘突旁开2.0cm压痛（＋＋），椎体叩击痛阳性，右坐骨神经走行处有压痛。直腿抬高试验R60°（＋），加强（＋），VAS评分7分。MRI示：①L_{2-3}到L_{4-5}椎间盘膨出，L_5S_1椎间盘突出；②腰椎退变。

两例患者均择期行射频联合臭氧介入手术治疗，手术医师相同，术前准备、术中处理原则相同，术后均严格卧床48h，常规静脉给予甘露醇及地塞米松3d，以减少局部创伤反应和组织水肿。给予盐酸川芎嗪改善循环，甲钴胺营养神经及对症支持治疗。病例1：术后8天症状缓解出院。出院2周后，再现腰臀部剧烈疼痛伴左下肢放射性麻痛，VAS评分8分。复查MRI示：①L_{2-3}及L_{3-4}椎间盘变性并膨出。②L_{4-5}椎间盘变性并左后突出，左侧神经根受压。再次入院，经脱水、镇痛、神经阻滞等处理，症状无缓解，再次微创手术治疗，术后10天症状缓解出院。出院后20天，患者再次腰部疼痛加重，活动受限，伴左下肢疲软，疼痛无力，间歇性跛行，自觉腰部"使不上力"，不能平睡，直腿抬高试验（－）。病例2：术后5天症状缓解出院。出院1个月后，腰背出现剧痛伴双臀部刺痛，下肢放射痛，腰背部无力感，平卧和晨起困难。为此两病例均再收入住院。复查MRI示：L_4和L_5椎体下缘、L_5和S_1椎体上缘骨质信号异常，在T1WI呈椎体缘斑片状低信号，T2WI上呈高信号，符合影像学的ModicⅠ型分级，考虑终板炎。按常规术后处理，辅予中药外敷、理疗及对症支持治疗，但因患者反复腰腿剧烈疼痛，给予曲马多片口服，地佐辛肌注疼痛无缓解，故改为自控硬膜外镇痛（PCEA）治疗，疼痛明显减轻，维持3周，VAS评分3分，拔管观察2天，无疼痛加重出院。门诊随诊VAS评分2分。

（赵 泽 王 霞）

参 考 文 献

[1] 于涛,于若曦.椎体终板炎MRI诊断与鉴别诊断分析 [J]. 医学检验. 2014. 12. 72-75.
[2] 刘庆余,陈健宇,梁碧玲,等. 无症状志愿者腰椎间盘MRI改变及其临床意义 [J]. 临床放射学杂志, 2008, 27 (2): 220-223.
[3] 唐少龙,叶招明,黄庆华,等. 腰椎终板Modic改变与腰椎退变的相关性研究 [J]. 临床骨科杂志, 2015, 18 (4): 394-397.
[4] 薛鲁,武汉,李宏伟,等. 老年腰痛Modic改变致病机制 [J]. 中国老年学杂志, 2018, 38 (1): 169-171.
[5] 韩超,马信龙,王涛,等. Modic改变动物模型的建立及其评估 [J]. 中华骨科杂志, 2014, 34 (4): 478-486.
[6] 刘海波,曹乐,琴元国,王为民. 椎体终板骨软骨炎的研究近况 [J]. 按摩与康复医学, 2018, 23 (9): 450-453.
[7] 朱海林,张云,李慧敏,等. 温针灸加天麻素治疗腰椎终板炎41例 [J]. 中国中医药科技, 2015, 22 (3): 348-349.
[8] 宋海宏,张红江,游伟伟,等. 用臭氧自体血回输疗法联合克林霉素治疗椎体终板炎的疗效观察 [J]. 当代医药论丛, 2015, 13 (24): 280-281.
[9] 孙仁来. 局部封闭为主治疗腰椎骨裂伤和软骨终板炎8例 [J]. 中国农村卫生, 2016, (14): 87-89.

第二节 腰椎间盘软骨终板破裂疼痛综合征

腰椎间盘软骨终板破裂疼痛综合征（又称腰椎软骨终板破裂症）是由于腰椎间盘的软骨终板发生病理性改变，导致腰椎间盘软骨终板破裂而引起的一系列症状和体征。本节将从腰椎间盘软骨终板破裂疼痛综合征的致病因素、致病机制、临床表现、病理特征、特殊检查、诊断标准、鉴别诊断、中医辨证、治疗方式、疗效判定等方面对腰椎间盘软骨终板破裂疼痛综合征进行系统阐述。

一、腰椎间盘软骨终板破裂疼痛综合征的致病因素

（一）现代医学相关致病因素分析

1. **生理退化** 生理性退化使得局部骨化障碍或软骨终板脆弱，由于椎间盘压力作用而导致软骨板破裂。

2. **慢性劳损** 各种超过正常范围的过度活动带来的损伤，如不良的睡眠、床榻的硬度不当或垫的部位不妥，反复腰痛者患病率也较高。另外，工作姿势不当，尤其是久坐及重体力工作者发病率较高。另外，有些不适当的体育锻炼也会增加发病率。

3. **腰部创伤** 除局部和全身因素影响软骨板发育和完整性外，局部损伤是其诱因，包括过负重、摔伤、扭伤、坠落伤、积累性劳损、肥胖及驱车等对椎间盘所产生

的纵向挤压、屈曲、旋转力量，可使软骨板以椎体上撕脱并破裂。

4. 营养障碍　代谢因素，由于各种原因造成人体代谢失常者；软骨板营养障碍，特别是钙、磷代谢和激素代谢失调者容易产生。

5. 其他因素　发育不良、不良生活习惯、感染、工作环境中的理化因素等。

（二）中医学相关致病因素分析

1. 外邪侵袭　气血亏虚、卫外不固，风寒湿邪侵袭腰部，使气血痹阻不通，筋经不得濡养，"不通则痛""不荣则痛"，故见本证。《诸病源候论》亦云："体虚弱，若中风寒，随邪所中之筋则挛急，不能屈伸。"

2. 跌仆外伤　腰椎是人体活动频繁的部位，生活中的不注意或不经意的外力刺激，会使腰部筋脉受损，致局部气血瘀阻不通，气血溢出脉外，经脉瘀阻不通而致本病。《医宗金鉴·正骨心法要旨》云："因跌、仆、闪、失，以致骨缝开错，气血郁滞，为肿为痛。"

3. 脏腑虚弱　此病的病根主要在软骨板，中医属骨，肾主骨。如《素问·宣明五气篇》云"肾主骨"，《灵枢·五色》曰"肾合骨也"，《素问·六节脏象论》亦说"肾者，封藏之本，精之处也；其华在发，其充在骨"，《素问·四时刺逆从论》曰"肾主身之骨髓"，说明骨的生理与肾密切相关。

二、腰椎间盘软骨终板破裂疼痛综合征的致病机制

（一）现代医学相关致病机制

在漫长的日常生活中，椎间盘逐步承受弯曲和压迫等外力作用，使髓核冲击脆弱性较高的椎体终板并进入终板形成软骨结节。其实质与椎体前缘的椎缘骨及疝入椎体的许莫氏结节是相同的，只是产生的部位不同而已。

其过程大致可分为三个病理阶段：第一阶段为软骨板损伤期，椎体后缘软骨板破裂；第二阶段为游离骨块期，即从骨折到游离骨块突入椎管，髓核后移和撕脱，部分软骨板向椎管内突出；第三阶段为骨块硬化期，软骨板与椎体后缘融合。

（二）中医学相关致病机制

此病属于中医学"痹症""腰痛"等范畴，根据中医学理论其主要的致病因素如下。

1. 跌仆闪挫、气滞血瘀　腰椎在日常生活中经意或不经意的外力刺激下，导致局部气血瘀阻不通，不通则痛。由于气血瘀阻的部位不同，有时在筋，有时在骨，有时筋骨俱伤，有时甚或损伤任督二脉，伤及髓海，产生下肢废用等症状，这也是本病症

2. **劳伤肾气，风寒侵袭** 先天不足，任督两脉空虚，或后天劳累过度伤及肾气，均可影响腰部筋骨的生长发育。肾主骨生髓，肾气不充，正气不足，卫外之气不固，风寒之邪乘虚凑之，痹阻经脉气血而发生腰部疼痛、四肢不遂等症状。

3. **肝肾不足，气血虚弱** 肝血不足，腰部筋脉不能得血濡养，则腰筋挛急，四肢麻木，屈伸不利。肝肾同源，精血互生。肝肾不足，精不生血而发生气血虚弱，不能濡养。

三、腰椎间盘软骨终板破裂疼痛综合征的临床表现

1. **病史特点** 一般病史较长，属于慢性损害。以腰部长期酸痛，活动不利为表现。亦可因暴力外伤致病，表现为腰部疼痛剧烈。

2. **典型症状** 腰部疼痛，活动受限，亦可出现腰部疼痛症状，部分患者出现以下肢疼痛及麻木无力为主症。软骨终板破裂刺激或压迫脊髓或马尾神经时可出现脚踩棉花样感觉，大小便失禁，行走功能障碍，下肢无力等。

3. **主要体征** 相应节段压痛，叩击痛；腰部活动受限，活动疼痛加剧等。

四、腰椎软骨终板破裂疼痛综合征的病理特征

可见散在细碎骨化细胞，新鲜者可以从一些切片上观察到软骨终板周围有明显的血液。

五、腰椎间盘软骨终板破裂疼痛综合征的特殊检查

1. **腰椎X线检查** X线检查在早期未见明显异常，在中期及末期可见骨块骨化异常表现。

2. **腰椎间盘CT检查** CT在水平位可见骨块及椎体内骨质缺损，软骨终板破裂。

3. **腰椎间盘磁共振检查** MRI检查可见局部水肿及受损部位缺损，严重者可见突入椎管内或压迫神经根的软骨块。

4. **腰椎间盘造影检查** 造影可见造影剂突入破裂处的椎体内。

5. **腰椎红外热成像检查** 无特异性价值，可见腰部继发的软组织损害。

6. **腰椎间盘超声检查** 破坏下的影像显示不明显，若破坏的面积大，则可见。

7. **腰部及下肢电生理检查** 如有影响神经根的骨块，可见相应节段神经传导异常。

8. **其他检查方式** C反应蛋白及ESR可见异常，不具特异性。

六、腰椎间盘软骨终板破裂疼痛综合征的诊断标准

1. 病史特点 一般病史较长，以腰部酸痛、活动不利为表现。亦可因暴力外伤致病，表现为腰部疼痛剧烈。

2. 典型症状 腰部疼痛，活动受限，亦可出现下肢疼痛、麻木无力等症状。软骨终板破裂刺激或压迫脊髓、马尾神经时可出现脚踩棉花样感觉、下肢无力、大小便失禁、鞍区麻木等。

3. 主要体征 相应节段压痛，叩击痛；腰部活动受限，活动疼痛加剧等。

4. 影像检查

（1）腰椎X线检查：X线片在早期可未见明显异常，在中期及末期可见骨块骨化异常表现。

（2）腰椎CT检查：CT扫描能发现椎体内骨质缺损，软骨终板破裂征象。

（3）腰椎磁共振检查：MRI检查可见局部水肿及受损部位缺损，严重者可见突入椎管内或压迫神经根的软骨块。

七、腰椎软骨终板破裂症的鉴别诊断

1. 脊髓疾病 脊髓空洞症是一种慢性脊髓病变，病因不明，可能会引起肢体运动障碍、感觉障碍等，可能会引起局部感觉丧失、下肢肌肉萎缩。腰椎MRI可资鉴别。

2. 腰椎骨折 患者一般有外伤史，外力所致腰椎骨折，可通过X线，或CT三维重建来鉴别诊断，严重时可出现截瘫。

3. 腰椎结核 结合患者是否有低热、消瘦，既往有无结核病史及接触史，行腰椎增强核磁、血培养，体液或血液找结核菌，查血常规、C反应、ESR、降钙素原等来鉴别。

4. 腰椎化脓性感染 可出现发热、全身酸痛、局部皮肤红肿等症状。结合血常规、C反应、ESR、降钙素原、腰MRI等检查可鉴别诊断。

5. 腰椎恶性肿瘤 腰椎椎管内肿瘤，包括发生于脊髓、脊神经根、脊膜和椎管壁组织的原发性和继发性肿瘤，一般考虑转移瘤，询问患者有无恶性肿瘤病史，腰部恶性肿瘤疼痛剧烈，可行腰椎增强MRI检查，积极查找原发灶。

6. 腰椎良性肿瘤 原发腰椎的良性肿瘤：较常见的是血管瘤、脊索瘤、软骨瘤、巨细胞瘤等，腰椎增强核磁可初步诊断，必要时活检病理诊断。

7. 腰部血管疾病 包括腰部血管动脉粥样硬化而造成的腰部动脉狭窄或者闭塞，可通过超声检查、血管造影鉴别。

8. 腰部软组织损害 腰部急性软组织损伤：主要由机械因素引起，腰部受到钝器

的外力刺激之后,主要特征是腰部疼痛、腰部肿胀、腰部僵硬甚至活动受限;腰部慢性软组织损伤:主要由长期重体力劳动、久坐、腰部超负荷承重、超时限活动、急性损伤未愈引起,主要特征是腰部疼痛、腰部肿胀甚至腰部疲劳。腰MRI可鉴别诊断。

八、腰椎间盘软骨终板破裂症的中医辨证

(一)中医辨证要点

从病因病机角度看,分为正邪、虚实、痰饮血瘀四类。

1. **辨正邪** 腰痛的证候特征多因感受邪气的性质不同而表现各异。肢体关节疼痛呈游走不定者,属风胜;疼痛较剧,遇寒则甚,得热则缓者,属寒胜;重着而痛,手足沉重,肌肤麻木者,属湿胜;红肿热痛,筋脉拘急者,属热胜。

2. **辨虚实** 一般而言,新病多实,久病多虚。实则为不通则痛,如:外感六淫之风邪、寒邪、暑邪、湿邪、燥邪、火邪;发病较急,正气尚胜抗邪,故痛势剧,脉实有力;虚则为不荣则痛,如:血虚、气虚、津液亏虚、阳虚、阴虚;病程较长,多有气血不足,故疼痛绵绵,痛势较缓,脉虚无力。本病后期多见虚实错杂,应辨明虚实,分清主次。

3. **辨痰瘀** 痰饮血瘀,影响血液的周身运行导致脏腑功能失调,证见关节漫肿,甚则强直畸形,痛如针刺,痛有定处,时轻时重,昼轻夜重,屈伸不利,舌体胖边有齿痕,舌质紫暗甚或可见瘀斑,脉沉弦涩。多属正虚邪恋,瘀血阻络,痰留关节,痰瘀交结,经络不通,关节不利,而成顽疾。

(二)中医辨证分型

1. **风寒湿证型** 腰臀部、下肢串痛麻木,以痛为主,下肢沉重感,腰部僵硬,活动不利,恶寒畏风;舌淡红,苔薄白,脉弦紧。

2. **气滞血瘀证型** 腰臀部、下肢刺痛,痛处固定,伴有下肢肢体麻木;舌质暗,脉弦或细涩。

3. **痰湿阻络证型** 表现为腰部不适,头晕目眩,头重如裹;苔黄舌红,脉濡数或滑数。

4. **肝肾不足证型** 腰部酸困,腿膝无力,眩晕头痛,耳鸣耳聋,失眠多梦,肢体麻木,面红目赤;舌红少津,脉弦。

5. **气血亏虚证型** 表现为腰部不适,头晕目眩,面色苍白,心悸气短,四肢麻木,倦怠乏力;舌淡苔少,脉细弱。

6. **湿热阻络证型** 口干口腻,口渴不欲饮,肢体重痛、麻木;舌苔黄腻,脉滑数。

九、腰椎间盘软骨终板破裂疼痛综合征的治疗

（一）腰椎间盘软骨终板破裂的常规治疗

1. **适当休息** 避免久坐及过度负重，避免腰部受凉，选择合适的卧具。
2. **保护腰椎** 可适时应用腰部支具。前期可制动，以避免进一步损伤。
3. **物理疗法** 磁疗、冲击波、蜡疗等。
4. **对症药物** 可应用非甾体抗炎药以镇痛等。

（二）腰椎间盘软骨终板破裂症的中医特色疗法

1. **腰部推拿疗法** 以中医经络理论行推拿治疗，手法柔和，忌重力。
2. **经络针灸疗法** 选择腰部阿是穴，辨证取穴，进行针刺治疗。
3. **经络艾灸疗法** 选择部位进行艾条灸，温经通络止痛。
4. **经络刮痧疗法** 选择腰臀部经络进行刮痧疗法，通络止痛。
5. **经络拔罐疗法** 选择腰臀部经络进行拔罐疗法，通络止痛。
6. **穴位埋线疗法** 可选取相应穴位，辨证论治，埋线治疗
7. **穴位灌注疗法** 选择腰部阿是穴，辨证取穴，进行中药灌注治疗。
8. **中药外敷疗法** 对腰部行中药外敷、塌渍治疗。
9. **中药熏蒸疗法** 对腰部行熏蒸药物疗法，散寒止痛。
10. **中药浸泡疗法** 选取中药验方，提取有效成分，进行局部浸泡疗法。
11. **中药经皮透入疗法** 对腰部行中药经皮透入疗法，通络止痛。
12. **其他中医特色疗法** 烫熨疗法、水灸、火灸、芒针、锋针、镵针、钩针等疗法。

（三）腰椎间盘软骨终板破裂症的中药口服治疗

1. **风寒湿阻络证** 祛风散寒除湿，活血通络止痛。推荐方药：独活寄生汤加减。
2. **气滞血瘀证** 活血化瘀，行气止痛。推荐方药：活血止痛汤加减。
3. **痰湿阻络证** 祛湿化痰，活血通络。推荐方药：二陈汤加减。
4. **肝肾亏虚证** 补益肝肾，通络止痛。推荐方药：六味地黄丸加减。
5. **气血亏虚证** 益气补血，活血通经。推荐方药：八珍汤加减。
6. **湿热阻络证** 清热祛湿，活血通络止痛。推荐方药：三妙散加减。

（四）腰椎间盘软骨终板破裂症的微创特色疗法

1. **腰部神经根阻滞疗法** 腰部神经根阻滞。
2. **腰部神经阻滞疗法** 腰部交感神经阻滞。

3. **腰段硬膜外灌注疗法** 将活血化瘀中药和神经营养药物注入腰段硬膜外治疗。
4. **腰部软组织松解疗法** 对肌肉、筋膜、小关节囊等行银质针、针刀松解等。
5. **腰部软组织灌注疗法** 对肌肉、筋膜、小关节囊等行药物注入灌注治疗等。
6. **腰椎间盘微创介入疗法** 腰椎间盘软骨终板破裂程度轻的患者，一般不需要施行椎间盘微创介入治疗。经其他方式治疗效果不好时，可以根据具体病情选择不同的介入方法。

（五）腰椎间盘软骨终板破裂症的微创切除疗法

腰椎间盘软骨终板破裂程度轻的患者，不需要施行椎间盘微创切除治疗，在其他治疗方法无效的情况下，可以根据具体病情选择椎间盘微创切除方法。如：腰椎间盘镜微创切除手术等。

（六）腰椎间盘软骨终板破裂症的手术

大多数腰椎间盘骨终板破裂的患者，不需要进行腰椎间盘开放手术切除治疗。少数椎间盘骨终板破裂压迫脊髓、马尾神经或卡压脊神经的患者，在经过各种治疗手段仍然无效的情况下，可以选择腰椎间盘开放手术治疗。

十、腰椎间盘软骨终板破裂疼痛综合征的疗效判定

（一）腰椎间盘软骨终板破裂症的临床疗效（症状和体征的改善程度）评定的参考标准

1. **评分标准** 总分100分；其中，症状分值60分，体征分值40分。

（1）症状改善程度：分值60分。综合患者腰部及全身的疼痛等症状，进行治疗前与治疗后对比，按照改善程度以100%计算。如：患者治疗后症状每改善10%的程度计分6分，症状全部消失计60分；治疗后症状无改善计0分；其他症状改善的分值计算，以此类推。

（2）体征改善程度：分值40分。综合患者腰部及全身各部位的压痛、叩击痛、病理反射、神经牵拉反应和脊柱、关节活动等阳性体征，进行治疗前与治疗后对比，按照改善程度以100%计算。如：患者治疗后综合阳性体征每改善10%的程度计分4分，体征全部消失计40分；治疗后体征无改善计0分；其他体征改善的分值计算，以此类推。

2. **疗效分级** 患者治疗后与治疗前的症状和体征对比，共分五个级别，每个级别分值如下。

一级疗效：治疗后症状和体征绝大部分消失，疗效评定分值80～100分，疗效指数>

80%。

二级疗效：治疗后症状和体征大部分消失，疗效评定分值60～80分，疗效指数＞60%。

三级疗效：治疗后症状和体征明显改善，疗效评定分值40～60分，疗效指数＞40%。

四级疗效：治疗后症状和体征有所改善，疗效评定分值10～40分，疗效指数≥10%。

五级疗效：治疗后症状和体征略有改善，疗效评定分值1～10分，疗效指数＜10%。

（二）腰椎间盘软骨终板破裂症的影像学检查

除症状体征改善外，影像学检查是评价疗效的重要手段。

【典型病例1】

患者：吴某，男，27岁。因腰部疼痛1周来院就诊。患者1周前活动后出现腰部疼痛，活动时症状明显，VAS评分7分。查体：腰部椎间隙压痛阳性，活动受限，双下肢肌力正常，双下肢反射阴性，腰椎叩击痛。腰椎MR示：L_4、L_5椎体许莫氏结节。诊断：腰椎间盘软骨终板破裂症，经保守治疗半个月后疼痛缓解。

【典型病例2】

患者：贺某，男，17岁。因运动时不慎伤及腰椎，腰部疼痛2天而就诊。患者2天前运动时出现腰部疼痛，活动时症状明显，VAS评分7分。查体：腰部椎间隙压痛阳性，活动受限，双下肢肌力略弱，双下肢反射对称引出，双下肢无皮肤感觉减退，腰椎叩击痛。腰椎MRI示：L_4、L_5椎体许莫氏结节。诊断：腰椎间盘软骨终板破裂症，经保守治疗后10余天疼痛缓解，随访半年，未出现其他症状。

【典型病例3】

患者：李某某，女，38岁。因腰部疼痛伴右下肢疼痛5天入院。查体：VAS评分8分。查体：腰部活动受限，右肢肌力正常。腰椎间隙压痛，向右下肢放射。腰椎核磁示：椎体后缘一类圆形骨质缺损区，椎管内见一游离的骨块。诊断为：腰椎后缘软骨终板破裂症。经手术治疗后症状体征消失。

（赵　泽　王　霞）

参 考 文 献

[1] 张云亮,王平.叶氏手法治疗腰椎软骨板破裂症1例分析[J].吉林中医药,2011,31 (4): 617-619.
[2] 殷好治,梁副民,王希林,等.腰椎椎体后缘软骨结节的CT探讨[J].实用放射学杂志,2003,19 (2): 144-146.

第三节　腰椎间盘纤维软骨栓塞疼痛综合征

腰椎间盘纤维软骨栓塞疼痛综合征（又称腰椎纤维软骨栓塞症）是由于腰椎间盘的纤维软骨发生病理性改变，使腰椎间盘纤维软骨脱落进入腰段脊髓血管，导致腰段脊髓血管梗死，引起的一系列症状和体征。本节将从腰椎间盘纤维软骨栓塞疼痛综合征的致病因素、致病机制、临床表现、病理特征、特殊检查、诊断标准、鉴别诊断、中医辨证、治疗方式、疗效判定等方面对腰椎间盘纤维软骨栓塞疼痛综合征进行系统阐述。

一、腰椎纤维软骨栓塞症的致病因素

（一）现代医学相关致病因素分析

腰椎间盘纤维软骨栓塞症是一个罕见的疾病，其病因和病理机制尚未完全清楚。是脊髓梗死的罕见病因，约占脊髓梗死的5.5%，女性较男性多见，青少年及老年人发病率高。部分病例行尸解发现：脊髓多数血管被椎间盘髓核栓子梗塞，导致脊髓梗死。推测是由于椎间盘髓核破碎物进入根动脉或髓核结节而进入椎体血管系统所致。

（二）中医学相关致病因素分析

中医学认为腰部为督脉、膀胱经所经过，督脉为阳脉之海，领六阳经，统摄全身的阳气和真元，调节人体全身阳经的经气。一旦受损，诸变百出，向下可引发腰部和下肢症状，重者督脉受损，危及生命。根据中医学理论腰椎纤维软骨栓塞症的主要致病因素有：

1. **跌仆闪挫、气滞血瘀**　腰椎是人体活动最为频繁的部位，日常生活中经意或不经意的外力刺激，会使腰部经常处于一种肌力不平衡状态，导致局部气血瘀阻不通，进而影响骨关节结构发生异常变化，使腰部气血不通，不通则痛。由于气血瘀阻的部位不同，有时在筋，有时在骨，有时筋骨俱伤，有时甚或损伤任督二脉，伤及髓海，产生下肢废用等症状，这也是本病症状多变的原因之一。

2. **劳伤肾气，风寒侵袭**　先天不足，任督两脉空虚，或后天劳累过度伤及肾气，均可影响腰部筋骨的生长发育。肾主骨生髓，肾气不充，正气不足，卫外之气不固，风寒之邪乘虚凑之，痹阻经脉气血而发生腰部疼痛、四肢不用等症状。这里的劳累过度，主要指腰部频繁不正确的运动或长期处于一种固定的位置，当然也包括房劳过度；这里的风寒之邪是本病发生的一种诱因，尤其在急性发作期，其占有相当重要的位置。

3. **肝肾不足，气血虚弱** 肝血不足，腰部经筋不能得血濡养，则腰筋挛急，下肢麻木，屈伸不利。肝肾同源，精血互生。肝肾不足，精不生血而发生气血虚弱，不能濡养。

二、腰椎纤维软骨栓塞症的致病机制

（一）现代医学相关致病机制

其病理机制尚未完全清楚，可能为：①椎间盘髓核破碎物直接进入根动脉；②髓核结节进入椎体血管系统。多数资料显示患者发病前少数由外伤或进行体育活动、搬运等活动所诱发。未成年人脊髓和髓核有共同的血液供应，当脊柱纵向受压致椎间盘内压增高时，髓核可逆流进入根前动脉，导致脊髓梗死。成人髓核无血液供应，椎间盘破裂后溢出物可进入脊髓根前动脉，导致脊髓梗死。椎体发育异常如许莫氏结节等造成的青少年纤维软骨栓塞、骨质疏松、软骨退化、脊柱外伤手术史以及长期糖皮质激素治疗等是脊髓纤维软骨栓塞发病的主要危险因素。

（二）中医学相关致病机制

从中医学的角度认为，体弱或气虚引起的正气不足会导致体表不固，进而机体抵抗力下降，外邪易入侵或意外跌扑以致病。因此，本病的病因属于其中的"筋病""腰痛""痹症"等范畴。意外损伤，经络受损，气血不足以致瘀阻，经络受外邪侵袭。其次，气血不足导致血瘀或血癖，而经络受损引起气滞血癖，从而产生中医学上的"不通则痛"。《素问·痹论》中注："风、寒、湿邪三气杂合而至，其为痹也，三气盛分而为行痹、痛痹、著痹。若三气侵袭于筋骨，则疼痛难已。"《素问调经论》说"搏……在于脉则血凝不流"，清代王清任的《医林改错》认为"血癖致癖"；指出经气郁结，气血循环受阻，气滞血癖也是导致搏证发生的重要原因。

三、腰椎纤维软骨栓塞症的临床表现

1. **病史概况** 起病急骤，多有剧烈运动或外伤史。
2. **典型症状** 突发的腰部或下肢剧烈疼痛，梗死平面以下肢体瘫痪，痛觉、温觉障碍及直肠膀胱括约肌障碍等，且症状多在短时间内迅速进展。临床表现根据栓子堵塞的部位不同而大同小异，神经系统功能障碍主要表现为急性腰背部疼痛，继而下肢瘫痪，下肢肌力0级，肌张力低，腱反射减弱或消失，病理征阴性，腰以下皮肤干燥无汗。亦可伴有会阴部麻木，大小便失禁等症状。
3. **主要体征** 双侧皮质脊髓束受损，受损平面多在腰髓以上水平，表现为患者下肢弛缓性瘫痪，运动系统障碍而感觉检查不合作，脊髓侧角或交感神经受损，表现为腰以下皮肤无汗。

四、腰椎纤维软骨栓塞症的病理特征

病理组织表现脊髓多数小动脉和小静脉被典型的纤维软骨栓塞，脊髓梗死、坏死，少数延伸至延髓，通常找不到典型的破裂间盘碎片。

五、腰椎纤维软骨栓塞症的特殊检查

1. **腰椎X线检查** 没有诊断价值，仅能排除其他疾病。
2. **腰椎间盘CT检查** 没有诊断价值，仅能排除其他疾病。
3. **腰椎间盘磁共振检查** MRI检查有时可见脊髓病变，在脊髓纤维软骨栓塞的诊断中具有重要参考价值，可表现为T2加权图像上累及多个脊髓节段的线状或斑片状高信号影，轴位图像见累及脊髓前2/3的高信号影，扩散加权成像显示扩散受限，病变早期可发现脊髓束的膨胀、增粗。
4. **腰椎间盘造影检查** 没有诊断价值，仅能排除其他疾病。
5. **腰椎红外热像检查** 无特异性价值，可见腰部继发的软组织损害。
6. **腰椎间盘超声检查** 没有诊断价值，仅能排除其他疾病。
7. **腰部及上肢电生理检查（肌电图、神经功能等）** 有一定诊断价值，可发现神经损伤。
8. **脊髓血管造影** 可发现血管栓塞表现。
9. **其他检查方式** 实验室检查通常无异常表现，脑脊液的细胞数、糖、氯化物及蛋白也可在正常范围或升高。脑脊液动力学改变、常规生化异常对判断脊髓受压程度很有价值，椎管严重梗阻时可行脑脊液蛋白-细胞分析，细胞数正常，蛋白通常超过10g/L，黄色的脑脊液流出后自动凝结称之Froin综合征（弗洛因综合征）。

六、腰椎纤维软骨栓塞症的诊断标准

1. **病史** 发病的诱因通常有外伤、体育运动、搬运、外科手术等；少数患者也可没有任何诱因，突发性腰部疼痛，甚至可向双下肢放射。
2. **症状** 下肢肌力减弱甚至消失，病理反射消失，会阴部、肛周等麻木，严重者可有大小便失禁或大小便不能正常排泄。
3. **体征** 双侧皮质脊髓束受损，受损最低平面在腰以下水平，表现为患者下肢弛缓性瘫痪，表现为运动系统障碍而感觉检查不合作，脊髓侧角或交感神经受损，表现为腰以下皮肤无汗。

4. 影像学检查 MRI的诊断价值大，MRI检查早期也可能没有特异性的表现，中后期在脊髓的病灶部位可见T2加权图像上累及多个脊髓节段的线状或斑片状高信号影，轴位图像见累及脊髓前2/3的高信号影，扩散加权成像显示扩散受限，病变早期可发现脊髓束的膨胀、增粗。

七、腰椎纤维软骨栓塞症的鉴别诊断

1. 横贯性脊髓炎 常见于青壮年，发病常有前驱症状，如发热、病毒感染、疫苗接种等，以胸髓受累常见，常累及T_3和T_4节椎体长度，临床表现为病变平面以下的感觉、运动及自主神经功能障碍。MRI轴位影像示病变呈中心型，累及脊髓直径2/3以上；病变脊髓可出现肿胀，T2加权成像呈高信号影，扩散加权成像常无扩散受限，增强扫描可有强化。脑脊液检查示淋巴细胞增多及蛋白水平升高等。预后较好。

2. 急性脊髓多发性硬化 是一种自身免疫性疾病，以青中年人多见，临床表现为脊髓运动和感觉传导通路受累。MRI检查示病变主要累及脊髓轴位外周区域，宽度小于脊髓直径1/2，长度常小于2个椎体，可见病变脊髓增粗；T2加权成像呈斑片状高信号影，增强扫描可有强化。脑脊液检查可见寡克隆抗体及髓鞘碱性蛋白等。

3. 急性脊髓损伤 发生于脊柱外伤后，临床表现为损伤脊髓节段平面以下肢体的严重功能障碍。MRI检查可显示椎体骨折，T2加权成像见脊髓高信号片状出血影。临床治疗除手术固定外，常采用糖皮质激素为主的综合疗法。促红细胞生成素、间充质干细胞移植等治疗可显著改善患者预后。

八、腰椎纤维软骨栓塞症的中医辨证

（一）中医辨证概要

脉络闭塞、气滞血瘀是本病的辨证特点。腰椎是人体活动频繁的部位之一，跌扑损伤，气血瘀滞是重要诱因。形成瘀血原因有四：气虚、气滞、血寒、跌扑损伤，瘀血产生后阻滞经络，气血运行不畅，故而发病。

（二）中医辨证分型

1. 风寒湿证型 腰臀部及下肢疼痛，遇寒加重，得温痛减；舌质淡红，苔薄白，脉弦紧。

2. 气滞血瘀证型 腰臀部、下肢刺痛，痛处固定，伴有肢体麻木；舌质暗，脉弦或细涩。

3. 痰湿阻络证型　表现为腰部不适，头晕目眩，头重如裹；苔黄舌红，脉濡数或滑数。

4. 肝肾不足证型　腰膝酸软、腿膝无力，眩晕头痛，耳鸣耳聋，失眠多梦，肢体麻木，面红目赤；舌红少津，脉细数。

5. 气血亏虚证型　表现为腰部不适，头晕目眩，面色苍白，心悸气短，四肢麻木，倦怠乏力；舌淡苔少，脉细弱。

九、腰椎纤维软骨栓塞症的治疗

（一）腰椎纤维软骨栓塞症的常规治疗

1. 对症治疗　脊髓纤维软骨栓塞目前仍缺乏确切、有效的治疗方法。早期应用大剂量糖皮质激素、肝素、阿司匹林等抗炎、溶栓、抗凝药物，给予物理治疗、康复训练可改善患者预后。

2. 神经系统保护性治疗　对此病现阶段无特异性治疗，早期应用神经保护剂，对于预后有明显帮助。

（二）腰椎纤维软骨栓塞症的中医特色疗法

1. 腰部推拿疗法　以中医经络理论行推拿治疗，手法宜柔和，忌重力。
2. 经络针灸疗法　选择腰部阿是穴，辨证取穴，进行针刺治疗。
3. 经络艾灸疗法　选择部位进行艾条灸，温经通络止痛。
4. 经络刮痧疗法　选择腰部经络进行刮痧疗法，通络止痛。
5. 经络拔罐疗法　选择腰部经络进行拔罐疗法，通络止痛。
6. 穴位埋线疗法　可选取相应穴位，辨证论治，埋线治疗。
7. 穴位灌注疗法　选择腰部阿是穴，辨证取穴，进行中药灌注治疗。
8. 中药外敷疗法　对腰部行中药外敷、塌渍治疗。
9. 中药熏蒸疗法　对腰部行熏蒸药物疗法，散寒止痛。
10. 中药浸泡疗法　选取中药验方，提取有效成分，进行局部浸泡疗法。
11. 中药经皮透入疗法　对腰部行中药经皮透入疗法，通络止痛。
12. 其他中医特色疗法　烫熨疗法、水灸、火灸、芒针、锋针、鍉针、钩针等疗法。

（三）腰椎纤维软骨终板破裂的微创特色疗法

1. 腰部神经根阻滞疗法　腰部神经根阻滞等。
2. 腰部神经节阻滞疗法　腰部交感神经节阻滞等。

3. 腰段硬膜外灌注疗法　将活血化瘀中药和神经营养药物注入腰段硬膜外治疗。

（四）腰椎纤维软骨栓塞症的中药口服治疗系列

1. **风寒湿证型**　祛风散寒。推荐方药：独活寄生汤加减。
2. **气滞血瘀证型**　行气活血。推荐方药：活血止痛汤加减。
3. **痰湿阻络证型**　化痰通络。推荐方药：二陈汤加减。
4. **肝肾不足证型**　补肝益肾。推荐方药：六味地黄丸加减。
5. **气血亏虚证型**　气血双补。推荐方药：八珍汤加减。

十、腰椎纤维软骨栓塞症的疗效判定

（一）临床疗效（症状和体征的改善程度）评定的参考标准

1. **评分标准**　总分100分；其中，症状分值60分，体征分值40分。

1）症状改善程度：分值60分。综合患者腰部及全身的疼痛等症状，进行治疗前与治疗后对比，按照改善程度以100%计算。如：患者治疗后症状每改善10%的程度计分6分，症状全部消失计60分；治疗后症状无改善计0分；其他症状改善的分值计算，以此类推。

2）体征改善程度：分值40分。综合患者腰部及全身各部位的压痛、叩击痛、病理反射、神经牵拉反应和脊柱、关节活动等阳性体征，进行治疗前与治疗后对比，按照改善程度以100%计算。如：患者治疗后综合阳性体征每改善10%的程度计分4分，体征全部消失计40分；治疗后体征无改善计0分；其他体征改善的分值计算，以此类推。

2. **疗效分级**　患者治疗后与治疗前的症状和体征对比，共分五个级别，每个级别分值如下。

一级疗效：治疗后症状和体征绝大部分消失，疗效评定分值80～100分，疗效指数＞80%。

二级疗效：治疗后症状和体征大部分消失，疗效评定分值60～80分，疗效指数＞60%。

三级疗效：治疗后症状和体征明显改善，疗效评定分值40～60分，疗效指数＞40%。

四级疗效：治疗后症状和体征有所改善，疗效评定分值10～40分，疗效指数≥10%。

五级疗效：治疗后症状和体征略有改善，疗效评定分值1～10分，疗效指数＜10%。

（二）腰椎纤维软骨栓塞症的影像学检查

除症状体征改善外，影像学检查是评价疗效的重要手段。

【典型病例】

患者：腾某某，女，64岁。以"腰椎间盘臭氧消融术后7天，四肢无力3天"为主诉入院。患者入院前7天因腰椎间盘突出在某医院疼痛科行臭氧消融术，术后腿部疼痛减轻，术后第3天患者突然出现左下肢水肿；行下肢血管超声示：左下肢静脉血栓形成，之后转入心内科溶栓治疗。当天夜间患者又出现腰部手术区域附近疼痛，给予止痛、局部按摩等处理，疼痛缓解。次日凌晨5时，患者再次出现腰部手术区域附近疼痛，继而疼痛向上发展至颈背部，且疼痛剧烈，再次给予止痛等对症处理，疼痛缓解。1h后患者突然出现言语不能、呼吸困难、四肢无力、不能做任何运动，立即给予气管插管及呼吸机辅助呼吸，按急性脊髓炎给予激素冲击、营养神经、抗感染类等药物应用，病情无好转。行胸腰椎MRI检查提示：胸髓上段异常信号并肿胀，考虑并发腰椎纤维软骨栓塞症。经相应治疗后，病情趋于稳定。

（赵　泽　王　霞）

参 考 文 献

[1] 张保朝, 付国惠, 邢娟, 梁新明. 纤维软骨栓塞性脊髓梗死1例 [J]. 中国实用神经疾病杂志. 2013, 16 (1): 167-169.
[2] 王梅云. 纤维软骨栓塞致脊髓梗死临床特征及诊治 [J]. 中华实用诊断与治疗杂志. 2017, 31 (3): 153-155.
[3] 王多姿, 郭富强, 吴文斌, 杨树. 纤维软骨栓塞性脊髓梗死的临床特点（附2例报告）[J]. 临床神经病学杂志. 2019, 32 (2): 100-103.
[4] 邵福元, 邵华磊. 颈腰腿痛应用诊疗学 [M]. 郑州: 河南科学技术出版社, 2012.

第四节　腰椎间盘纤维软骨瘤疼痛综合征

在腰椎间盘纤维软骨病变中，除了腰椎间盘软骨终板炎、腰椎间盘软骨终破裂症、腰椎间盘纤维软骨栓塞症外，还有纤维软骨瘤等因素引起的腰椎间盘疼痛。本节仅对腰椎间盘纤维软骨瘤疼痛综合征作简要介绍。

一、腰椎间盘纤维软骨瘤的致病因素

（一）现代医学相关致病因素分析

确切发病原因尚不清楚，腰椎由于活动度大，且活动机会多，因此受损伤的可能性大大增加，故考虑骨软骨瘤的发生与长期出现微小损伤相关。

（二）中医学相关致病因素分析

《素问·痹论》中注："风、寒、湿邪三气而至，合而为痹也，三气盛分而为行痹、痛痹、著痹。若三气侵袭于筋骨，则疼痛难已。"以及《伤寒集注·卷一》中注解：太阳经脉藏于背脊之间，当三气中风邪侵袭背部时，以使腰部经络受损导致气滞血凝，从而疼痛产生。由此可见，"肝肾亏虚是疾病之根本，而风、寒、湿三邪为标"是病因所在。

二、腰椎间盘纤维软骨瘤的致病机制

（一）现代医学相关致病机制

纤维软骨瘤无自觉疼痛，无压痛，逐渐增大的硬性包块是其临床特点。早期因肿块小、部位深在，往往难以发现；肿瘤过大，或因其位于特殊解剖部位累及周围组织产生相应症状而被发现者居多。位于椎弓且向外生长者表现为局部隆起的包块，质硬，活动度差，向椎管或椎间孔内生长，可压迫脊髓或神经根，患者可诉腰痛、肢体或躯干麻木无力感，查体可见神经支配区感觉、肌力减退，腱反射活跃，病理征阳性等体征。

（二）中医学相关致病机制

督脉、太阳经脉藏于背脊之间，当三气中风邪侵袭腰背部时，易使腰部经络受损导致气滞血凝，从而疼痛产生，"肝肾亏虚是疾病之根本，而风、寒、湿三邪为标"是病因所在。且随着年龄的增长，肝肾亏虚使肾不纳气致衰，风、寒、湿三邪侵袭体表损伤腰部筋骨，致局部气血不足，久而久之，全身气血受经络损伤而产生经气不行，不通则痛。

三、腰椎间盘纤维软骨瘤的临床表现

纤维软骨瘤作为最常见的良性骨肿瘤，一般无症状，骨性包块生长缓慢。其骨质与正常组织无异，但生长方向不同，呈外向性生长。脊柱纤维软骨瘤可有多种临床表现，主要与瘤体的生长部位和生长速度有关，多为无症状或仅有局部疼痛或不适。

纤维软骨瘤的并发症 纤维软骨瘤绝大多数临床症状及体征轻微。有少数患者在儿童及青少年时期肿瘤可以自发性吸收，使肿瘤消失。

约有1%的患者发生恶性变。纤维软骨瘤发生恶性变可出现疼痛、肿胀、软组织包块等症状：X线上可见原来稳定的纤维软骨瘤再度生长，骨质破坏，钙化不规则等表现。

四、腰椎间盘纤维软骨瘤的病理特征

1. 瘤体检查 纤维软骨瘤的大小可有很大的不同，一般位于长管状骨的骨软骨瘤，带蒂的骨软骨瘤呈管状或圆锥形，表面光滑或呈结节状，其顶端外形不一。无蒂型纤维软骨瘤呈碟状、半球形或菜花状。肿瘤在切面中显示三层典型结构：①表层为血管稀少的胶原结缔组织，与周围骨膜衔接，并紧密附着于其下方组织。②中层为灰蓝色的透明软骨，即软骨帽盖，类似于正常的软骨，一般为几毫米厚，其厚度与患者年龄有关。儿童及青少年，正处于骨生长活跃期，软骨厚度可达3cm。而成人有时软骨帽盖完全缺如。这种现象是由于在停止生长后，肿瘤周围结构对软骨帽盖产生压力及磨损所致。而在成年人如软骨帽盖超过1cm厚，应考虑骨软骨瘤恶变的可能。无蒂型骨软骨瘤，软骨层所占面积较大。③基层为肿瘤的主体，含有黄髓的骨松质，与患骨相连。

2. 显微镜检查 主要是检查骨软骨瘤的软骨帽盖，软骨帽盖的组织学检查类似于骨骺生长板。可见有如下情况：①在年轻患者软骨瘤生长活跃，可见多数的双核软骨细胞。②当软骨瘤生长停止时，软骨细胞停止增殖，并出现退变。③当软骨层偶因生长紊乱时，软骨中可有钙质碎屑沉积。④当软骨瘤发生恶性变而为软骨肉瘤时，亦有显著的钙化及骨化，且软骨细胞具有不典型的细胞核。

五、腰椎间盘软骨瘤的特殊检查

1. X线 行常规X线检查即可明确诊断，但由于脊柱结构组成复杂，且骨软骨瘤若发生于椎板内侧并向内生长很容易造成X线片上影像重叠，难以清楚地发现椎管内骨软骨瘤病灶。因此CT和MRI检查为本病诊断的首选检查方法。

2. CT 可清楚显示和对比双侧椎板的厚度、形状，同时评估骨性物质突向椎管内导致椎管狭窄的程度，通过骨性结构变化的特征判断有无蒂和椎板、关节突关节等椎体附件相连。

3. MRI 以其特有的性质不但可以直观显示肿物压迫脊髓的程度以及与周围软组织的关系，还可根据T1WI、T2WI的信号高低及与附近特征性结构的对比判断肿物与起源骨相似程度，影像多表现为病灶边缘线样低信号影，内部信号稍欠均匀，周围无异常软组织信号。但本病例CT、MRI检查易误诊为黄韧带骨化，同时黄韧带骨化一般累及多个椎体，骨化表面平整，在影像学上本病例与黄韧带骨化的一个类型——跳跃性骨化，即黄韧带骨化之间存在无骨化节段的分布形式十分相似，且此类患者多同时伴有另外一些脊柱韧带的骨化，如前纵韧带、后纵韧带、棘上韧带骨化等，而纤维软骨瘤区别于黄韧带骨化，其皮质和松质骨以蒂与正常骨相连，呈外向性生长，与本病例影像学资料相吻合。考虑椎管内纤维软骨瘤可能性大，可对后续手术治疗方法的选择提供强有力的证据支持。因此CT和MRI可作为确定病变部位和界限的诊断方法，并帮助鉴别诊断黄韧带骨化，确诊有赖于术中病理。

六、腰椎间盘纤维软骨瘤的诊断标准

纤维软骨瘤在影像学上典型表现为有蒂或无蒂的骨样突起，皮质和松质与正常骨相连，肿瘤尖端可见透亮软骨阴影，相间不规则钙化和（或）骨化影。由于与脊柱的骨性结构重叠，平片常难以发现此类病变。而CT则可以显示软骨瘤的软骨和骨化部分，评价纤维软骨瘤的延伸范围、附着区域，对于诊断和手术定位意义较大；而MRI可评价软骨瘤与周围软组织（尤其是脊髓和神经根）的关系。部分病例中，可见肿瘤外周有强化信号，软骨帽本身不会强化，考虑为覆盖在病灶外的血管纤维组织。随着年龄增长，纤维软骨瘤表面的软骨会变薄、钙化或骨化，甚至消失。脊柱纤维软骨瘤好发于椎体附件，尤其是关节突，由于位置深在，早期诊断困难，多数病例直至发生脊髓或神经根压迫症经影像检查时才被发现。由于复杂的脊柱结构的遮盖，X线检查仅能发现部分病变，且与四肢骨软骨瘤影像特征不同，病变一般呈现密度较高的团块状，虽然边界清楚，但很少看到蒂部。CT或CTM检查可以判定病变性质、发生部位及其侵占椎管及压迫脊髓或神经根的程度。

七、腰椎间盘纤维软骨瘤的鉴别诊断

1. **转移瘤** 以疼痛为主要表现，可见病理性骨折，可出现脊髓压迫症状。MRI检查可见椎骨溶骨或膨胀性骨破坏，可侵犯附件、椎管、椎旁。

2. **化脓性脊柱炎** 有高热症状、毒血症状，明显疼痛，血常规可见异常，血培养可见致病菌。影像学检查可见椎体和椎间盘破坏及椎旁脓肿。

3. **脊柱结核** 有明显疼痛症状及慢性中毒症状。影像学可见椎体压缩成楔形，或椎间隙狭窄，可形成椎旁或流注脓肿。

八、腰椎间盘纤维软骨瘤的中医辨证

（一）中医辨证概要

1. **辨病邪** 腰痛的证候特征多因感受邪气的性质不同而表现各异。腰部疼痛呈游走不定者，属风胜；疼痛较剧，遇寒则甚，得热则缓者，属寒胜；重着而痛，手足沉重，肌肤麻木者，属湿胜；红肿热痛，筋脉拘急者，属热胜。

2. 辨虚实　一般而言，新病多实，久病多虚。实者，发病较急，正气尚胜抗邪，故痛势剧，脉实有力；虚者，病程较长，多有气血不足，故疼痛绵绵，痛势较缓，脉虚无力。本病后期多见虚实错杂，应辨明虚实，分清主次。

3. 辨痰瘀　腰痛迁延不愈，证见局部漫肿，甚则强直畸形，痛如针刺，痛有定处，时轻时重，昼轻夜重，屈伸不利，舌体胖边有齿痕，舌质紫暗甚或可见瘀斑，脉沉弦涩。多属正虚邪恋，瘀血阻络，痰留关节，痰瘀交结，经络不通，而成顽疾。

（二）中医辨证分型

1. 肝肾不足型　表现为腰部不适，耳鸣耳聋，眩晕头痛，失眠多梦，肢体麻木，易失眠；口涩舌红，脉象浅。

2. 气滞血瘀型　表现为腰臀部、下肢刺痛，痛处固定，伴有肢体麻木，舌苔呈暗紫色；脉涩。

3. 风寒湿型　表现为腰部僵硬，活动不利，恶寒畏风，下肢窜痛麻木，以痛为主；舌苔较薄，白中显淡红，脉弦紧。

4. 痰湿阻络型　表现为腰部不适，头晕目眩，头重如裹；苔黄舌红，脉濡数或滑数。

5. 气血亏虚型　表现为腰部不适，头晕目眩，面色苍白，心悸气短，四肢麻木，倦怠乏力；舌淡苔少，脉细弱。

九、腰椎间盘纤维软骨瘤的治疗方式

（一）腰椎间盘纤维软骨瘤的常规治疗

无症状的骨软骨瘤可以密切随访；对于有神经损害的、长期疼痛保守治疗效果不佳或诊断不明确者，可手术治疗。

（二）腰椎间盘纤维软骨瘤的中医特色疗法

1. 腰部推拿疗法　以中医经络理论行推拿治疗，手法柔和，忌重力。
2. 经络针灸疗法　选择腰部阿是穴，辨证取穴，进行针刺治疗。
3. 经络艾灸疗法　选择部位进行艾条灸，温经通络止痛。
4. 经络刮痧疗法　选择腰部经络进行刮痧疗法，通络止痛。
5. 经络拔罐疗法　选择腰部经络进行拔罐疗法，通络止痛。
6. 穴位埋线疗法　可选取相应穴位，辨证论治，埋线治疗。

7. **穴位灌注疗法**　选择腰部阿是穴，辨证取穴，进行中药灌注治疗。
8. **中药外敷疗法**　对腰部行中药外敷、塌渍治疗。
9. **中药熏蒸疗法**　对腰部行熏蒸药物疗法，散寒止痛。
10. **中药浸泡疗法**　选取中药验方，提取有效成分，进行局部浸泡疗法。
11. **中药经皮透入疗法**　对腰部行中药经皮透入疗法，通络止痛。
12. **其他中医特色疗法**　烫熨疗法、水灸、火灸、芒针、锋针、锹针、钩针等疗法。

（三）腰椎间盘纤维软骨瘤的中药口服治疗

1. **风寒湿证型**　祛风散寒。推荐方药：独活寄生汤加减。
2. **气滞血瘀证型**　行气活血。推荐方药：活血止痛汤加减。
3. **痰湿阻络证型**　化痰通络。推荐方药：二陈汤加减。
4. **肝肾不足证型**　补肝益肾。推荐方药：六味地黄丸加减。
5. **气血亏虚证型**　气血双补。推荐方药：八珍汤加减。

十、腰椎间盘纤维软骨瘤的疗效判定

一级疗效：治疗后症状体征绝大部分消失，腰椎活动正常，ESR、C反应蛋白完全正常，MRI结果显示病灶消失，治疗后症状评分80～100分，疗效指数＞80%。

二级疗效：治疗后症状体征基本消失，腰椎活动基本正常，ESR、C反应蛋白完全正常，能参加正常活动和工作，MRI结果显示病灶基本消失，治疗后症状评分60～80分，疗效指数＞60%。

三级疗效：治疗后症状体征有所改善，腰椎活动基本正常，参加正常活动和工作能力改善，ESR、C反应蛋白接近正常，MRI结果显示病灶范围明显缩小一半以上，治疗后症状评分30～60分，疗效指数＞30%。

四级疗效：治疗后症状体征有所改善，腰椎活动基本正常，不能参加正常活动和工作，ESR、C反应蛋白指标降低，MRI结果显示病灶范围缩小，治疗后症状评分10～30分，疗效指数≥10%。

五级疗效：治疗后症状体征与治疗前略微改善，ESR、C反应蛋白指标无明显变化，MRI结果显示病灶范围无明显变化，治疗后症状评分0～10分，疗效差。

【典型病例】

患者：李某，男，54岁。因双下肢麻木、无力9个月，加重伴行走困难半个月。于2019年10月入院。查体：双下肢肌张力高，马鞍区感觉减退，双下肢肌力Ⅱ级，双侧膝反射亢进，双侧踝阵挛阳性。腰椎CT检查见：L_3水平椎管内见类圆形高密度影边界清晰，于脊髓背侧、后缘与关节突关节分界不清，对应段脊髓明显受压、变细，椎管继发性变窄。在全麻下行腰椎后路占位切除术。术后病理检查结果为腰椎间盘纤维软骨瘤。术后随访1年，患者神经功能持续恢复中。

（赵 泽 王 霞）

参 考 文 献

［1］ 郭小艳, 陈文旭, 林名瑞, 等. 一例由EXT1基因新的剪接突变c. 1164＋1G导致的多发性骨软骨瘤 [J]. 中华医学遗传学杂志, 2017, 37 (3): 411-415.
［2］ 江梅, 乔法敏, 和占华, 等. 遗传性多发性外生骨疣家系的EXT基因突变检测 [J]. 肿瘤学杂志, 2019, 25 (2): 162-165.
［3］ 郭永成, 邢光卫, 董延召, 等. 尺骨延长联合瘤体切除治疗儿童遗传性多发性骨软骨瘤尺骨短缩畸形近期效果观察 [J]. 临床误诊误治, 2015, 28 (7): 98-101.
［4］ 胥少汀, 葛宝丰, 徐印坎. 实用骨科学 [M]. 北京: 人民军医出版社, 2012.
［5］ Govender S, Parbhoo AH. Osteochondroma with compression of the spinal cord. A report two cases [J]. IEEE, 1999, 81 (4): 667-669.
［6］ Moon KS, Lee JK, Kim YS, et al. Osteochondroma of the cervical spine extending multiple segments with cord compression [J]. Spine, 2006, 42 (5): 304-307.
［7］ Albrecht S, Crutchfield JS, SeGall GK. On spinal osteochondromas [J]. J Neurosurg, 1992, 77 (2): 247-52.
［8］ Gille O, Pointillart V, Vital JM. Course of spinal solitary steochondromas [J]. Spine, 2004, 30 (1): 13-19.
［9］ 姜亮, 崔岩, 刘晓光. 脊柱骨软骨瘤的诊断与外科治疗 [J]. 中国脊柱脊髓杂志, 2011, 21 (2): 125-127.
［10］ 时宁文, 施鑫, 赵建宁, 等. 脊柱骨软骨瘤 [J]. 医学研究生学报, 2002, 15 (3): 252-254.
［11］ 李强, 李小宝. 单发性椎体骨软骨瘤1例并文献复习 [J]. 中国误诊杂志, 2011, 11 (1): 9-11.
［12］ 陈忠强, 党耕町, 高子芬, 等. 脊椎骨软骨瘤 [J]. 中华骨科杂志, 1997, 17 (1): 48-50.
［13］ 史占军, 金大地, 景宗森. 脊柱骨软骨瘤3例报告附中国文献复习 [J]. 中国矫形外科杂志, 1999, 6 (1): 22-23.

第八章
腰椎间盘相关病变系列

第一节 腰椎间盘病变伴胸段脊髓空洞症疼痛综合征

腰椎间盘病变伴胸段脊髓空洞症疼痛综合征是腰椎间盘疾病临床诊疗工作中常见的病症之一。除了腰椎间盘病变引起的临床表现外,患者还出现了胸段脊髓空洞症的症状和体征。在治疗这类患者时,专科医师除了针对腰椎间盘疾病进行治疗外,还应针对伴发的疾病进行治疗,以达到预期的临床疗效。因此,本节将重点对腰椎间盘病变伴胸段脊髓空洞症疼痛综合征的致病因素、致病机制、临床表现、病理特征、特殊检查、诊断标准、鉴别诊断、中医辨证、治疗方法、疗效判定等方面进行系统阐述。

一、腰椎间盘病变伴胸段脊髓空洞症疼痛综合征的致病因素

(一)现代医学相关致病因素分析

1. **遗传因素** 有一些研究表明,这种病症有一定的遗传性。
2. **年龄** 随着年龄的增长,脊柱的退行性改变增多,腰椎间盘病变伴脊髓空洞症的可能性增加。
3. **工作生活方式** 长期重体力劳动、长时间不良坐姿都可能导致腰椎间盘病变。
4. **身体伤害** 腰椎或胸椎的损伤可能会导致腰椎间盘病变或脊髓空洞症。
5. **体重** 过重的体重会对腰椎产生过大的压力,导致腰椎间盘病变。
6. **烟草和酒精** 吸烟和过度饮酒都可能对脊柱健康产生负面影响。

(二)中医学相关致病因素分析

1. **病邪侵入** 外邪如风、寒、湿等侵入人体,阻塞经络,影响气血流通。
2. **情志内伤** 悲、喜、思、忧、恐、惊等情志不调,损伤脏腑,导致气血失调。
3. **过劳或久病** 长时间的劳累或久病损伤正气,导致阴阳失衡。
4. **饮食不节** 过食肥甘厚味,或偏食,可导致脾胃功能失调,影响气血生成。
5. **年老体弱** 脏腑功能渐衰,气血虚弱,抵抗力下降。

二、腰椎间盘病变伴胸段脊髓空洞症疼痛综合征的致病机制

（一）现代医学相关致病机制

1. **退行性改变** 随着年龄的增长，椎间盘的水分会逐渐流失，导致其弹性降低，更容易受到伤害。
2. **神经根受压** 椎间盘病变可能导致椎管狭窄，神经根受到压迫，从而引发疼痛。
3. **炎症反应** 椎间盘病变或胸段脊髓空洞症可能引发局部炎症反应，导致神经根受损。

（二）中医学相关致病机制

1. **气血瘀滞** 外邪阻塞经络，气血不畅通，产生疼痛。
2. **肝肾不足** 肝主疏泄，肾主骨，肝肾不足，腰膝酸软，可见腰痛。
3. **湿热内蕴** 湿热内蕴于脊骨，阻碍气血行道，产生疼痛。
4. **脾胃虚弱** 脾胃为后天之本，脾胃虚弱，气血生成不足，不能滋养脊骨，可见腰痛。
5. **脏腑功能失调** 长期病邪侵害，导致脏腑功能失调，气血阴阳失衡，出现疼痛。

三、腰椎间盘病变伴胸段脊髓空洞症疼痛综合征的临床表现

1. **病史概况** 脊髓空洞症的发病无明显性别差异，从婴幼儿到老年人均可发病，但腰椎间盘病变常见于中老年人，尤其是长期重体力劳动或者坐位工作人群。胸段脊髓空洞症多见于20~40岁，男性多于女性。
2. **典型症状** 主要表现为腰部和胸部疼痛，以及下肢的麻木、疼痛、肌力减弱；有时候可能会出现排尿困难、便秘等症状；还有部分患者有下肢僵硬无力、麻木、行走困难或有眩晕、复视及跌倒的现象。
3. **主要体征**

（1）感觉障碍：突出的表现是腰部或胸部的节段性分离性感觉障碍，比如疼痛、温度感觉丧失，触觉正常或轻度损伤，深感觉正常。病变侵犯后索可能会导致下肢深感觉障碍。

（2）运动障碍：腰椎间盘病变伴胸段脊髓空洞症可能出现下肢的运动障碍，如下肢的肌肉萎缩无力，步态不稳等。部分患者可能出现下肢的肌腱反射亢进和病理征阳性。

（3）神经营养障碍：病变区的营养障碍，皮肤出汗异常、发绀、肿胀、角化过度、

指甲松脆及溃疡不易愈合等。部分患者合并脊柱或肢体的其他畸形。

四、腰椎间盘病变伴胸段脊髓空洞症疼痛综合征的病理特征

空洞多限于胸髓，可伸展到腰骶髓或颈髓，尽管颈髓与脊髓全长空洞较少见。空洞由胶质细胞及纤维构成，或由上皮细胞及胶原纤维组成，空洞内含黄色液体。脊髓空洞周围的神经细胞变性、消失，神经纤维变性。空洞与中央管连通，也可以在一个平面上相连通；在其他部位则位于灰质或白质中间，也有部分患者的空洞与蛛网膜下腔通连。空洞在脊髓的不同节段形态也不完全一样，空洞从后角基底部开始，向腹侧扩展，然后累及中央管、前角、侧角、侧索，进而产生感觉、运动、自主神经的功能障碍。

五、腰椎间盘病变伴胸段脊髓空洞症疼痛综合征的特殊检查

1. **腰椎X线检查及CT检查** 可以看到腰椎间盘的病变和脊髓空洞的存在。先天性空洞症可能需要CT进行诊断分析。
2. **MRI检查** 胸椎和腰椎的MRI检查有临床确诊价值，可以清晰看到脊髓内的空洞和椎间盘病变的程度。
3. **腰、胸段脊髓造影检查** 可以证实蛛网膜下腔与脊髓空洞的连通关系，对临床诊断有一定的辅助意义。
4. **腰部及下肢电生理检查** 电生理检查可以帮助观察脊髓、神经根和周围神经功能受损状态，对临床诊断有一定辅助作用。

六、腰椎间盘病变伴胸段脊髓空洞症疼痛综合征的诊断标准

1. **病史** 发病隐袭，缓慢进展，多见于中老年人。
2. **症状** 病变节段区域疼痛，进行性节段性感觉障碍，痛温觉分离等，部分患者有下肢无力感和局部感觉减退等。
3. **体征** 病变部位相应的节段支配区域肌力下降、肌萎缩、肌张力减低、腱反射减退或缺失。受损部位的相应胸脊髓节段的感觉功能障碍。
4. **影像学检查** MRI检查对胸脊髓空洞症最具有诊断价值。其次为CT检查，但病变早期CT检查往往不明显。X线片有助于发现先天性的骨骼畸形，无确诊价值。
5. **其他辅助检查** 肌电图可提示神经源性损害，能够作为辅助诊断。较大空洞可引起椎管部分梗阻和脑脊液蛋白含量增高。

七、腰椎间盘病变伴胸段脊髓空洞症疼痛综合征的鉴别诊断

1. **腰椎间盘突出症和胸段椎间盘病** 主要通过病史、体征以及MRI影像学检查做出鉴别。
2. **椎管狭窄** 行腰椎MRI、CT和X线检查可鉴别诊断。
3. **胸椎结核** 患者常表现为肺结核症状,椎骨破坏明显,结核菌素试验阳性。行胸椎CT、MRI检查和C反应蛋白、红细胞沉降率等可鉴别。
4. **腰椎化脓性感染、椎管肿瘤等疾病** 行腰椎CT、MRI、血常规、C反应蛋白等检查进行鉴别。
5. **腰部软组织疾病** 如腰肌劳损、腰部神经根炎、臀部软组织劳损等,主要通过临床体征和有无脊髓空洞症的MRI表现以及对治疗的反应进行鉴别。
6. **胸段脊髓肿瘤** 胸段脊髓MRI有助于鉴别。
7. **椎管内占位病变等** 通过脊柱MRI、CT及特殊检查等进行鉴别。
8. **其他** 如腰椎外伤、脊柱病等明显情况下,可通过临床检查,脊柱MRI、CT等进行鉴别。

八、腰椎间盘病变伴胸段脊髓空洞症疼痛综合征的中医辨证

(一)中医辨证概要

根据中医理论,腰椎间盘病变伴胸段脊髓空洞症疼痛综合征的发生是由于肾精不足,腰脊失养;风寒湿邪侵犯腰脊;肝肾阴虚,筋脉失养;气血亏虚,营养不足等因素所导致。主要病变在腰,其病性属虚,以肾精不足为主,夹杂风寒湿邪,阻碍经络气血运行,故见腰痛不宁等症状。

(二)中医辨证分型

1. **肾精不足型** 主要表现为腰脊酸软,行走不便,下肢无力,腰部疼痛,脊柱活动受限,常伴有头晕、耳鸣、夜尿频多等肾虚症状;舌质淡或淡红,苔薄白,脉沉细弱。
2. **风寒湿邪侵犯型** 主要表现为腰脊酸痛,寒湿重感,早晨起床或气候变冷时症状加重;舌苔白腻,脉弦或沉紧。
3. **肝肾阴虚型** 主要表现为腰脊酸痛,口干喉燥,五心烦热,夜寐不安;舌红少津,脉细数。

4. 气血亏虚型 主要表现为腰脊酸软，行走不便，四肢不利，面色苍白或萎黄；舌淡脉细。

九、腰椎间盘病变伴胸段脊髓空洞症疼痛综合征的治疗

（一）常规疗法

1. 药物疗法 可采用非甾体抗炎药、肌肉松弛药、镇痛药等，用于缓解疼痛、减轻炎症。

2. 物理治疗 如热敷、冷敷、电刺激疗法、超声波疗法、牵引疗法等，均可以有效地减轻疼痛和炎症，促进身体功能的恢复。

3. 康复疗法 包括理疗、运动疗法和康复训练等。运动疗法可以提高身体的柔韧性和肌肉力量，有助于预防和治疗腰椎间盘病变。

4. 中医治疗 如针灸、推拿、拔罐、刮痧等，结合中药内服、外敷等多种方式，旨在疏通经络、缓解疼痛、恢复身体功能。

（二）手术疗法

1. 当非手术治疗效果不佳，病情持续恶化，且严重影响生活质量时，可能需要考虑手术治疗。手术方法有多种，选择哪种方法取决于患者的病变情况、症状严重程度以及健康状况等。

2. 椎间盘镜手术 通过在皮肤上做一个小切口，插入椎间盘镜，实施减压和去除病变椎间盘的手术。此手术创伤小，恢复快。

3. 人工椎间盘置换手术 将病变的椎间盘去除，然后放入一个人工椎间盘以恢复椎间盘的正常功能。这种手术对保持脊柱的正常活动性尤为重要。

4. 椎间盘切除术和融合术 切除病变的椎间盘，并用骨或金属板连接相邻的椎骨，使其融合在一起，以减少腰部的疼痛。

5. 脊髓空洞症手术 通常涉及将造成压迫的组织从脊髓上移除，然后修复和稳定脊柱。如果脊髓空洞形成了实质性的囊肿，可能需要引流或切除囊肿。

（三）中医辨证汤剂疗法系列

1. 肾虚引起的腰痛 常见的症状包括腰痛、乏力、疲劳、尿频等。治疗上可以选择滋补肾气、肾阳的汤剂，如金匮肾气丸、右归丸、六味地黄丸等。

2. 气血瘀滞引起的腰痛 常见的症状包括腰痛严重、疼痛部位有明确的定位、活动受限等。治疗上可以选择活血化瘀的汤剂，如桃红四物汤、血府逐瘀汤等。

3. 痰湿阻络引起的腰痛 常见的症状包括腰痛、身体重、口感黏腻、大便稀溏

等。治疗上可以选择化痰利湿、行气活血的汤剂，如二陈汤、苓桂术甘汤等。

4. **肾阴虚引起的腰痛** 常见的症状包括腰痛、烦热、口干、夜尿频等。治疗上可以选择滋阴降火的汤剂，如左归丸、六味地黄丸等。

十、腰椎间盘病变伴胸段脊髓空洞症疼痛综合征的疗效判定

（一）临床疗效（症状和体征的改善程度）评定的参考标准

1. **评分标准** 总分100分，其中症状分值60分，体征分值40分。

1）症状改善程度：分值60分。综合患者腰部及全身的疼痛等症状进行治疗前与治疗后对比，按照改善程度以100%计算。如患者治疗后症状每改善10%计6分，症状全部消失计60分，治疗后症状无改善计0分，其他症状改善的分值计算以此类推。

2）体征改善程度：分值40分。综合患者腰部及全身各部位的压痛、叩击痛、病理反射、神经牵拉反应和脊柱、关节活动等阳性体征进行治疗前与治疗后对比，按照改善程度以100%计算。如患者治疗后综合阳性体征每改善10%计4分，体征全部消失计40分，治疗后体征无改善计0分，其他体征改善的分值计算以此类推。

2. **疗效分级** 患者治疗后与治疗前的症状和体征对比，共分5个级别，每个级别分值如下。

一级疗效：治疗后症状和体征绝大部分消失，疗效评定分值80～100分，疗效指数＞80%。

二级疗效：治疗后症状和体征大部分消失，疗效评定分值60～80分，疗效指数＞60%。

三级疗效：治疗后症状和体征明显改善，疗效评定分值40～60分，疗效指数＞40%。

四级疗效：治疗后症状和体征有所改善，疗效评定分值10～40分，疗效指数≥10%。

五级疗效：治疗后症状和体征略有改善，疗效评定分值1～10分，疗效指数＜10%。

（二）影像学检查

除症状体征改善外，影像学检查是评价疗效的重要手段。

【典型病例】

患者：李某，女性，48岁，主诉腰部疼痛10年，加重1年。患者1年前腰部疼痛加重，伴头痛、头晕、胸闷憋气、双上肢麻木、行走困难。患者腰部疼痛进一步加重，双手握力减弱，前胸后背伴束带感，双下肢行走步态失稳，足底伴有踩棉感。查体：

霍夫曼征（++）；查体L_4～L_7椎体两侧深压痛（++），呈放射状。MRI检查示脊髓空洞症。给予中药辨证施治等治疗后症状较前改善。

（关云波　王　霞）

参 考 文 献

[1] 程斌,王坤正,宋金辉,等.成人脊髓纵裂的诊断与治疗 [J].美中国际创伤杂志,2007, 6 (3): 49-50.
[2] B, Wozniewicz, K, Filipowicz, SK, Swiderska, K, Deraka. Pathophysiologicalmechanism of traumatic cavitation of the spinal cord [J]. Paraplegia, 1983, 21 (5): 312-317.
[3] S P, Falci, D P, Lammertse, L, Best, etc. Surgical treatment of posttraumatic cystic and tethered spinal cords [J]. 1999, 22 (5): 517-519.

第二节　腰椎间盘病变伴腰椎椎管狭窄症疼痛综合征

腰椎间盘病变伴腰椎椎管狭窄症是腰椎间盘疾病临床诊疗工作的常见病况之一，患者除了有腰椎间盘病变相应的临床表现外，还有腰椎椎管狭窄症的症状和体征。专科医师在治疗这类患者时，除了针对腰椎间盘疾病进行治疗外，还应针对伴发疾病进行治疗，才能达到预期的临床疗效。因此，本节重点对腰椎椎管狭窄症的致病因素、致病机制、临床表现、病理特征、特殊检查、诊断标准、鉴别诊断、中医辨证、治疗方式、疗效判定等方面进行系统阐述。

一、腰椎间盘病变伴腰椎椎管狭窄症疼痛综合征的致病因素

（一）现代医学相关致病因素分析

腰椎椎管狭窄症的分类　在临床上，一般将腰椎椎管狭窄症分为原发性和继发性狭窄。

1. 原发性腰椎椎管狭窄症　本型又可称为先天发育性椎管狭窄症，在临床上，其可分为以下两种类型。

（1）原发性腰椎椎管狭窄症：与软骨发育不全性相比，本病相对多见，且有地区性与家族性特点。先天发育性椎管狭窄症从病理解剖观察，其主要特点是：①中矢状径狭小。②多节椎管发病。③椎板头侧缘矢状径A与椎板尾侧缘矢状径B的比值（ratio of Hedian sagittal diameters，RMD）即A/B-RMD、正常在1以下；如大于或等于1，则为发育性狭窄。单纯发育性狭窄者在腰椎椎管狭窄症所有病例中占1%～2%，因此，对于任何原因的狭窄，首先应考虑是否为继发性狭窄症。

（2）软骨发育不全性腰椎椎管狭窄症：临床上少见，为原发性诸多症状中的一种表现。

2. 继发性椎管狭窄症

（1）退变性腰椎椎管狭窄症：是最常见的一种，约占腰椎椎管狭窄症的60%。椎间关节退变起源的椎间盘膨出、椎间隙狭窄、椎体后缘增生、黄韧带肥厚、关节突关节增生肥大、椎间节段性失稳、水平移位等均可造成椎管内马尾神经受压。椎间盘突出症是最常见的退变性脊椎病，因此与退变性狭窄常有交叉，易造成诊断上的混乱，并直接影响治疗方法的选择等。临床上本型又可分为以下三种类型：①中心型：病变主要位于椎管，临床上较为多见；②周围型：其病理改变位于根管，可为一侧性或为双侧性，以后者为多见；③退变性脊椎滑脱：引起腰段或腰骶段以纤维性管道狭窄为主、骨性管道狭窄为次的椎管狭窄，并引起马尾症状。

（2）创伤性：腰椎骨与关节外伤本身，以及其后的骨痂生成、骨折片移位及增生性反应等，均可引起椎管狭窄。此型临床上亦较为多见，应注意及早予以判定，并选择相应的治疗措施。

（3）医源性：指因腰骶部各种手术，如椎板切除术、脊椎融合术或内固定及髓核溶解等均有可能因髓质增生而引起椎管和（或）根管狭窄。

3. 混合型 指多种因素共存者，多以轻度先天发育性为主，伴有退变性及椎间盘突出等任何两种以上因素混合并存。

4. 其他 指除上述几种原因外的各种病因，例如氟骨症、畸形性骨炎及特发性脊柱侧凸等，均可引起椎管狭窄。

（二）中医学相关致病因素分析

相对中医辨证，疾病的发病原因不外乎外感、内伤、不内外因这三条，腰痛同样归属于这一范畴。古代医学文献记载中虽然没有腰椎椎管狭窄症这一病名，但根据其临床症候特点，辨证归属于中医"痹症腰腿痛"范畴。就痹症主要病因而言，外感之邪着腰多以风寒湿邪居多，寒湿为甚，寒湿之邪蕴阻于经络。内伤以劳役太过，房事不节居多；跌打闪挫等意外损伤也时常发生。饮食的偏食和不洁、劳逸失度等容易造成机体虚弱，风、寒、湿等外邪更加容易侵袭机体，阻滞于经络，导致气血运行不畅，筋脉失于濡养，表现为不荣则痛、不通则痛。

二、腰椎间盘病变伴腰椎椎管狭窄症疼痛综合征的致病机制

（一）现代医学相关致病机制

腰椎椎管狭窄症的发生除少部分为先天性狭窄外，大多数为继发性椎管狭窄，除

椎间盘的退变为其主要原因外，还与以下因素有关。

1. 压迫因素　在由于压迫造成腰椎管狭窄症的发生，生理因素造成的压迫包括腰部负荷的增加、腰部后伸、负压的增加等；病理因素造成的压迫包括黄韧带的增厚、关节突关节增生、椎板增厚、椎弓根发育性较短等。有的学者认为黄韧带肥厚可引起腰椎管狭窄，同时黄韧带退变对患者临床症状具有诱发或促进作用。而黄韧带病变在腰椎管狭窄中的重要性尚缺乏统一的认识。王伟敦等通过影像学、病理解剖学对腰椎管狭窄症与黄韧带的病理关系进行分析，得出腰椎管狭窄症中因马尾、神经根卡压而出现的一系列症状与黄韧带肥厚及黄韧带钙化、骨化有关。

2. 血循环障碍因素和炎症介质刺激　诸多研究认为，腰椎椎管狭窄症神经源性间歇性跛行和间歇性下肢痛与血液循环障碍和炎症性产物的刺激有关。神经受到卡压后，会造成静脉充血和动脉缺血，导致神经功能的损害，而缺血再灌注的过程，又可引起局部的充血和水肿的炎性反应，产生强烈的致痛和刺激作用。

3. 马尾血管因素与腰椎管活动因素　腰椎不同于颈椎和胸椎，椎管内马尾横断面积占腰椎横截面积44%。在上述原因致腰椎管狭窄到即将压迫马尾神经时，则出现了马尾的血管因素与腰椎管活动因素，即腰直立或后伸时，椎管容积最小，而腰前弯时椎管内容积比直腰或后伸时大10%。这两个因素导致左右间歇性跛行的出现，走路时马尾神经需要的供血量增加，静脉回流亦增加，由于腰椎椎管狭窄到了临界程度，因而阻碍了静脉回流的增加，致椎管内压力增加，而动脉供血在椎管内压力增加的情况下被迫减少，致马尾神经压迫产生下肢疼痛、麻木、无力等症状。此时病人因腰腿痛而不能再走路，停下休息或坐下休息时，下肢不活动，马尾神经用血量减少；而坐下时或前弯椎管内容积增大，利于静脉回流，待症状消失继而再走路活动时，又使椎管内压力增大而出现压迫症状，如此往复。

（二）中医学相关致病机制

关于腰腿疼的病机早在《内经》中已描述，《素问·脉要精微论》曰："腰者，肾之腑也，……"巢元方《诸病源候论·卒腰痛候》说："夫伤之人，肾气虚损……风邪乘虚，卒入肾经，故卒然而患腰痛，皆由伤肾气所为。"由此可见本病主要与肾关系密切。《丹溪心法·腰痛》指出腰痛病因有"湿热、肾虚、瘀血、挫闪、痰积"，并强调腰痛病因以肾虚最为重要。肾气为全身之气的根本，肾气亏虚，一身之气推动温煦能力不足，血液循环瘀滞而发为腰腿痛。由于肝肾同源，阴阳相互滋养与制约，肝气郁怒同样影响肾气郁滞，不能输荣外府，发生腰痛。综上所述，肾虚是腰痛病发生发展的内在因素，肾虚致腰痛发生的主要机制为肾虚不固，外感风寒湿邪易于侵入人体，痹阻于经络，阻碍气血运行，不通则痛，然而肾虚又以阳虚为主易致腰部冷痛。由此可见本病的主要病机特点为本虚标实，以肾阳虚为本，寒、痰、湿诸邪阻滞经络致瘀为标。故对肾虚血瘀证腰椎管狭窄症的治疗当以补肾益精、化瘀止痛为法。

三、腰椎间盘病变伴腰椎椎管狭窄症疼痛综合征的临床表现

1. 病史概况 发育性腰椎椎管狭窄症虽多属先天性，但真正发病年龄大多在中年以后。而主要因退变所致者年龄要大于前者的10～15岁，因此，多见于老年患者。本病男性多于女性，可能与男性劳动强度和腰部负荷较大有关。初次发病常在不知不觉中逐渐出现症状。

2. 典型症状 本病主要症状为腰骶部疼痛及间歇性跛行。腰骶部疼痛常涉及两侧，站立、行走时加重，卧床、坐位时减轻。主诉腿痛者比椎间盘突出症者明显为少。症状产生原因除椎管狭窄外，大多合并椎间盘膨出或侧隐窝狭窄。70%～80%患者有马尾神经性间歇性跛行，其特点是安静时无症状，短距离行走即出现腿痛、无力及麻木，站立或蹲坐少许时间症状又消失。病变严重者，挺胸、伸腰、站立亦可出现症状。马尾神经性间歇性跛行与闭塞性脉管炎的血管性间歇性跛行不同处是后者下肢发凉，足背动脉搏动消失，而感觉、反射障碍较轻；且冷水诱发试验阳性（无必要者不需测试）。椎间盘突出症的根性痛及间歇性跛行平时有腿痛，且大多为单侧性。

3. 主要体征 检查时大多数病例无阳性体征，少数有脊柱生理弯曲消失或侧凸，但不如前者及椎间盘突出症者重，脊柱后伸可诱发或加重肢体的麻痛，但如神经根已麻痹者可无。感觉障碍有无及其程度视狭窄轻重而不同，重者可出现受损神经支配区感觉、运动障碍，反射减弱或消失。

四、腰椎间盘病变伴腰椎椎管狭窄症疼痛综合征的病理特征

（一）概述

从病理解剖角度来看，凡是腰椎管、神经根管或椎间孔的骨性与纤维性结构出现增生、肥厚、内陷及其他占位性改变，均可引起管腔狭窄，对马尾或神经根造成刺激或压迫而出现各种症状，此类病例，统称为腰椎椎管狭窄症。

（二）原发性腰椎椎管狭窄症

原发性腰椎椎管狭窄症，主要是由于椎节在生长过程中发育不良所造成的，其中包括椎弓根变短、两侧椎弓根横径间距较近、两侧椎弓与棘突相交的夹角狭小、发育性椎板肥厚、椎体后缘或小关节的骨质肥大或变异等。

（三）继发性椎管狭窄症

1. 主要病理特点 继发性椎管狭窄症是指后天因素所造成的，包括黄韧带的肥厚

（亦可为先天性，但少见）与松弛、椎体间关节的松动与脱位、椎间盘的突出与脱出、关节突关节及椎体后缘的骨质增生等。其大多见于成年之后，医源性椎管狭窄症是由于医疗后所产生者，其原因有腰椎髓核摘除术后并行自体植骨、椎骨骨折行异体植骨、棘间韧带切除行椎体融合术、压缩骨折后行脊椎融合术等，这些患者都可能在植骨融合过程中，由于骨质的过度反应而逐渐出现腰腿痛，并伴有马尾性间歇性跛行。因退变性因素所致的骨性狭窄在临床上相当多见，尤其是我国进入老龄化社会后。其病理改变主要有椎体后上缘骨质增生，此时，增生的骨质可以从前方向后突入侧隐窝；关节突的增生与肥大亦可使侧隐窝狭窄；此外，椎间盘及椎体退变引起椎节滑脱亦归属退变性。软组织改变引起的狭窄主要指椎间盘退变性纤维环膨出、突出与脱出，黄韧带肥厚，后小关节囊的松动与内陷等。这些因素均可使黄韧带和椎间隙过度狭窄而挤压神经根。

2. **其他病理解剖特点**

（1）硬膜外改变：腰椎椎管狭窄症病例手术后病理切片常可发现有黄韧带肥厚或钙化，硬膜外脂肪变性或纤维化，硬膜外亦可出现纤维束带形成及粘连等病理改变。当患者步行数百米（严重病例仅数十步）后，出现一侧或双侧腰酸、腿痛及下肢麻木、无力，以至跛行，但当稍许蹲下或坐下休息数分钟后，又可继续步行，因有间歇期，故名间歇性跛行。

（2）椎板增厚：凡椎板厚度超过8mm、黄韧带厚度超过5mm者，可视为增厚。

（3）椎间盘病理解剖改变：腰椎椎间盘的病理改变可分为三种形态，即椎间盘膨出、椎间盘突出与椎间盘脱出。实质上，其是三个不同的病理过程。造成椎间盘膨出一般有两个因素：一是椎间盘退变而发生脱水和纤维性变，失去固有的弹性而向周围膨出；二是退变的椎间盘纤维发生放射性裂隙，但此时髓核仍在纤维环内。椎间盘突出是外层纤维环断裂后髓核经断裂部外溢，并将后纵韧带与骨膜撕裂，通过后纵韧带形成对硬膜囊压迫的"疝"样突起，并压迫硬膜囊。而脱出则是在前者基础上，髓核穿过后纵韧带上的裂隙进入椎管，并对硬膜囊直接形成局限性的致压物而压迫神经组织；个别情况下，髓核可穿过硬膜而进入椎管内。临床观察发现：膨出的椎间盘大多数是腰椎椎管狭窄症的组成部分。

五、腰椎间盘病变伴腰椎椎管狭窄症疼痛综合征的特殊检查

1. **腰椎X线检查**　在发育性或混合型椎管狭窄者，主要表现为椎管矢状径小，椎板、关节突及椎弓根异常肥厚，两侧关节突关节移向中线，椎板间隙窄；退变者有明显的骨质增生。

2. **腰椎CT检查**　CT可清晰显示腰椎椎管形态及狭窄程度，可以作为腰椎椎管狭窄症的确诊的直接依据。腰椎CT能够清楚地显示骨性椎管，但对软性椎管显示欠佳。

CTM（CT加脊髓造影）可清楚显示骨性椎管、硬膜囊和病变的相互关系，以及对腰椎椎管横断面各种不同组织和结构的面积及其之间的比值进行测算。

3. **腰椎磁共振检查** 可准确显示腰椎椎管狭窄的部位及程度，并能纵向直接显示硬膜囊及脊髓的受压情况，但是MRI对椎管的正常及病理骨性结构显示不如CT。因骨皮质、纤维环、韧带和硬膜均为低信号或无信号，骨赘、韧带钙化或骨化等也为低信号或无信号。因此，在显示椎管进行性退变狭窄及脊髓与神经根关系上不如常规X线检查及CT扫描。

4. **腰椎红外热成像检查** 腰椎间盘慢性损害时，因长时间的病变甚至发生神经失用性或营养性肌肉萎缩，红外热成像图上显示患肢体积变小。所以，当临床上主诉疼痛部位检查无局部病变而红外热成像图上显示异常低温，循其神经走行途径上的近心端发现局部高温和局部压痛，应考虑患的可能是神经卡压性疼痛，并给予进一步的影像学检查和针对性的治疗。一旦产生压迫或周围肌肉、韧带组织紧张，间接引起神经支配的器官、肌肉或者内分泌腺体改变，在其支配或所属脏器的投影区也常出现异常热态分布。

5. **腰椎超声检查** 超声可见腰椎椎管的大小结构，可以做诊断参考。

6. **腰部及下肢电生理检查** 肌电图有助于脊髓、神经根和周围神经的功能和受损状态的较客观地定位定量，弥补影像学和症状、体格检查的不足。

六、腰椎间盘病变伴腰椎椎管狭窄症疼痛综合征的诊断标准

1. **病史** 先天性腰椎椎管狭窄症起病缓慢，病程长。继发性腰椎椎管狭窄症多有椎间盘病变等始发病史。

2. **症状** 缓发性、持续性的腰痛和腿痛以及间歇性跛行，腰部过伸，行动受限。腰痛在腰骶部，腿痛多为双侧，可左右交替出现，或一侧轻一侧重。疼痛性质为酸痛、刺痛或胀痛。间歇性跛行是本病特征性症状，即当站立或行走时，出现腰腿痛或麻木无力，跛行逐渐加重，甚至不能继续行走，下蹲休息后缓解，若继续行走其症状又出现，骑自行车无妨碍。

3. **体征** 可见腰部后伸受限，背伸试验阳性，即背伸可引起后背与小腿疼痛，这是本病的一个重要体征。部分患者可出现下肢肌肉萎缩，以胫前肌及伸肌最明显，足趾背伸无力。小腿外侧痛觉减退或消失，跟腱反射减弱或消失。直腿抬高试验可出现阳性。但部分患者可没有任何阳性体征，其症状和体征非一致是本病的特点之一。病情严重者，可出现尿频、尿急或排尿困难，两下肢不完全瘫痪，马鞍区麻木，肛门括约肌松弛、无力或阳痿。

4. **影像学检查** CT扫描片可见腰椎管矢状径小于13mm，椎管与椎体的比值小于0.75。椎弓根变短，关节突增生、肥大并突入椎管内；MRI检查可见硬膜囊受压、黄韧

带增生、椎间盘突出、马尾异常、神经根受压等，其中腰椎MRI还可见特殊表现，如神经根冗余征、马尾沉降征、硬膜外脂肪增多症。

5. **其他辅助检查**　椎管造影示完全或不完全梗阻。不完全梗阻者呈节段性狭窄。

七、腰椎间盘病变伴腰椎椎管狭窄症疼痛综合征的鉴别诊断

1. **坐骨神经盆腔出口狭窄症**　本病的特点是：①腰部多无症状，腰椎后伸范围正常。②压痛点主要位于环跳穴处。③有典型的坐骨神经干性受累症状。④如与腰椎椎管狭窄症伴发，则出现该病的三大症状等。

2. **腰椎结核（原发性与继发性）**　腰椎结核起病隐袭，病程进展缓慢，部分患者既往有结核病史或结核病接触史。早期症状较轻，不易被发现。成年患者常被误诊为风湿、劳损而给予抗风湿或其他对症治疗。有些患者早期无自觉症状，可在查体时偶然发现。有些病例直到发现寒性脓肿，腰椎畸形以至截瘫时方来就诊。只有少数患者发病比较急骤，全身和局部症状明显。可通过血常规、结核分枝杆菌抗体测定、腰椎MRI等相鉴别。

3. **腰椎化脓性感染**　腰椎化脓性感染，为化脓性细菌感染侵及脊椎所致。常见的细菌如金黄色葡萄球菌，可引起椎骨炎性病变及骨质破坏。由于受累部位不同，化脓性脊柱炎患者出现的症状及体征各异，临床表现不尽相同，常见表现为畏寒、发热、脊椎僵直等。X线有无椎体骨质疏松，边缘是否模糊不清，椎间隙有无变窄，以及椎体硬化、椎间骨桥形成及椎体融合情况。腰椎MRI可明显发现感染灶，也可通过血常规、红细胞沉降率及血、脓液细菌培养以鉴别诊断。

4. **腰椎恶性肿瘤（原发性与继发性）**　包括马尾部肿瘤，早期难以鉴别。中、后期主要表现为：①以持续性双下肢及膀胱直肠症状为特点；②疼痛呈持续性加重，以夜间为甚，非用强效镇痛药不可入眠；③其他：困难者可借助其他特殊检测手段，MRI检查有确诊价值。

5. **周围血管疾病**　周围血管疾病与腰椎椎管狭窄均会在劳累时加重，因此可能误诊。但是，神经源性跛行的症状通常可与血管性跛行相区分。当以直立姿势站立不动时，神经源性（非血管性）跛行常常在休息时持续存在，可通过采取弯腰、屈曲姿势得到改善（即使不休息也可改善）。同样，与类似强度的行走相比，腰椎椎管狭窄患者常能更好地耐受骑自行车，但血管性跛行患者并非如此。

6. **先天性脊髓栓系综合征**　通常于儿童期发病，但偶尔隐性椎管闭合不全的患者首次就医时已是成人。此类患者就诊时的主诉可能与腰椎椎管狭窄类似，表现为腿痛和背痛、运动和感觉症状以及肠道或膀胱功能障碍的情况。神经影像学检查将发现该疾病，常常适合行手术解除栓系。

7. **脊髓血管畸形** 该病比较罕见，但可产生有症状的腰骶神经根功能障碍和神经源性跛行，该病的症状常常是波动性的；但与腰椎椎管狭窄相比，它们通常更难预测。脊髓血管畸形患者也常常具有长束征，但可能不明显。

8. **累及腰骶神经根或马尾的许多炎性疾病** 可产生与腰椎椎管狭窄的神经功能障碍相重叠的表现。但是，不会出现神经源性跛行。这些疾病包括脊髓蛛网膜炎、慢性炎症性脱髓鞘性多发性神经病、结节病、癌性脑膜炎以及多种感染，例如巨细胞病毒、单纯疱疹病毒、带状疱疹病毒、EB病毒、莱姆病、支原体或结核。

9. **腰椎的其他疾病** 尚需与后纵韧带骨化症，特发性、弥漫性、肥大性脊柱炎，多发性硬化症及末梢神经炎等相鉴别。

八、腰椎间盘病变伴腰椎椎管狭窄症疼痛综合征的中医辨证

（一）中医辨证概要

1. **辨外感内伤** 有久居冷湿，劳汗当风，冒受湿热，或腰部过度劳累，跌扑伤损病史，起病急骤，或腰痛不能转侧，表现为气滞血瘀征象者，为外感腰痛；年老体虚，或具烦劳过度，七情内伤，气血亏虚病史，起病缓慢，腰痛绵绵，时作时止，表现为肾虚证候者，属内伤腰痛。

2. **辨标本虚实** 肾精不足，气血亏虚为本；邪气内阻，经络壅滞为标。《景岳全书·腰痛》说："既无表邪，又无湿热，或以年衰，或以劳苦，或以七情忧郁，则悉属真阴虚证。"

（二）中医辨证分型

1. **寒湿腰痛** 腰部冷痛重着，转侧不利，逐渐加重，每遇阴雨天或腰部感寒后加剧，痛处喜温，得热则减，苔白腻而润，脉沉紧或沉迟。

2. **湿热腰痛** 腰髋弛痛，牵掣拘急，痛处伴有热感，每于夏季或腰部着热后痛剧，遇冷痛减，口渴不欲饮，尿色黄赤，或午后身热，微汗出，舌红苔黄腻，脉濡数或弦数。

3. **瘀血腰痛** 痛处固定，或胀痛不适，或痛如锥刺，日轻夜重，或持续不解，活动不利，甚则不能转侧，痛处拒按，面晦唇暗，舌质隐青或有瘀斑，脉多弦涩或细数。病程迁延，常有外伤、劳损史。

4. **肾虚腰痛** 腰痛以酸软为主，喜按喜揉，腿膝无力，遇劳则甚，卧则减轻，常反复发作。偏阳虚者，则少腹拘急，面色㿠白，手足不温，少气乏力，舌淡脉沉细；偏阴虚者，则心烦失眠，口燥咽干，面色潮红，手足心热，舌红少苔，脉弦细数。

九、腰椎间盘病变伴腰椎椎管狭窄症疼痛综合征的治疗

（一）腰椎椎管狭窄症的常规治疗

1. **适当休息** 避免腰部负重物，避免过度疲劳。
2. **保护腰椎** 尽量制动，防止腰椎剧烈活动诱发神经伤害等。
3. **物理疗法** 如热敷、冷敷、电刺激疗法、超声波疗法、牵引疗法等，均可以有效地减少疼痛和炎症，促进身体功能的恢复。
4. **对症药物** 可选择应用镇痛药、肌肉松弛药，维生素B_1、维生素B_{12}等对症治疗。

（二）腰椎椎管狭窄症的中医特色治疗

1. **腰椎推拿疗法** 能缓解腰部肌群的紧张及痉挛，恢复腰椎活动，缓解症状。
2. **经络针灸疗法** 根据疼痛部位，选择相应夹脊穴，并予以相应的配穴。
3. **经络艾灸疗法** 艾灸疗法主要是行腰椎部位的穴位艾灸刺激，从而引发腰椎部位的血液循环增加，并且能够解除腰部肌肉筋膜韧带的痉挛状态，从而缓解腰骶部疼痛。
4. **经络刮痧疗法** 以中医经络腧穴理论为指导，用刮痧板蘸刮痧油反复刮动，摩擦患者腰部皮肤，是治疗腰部疾病的一种方法。
5. **经络拔罐疗法** 利用燃烧排出罐内空气，造成负压，使之吸附于腰部腧穴或应拔疼痛部位的体表，产生刺激，使被拔部位的皮肤充血、瘀血，以达到防治疾病的目的。
6. **穴位灌注疗法** 是选用中西药物注入有关穴位以治疗疾病的一种方法。
7. **中药外敷疗法** 此种治疗可改善血循环，缓解肌肉痉挛，消除肿胀以减轻症状，有助于手法治疗后使患椎稳定。本法可用热毛巾或热水袋局部外敷，最好是用中药熏洗方来热敷。急性期患者疼痛症状较重时不宜做温热敷治疗。
8. **中药熏蒸疗法** 中药熏蒸治疗疗法又叫蒸汽治疗疗法、汽浴治疗疗法、中药雾化透皮治疗疗法，是以中医理论为指导，利用药物煎煮后所产生的蒸汽，通过熏蒸机体达到治疗目的的一种中医外治治疗疗法。
9. **中药浸泡疗法** 是指在洗浴的水中加入中药的药液浸泡全身，以达到治疗疾病的作用。
10. **中药经皮透入疗法** 使药物通过皮肤直接作用于腰部病变位置，从而起到治疗作用。
11. **其他中医特色疗法** 磁疗具有镇痛、消炎、降压、安眠、止泻、止痒等作用。

（三）腰椎椎管狭窄症的微创特色治疗

1. 腰部神经根阻滞疗法 针对腰部及下肢疼痛部位，选择性进行神经根阻滞治疗，缓解症状。

2. 腰段硬膜外灌注疗法 从腰段硬膜外注入活血化瘀中药和神经营养药物，营养和保护脊神经，缓解患者的疼痛症状。

3. 腰部软组织松解疗法 伴发腰骶部肌肉、筋膜等软组织伤害时，可用银质针、针刀等松解。

4. 腰部软组织灌注疗法 有腰部软组织伤害时，亦可用软组织药物灌注治疗等。

（四）腰椎椎管狭窄症的微创切除治疗

腰椎椎管狭窄压迫脊髓和脊神经，经其他治疗方法效果不好时，可选择椎间盘镜或微创通道下的腰椎管减压术和椎间孔镜下腰椎管减压术等做微创切除治疗。

（五）腰椎椎管狭窄症的手术治疗

腰椎椎管狭窄压迫脊髓和脊神经，经其他治疗方法效果不好时，亦可根据病情进行手术切除治疗。手术治疗需要考虑的因素较多，包括患者的年龄、总体健康状况、病变的严重程度等，应根据患者的具体情况做出决定。

（六）中医辨证汤剂辅助治疗

1. 寒湿腰痛证 散寒除湿，温经通络。推荐方药：干姜苓术汤加减。

2. 湿热腰痛 清热利湿，舒筋活络。推荐方药：加味二妙散加减。

3. 瘀血腰痛 活血化瘀，理气止痛。推荐方药：身痛逐瘀汤加减。

4. 肾虚腰痛 偏阳虚者，宜温补肾阳；偏阴虚者，宜滋补肾阴。推荐方药：偏阳虚者以右归丸加减，偏阴虚者以左归丸加减。

十、腰椎间盘病变伴腰椎椎管狭窄症疼痛综合征的疗效判定

（一）临床疗效（症状和体征的改善程度）评定的参考标准

1. 评分标准 总分100分，其中症状分值60分，体征分值40分。

（1）症状改善程度：分值60分。综合患者腰部及全身的疼痛等症状进行治疗前与治疗后进行对比，按照改善程度以100%计算。如患者治疗后症状每改善10%计6分，症状全部消失计60分，治疗后症状无改善计0分，其他症状改善的分值计算以此类推。

（2）体征改善程度：分值40分。综合患者腰部及全身各部位的压痛、叩击痛、病

理反射、神经牵拉反应和脊柱、关节活动等阳性体征进行治疗前与治疗后进行对比，按照改善程度以100%计算。如患者治疗后综合阳性体征每改善10%计4分，体征全部消失计40分，治疗后体征无改善计0分，其他体征改善的分值计算以此类推。

2. 疗效分级 患者治疗后与治疗前的症状和体征对比，共分5个级别，每个级别分值如下。

一级疗效：治疗后症状和体征绝大部分消失，疗效评定分值80～100分，疗效指数＞80%。

二级疗效：治疗后症状和体征大部分消失，疗效评定分值60～80分，疗效指数＞60%。

三级疗效：治疗后症状和体征明显改善，疗效评定分值40～60分，疗效指数＞40%。

四级疗效：治疗后症状和体征有所改善，疗效评定分值10～40分，疗效指数≥10%。

五级疗效：治疗后症状和体征略有改善，疗效评定分值1～10分，疗效指数＜10%。

（二）影像学检查

除症状体征改善外，影像学检查是评价治疗的重要手段。

【典型病例】

患者：郭某，男性，57岁。腰部疼痛不适，伴有双下肢牵扯痛、麻木持续约3年，近一个月加重。经CT和MRI检查提示：$L_{4,5}$、L_5S_1椎间盘突出继发椎管狭窄。给予中药口服及针灸、理疗等治疗后症状改善不明显，遂行椎间孔镜下微创手术治疗，治疗后症状较前改善。

（尕丽娅　王　霞）

参 考 文 献

[1] 李睿. 行气活血止痛方治疗腰椎管狭窄症的临床效果 [J]. 陕西中医, 2016, (09): 1200-1202.

[2] Yu Qian, An Qin, Ming Zheng. Trans foraminal ligamentmay play role in lumbar nerve root compression of foraminal stenosis [J]. Medical Hypotheses, 2011, 77 (6): 1148-1149.

[3] Safak AA, Is M, Sevinc O, et al. The thickness of the ligamentum flavum in relation to age and gender [J]. Clin Anat, 2010, 23 (1): 79-83.

[4] Altinkaya N, Yildirim T, Demir S, et al. Factors associated with the thickness of the ligamentum flavum: is ligamentum flavum thickening due to hypertrophy or buckling [J]. Spine, 2011, 36 (16): 1093-1097.

[5] Chokshi FH, Quencer RM, Smoker WR. The "thickened" ligamentum flavum: is it buckling or enlargement [J]. AJNR Am J Neur oradiol, 2010, 3 (10): 1813-1816.

[6] 王伟敦, 倪斌, 于沈敏. 腰椎管狭窄症与黄韧带的病理关系研究分析 [J]. 中国矫形外科杂志, 2013, 11 (10): 664-666.
[7] Jesperson SM, Hansen ES, Hoy K, et al. Two-level spinal stenosis in minipigs Hemodynamic effects of exercise [J]. Spine, 2011, 20: 2765-2773.
[8] 刘汝落. 椎管狭窄症 [J]. 中医矫形外科杂志, 2004, 12 (19): 154-156.
[9] Olmarker K, Rydevik B, Hansson T, et al. COMPression induced changes of the experimental supply to the porcine cauda equina [J]. Spinal, 2010, 3: 25.
[10] 胥少汀, 葛宝丰, 徐印坎等. 实用骨科学 [M]. 北京: 人民军医出版社, 2015.
[11] 马欣, 张中斌, 李华, 孙士杰. 腰痹通汤联合氨糖美辛肠溶片治疗退行性腰椎管狭窄症56例 [J]. 河南中医, 2016, (05): 879-881.

第三节 腰椎间盘病变伴腰椎韧带骨化症疼痛综合征

腰椎间盘病变伴腰椎韧带骨化综合征指后纵韧带、黄韧带等异位骨化所导致的病理过程，本节将从腰椎间盘病变伴腰椎韧带骨化症的致病因素、致病机制、临床表现、病理特征、特殊检查、诊断标准、鉴别诊断、中医辨证、治疗方式、疗效判定等方面对腰椎韧带骨化症的疼痛综合征进行系统阐述。

一、腰椎间盘病变伴腰椎韧带骨化症疼痛综合征的致病因素

（一）现代医学相关致病因素分析

腰椎间盘病变伴腰椎韧带骨化疼痛综合征的致病因素，从现代医学角度看，涉及多个复杂的方面。

1. **结构性与退行性病变** 腰椎间盘的退行性病变与腰椎韧带的骨化是疼痛的主要结构性原因。这种变化可能增加腰椎的僵硬性，减少其活动度，导致腰椎功能受限，进而引发疼痛。

2. **神经根压迫** 腰椎间盘的突出或膨出，结合韧带的骨化，很可能对神经根造成压迫，这种压迫会阻断神经信号的正常传导，导致疼痛、麻木等症状。

3. **局部炎症反应** 腰椎间盘病变和韧带骨化过程中，局部组织可能发生炎症反应。这些炎症反应会刺激疼痛感受器，加剧疼痛感。

4. **脊柱稳定性下降** 由于腰椎间盘和韧带的病变，脊柱的稳定性可能会受到影响，这会增加腰椎受力不均的风险，进而引发或加剧疼痛。

5. **遗传因素与环境因素** 研究表明，腰椎间盘病变和韧带骨化可能受到遗传和环境因素的共同影响。某些基因变异可能增加个体对这些病变的易感性。

（二）中医学相关致病因素分析

在中医理论中，腰椎间盘病变伴腰椎韧带骨化症疼痛综合征的致病因素主要与体

质、气血运行以及脏腑功能等有关。

1. **体质因素** 中医认为，体质的虚实、寒热等都会影响疾病的发生和发展。体质虚弱或偏寒的患者更容易出现腰膝酸软、疼痛等症状。

2. **气血瘀阻** 腰椎间盘病变和韧带骨化可能导致局部气血流通不畅，形成瘀阻。中医认为，"不通则痛"，因此气血瘀阻是疼痛的重要原因。

3. **肝肾亏虚** 中医认为，肝主筋，肾主骨。肝肾亏虚则筋骨失养，易于发生退行性病变和骨化。这种脏腑功能的失调也可能导致或加剧疼痛。

二、腰椎间盘病变伴腰椎韧带骨化症疼痛综合征的致病机制

（一）现代医学致病机制

脊柱韧带骨化广义上包括所有脊柱相关韧带的骨化，包括前纵韧带、后纵韧带、项韧带、黄韧带及颅颈交界处的横韧带、齿尖韧带等。狭义上指是一种以后纵韧带骨化和黄韧带骨化为代表的，在东北亚常见的老年性退行性脊柱病。后纵韧带骨化多发生于颈椎，黄韧带骨化则以胸椎下段常见。弥漫型韧带骨化常包括后纵韧带、黄韧带或前纵韧带同时骨化。

1. **腰椎间盘病变与韧带骨化的关系** 腰椎间盘病变是腰椎退变的一种表现，长期的病变可能导致腰椎韧带的应力增加，从而引发韧带骨化。韧带骨化会进一步影响腰椎的灵活性和稳定性，加剧疼痛综合征的症状。

2. **年龄及病程对疼痛综合征的影响** 随着年龄的增长，特别是高龄患者，腰椎间盘和韧带的退变速度会加快。长时间的腰椎疾病和韧带骨化会使支配腰部肌肉的神经组织受损，导致肌肉萎缩和疼痛。病程越长，术后恢复的时间通常也会相应增长，疼痛综合征的持续时间也可能更长。

3. **手术对腰椎解剖结构的影响** 腰椎间盘病变伴腰椎韧带骨化的手术治疗，可能会对腰椎的肌肉、韧带和关节囊等结构造成不同程度的损伤。手术改变了腰椎的稳定性和生理结构，特别是对韧带骨化部分的处理，可能引发术后疼痛综合征。

（二）中医学相关致病机制

1. **外感风寒湿邪与痹症** 中医认为，风寒湿邪是导致痹症（包括腰部疼痛）的重要因素。对于腰椎间盘病变伴腰椎韧带骨化的患者，外感风寒湿邪可能进一步加剧疼痛综合征的症状。

2. **内伤实邪与脏腑功能失调** 内伤实邪，如痰湿、气滞等，以及脏腑功能失调，特别是肝肾亏虚，都可能导致腰部筋脉失养，从而引发或加剧术后疼痛综合征。

3. **血瘀与气滞的影响** 中医理论中，血瘀和气滞是导致疼痛的重要机制。手术

后，特别是腰椎手术后，血瘀和气滞的情况可能更为严重，从而引发或加剧疼痛综合征。

三、腰椎间盘病变伴腰椎韧带骨化症疼痛综合征的临床表现

1. **病史概况** 患者有腰椎间盘病变并伴有腰椎韧带骨化的病史。由于这种复杂的病理情况，患者可能经历了长期的腰部及下肢不适，且在接受了相应的治疗后，这些症状可能仍然持续存在或反复发作。

2. **典型症状** 患者除了可能出现的腰部及下肢疼痛、酸胀、僵硬等典型的腰椎间盘病变症状外，还可能因为腰椎韧带的骨化而导致疼痛加剧、活动度进一步受限。此外，骨化的韧带可能对神经根或脊髓造成压迫，引发坐骨神经痛、马尾综合征（如大小便功能障碍）等严重症状。这些症状的组合使得患者的生活质量受到显著影响。

3. **主要体征** 在腰部，会发现明显的压痛、叩击痛，同时腰部的活动范围也会受到限制。如果腰椎韧带骨化严重并压迫到脊髓或脊神经根，还会出现相应支配区域的感觉异常（如麻木、刺痛等）、肌力减弱或反射异常等体征。

四、腰椎间盘病变伴腰椎韧带骨化症疼痛综合征的病理特征

后纵韧带骨化在沿着纵轴方向生长的同时，在水平方向也同时扩大，形成椎管内的占位性病变，使椎管容积变小、椎管狭窄，造成脊髓、神经根受压，脊髓被挤压呈月牙形状，并被推向椎管后壁，骨化块的后壁呈波浪状改变。骨化块主要由板层骨构成，从椎体后缘至板层骨之间依次为纤维组织、纤维软骨、钙化软骨。骨化灶与硬脊膜粘连，随着压迫程度的增加，硬脊膜变薄甚至消失，有时硬脊膜也会发生骨化。由于骨化块不断增大，脊髓受压发生严重变形，神经组织充血水肿，脊髓前角细胞数量减少、形态缩小，脊髓白质有广泛的脱髓鞘变。

五、腰椎间盘病变伴腰椎韧带骨化症疼痛综合征的特殊检查

1. **X线** 于侧位及斜位片上可显示骨化（钙化）之黄韧带，以 C_{4-5}、C_{5-6} 及胸段为多见，腰椎处由于骨骼肥厚，且致密，常难以显示。严重者可发现骨化之黄韧带向椎管内突入。此种病例大多合并椎管狭窄症及颈椎病或胸腰椎其他病变，因而于X线片上尚可发现椎管矢状径比值及绝对值均小于正常。此外，椎间隙多有骨刺形成等。

2. **CT** 横断面图像分辨率高，对于一些轻度的、细小的钙化，也易发现。表现为椎体后方像乳头状的钙化致密影，椎管矢状径明显缩小，硬膜囊受压变形。

3. **MRI** 矢状位可以观察全貌，钙化可以是连续的，也可以是断断续续的，所以

MRI表现为椎体后方条带状或点线样低信号，相应层面椎管不同程度变窄，脊髓受压；MRI一个优势在于可以观察脊髓内部信号有无异常。

六、腰椎间盘病变伴腰椎韧带骨化症疼痛综合征的诊断标准

1. **病史** 腰椎韧带骨化起病缓慢，病程长。
2. **症状** 缓发性、持续性的腰痛和腿痛，间歇性跛行，腰部过伸行动受限。腰痛在腰骶部、腿部，腿痛多为双侧，可左右交替出现，或一侧轻一侧重。疼痛性质为酸痛、刺痛。间歇性跛行是本病特征性症状。
3. **体征** 部分患者可出现下肢肌肉萎缩，以胫前肌及伸肌最明显，足趾背伸无力。小腿外侧痛觉减退或消失，跟腱反射减弱或消失。直腿抬高试验可出现阳性。但部分患者可没有任何阳性体征，病情严重者可出现尿频尿急或排尿困难，两下肢不完全瘫痪，马鞍区麻木，肛门括约肌松弛、无力或阳痿。
4. **影像学检查** X线片：于侧位及斜位片上可显示骨化（钙化）之黄韧带，以C_{4-5}、C_{5-6}及胸段为多见，腰椎处由于骨骼肥厚，且致密，常难以显示。严重者可发现骨化之黄韧带向椎管内突入。此外，椎间隙多有骨刺形成等。断层摄影及CT扫描：可清晰地显示骨化之黄韧带的形态及部位，磁共振（MRI）及脊髓造影等均有助于诊断，尤其是病变涉及神经者，应常规行MRI检查。
5. **其他辅助检查** 椎管造影示完全或不完全梗阻。不完全梗阻者呈节段性狭窄。

七、腰椎间盘病变伴腰椎韧带骨化症疼痛综合征的鉴别诊断

1. **坐骨神经盆腔出口狭窄症** 本病的特点是：①腰部多无症状，腰椎后伸范围正常；②压痛点主要位于环跳穴处；③有典型的坐骨神经干性受累症状；④如与腰椎椎管狭窄症伴发，则出现该病的三大症状等。
2. **腰椎结核（原发性与继发性）** 腰椎结核起病隐袭，病程进展缓慢，部分患者既往有结核病史或结核病接触史。早期症状较轻，不易被发现。成年患者常被误诊为风湿、劳损而给予抗风湿或其他对症治疗。有些患者早期无自觉症状，可在查体时偶然发现。有些病例直到发现寒性脓肿，腰椎畸形以至截瘫时方来就诊。只有少数患者发病比较急骤，全身和局部症状明显。可通过血常规、结核杆菌抗体测定、腰椎核磁等相鉴别。
3. **腰椎恶性肿瘤（原发性与继发性）** 包括马尾部肿瘤，早期难以鉴别。中、后期主要表现为：①以持续性双下肢及膀胱直肠症状为特点；②疼痛呈持续性加重，以夜间为甚，非用强效镇痛剂不可入眠；③腰穿多显示蛛网膜下腔梗阻，蛋白定量升高及潘氏试验阳性等；④其他：困难者可借助于其他特殊检测手段，MR检查有确诊价值。

第八章 腰椎间盘相关病变系列 307

4. **周围血管疾病** 周围血管疾病与腰椎韧带骨化均会在劳累时加重，因此可能误诊。但是，神经源性跛行的症状通常可与血管性跛行相区分。当以直立姿势站立不动时，神经源性（非血管性）跛行常常在休息时持续存在，可通过采取弯腰、屈曲姿势得到改善（即使不休息也可改善）。同样，与类似强度的行走相比，腰椎韧带骨化患者常能更好地耐受骑自行车，但血管性跛行患者并非如此。

5. **先天性脊髓栓系综合征** 通常于儿童期发病，但偶尔隐性椎管闭合不全的患者首次就医时已是成人。表现为腿痛和背痛、运动和感觉症状以及肠道或膀胱功能障碍的混合情况。神经影像学检查将发现该疾病，常常适合行手术解除栓系。

6. **脊髓血管畸形** 该病比较罕见，但可产生有症状的腰骶神经根功能障碍和神经源性跛行的症状，该病的症状常常是波动性的；脊髓血管畸形患者也常常具有长束征，但可能不明显。

7. **累及腰骶神经根或马尾的许多炎性疾病** 可产生与腰椎椎管狭窄的神经功能障碍相重叠的表现。但是，不会出现神经源性跛行。这些疾病包括脊髓蛛网膜炎、慢性炎症性脱髓鞘性多发性神经病、结节病、癌性脑膜炎以及多种感染，例如巨细胞病毒、单纯疱疹病毒、带状疱疹病毒、EB病毒、莱姆病、支原体或结核。

八、腰椎间盘病变伴腰椎韧带骨化症疼痛综合征的中医辨证

（一）中医辨证概要

1. **辨外感内伤** 有久居冷湿，劳汗当风，冒受湿热，或腰部过度劳累，跌扑伤损病史，起病急骤，或腰痛不能转侧，表现为气滞血瘀征象者，为外感腰痛；年老体虚，或具烦劳过度，七情内伤，气血亏虚病史，起病缓慢，腰痛绵绵，时作时止，表现为肾虚证候者，属内伤腰痛。

2. **辨标本虚实** 肾精不足，气血亏虚为本；邪气内阻，经络壅滞为标。《景岳全书·腰痛》说："既无表邪，又无湿热，或以年衰，或以劳苦，或以酒色斫丧，或以七情忧郁，则悉属真阴虚证。"

（二）中医辨证分型

1. **寒湿腰痛** 腰部冷痛重着，转侧不利，逐渐加重，每遇阴雨天或腰部感寒后加剧，痛处喜温，得热则减，苔白腻而润，脉沉紧或沉迟。

2. **湿热腰痛** 腰髋弛痛，牵掣拘急，痛处伴有热感，每于夏季或腰部着热后痛剧，遇冷痛减，口渴不欲饮，尿色黄赤，或午后身热，微汗出，舌红苔黄腻，脉濡数或弦数。

3. **瘀血腰痛** 痛处固定，或胀痛不适，或痛如锥刺，日轻夜重，或持续不解，活

动不利，甚则不能转侧，痛处拒按，面晦唇暗，舌质暗红或有瘀斑，脉多弦涩或细数。病程迁延，常有外伤、劳损史。

4. **肾虚腰痛** 腰痛以酸软为主，喜按喜揉，腿膝无力，遇劳则甚，卧则减轻，常反复发作。偏阳虚者，则少腹拘急，面色㿠白，手足不温，少气乏力，舌淡脉沉细；偏阴虚者，则心烦失眠，口燥咽干，面色潮红，手足心热，舌红少苔，脉弦细数。

九、腰椎间盘病变伴腰椎韧带骨化症疼痛综合征的治疗

（一）常规治疗

1. **适当休息** 避免腰部负重物，避免过度疲劳。
2. **保护腰椎** 尽量制动，防止腰椎剧烈活动诱发神经伤害等。
3. **物理疗法** 如热敷、冷敷、电刺激疗法、超声波疗法、牵引疗法等，均可以有效地减少疼痛和炎症，促进身体功能的恢复。
4. **对症药物** 可选择应用镇痛药、肌肉松弛药、维生素 B_1、维生素 B_{12} 等对症治疗。

（二）中医特色治疗

1. **腰椎推拿疗法** 能缓解腰部肌群的紧张及痉挛，恢复腰椎活动，缓解症状。
2. **经络针灸疗法** 根据疼痛部位，选择相应夹脊穴，并予以相应的配穴。
3. **经络艾灸疗法** 艾灸疗法主要是行腰椎部位的穴位艾灸刺激，从而引发腰椎部位的血液循环增加，并且能够解除腰部肌肉筋膜韧带的痉挛状态，从而缓解腰骶部疼痛。
4. **经络刮痧疗法** 以中医经络腧穴理论为指导，用刮痧板蘸刮痧油反复刮动，摩擦患者腰部皮肤，是治疗腰部疾病的一种方法。
5. **经络拔罐疗法** 利用燃烧排出罐内空气，造成负压，使之吸附于腰部腧穴或应拔疼痛部位的体表，产生刺激，使被拔部位的皮肤充血、淤血，以达到防治疾病的目的。
6. **穴位灌注疗法** 是选用中西药物注入有关穴位以治疗疾病的一种方法。
7. **中药外敷疗法** 此种治疗可改善血循环，缓解肌肉痉挛，消除肿胀以减轻症状，有助于手法治疗后使患椎稳定。本法可用热毛巾或热水袋局部外敷，最好是用中药熏洗方来热敷。急性期患者疼痛症状较重时不宜做温热敷治疗。
8. **中药熏蒸疗法** 中药熏蒸治疗方法又叫蒸汽治疗疗法、汽浴治疗疗法、中药雾化透皮治疗疗法，是以中医理论为指导，利用药物煎煮后所产生的蒸汽，通过熏蒸机体达到治疗目的的一种中医外治治疗疗法。

9. **中药浸泡疗法** 是指在洗浴的水中加入中药的药液浸泡全身，以达到治疗疾病的作用。

10. **中药经皮透入疗法** 使药物通过皮肤直接作用于腰部病变位置，从而起到治疗作用。

11. **其他中医特色疗法** 磁疗具有镇痛、消炎、降压、安眠、止泄、止痒等作用。

（三）微创特色治疗

1. **腰部神经根阻滞疗法** 针对腰部及下肢疼痛部位，选择性进行神经根阻滞治疗，缓解症状。

2. **腰段硬膜外灌注疗法** 从腰段硬膜外注入活血化瘀中药和神经营养药物，营养和保护脊神经，缓解患者的疼痛症状。

3. **腰部软组织松解疗法** 伴发腰骶部肉、筋膜等软组织伤害时，可用银质针、针刀等松解。

（四）手术治疗

腰椎韧带骨化压迫脊髓和脊神经，经其他治疗方法效果不好时，亦可根据病情进行手术切除治疗。手术治疗需要考虑的因素较多，包括患者的年龄、总体健康状况、病变的严重程度等，应根据患者的具体情况作出决定。

（五）中医辨证汤剂辅助治疗

1. **寒湿腰痛证** 散寒除湿，温经通络。推荐方药：干姜苓术汤加减。
2. **湿热腰痛** 清热利湿，舒筋活络。推荐方药：加味二妙散加减。
3. **瘀血腰痛** 活血化瘀，理气止痛。推荐方药：身痛逐瘀汤加减。
4. **肾虚腰痛** 偏阳虚者，宜温补肾阳；偏阴虚者，宜滋补肾阴。推荐方药：偏阳虚者以右归丸加减，偏阴虚者以左归丸加减。

十、腰椎间盘病变伴腰椎韧带骨化症疼痛综合征的疗效判定

（一）临床疗效（症状和体征的改善程度）评定的参考标准

1. **评分标准** 总分100分，其中症状分值60分，体征分值40分。

（1）症状改善程度：分值60分。综合患者腰部及全身的疼痛等症状进行治疗前与治疗后对比，按照改善程度以100%计算。如患者治疗后症状每改善10%计6分，症状全部消失计60分，治疗后症状无改善计0分，其他症状改善的分值计算以此类推。

（2）体征改善程度：分值40分。综合患者腰部及全身各部位的压痛、叩击痛、病

理反射、神经牵拉反应和脊柱、关节活动等阳性体征在治疗前与治疗后进行对比，按照改善程度以100%计算。如患者治疗后综合阳性体征每改善10%计4分，体征全部消失计40分，治疗后体征无改善计0分，其他体征改善的分值计算以此类推。

2. 疗效分级　患者治疗后与治疗前的症状和体征对比，共分5个级别，每个级别分值如下。

一级疗效：治疗后症状和体征绝大部分消失，疗效评定分值80～100分，疗效指数＞80%。

二级疗效：治疗后症状和体征大部分消失，疗效评定分值60～80分，疗效指数＞60%。

三级疗效：治疗后症状和体征明显改善，疗效评定分值40～60分，疗效指数＞40%。

四级疗效：治疗后症状和体征有所改善，疗效评定分值10～40分，疗效指数≥10%。

五级疗效：治疗后症状和体征略有改善，疗效评定分值1～10分，疗效指数＜10%。

（二）影像学检查

除症状体征改善外，影像学检查是评价疗效的重要手段。

【典型病例】

患者：马某，女，60岁。以"腰背部伴双下肢麻木疼痛1年余，加重半个月余"主诉入院，患者一般情况可。专科检查：患者步入病房，脊柱生理曲度存在，皮肤完整。双侧大腿后侧、小腿后侧、足底疼痛麻木，深感觉无明显异常。双侧髂腰肌、股四头肌、胫前肌、趾背伸肌、跖屈肌肌力4级，双下肢直腿抬高试验阳性，股神经牵拉试验阳性，四肢腱反射稍亢进，病理征未引出。X线片可见腰椎退变，L_{4-5}关节突关节骨质增生、椎间孔变窄。CT可见腰椎黄韧带广泛钙化及小关节骨质增生，L_4节段最为明显，黄韧带呈"V"形突入椎管，约占椎管容积的85%以上，压迫神经。MRI可见L_{3-4}、L_{4-5}、L_5S_1椎间盘稍膨出，T2WI信号减低，L_4椎体水平后方黄韧带显著肥厚，相应椎管狭窄。入院诊断：腰椎黄韧带钙化导致的腰椎椎管狭窄。

（尕丽娅　王　霞）

参 考 文 献

[1]　蔡强,刘明轩,卢朝黎,等.黄韧带钙化导致腰椎椎管狭窄一例报告[J].骨科,2024,15(2):179-181.

[2]　袁明远.脊柱韧带骨化类型及影像表现的临床意义[J].中国临床医师杂志,2023,51(5):505-509,502.

[3]　王珑清,许晨辉,叶程,等.脊柱后纵韧带骨化症病因学研究进展[J].脊柱外科杂志,2021,19(2):130-135.

第四节　腰椎间盘病变伴腰椎椎体滑脱症疼痛综合征

腰椎间盘病变伴腰椎椎体滑脱症疼痛综合征是腰椎间盘疾病临床诊疗工作的常见病况之一，患者除了有腰椎间盘病变相应的临床表现外，还有腰椎椎体滑脱症的症状和体征。腰椎滑脱是由于先天性发育不良、创伤、劳损等造成相邻椎体骨性连接异常而发生的上位椎体与下位椎体部分或全部滑移，表现为腰骶部疼痛、坐骨神经受累、间歇性跛行等症状的疾病。

一、腰椎间盘病变伴腰椎椎体滑脱症疼痛综合征的致病因素

（一）现代医学相关致病因素分析

腰椎滑脱的病因至今尚不十分明确，大量研究表明先天性发育缺陷和慢性劳损或应力性损伤是两个可能的重要原因，一般认为以后者为主。

1. 先天性发育不全　腰椎在发育时有椎体及椎弓骨化中心，每侧椎弓有两个骨化中心，其中一个发育为上关节突和椎弓根，另外一个发育为下关节突、椎板和棘突的一半，如果两者之间没有愈合，则会导致先天性峡部崩裂不连，使腰椎滑脱。另外也可因骶骨上部或L_5椎弓发育异常而产生滑脱，但这种情况下其峡部并无崩裂。

2. 创伤　急性外伤、后伸性外伤产生急性骨折可导致腰椎滑脱，这种情况多见于竞技运动类活动中或劳动搬运工。

3. 疲劳骨折或慢性劳损　人体处于站立时，下腰椎负重较大，导致前移的分力作用于骨质相对薄弱的峡部，长期反复作用可导致疲劳性骨折及慢性劳损损伤。

4. 退变性因素　由于长时间持续的腰椎不稳或应力增加，使相应的关节突关节磨损，腰椎发生退行性改变，关节突变得水平，加之椎间盘退变、椎间不稳、前韧带松弛，从而逐渐发生滑脱，但峡部仍然保持完整，又称为假性滑脱，多见于老年人。

5. 病理性骨折　多由于全身或局部肿瘤或炎症病变累及椎弓、峡部、关节突，使椎体后结构稳定性丧失，发生病理性滑脱。

（二）中医学相关致病因素分析

本病大致属于中医"腰痛""久腰痛""腰背痛""腰脊痛"等范畴。《诸病源候论·腰背痛诸候·腰痛不得俯仰候》记载："肾主腰脚，而三阴三阳、十二经、八脉，有贯肾络于腰脊者，劳损于肾，动伤经络，又为风冷所侵，血气击搏，故腰痛也。"《灵枢·经脉》记载："肾足少阴之脉，贯脊，属肾。"故劳伤积损，瘀血阻络，风寒湿

之邪痹阻经络皆能致痛，病因虽多，但以劳损肾气为害最多。

二、腰椎间盘病变伴腰椎椎体滑脱症疼痛综合征的致病机制

（一）现代医学相关致病机制

脊柱在任一运动节段上均存在剪切力，在腰骶部由于椎间隙是倾斜的，所以剪切力尤为明显。因此，上一椎体对下一椎体有向前滑移、旋转的趋势。在生理重量负荷下，腰椎保持相互间的正常位置关系有赖于关节突关节、完整椎间盘的纤维环、周围韧带、背伸肌收缩力量和正常的脊柱力线。任何一种或数种抗剪切力机制的减弱或丧失均将导致腰骶部不稳，久之产生滑脱。滑脱的椎体可引起或加重椎管狭窄，刺激或挤压神经，引起腰痛、下肢痛、下肢麻木，甚至大小便功能障碍等症状。另外，滑脱后腰背肌的保护性收缩可引起腰背肌劳损，产生腰背痛。

（二）中医学相关致病机制

本病在中医学属于"腰痛"范畴，"腰痛"的病因病机多分为外感和内伤两大类。

1. **感受寒湿**　多在劳力汗出之后，湿衣裹身，当风受寒或久卧寒冷湿地，或冒雨涉水，寒湿之邪入侵，经脉受阻，气血运行不畅，发为腰痛。如《金匮要略》所云"身劳汗出，衣里冷湿，久久得之，腰以下寒冷"。

2. **感受湿热**　湿热之邪，或从外受，或自内生，蕴于腰府；或寒湿蕴积日久，郁而化热，湿蕴热证，阻遏经脉，亦可发生腰痛。

3. **肾虚精伤**　素体禀赋不足，或久病体虚肾亏，或年老精血亏耗，或房事过度，导致肾脏精血亏损，无以濡养经脉而发生腰痛。此即《素问·脉要精微论》所说："腰者，肾之府，转摇不能，肾将惫矣。"

4. **气滞血瘀**　或由损伤跌仆以致损伤经脉气血，或因劳伤久病，气血运行不畅，气滞血瘀，经脉阻塞不通，致使经脉失于濡养，均能发生腰痛。

上述虽分为外感与内伤等原因，主要应以内因为主，所谓邪之所凑，其气必虚。临床腰痛一证，大多见于老年或身体虚弱者，即是此故。所以《证治准绳》云："有风、有湿，有寒、有热，有挫闪、有瘀血，有痰积，皆标也，肾虚其本也。"

三、临床表现

（一）病史概况

1. **先天性滑脱**　出生就存在，可见于儿童、青少年、青年人。
2. **创伤、病理及医源性滑脱**　可见于任何年龄人群。

3. **退行性腰椎滑脱** 发病年龄以20~50岁较多,占85%;发病男性多于女性,男女之比为29:1。

(二)典型症状

腰椎滑脱所引起的临床症状有很大的变异性,并非所有的滑脱都有临床症状,且不同的患者可能临床症状的表现及轻重均不一。这除了与脊柱周围结构的代偿能力有关外,还取决于继发损害的程度,如关节突增生、椎管狭窄、马尾神经根的受压等。

(三)主要特征

1. **腰骶部疼痛** 多表现为钝痛,极少数患者可发生严重的尾骨疼痛。疼痛可在劳累后出现,或于一次扭伤之后持续存在。站立、弯腰时加重,卧床休息后减轻或消失。

2. **坐骨神经受累** 表现为下肢放射痛和麻木,这是由于峡部断裂处的纤维结缔组织或增生骨痂可压迫神经根,滑脱时神经根受牵拉;直腿抬高试验多为阳性。

3. **间歇性跛行** 若神经受压或合并腰椎管狭窄则常出现间歇性跛行症状。

4. **马尾神经受牵拉或受压迫症状** 滑脱严重时,马尾神经受累可出现下肢乏力、鞍区麻木及大小便功能障碍等症状。

5. **腰椎前凸增加,臀部后凸** 滑脱较重的患者可能会出现腰部凹陷、腹部前凸,甚至躯干缩短,走路时出现摇摆。

6. **触诊** 滑脱时上一个棘突前移,腰后部有台阶感,棘突压痛。

四、腰椎间盘病变伴腰椎椎体滑脱症疼痛综合征的病理特征

腰椎椎体滑脱的病理特征主要有三方面。

1. **腰椎纤维韧带断裂** 连接腰椎椎体的韧带发生纤维组织断裂,椎体连接和动力平衡功能障碍,腰椎椎体活动时失衡。病理组织学可见韧带的纤维组织被撕裂,纤维细胞破坏。

2. **腰椎体关节突关节损害** 连接腰椎椎体上下关系的椎体下关节骨折、关节囊破裂等损害,使腰椎体连接稳定性减弱,腰椎伸屈活动时失衡,不能复位。病理组织可见关节突关节骨组织碎裂、关节囊纤维组织断裂等。

3. **腰椎间盘病变** 连接上下腰椎椎体的椎间盘病变,椎间盘的连接功能和压力分解功能减弱,腰椎活动时超出生理范围出现椎体向前或向后滑脱。病理组织学检查可见椎间盘组织细胞变性和细胞凋亡等改变。在腰椎椎体滑脱症的具体病案中,腰椎椎体滑脱的三种病理征象可以同时存在,也可以某一种为主。

五、腰椎间盘病变伴腰椎椎体滑脱症疼痛综合征的特殊检查

1. 腰椎X线检查 根据2011年《腰椎滑脱症诊疗指南编写报告》，其诊断要点中指出，X线检查是诊断本症的主要方法，侧位X线片对于腰椎峡部崩裂和腰椎滑脱的诊断有重要价值，是用于腰椎滑脱测量的重要手段。多数患者的侧位X片可见到椎弓根后下方有一个由后上斜向前下的透明裂隙，其密度与滑脱程度有关，滑脱越明显，裂隙越清楚。有些X线片上看不到裂隙，但其峡部细长，或滑脱严重时相邻关节突相遇或重叠不清；在斜位X线片上，正常椎弓及附近的影像似一猎狗影，狗鼻表示同侧横突，狗眼为椎弓根，狗耳为上关节突，狗颈为关节间部即峡部，前后腿为同侧和对侧的下关节突，狗体为椎弓。峡部断裂时，在"狗颈部"可见一透明裂隙，好似狗脖子上戴了一个"项圈"。本病的诊断要点是长期慢性腰痛，检视可见腰椎前凸增大，滑脱明显时滑脱椎体棘突和上位椎体棘突间可触及"台阶感"，完善腰椎正侧、双斜及过伸过屈位片明确诊断。

2. 腰椎间盘CT检查 CT检查对腰椎滑脱及骨质结构的病理改变，具有重要的诊断价值，也是腰椎滑脱的主要诊断依据。

3. 腰椎间盘磁共振检查 磁共振检查对腰椎滑脱症对腰部脊髓及马尾神经伤害的病理改变具有重要的诊断价值，亦是腰椎滑脱症的主要诊断依据。

4. 腰椎红外热成像检查 由于椎体滑脱，对局部软组织形成损伤，可见局部损伤性表现，其在腰椎滑脱症的诊断中无特异性结果。

5. 腰部及下肢电生理检查 若对神经根无影响，可无特异性结果。

6. 其他检查方式 实验室检查等无特异性。

六、腰椎间盘病变伴腰椎椎体滑脱症疼痛综合征的诊断标准

1. 病史 腰椎退变性病变及腰椎间盘病变等所致的腰椎滑脱，起病隐匿，发展较为缓慢，有原发病史；创伤所致的腰椎滑脱，起病急、发展快，有腰部遭受创伤病史。

2. 症状 长期反复的腰骶部疼痛，站立或弯腰时疼痛加重，部分患者出现坐骨神经痛，少数严重者有下肢肌力减弱、肌萎缩，痛觉减退，大小便失禁等。

3. 体征 腰椎滑脱轻微者，患者的体征较少，仅有腰部压痛、叩击痛等。腰椎滑脱严重者，腰部后伸活动受限，可有下肢放射痛和麻木；若神经受压或合并腰椎管狭窄则常出现间歇性跛行症状。滑脱严重时，马尾神经受累可出现下肢乏力、鞍区麻木及大小便功能障碍等症状。

4. 影像学检查 腰椎X线检查和CT检查是腰椎滑脱症的重要确诊依据，也是腰椎滑脱程度分级的判定依据。如：

腰椎Ⅰ度滑脱：腰椎滑脱程度在该椎体横径的1/4以内；腰椎Ⅱ度滑脱：腰椎滑脱程度在该椎体横径的1/4～2/4以内；腰椎Ⅲ度滑脱：腰椎滑脱程度在该椎体横径的2/4～3/4以内；腰椎Ⅳ度滑脱：腰椎滑脱程度超过该椎体横径的3/4。

腰椎磁共振检查亦可见腰椎滑脱征象和滑脱的程度，红外热成像等其他检查可以作为辅助诊断，不具有确诊的特异性。

七、腰椎间盘病变伴腰椎椎体滑脱症疼痛综合征的鉴别诊断

1. 脊髓及马尾神经疾病　脊髓空洞症、腰脊髓变性等脊髓空洞症是一种慢性的脊髓病变，多见于青壮年，病程缓慢，早期影响上肢，呈节段性分节。病因不是很明确，可能会引起肢体运动障碍，霍纳综合征等，其感觉障碍以温、痛觉丧失为主，而触觉及深感觉则基本正常，此现象称感觉分离。长期下去可能会引起局部感觉丧失。由于温、痛觉丧失，可发现皮肤增厚、溃疡及关节因神经保护机制的丧失而损害，即夏科关节。通过CT及磁共振成像可以发现两者的差异。

2. 腰椎外伤骨折　患者一般有外伤史，外力所致腰椎骨折，可通过X线，或CT三维重建来鉴别诊断，严重时可出现下肢瘫痪。

3. 腰椎结核　明显疼痛症状，有全身慢性中毒症状。影像学可见椎体压缩呈楔形，或椎间隙狭窄，可形成椎旁或流注脓肿。

4. 腰椎化脓性感染　有高热症状，毒血症状，明显疼痛，血常规可见异常，血培养可见致病菌。影像学检查可见椎体和椎间盘破坏及椎旁脓肿。

5. 腰椎恶性肿瘤　转移瘤：以疼痛为主要表现，可见病理性骨折，可出现脊髓压迫症状，MRI检查可见椎骨溶骨或膨胀性骨破坏，可侵犯及附件、椎管、椎旁。腰椎椎管内肿瘤包括发生于脊髓、脊神经根、脊膜和椎管壁组织的原发性和继发性肿瘤，一般考虑转移瘤，询问患者有无恶性肿瘤病史，腰部恶性肿瘤疼痛剧烈，可行腰椎增强MRI检查，积极查找原发灶。

6. 腰椎良性肿瘤　较常见的是血管瘤、脊索瘤、软骨瘤、巨细胞瘤等，腰椎增强MRI可初步诊断，必要时活检病理诊断。

7. 腰部血管疾病　包括下肢血管栓塞而造成的闭塞，可通过超声检查、血管造影鉴别。

8. 腰部软组织损害　腰部急性软组织损伤主要由机械因素引起，腰部受到钝器的外力刺激后，主要特征是腰部疼痛、腰部肿胀、腰部僵硬甚至活动受限；腰部慢性软组织损伤主要由长期久坐、超时限活动、急性损伤未治愈引起，主要特征是腰部疼痛、腰部肿胀甚至腰部疲劳。腰部MRI可鉴别诊断。

9. 其他腰椎疾病　腰部关节突关节错位、椎间盘突出症等，通过腰椎CT、MRI、X片可鉴别。

八、腰椎间盘病变伴腰椎椎体滑脱症疼痛综合征的中医辨证

（一）中医辨证概要

脉络闭塞、气滞血瘀是本病的辨证特点，腰椎是人体活动频繁的部位之一，跌扑损伤是重要诱因。形成瘀血原因有四：气虚、气滞、血寒、跌扑损伤，瘀血产生后阻滞经络，气血运行不畅，故而发病。

（二）中医辨证分型

1. 肝肾亏虚证　腰酸痛，绵绵不休，下肢酸软无力，不耐久行久坐，劳则加重，夜卧痛减，喜按喜揉。偏阳虚者畏寒喜暖，少腹拘急，手足不温，舌淡，脉沉细；偏阴虚者心烦失眠，口干咽燥，手足心热，脉细数。
2. 风寒湿痹症　腰部冷痛重着，强硬拘急，俯仰转侧不便，时轻时重，夜卧及阴雨天则加重，活动后痛减，舌淡红，苔薄白，脉沉迟或浮紧。
3. 血瘀气滞证　腰部剧痛如针刺刀割，痛有定处，按之则痛甚，昼轻夜重，甚则痛引下肢兼有麻木，舌质紫暗或有瘀斑，脉涩。

九、腰椎间盘病变伴腰椎椎体滑脱症疼痛综合征的治疗

（一）腰椎椎体滑脱疼痛综合征的常规疗法

可对症给予非甾体抗炎镇痛、营养神经药物。对症状较重的患者，亦可采用椎旁小关节封闭或硬膜外激素注射等治疗。

（二）中医特色疗法

1. 腰椎正脊疗法　在中医筋骨理论指导下，进行正脊疗法。
2. 腰肩推拿疗法　以中医经络理论行推拿治疗。
3. 经络针灸疗法　选择腰部阿是穴，辨证取穴，进行针刺治疗。
4. 经络艾灸疗法　选择部位进行艾条灸，温经通络止痛。
5. 经络刮痧疗法　选腰背经络进行刮痧疗法，通络止痛。
6. 经络拔罐疗法　选择腰部经络进行拔罐疗法，通络止痛。
7. 穴位埋线疗法　可选取相应穴位，辨证论治，埋线治疗。
8. 穴位灌注疗法　选择腰部阿是穴，辨证取穴，进行中药灌注治疗。
9. 中药外敷疗法　对腰部行中药外敷、塌渍治疗。
10. 中药熏蒸疗法　对腰部行熏蒸药物疗法，散寒止痛。

11. **中药浸泡疗法** 选取中药验方，提取有效成分，进行局部浸泡疗法。
12. **中药经皮透入疗法** 对腰部行中药经皮透入疗法，通络止痛。
13. **其他中医特色疗法** 烫熨疗法、水灸、火灸、芒针、锋针、锨针、钩针等疗法。

（三）中医辨证中药汤剂治疗

1. **肝肾亏虚证型** 补益肝肾，强筋壮骨。推荐方剂：补肾壮筋汤加减。
2. **风寒湿痹症型** 祛风散寒，除湿止痛。推荐方剂：独活寄生汤加减。
3. **血瘀气滞证型** 活血化瘀，通络止痛。推荐方剂：身痛逐瘀汤加减。

（四）腰椎滑脱疼痛综合征的微创特色疗法

对于症状重，疼痛剧烈，经保守或常规治疗无效的情况下，建议行手术治疗。目前随着微创技术的进步，对于滑脱手术的微创应用越来越广泛。例如：通道管下后路椎体间融合术、通道管下经椎间孔入路椎体间融合术、经皮椎弓根钉内固定术、经通道管椎弓根钉内固定术等。

十、腰椎间盘病变伴腰椎椎体滑脱疼痛综合征的疗效判定

（一）临床疗效评定参考标准

1. **评分标准** 总分100分；其中，症状分值60分，体征分值40分。

（1）症状改善程度：分值60分。综合患者腰部及全身的疼痛等症状，进行治疗前与治疗后对比，按照改善程度以100%计算。如：患者治疗后症状每改善10%的程度计分6分，症状全部消失计60分，治疗后症状无改善计0分；其他症状改善的分值计算，以此类推。

（2）体征改善程度：分值40分。综合患者腰部及全身各部位的压痛、叩击痛、病理反射、神经牵拉反应和脊柱、关节活动等阳性体征，进行治疗前与治疗后对比，按照改善程度以100%计算。如：患者治疗后综合阳性体征每改善10%的程度计分4分，体征全部消失计40分，治疗后体征无改善计0分；其他体征改善的分值计算，以此类推。

2. **疗效分级** 患者治疗后与治疗前的症状和体征对比，共分五个级别，每个级别分值如下：

一级疗效：治疗后症状和体征绝大部分消失，疗效评定分值80～100分，疗效指数＞80%。

二级疗效：治疗后症状和体征大部分消失，疗效评定分值60～80分，疗效指数＞60%。

三级疗效：治疗后症状和体征明显改善，疗效评定分值40~60分，疗效指数＞40%。

四级疗效：治疗后症状和体征有所改善，疗效评定分值10~40分，疗效指数≥10%。

五级疗效：治疗后症状和体征略有改善，疗效评定分值1~10分，疗效指数＜10%。

（二）腰椎椎体滑脱的影像学检查

除症状体征改善外，影像学检查是评价疗效的重要手段。

【典型病例1】

患者：李某某，59岁。以"腰痛伴双下肢疼痛3个月"为主诉来门诊就诊。体格检查：双侧直腿抬高实验弱阳性（50°）。腰椎X线片提示：腰4~5节段退变、滑脱（图8-4-1）。予微创介入治疗后症状较前好转。

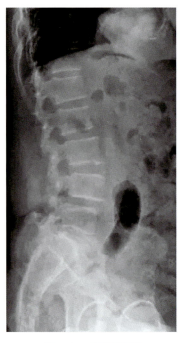

图8-4-1　腰椎滑脱

【典型病例2】

患者：赵某某，60岁。以"间断腰痛伴左下肢疼痛5年，加重1个月"为主诉来门诊就医。体格检查：左侧直腿抬高试验阳性（50°）。MR检查显示：①L_{2-3}、L_{3-4}、L_{4-5}关节突关节不稳，并腰4椎体轻度前滑脱、L_{2-3}椎体轻度后滑脱。②腰椎体骨质增生；L_1椎体后下缘许莫氏结节形成；L_{1-2}~L_{4-5}椎间盘膨出，L_5S_1椎间盘膨出并轻度后突出，L_{3-4}椎间盘左后突出并左侧神经根受压（图8-4-2）。确诊为腰椎间盘突出和腰椎滑脱症。

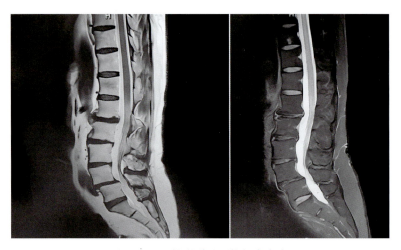

图8-4-2　腰椎滑脱及腰椎间盘突出

（徐　鹏　王　霞）

参 考 文 献

[1] 董健. 腰椎间盘突出症 [M]. 上海: 上海科学技术文献出版社, 2005.
[2] 陈峥嵘. 现代骨科学 [M]. 上海: 复旦大学出版社, 2010 版.
[3] 胥少汀, 葛宝丰, 徐印坎. 实用骨科学 [M]. 3 版. 北京: 人民军医出版社, 2005.
[4] 杨贤玉, 王吉兴. 腰椎关节突关节的方向和退变程度对退行性腰椎滑脱的影响 [J]. 中国脊柱脊髓杂志, 2009, (19)1: 281-283.
[5] 董健, 姜晓幸. 细说腰椎退变性疾病 [M]. 上海: 上海科学技术文献出版社, 2011.

第五节 腰椎间盘病变伴腰椎压缩性骨折疼痛综合征

腰椎间盘病变伴腰椎压缩性骨折疼痛综合征是腰椎间盘疾病临床诊疗工作的常见病况之一，患者除了有腰椎间盘病变相应的临床表现外，还有腰椎压缩性骨折的症状和体征。腰椎压缩性骨折，一般是指前屈伤力造成椎体前半部（前柱）压缩，脊椎后部的椎弓（后柱）正常，少数有牵拉伤力损伤。椎体通常楔形变，是脊柱骨折中较多见的损伤类型。

一、腰椎间盘病变伴腰椎压缩性骨折疼痛综合征的致病因素

（一）现代医学相关致病因素分析

现代医学认为，腰椎压缩性骨折多为创伤所致，老年骨质疏松骨折也多为压缩性骨折。后者遭遇伤力一般较轻，为脆性骨折；也可表现为应力骨折，即反复轻型伤力积累所致。

（二）中医学相关致病因素分析

中医病因如下。①气滞血瘀：筋骨受伤，脉络受损，导致伤处气滞血瘀。②腑气不通：肢体损于外，气血伤于内，气血不和，常导致阳明腑气不通。③肝肾亏虚：年老肝肾亏虚，轻微外伤或强力伤及骨骼，或骨折日久，久病及肾。

二、腰椎间盘病变伴腰椎压缩性骨折疼痛综合征的致病机制

（一）现代医学相关致病机制

现代医学认为，脊柱由许多运动节段组成，这些运动节段的结构随脊柱解剖部位的不同而不同。节段的运动性既有赖于关节的结构，同时也有赖于软组织的连接，这

些软组织连接可以使脊柱产生有限的三维运动。脊柱复杂的解剖和生物力学特性使脊柱在正常活动下能够耐受很大的位置变化，当脊柱承受过度的运动和暴力时，根据其作用机制和所涉及的节段，就会发生许多损伤。这些主要的暴力包括：①纵轴上的传导暴力，使脊柱受到纵向的挤压或牵张。②横轴上的传导暴力，引起脊椎向前、向后或向侧方移位。③成角移位，使脊柱发生急剧的过度的屈曲活动或侧屈活动，或过度伸展活动。④旋转暴力，使脊柱之间发生过度的旋转活动。

各种暴力所造成的脊柱损伤有以下几种：①屈曲：椎体前方压缩，楔形变，附件、椎后韧带结构受牵张、断裂。②伸展：椎体前纵韧带及椎间盘纤维环前方撕裂，椎体前下角或前上角发生小片撕脱骨折，附件上下椎弓和关节突相互撞击而骨折。③侧屈：椎体一侧压缩，呈侧楔形，同侧关节突相互撞击而骨折；另一侧受到牵张，在腰椎发生神经根的牵拉伤。④垂直压缩：椎体粉碎性骨折，折片向四方散开。附件损伤可有椎板纵形骨折，椎弓根间距加宽。⑤纵向牵张：椎体边缘撕裂，或经棘突和椎板的撕裂骨折。⑥旋转：上椎体脱位，或伴有下椎体上面的薄片骨折。附件可有关节突骨折和脱位。⑦水平剪力：通过椎间盘及韧带结构的前后脱位，常伴发关节突骨折。临床所见的脊柱损伤常见是由几种致伤暴力联合造成。

（二）中医学相关致病机制

外力作用于机体致腰部骨断筋伤，或筋伤骨移，经脉受损，气血运行不畅，不通则痛，中医证属气滞血瘀。如伴有脊髓损伤，则为督脉受损，督伤脉阻，气乱血溢，血脉阻滞不通，阳经无以交会，阳气不达下肢，筋骨失养，而出现肢体麻木不仁，废而不用，大小便失禁等。

三、腰椎间盘病变伴腰椎压缩性骨折疼痛综合征的临床表现

1. **病史概况**　有坠落、跌倒病史，老年人常仅有轻微外伤史甚至无明显外伤史。
2. **典型症状**　胸腰椎疼痛或仅有腰骶部疼痛，腰椎活动及行走受限，咳嗽等增加腹压动作时疼痛加重，或兼有腹痛、腹胀、便秘。
3. **主要体征**　胸腰椎处肿胀、后凸、压痛、叩击痛，胸腰椎活动受限。

四、腰椎间盘病变伴腰椎压缩性骨折疼痛综合征的病理特征

腰椎压缩性骨折的病理特征，主要是由受到前屈外力引起的。人体从高处坠落，由于防御性反射作用，机体处于屈曲状态，在臀部或双足触地瞬间，躯干前屈，使应力最集中的椎体前半部受到上下位椎体和椎间盘的挤压而被压缩，呈楔形改变。当压缩超过椎体高度50%时，后部棘上、棘间韧带等受到牵张应力而断裂，稳定性差；骨

折处的上位椎体可向前下方移位，伤椎椎体的后上角突入椎管可损伤脊髓。老年人可因骨质疏松在无外力或仅轻微外力（如跌伤、乘车颠簸）时出现椎体压缩性骨折。

五、腰椎间盘病变伴腰椎压缩性骨折疼痛综合征的特殊检查

1. **X线**　腰椎正、侧位片能发现伤椎及椎体压缩程度。
2. **CT**　有利于观察椎体的粉碎程度及椎管是否有骨块挤压。
3. **磁共振（MRI）**　有利于了解脊髓受压、椎间盘损伤情况，尤其能够辨别椎体骨折属于新鲜骨折还是陈旧骨折。
4. **肌电图（EMG）**　有助于了解神经受损情况。
5. **骨密度（BMD）**　有助于了解骨质疏松情况，双能X线脊柱扫描的专用软件还可以直接测得各椎体压缩数值。

六、腰椎间盘病变伴腰椎压缩性骨折疼痛综合征的诊断标准

1. **病史**　腰椎椎体压缩性骨折主要由于外力创伤所致，患者有相应的创伤史。
2. **症状**　胸腰椎疼痛或仅有腰骶部疼痛，腰椎活动及行走受限，咳嗽等增加腹压动作时疼痛加重，或兼有腹痛、腹胀、便秘。
3. **主要体征**　局部压痛阳性，胸腰椎处肿胀、后凸、压痛、叩击痛，胸腰椎活动受限。
4. **影像学检查**　CT和X线片检查是本病确诊的重要依据。CT检查可以进一步了解腰椎压缩性骨折的程度、范围及椎体骨结构的病理改变情况。MRI检查有助于了解腰椎压缩性骨折对脊髓和脊神经的伤害情况。红外热成像灯及其他辅助检查，可提供有限的辅助诊断。
5. **腰椎压缩性骨折的程度分级标准**　依据原椎体的高度或厚度被压缩程度划分。
（1）轻度腰椎压缩性骨折（Ⅰ度）：压缩性骨折的程度在原腰椎高度的1/3以内。
（2）中度腰椎压缩性骨折（Ⅱ度）：压缩性骨折的程度在原腰椎高度的1/3～2/3。
（3）重度腰椎压缩性骨折（Ⅲ度）：压缩性骨折的程度在原腰椎高度的2/3以上。

七、腰椎间盘病变伴腰椎压缩性骨折疼痛综合征的鉴别诊断

1. **脊髓及马尾神经疾病**　脊髓空洞症、腰脊髓变性等脊髓空洞症是一种慢性的脊髓病变，多见于青壮年，病程缓慢，早期影响上肢，呈节段性分节。病因不是很明确，可能会引起肢体运动障碍、霍纳综合征等，其感觉障碍以温、痛觉丧失为主，而触觉及深感觉则基本正常，此现象称感觉分离。长期下去可能会引起局部感觉丧失。由于

温、痛觉丧失,可发现皮肤增厚、溃疡及关节因神经保护机制的丧失而损害,即夏科关节。通过CT及磁共振成像,可以发现两者的差异。

2. **腰椎结核** 明显疼痛症状,有慢性中毒症状。影像学可见椎体压缩呈楔形,或椎间隙狭窄,可形成椎旁或流注脓肿。

3. **腰椎化脓性感染** 有高热等细菌感染症状,明显疼痛,血常规可见异常,血培养可见致病菌。影像学检查可见椎体和椎间盘破坏及椎旁脓肿。

4. **腰椎恶性肿瘤** 转移瘤:以疼痛为主要表现,可见病理性骨折,可出现脊髓压迫症状,MRI检查可见椎骨溶骨或膨胀性骨破坏,可侵犯及附件、椎管、椎旁。腰椎椎管内肿瘤包括发生于脊髓、脊神经根、脊膜和椎管壁组织的原发性和继发性肿瘤,一般考虑转移瘤,询问患者有无恶性肿瘤病史,腰部恶性肿瘤疼痛剧烈,可行腰椎增强MRI检查,积极查找原发灶。

5. **腰椎良性肿瘤** 较常见的是血管瘤、脊索瘤、软骨瘤、巨细胞瘤等,腰椎增强MRI可初步诊断,必要时活检病理诊断。

6. **腰部血管疾病** 包括腰部血管动脉粥样硬化而造成的腰动脉狭窄或者闭塞,可通过超声检查、血管造影鉴别。

7. **腰部软组织损害** 腰部急性软组织损伤:主要由机械因素引起,腰部受到钝器的外力刺激之后,主要特征是腰部疼痛、腰部肿胀、腰部僵硬甚至活动受限;腰部慢性软组织损伤:主要由长期低头、超时限活动、急性损伤未治疗好引起,主要特征是腰部疼痛、腰部肿胀甚至腰部疲劳。腰部MRI可鉴别诊断。

8. **其他腰椎疾病** 腰部小关节错位、椎间盘突出症等,通过腰椎CT、MRI、X线检查可鉴别。

八、腰椎间盘病变伴腰椎压缩性骨折疼痛综合征的中医辨证

对于腰椎压缩性骨折,中医辨证分为早中晚三期。

1. **早期(气滞血瘀)** 患者局部肿胀,剧烈疼痛,胃纳不佳,大便秘结,舌苔薄白,脉弦紧。

2. **中期(瘀血阻络)** 患者肿痛虽消而未尽,仍活动受限,舌暗红,苔薄白,脉弦缓。

3. **晚期(肝肾亏虚)** 患者腰酸腿软,四肢无力,活动后局部隐痛,舌淡苔白,脉虚细。

九、腰椎间盘病变伴腰椎压缩性骨折疼痛综合征的治疗

(一)常规疗法

1. **适当休息** 长期卧床,避免腰部受凉,选择合适的枕具。

2. **保护腰椎** 可适时应用腰部支具。
3. **物理疗法** 磁疗、冲击波、蜡疗等。
4. **对症药物** 可应用非甾体抗炎药以镇痛

（二）中医特色疗法

1. **经络针灸疗法** 选择腰部阿是穴，辨证取穴，进行针刺治疗。
2. **经络艾灸疗法** 选择部位进行艾条灸，温经通络止痛。
3. **穴位灌注疗法** 选择腰部阿是穴，辨证取穴，进行中药灌注治疗。
4. **中药外敷疗法** 腰部行中药外敷、塌渍治疗。
5. **中药熏蒸疗法** 腰部行熏蒸药物疗法，散寒止痛。
6. **中药浸泡疗法** 选取中药验方，提取有效成分，行局部浸泡疗法。
7. **中药经皮透入疗法** 对腰部行中药经皮透入疗法，通络止痛。
8. **其他中医特色疗法** 烫熨疗法、水灸、火灸、芒针、锋针、鍉针、钩针等疗法。

（三）中医辨证中药汤剂治疗

1. **早期（气滞血瘀）** 治宜行气活血，消肿止痛。方用：活血四物汤、桃核承气汤加减。
2. **中期（瘀血阻络）** 宜活血和营，接骨续筋。方用：合营止痛汤加减。
3. **晚期（肝肾亏虚）** 治宜补益肝肾，调养气血。方用：四君子汤加减。

（四）微创特色疗法

对于较为严重的腰椎间盘病变伴有腰椎压缩性骨折的患者。通常先解决骨折问题。包括最常用的腰椎内固定、椎体成型等。后可针对腰椎间盘病变采用射频介入或射频消融，具体治疗方法要根据患者的病情及患者意愿而定，不可盲目手术。

十、腰椎间盘病变伴腰椎压缩性骨折疼痛综合征的疗效判定

（一）腰椎椎体滑脱症的临床疗效（症状和体征的改善程度）评定的参考标准

1. **评分标准** 总分100分；其中，症状分值60分，体征分值40分。

（1）症状改善程度：分值60分。综合患者腰部及全身的疼痛等症状，进行治疗前与治疗后对比，按照改善程度以100%计算。如：患者治疗后症状每改善10%的程度计分6分，症状全部消失计60分，治疗后症状无改善计0分；其他症状改善的分值计算，以此类推。

（2）体征改善程度：分值40分。综合患者腰部及全身各部位的压痛、叩击痛、病

理反射、神经牵拉反应和脊柱、关节活动等阳性体征，进行治疗前与治疗后对比，按照改善程度以100%计算。如：患者治疗后综合阳性体征每改善10%的程度计分4分，体征全部消失计40分，治疗后体征无改善计0分；其他体征改善的分值计算，以此类推。

2. 疗效分级 患者治疗后与治疗前的症状和体征对比，共分五个级别，每个级别分值如下：

一级疗效：治疗后症状和体征绝大部分消失，疗效评定分值80～100分，疗效指数＞80%。

二级疗效：治疗后症状和体征大部分消失，疗效评定分值60～80分，疗效指数＞60%。

三级疗效：治疗后症状和体征明显改善，疗效评定分值40～60分，疗效指数＞40%。

四级疗效：治疗后症状和体征有所改善，疗效评定分值10～40分，疗效指数≥10%。

五级疗效：治疗后症状和体征略有改善，疗效评定分值1～10分，疗效指数＜10%。

（二）腰椎椎体压缩性骨折的影像学检查

除症状体征改善外，影像学检查是评价疗效的重要手段。

【典型病例】

患者：王某某，61岁。以"间断腰痛2个月"为主诉来门诊就诊。体格检查：腰椎叩击痛阳性，压痛阳性，直腿抬高试验阴性。腰椎X线片示：腰2椎体压缩性骨折。予中医针灸、穴位注射、理疗等保守治疗后症状较前好转。

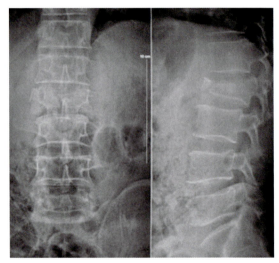

图 8-5-1 腰椎压缩骨折

（徐 鹏 王 霞）

参 考 文 献

［1］ 王自立,施建党,金卫东.脊柱外科学[M].北京：阳光出版社,2021.
［2］ 彭力平,熊辉.骨伤科疾病中医特色疗法[M].北京：人民卫生出版社,2019.
［3］ 朱立国,李金学.脊柱骨伤科学[M].北京：人民卫生出版社,2019.

第六节 腰椎间盘病变伴腰椎肿瘤疼痛综合征

腰椎间盘病变伴腰椎肿瘤疼痛综合征是腰椎间盘疾病临床诊疗工作的常见病况之一，患者除了腰椎间盘病变相应的临床表现外，还有腰椎肿瘤的症状和体征。腰椎肿瘤和瘤样病变是指发生于腰椎的骨骼及其附属组织的原发性或转移性肿瘤及一些瘤样病变，是骨肿瘤的一种，有良性和恶性之分，占全身骨肿瘤的6%～10%。各种类型的骨肿瘤几乎都可以在腰椎发生，良性肿瘤如软骨瘤、骨样骨瘤、动脉瘤样骨囊肿等，恶性肿瘤如骨髓瘤、淋巴瘤、巨细胞瘤、脊索瘤等，其中转移性骨肿瘤约占脊柱肿瘤半数。中医称为"骨瘤""骨疽""石痈"或"石疽"等。

一、腰椎间盘病变伴腰椎肿瘤疼痛综合征的致病因素

（一）现代医学相关致病因素分析

现代医学认为：肿瘤的发生发展，是体内细胞的生长、成熟、衰老过程失去正常调控以后而出现的。对其发病机制经过多年的研究，揭示了其中一些规律，但由于肿瘤的发生过程错综复杂，没有任何一种单因素或多因素的模型能够完全揭示肿瘤发病的原因，只能通过流行病学调查及相关因素分析得到可能的危险因素。

根据国内外文献，腰椎肿瘤中原发性肿瘤仅占20%～30%，转移性肿瘤占70%～80%。全身各种癌瘤是引起腰椎转移瘤的病源，是腰椎转移瘤起始的根脉，90%以上的腰椎转移性肿瘤来源于肺癌、乳腺癌、前列腺癌、肾癌、甲状腺癌等，了解其原发癌的发病原因，对于腰椎转移性肿瘤的诊断与治疗有所帮助。

（二）中医学相关致病因素分析

我国早在2000年前的《黄帝内经》中，就对其有所认识。《灵枢·刺节真邪》中曰："有所结，气归之，津液留之，邪气中之，凝结日以益甚，连以聚居，为昔瘤，以手按之坚。有所结，深中骨，气固于骨，骨与气并，日以益大，则为骨疽。"明代薛己在《外科枢要·卷五》中说："若伤肾气，不能荣骨而为肿者，其自骨肿起，按之坚硬，名曰骨瘤。"并从"肾实则骨有生气"这一理论出发，在治疗上主张以补肾为主。清代吴谦在《医宗金鉴·外科心法要诀·瘿瘤》篇中说："瘤者，随气留注，故有是名也。多外因六邪，荣卫气血凝郁；内因七情，忧郁怒气，湿痰瘀滞，山岚水气而成，皆不痛痒……坚硬如石，疙瘩迭起，推之不移，昂口坚贴于骨者，名骨瘤。"在治疗上认为："骨瘤尤宜补肾散坚，行痰利窍，调元肾气丸主之。"对于恶性肿瘤认为："皆为

逆证，不可轻用刀针决破，以致出血不止，立见危殆。"

二、腰椎间盘病变伴腰椎肿瘤的疼痛综合征的致病机制

（一）现代医学相关致病机制

西医学认为，人体本身的内因是骨肿瘤发生的一个重要原因，如某些胚性细胞错置，未能正常发育，长期保持静止状态，一旦受到某些因素刺激，便迅速生长，形成骨肿瘤。有些骨肿瘤的发生与损伤有关，有些与感染有关，人体长期接受大量放射性物质亦可滋生本病。

（二）中医学相关致病机制

腰椎肿瘤属于骨肿瘤范畴，骨肿瘤在传统医学中类属"骨疽""骨瘤""石痈""石疽"等。腰椎肿瘤的发生是外因、内因相互作用为主。本病的发生总由肾气不足、阴阳失调、脏腑功能紊乱，以致寒湿毒邪乘虚而入，气血瘀滞，蕴于骨骼而成。如外邪侵袭，由表及里，深达骨骼，久留积聚而成；跌扑损伤，血络受损，瘀血停聚，不散成瘤；禀赋不足，或劳力过度，房劳过度，耗伤肾气，肾主骨生髓，肾气亏耗则骨骼病变；多食不节，损伤脾胃，脾失健运，生湿生痰，积聚成瘤；精神刺激，情志不畅，五志过极，以致阴阳失调，气血不和，经络阻塞，致成骨瘤。

三、腰椎间盘病变伴腰椎肿瘤疼痛综合征临床表现

（一）病史概况

腰椎肿瘤一般分为原发性和继发性。原发性分为良性和恶性，良性肿瘤一般有局限性，其症状较轻，病史长，发展缓慢，如骨软骨瘤、骨血管瘤，长期无症状，只在偶然机会或肿瘤刺激脊髓或神经引起疼痛时才发现。

（二）典型症状

1. 疼痛：常出现腰腿痛，偶有放射到背部、下肢。疼痛持续性夜间加重，局部可有叩痛。
2. 肌肉痉挛，活动受限和畸形，四肢无力，感觉障碍，步态不稳，病理反射。
3. 病史短，发展快。疼痛剧烈，需用强镇痛剂。
4. 局部形成肿块，在肌肉深层可触及大小及硬度不同的肿块，椎体的肿块。
5. 晚期可有食欲不振，体重下降，消瘦，低热和贫血。

6. 截瘫，大小便失禁。

（三）主要特征

继发性腰椎肿瘤一般是恶性，极少数有良性可能。除了腰椎恶性肿瘤的一般症状外，因其是由其他地方转移的肿瘤，故有其他相对应的症状。

四、腰椎间盘病变伴腰椎肿瘤疼痛综合征的病理特征

腰椎肿瘤镜下可见呈梭形、类圆形或分叶状，质地软，境界较清，可有假包膜，切面灰白、灰红、灰黄或棕褐色，大小及形态变异较大，可见出血、坏死及囊性变。肿瘤细胞构成复杂，主要由成纤维细胞和组织细胞组成。此外，尚有原始间叶细胞、肌成纤维细胞、黄色瘤细胞和多核巨细胞等，瘤细胞异型性十分明显，核分裂象多见。

五、腰椎间盘病变伴腰椎肿瘤的疼痛综合征的特殊检查

1. **X线检查** X线检查是诊断腰椎肿瘤必不可少的检查，应列为常规。通过X线检查，可对病灶的位置、大小、形态、结构和性质以及周围软组织的变化有一个比较清楚的了解。

2. **CT** 提供病损的横断面影像，除可早于普通X线片发现及确定病灶外，还可确定肿瘤的范围及与周边软组织的关系，有条件时应常规使用。

3. **MRI检查** 能更清楚地反映软组织的累及程度。

4. **PET-CT** 为肿瘤诊断和治疗提供依据。PET-CT可以发现早期肿瘤，判定肿瘤良恶性和是否发生转移。对于肿瘤患者的疗效监测，PET-CT也可以提供精确的信息，帮助医师修正肿瘤治疗方案。

5. **实验室检查** 实验室检查有助于腰椎肿瘤的诊断和鉴别诊断。除常规检查外，应进行碱性磷酸酶、酸性磷酸酶、血钙、血磷、免疫球蛋白等的测定。

6. **放射性核素检查** 利用某些核素对骨的亲和性做骨扫描检查，以协助对腰椎肿瘤的诊断，是当今临床腰椎肿瘤诊断的手段之一。

7. **病理检查** 腰椎肿瘤的诊断依赖于临床症状、X线检查和病理检查三个方面的密切配合，其组织学检查具有决定性意义。

六、腰椎间盘病变伴腰椎肿瘤疼痛综合征的诊断标准

1. **病史** 腰椎的良性肿瘤，一般病史较长，可达数年。恶性肿瘤的病程较短。腰

椎肿瘤的病情发展，多呈进行性加重。

2. 症状　腰部持续性疼痛，下肢疼痛、麻木，症状呈进行性加重。部分患者剧烈疼痛，夜间更甚。肿瘤细胞侵犯脊髓后，有脊髓损害的相应症状。

3. 体征　局部可有压痛、叩击痛，有些或伴有活动受限。肿瘤侵犯神经根者，可有直腿抬高试验阳性等。侵犯脊髓者，可出现下肢感觉、运动障碍，甚至截瘫等。

4. 影像学检查　腰椎的CT和MRI检查对腰椎肿瘤的诊断具有重要价值。CT可见腰椎肿瘤对骨质的破坏情况。MRI检查对判断肿瘤的范围及脊髓、椎间盘等组织受肿瘤侵犯的情况有意义。放射性核素骨扫描可了解肿瘤的全身转移情况。

5. 病理学检查　病理组织的细胞学检查是确诊腰椎肿瘤的核心依据，是辨别腰椎良性肿瘤和恶性肿瘤的最直接的、最客观的标准，也是对肿瘤细胞进行分类的重要依据。

6. 其他辅助检查　如肿瘤实验室指标等对肿瘤的诊断可做参考。

七、腰椎间盘病变伴腰椎肿瘤疼痛综合征的鉴别诊断

1. 先天性发育异常引起的骨病变　先天性发育异常引起的骨病变，也有肿块形成，但当骨骺线闭合以后，肿块不再发展。

2. 内分泌紊乱引起的骨病变　如甲状旁腺功能亢进，表现为多发性骨囊样变，需与骨巨细胞瘤、骨囊肿等相区别，前者血清钙高、血清磷低，血清碱性磷酸酶高。

3. 原因不明的骨病变　如畸形性骨炎是多发的骨骼变形疾病，骨小梁呈镶嵌结构，颅骨肥厚，头颅增大，受累骨干不规则肥厚，血清碱性磷酸酶明显增高。

4. 感染性骨疾病　化脓性骨髓炎出现高热、白细胞增多等急性感染症候，血培养常为阳性，脓肿可破溃流出死骨，脓液可培养出致病菌。骨关节结核早期出现低热、盗汗等阴虚内热症状，局部可出现寒性脓肿，X线片可见骨关节面破坏。

5. 外伤引起的病变　如骨化性肌炎，主要表现为受伤骨骼周围的肌腱、韧带钙化，关节功能受限，骨骼除日久失用性骨质疏松外，无其他明显改变；疲劳骨折，有过度的局部劳累史，局部疼痛但不剧烈。X线片显示骨折线，骨折端多有硬化，骨质其他方面无变化。

八、腰椎间盘病变伴腰椎肿瘤的疼痛综合征的中医辨证

1. 肝郁气结　主症：骨骼肿块，伴胸胁作痛、郁闷不舒，或月经不调，肿瘤的发生、发展与情绪有关。舌苔薄白、脉弦。

2. 瘀血凝滞　主症：骨骼肿块，或脏腑癥瘕、积聚，肿块坚硬，痛有定处，或肿瘤的发生与外伤有关。舌有瘀斑，脉弦涩。

3. **热毒炽盛** 主症：骨骼肿块，或体表肿瘤破溃，灼热疼痛，脓血腥臭，发热，口渴，尿赤便秘，心烦。舌红苔黄、脉数。

4. **痰浊凝聚** 主症：骨骼肿块、不痛不痒不热、肢体麻木、肿块坚实。舌苔白腻、脉滑。

5. **正气虚弱** 主症：骨骼肿块迅速增大，坚硬高突，面色苍白，动则气短，身体瘦弱，头晕目眩，舌淡，脉沉细无力；或腰脊酸软，肢软无力，步履艰难。舌红少苔，脉细数。

6. **阴寒凝滞证** 主症：骨瘤初起，酸楚轻痛，遇寒加重，局部肿块，皮色不变，压痛不著，甚至不痛，病程较长。舌淡、脉细沉迟。

7. **毒热蕴结证** 主症：骨瘤迅速增大，疼痛加重，刺疼灼痛，皮色紫黯红瘀，肢体活动障碍，有时伴有发热，大便干秘。舌暗红有瘀点，脉细数或弦数。

8. **肾虚火郁证** 主症：局部肿块肿胀疼痛，皮色暗红，疼痛难忍，朝轻暮重，身热口干，咳嗽消瘦，面色不华，行走不便，精神萎靡。舌黯唇淡，苔少或干黑。

九、治疗方式

（一）腰椎肿瘤疼痛综合征的常规疗法

非手术的抗癌治疗，包括放疗、化疗。

（二）中医辨证中药汤剂治疗

1. 肝郁气结

治法：疏肝解郁，消肿散结。

方药：舒肝溃坚汤（《医宗金鉴》）加减。

2. 痰血凝滞

治法：活血化瘀，软坚散结。

方药：蟾蜍丸（《肿瘤诊断和治疗》）或大黄䗪虫丸（《金匮要略》）加减。

3. 热毒炽盛

治法：清热解毒。

方药：黄连解毒汤（《外台秘要》引崔氏方）加减。

4. 痰浊凝聚

治法：化痰软坚散结。

方药：消核散（《医宗金鉴》）加减。

5. 正气虚弱

治法：补虚扶正。气血不足者，补益气血；肝肾不足者，补益肝肾。

方药：气血不足者，选用补益消癌汤（经验方）加减；肝肾不足者，选用调元肾气丸（《医宗金鉴》）。

6. 阴寒凝滞证

治法：温阳开凝、通络化滞。

方药：加味阳和汤（《中医肿瘤学》）。

7. 毒热蕴结证

治法：清热解毒，化瘀散结。

方药：芩枸龙蔗汤（《中医肿瘤学》）。

8. 肾虚火郁证

治法：滋肾填髓，降火解毒。

方药：四骨汤（《中医肿瘤学》）。

（三）手术疗法

包括手术切除局部肿瘤、微创介入神经调节、内镜治疗等。

十、腰椎间盘病变伴腰椎肿瘤的疼痛综合征的疗效判定

（一）临床疗效（症状和体征的改善程度）评定的参考标准

1. 评分标准 总分100分；其中，症状分值60分，体征分值40分。

（1）症状改善程度：分值60分。综合患者腰部及全身的疼痛等症状，进行治疗前与治疗后对比，按照改善程度以100%计算。如：患者治疗后症状每改善10%的程度计分6分，症状全部消失计60分，治疗后症状无改善计0分；其他症状改善的分值计算，以此类推。

（2）体征改善程度：分值40分。综合患者腰部及全身各部位的压痛、叩击痛、病理反射、神经牵拉反应和脊柱、关节活动等阳性体征，进行治疗前与治疗后对比，按照改善程度以100%计算。如：患者治疗后综合阳性体征每改善10%的程度计分4分，体征全部消失计40分，治疗后体征无改善计0分；其他体征改善的分值计算，以此类推。

2. 疗效分级 患者治疗后与治疗前的症状和体征对比，共分五个级别，每个级别分值如下。

一级疗效：治疗后症状和体征绝大部分消失，疗效评定分值80~100分，疗效指数＞80%。

二级疗效：治疗后症状和体征大部分消失，疗效评定分值60~80分，疗效指数＞60%。

三级疗效：治疗后症状和体征明显改善，疗效评定分值40~60分，疗效指数>40%。

四级疗效：治疗后症状和体征有所改善，疗效评定分值10~40分，疗效指数≥10%。

五级疗效：治疗后症状和体征略有改善，疗效评定分值1~10分，疗效指数<10%。

（二）肿瘤的影像学和细胞学检查

除症状体征的改善外，影像学和细胞学检查是肿瘤是否治愈的最直接评价指标。

【典型病例】

患者：廖某某，58岁。4个月前无明显诱因出现腰背部疼痛，反复发作，曾到外院门诊就诊，考虑为腰椎间盘突出症，行针灸理疗等对症治疗后症状无明显缓解。近1个月又出现右下肢麻木疼痛，白天疼痛较轻，夜间时有痛醒，遂来门诊就诊。腰椎磁共振检查时发现椎体旁占位性病变、腰椎间盘突出（图8-6-1）。

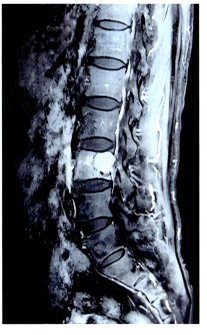

图8-6-1　腰椎旁占位病变

（徐　鹏　王　霞）

参 考 文 献

[1] 朱立国,李金学.脊柱骨伤科学[M].北京:人民卫生出版社,2019.
[2] 胡云洲,宋跃明,曾建成.脊柱肿瘤学[M].北京:人民卫生出版社,2015.
[3] 彭力平,熊辉.骨伤科疾病中医特色疗法[M].北京:人民卫生出版社,2019.
[4] 王自立,施建党,金卫东.脊柱外科学[M].北京:阳光出版社,2021.

第七节　腰椎间盘病变伴腰椎结核疼痛综合征

腰椎间盘病变伴腰椎结核疼痛综合征是腰椎间盘疾病临床诊疗工作的常见病况之一，患者除了有腰椎间盘病变相应的临床表现外，还有腰椎结核的症状和体征。腰椎结核俗称"龟背炎"，发病率较高，为全身骨关节结核的第一位，约占骨关节结核总数的一半，其中以儿童和青少年发生最多。所有脊柱均可受累，以往以腰椎结核最多，近年来以胸椎多见，腰椎次之，其次是骶椎和颈椎等。椎体结核占绝大多数，单纯附件结核少见。腰椎结核脓肿常至盆腔，形成腰肌脓肿，沿髂腰肌向下蔓延到腹股沟或股内侧，从股骨后达大粗隆，沿阔筋膜张肌和髂胫束至股外侧下部，或向后蔓延到腰三角区，形成所谓寒性脓肿。椎体病变因循环障碍及结核感染，有骨质破坏及坏死，有干酪样改变和脓肿形成。椎体因病变和承重而发生塌陷，使脊柱弯曲腰背部可出现"驼峰"畸形。由于椎体塌陷，死骨肉芽组织和脓肿形成，可使脊髓受压或血供受累而发生截瘫。

一、腰椎间盘病变伴腰椎结核疼痛综合征的致病因素

（一）现代医学相关致病因素分析

结核是常见并可致命的一种传染病，由分枝杆菌又称结核杆菌导致。结核通常感染并破坏肺以及淋巴系统，但其他器官如脑、中枢神经系统、循环系统、泌尿系统、骨骼、关节，甚至皮肤亦可受感染。其他的分枝杆菌，如牛分枝杆菌、非洲分枝杆菌、卡氏分枝杆菌、田鼠分枝杆菌亦可引起结核，但通常不感染健康成人。已致敏的个体动员机体防御反应较未致敏的个体快，但组织坏死也更明显。因此，机体对结核杆菌感染所呈现的临床表现决定于不同的反应。如以保护性反应为主，则病灶局限，结核杆菌被杀灭；如主要表现为组织破坏性反应，则机体呈现有结构和功能损害的结核病。

（二）中医学相关致病因素分析

早在《黄帝内经》和《金匮要略》中就有相似于现代结核病的描述。《中藏经》对结核病的病因、症状及治法已有较详细记载。《肘后方》更认识到结核病具有传染性和多变性，而且与一般"虚劳"有别。结核病属于中医"痨瘵"范畴。《三因极一病证方论》："痨瘵"；《医学正传》："劳极"；《外台秘要》："传尸""殗殜""转注"；《肘后备急方》："尸注""鬼注"。《杂病源流犀烛》："五脏之气，有一损伤，积久成痨，甚而为瘵。痨者，劳也，劳困疲惫也，瘵者，败也。羸败凋敝也。虚损痨瘵，其病相因。"该病以本虚为主，本虚是发病的根本原因。体质虚弱、抵抗力低下等均与该病发生关系密切；先天不足、肾虚骨骼失养、后天脾胃失调是该病之本。《素问》云："正气存内，邪不可干""邪之所凑，其气必虚"。正气在疾病发病中起着主导作用，全身正气的强弱对疾病发生、发展及恶化有着直接影响。该病由感染"痨虫"所致，六淫外邪、情志内伤和损伤是其常见的诱因。

二、腰椎间盘病变伴腰椎结核疼痛综合征的致病机制

（一）现代医学相关致病机制

西医学认为，腰椎结核多继发于肺结核，其次是其他消化道结核、淋巴结结核，或由邻近的结核病灶直接侵袭骨关节。当结核杆菌侵入骨关节后，引起的病理变化可分为渗出期、增殖期、干酪样变性期，三期不能截然分开。病理演变有两种结果：一是病灶可逐渐修复，由纤维化、钙化或骨化，渐趋静止或愈合；二是病灶发展而干酪样物液化，形成脓肿，破坏加重。

（二）中医相关致病机制

中医学认为，本病的发生与体质虚弱，抵抗力低下密切相关。常由于先天不足，三阴亏损，久病或产后体虚，或有所伤，气不得升，血不得行，凝滞经络，遂发此疡。

1. **阳虚痰凝** 阳虚致脾不化湿，肺不布津，水湿津液凝聚而生痰，痰浊滞留筋骨，易生本病。湿痰阻塞致清阳不升，则头晕乏力；胃气不畅，故食少纳呆；湿痰阻胸，则胸闷气促。

2. **阴虚内热** 阴虚不能制阳，虚阳偏盛而化热，虚火耗津，血凝气滞，气机不畅，病邪乘虚而入。热炽脉络则口唇色赤，两颧发红；阴虚生内热则潮热骨蒸；热迫津外泄则盗汗；热扰神志，则烦躁不宁，少寐多梦；热扰精室则遗精早泄；热伤手足三阴脉络则手足心热；阴虚血少不能充于脉则脉细，阴虚阳盛血行加快则脉数。

3. **肝肾亏虚** 肝肾亏虚是发生本病之本。肝血亏虚，血不养筋，筋失所荣；肾精不足，精不生髓，骨失所养；儿童先天不足，肾气未充，骨骼稚嫩，易感本病。

三、腰椎间盘病变伴腰椎结核疼痛综合征的临床表现

1. **病史概况** 骨关节结核是一种慢性继发性疾病，应询问个人及家庭有无结核病史及结核病接触史。

2. **典型症状** 该病起病缓慢，可有低热、盗汗、疲乏、消瘦、食欲减退等全身症状。

3. **主要特征** 腰椎结核是脊柱结核中发病率最高的。腰痛是最常见的症状，因肌肉痉挛，活动受限是最早的体征。站立或行走时，头和躯干呈僵硬性后伸。从地上拾物时，尽量屈膝屈髋下蹲，而避免弯腰，即拾物试验阳性。俯卧位脊柱后伸试验亦阳性。

四、腰椎间盘病变伴腰椎结核疼痛综合征的病理特征

1. 骨质破坏 边缘型主要为溶骨性破坏，如无合并感染或修复，骨质增生征象比较少见。骨质破坏开始于两个椎间相对面，破坏区边缘粗糙，比较局限。病变继续发展，则椎体及椎间盘可发生破坏。椎体中心型在早期无明显骨质破坏，仅表现为局限性骨质疏松，可呈磨砂玻璃样改变；若进一步发展，骨质破坏范围增大，椎体呈楔形或扁平状改变。

2. 椎间隙狭窄 当相邻两个椎体的软骨板及纤维环破坏后，髓核疝入椎体并被破坏而致椎间隙狭窄。

3. 脊柱生理弧度改变 后凸畸形是脊柱结核常见的征象，多见于儿童的胸椎结核。颈椎和腰椎的生理前凸消失，严重者也可发生后凸畸形。

4. 寒性脓肿 多见于胸椎结核，占脊柱结核寒性脓肿的90%左右。

五、腰椎间盘病变伴腰椎结核疼痛综合征的特殊检查

1. 腰椎X线检查 腰椎结核破坏椎体骨质时，受累椎体变窄，边缘不齐，密度不均，常可见死骨形成。有的死骨或大半个椎体都被挤压到附近的软组织中，有的整个椎体破坏消失，有的两个相邻椎体被压缩到一起。此外，应注意椎体中心骨松质有无磨砂玻璃样改变或空洞形成。X线片对于腰椎结核的早期发现具有一定的局限性，而且在X线片上观察有异常表现要比病理改变迟2～6个月。

2. 腰椎CT检查 CT是腰椎结核检查的一个重要方法，特别是腰椎结核导致的骨质破坏。可以发现X线片上不易发现的椎体骨质破坏，甚至附件的微小结核病灶。但腰椎结核早期的骨质破坏影响，需要与淋巴瘤、转移瘤、化脓感染性病灶等相鉴别。

3. 腰椎磁共振检查 MRI检查对腰椎结核的早期发现具有重要意义，受累椎体的T1WI可呈低信号，T2WI为高信号。MRI在腰椎结核早期诊断的敏感性方面要优于其他影像学检查，敏感度可达100.0%，特异性88.2%。但仍然需要与腰椎肿瘤、化脓性感染等相鉴别。

4. 腰椎红外热成像检查 可见病灶处有高热源信号，没有特异性。

5. 免疫学实验检查 免疫学诊断技术结核菌素试验是用来判断患者是否曾经感染过结核杆菌的一种试验。目前主要采用结核菌素纯蛋白衍生物（PPD）检测，该试验在早期初筛诊断结核病方面起到一定作用，但如果接种了卡介苗再进行结核菌素纯蛋白衍生物（PPD）检测则很难对结核分枝杆菌感染做出诊断。

6. 结核菌素试验 此检测系是否受过结核菌感染的指标。已受过感染者则多呈阳性，未受过感染者则多为阴性。近年来用结核菌素试验判断结核病的活动程度有一定

参考价值。

7. **结核菌的涂片和培养检查** 利用痰或分泌物（脓）、渗出液进行涂片检查可提供结核杆菌存在的依据。结核杆菌培养可以为结核病诊断提供最可靠的证据，同时可用于药物敏感性测定。

8. **病理学检查** 如果在腰椎病灶中取病理组织检查发现符合骨结核的组织学改变，可以明确腰椎结核诊断。临床常用方法包括CT引导下腰椎穿刺活检法和术中取组织活检法。

9. **其他检查** 如血液学检查红细胞沉降率，虽然其对机体病理变化不具备特异性，但是在评估腰椎结核的病情变化和治疗效果时具有一定的意义。C反应蛋白也是一种非特异性检查，较为敏感。

六、腰椎间盘病变伴腰椎结核疼痛综合征的诊断标准

1. **病史** 病程较长，有呈进行性加重。部分患者有其他部位感染结核的病史。
2. **症状** 腰部疼痛、僵硬和神经损害症状。部分患者有发热、盗汗、全身不适、倦怠、乏力、身体消瘦等症状。腰椎结核侵犯腰部神经可出现下肢疼痛、大小便失禁等。
3. **体征** 腰部活动受限，腰椎病变节段压痛和叩击痛等，结核侵犯脊髓和脊神经时，可出现脊髓和脊神经受损害的相应体征。
4. **影像学检查** MRI、CT检查对腰椎结核的诊断价值很大，特别是早期检查。腰椎结核骨质破坏明显时，X线检查可见相应的破坏征象等。
5. **病理学检查** 腰椎结核组织的活检对本病具有确诊价值。
6. **腰椎结核的其他检查** 免疫学实验检查、结核菌的涂片和培养检查、结核菌素试验对腰椎结核的诊断也有重要参考价值。

七、腰椎间盘病变伴腰椎结核疼痛综合征的鉴别诊断

1. **腰椎转移瘤** 腰椎转移瘤多有原发病灶，既往有其他肿瘤诊治病史；腰椎结核患者往往有肺结核病史，伴结核中毒表现，如午后低热、盗汗、乏力等。影像学上表现大多有椎间盘受累，椎间隙变窄；转移瘤椎间盘不受累。腰椎结核往往有椎旁脓肿，腰椎转移瘤则无。腰椎结核大多累及2个椎体或以上；腰椎转移瘤多累及单个椎体，椎间盘极少受累，很少侵及椎间隙。腰椎转移瘤一般为多发，肿瘤同时累及椎体及附件者多见，胸椎受累者多，腰椎次之。腰椎转移瘤比较典型特征为：MRI的T1与T2加权像及增强扫描图像均呈现低信号。然而腰椎转移瘤来源多种多样，影像学检查也可表现为各种病变特征。需要注意的是，腰椎结核特别是非典型腰椎结核与肿

瘤的鉴别有时非常困难，CT监测下经皮穿刺活检仍是诊断腰椎转移瘤最重要的诊断依据。

2. 腰椎化脓性骨髓炎　腰椎结核往往有肺结核、胸膜结核等其他部位结核史，病程十分缓慢，病程往往较长；X线检查结果以破坏为主，椎间隙变窄，附件受累较少，椎旁脓肿及腰大肌脓肿较大，术中可见脓液稀薄，有干酪样物质和较大死骨形成。而腰椎化脓性骨髓炎往往呈急性发病，疼痛剧烈，常有高热、白细胞增多，发热期行血培养检查可找到致病菌，椎体和附件常同时受累，以增生为主，脓肿一般较小，死骨体积小且数量少；其诊断依据为病理穿刺并行细菌学和组织学的检查。临床上只要详细询问病史，仔细阅片，抓住两者各自的特征即不难区分开。

3. 强直性脊柱炎　强直性脊柱炎（ankylosing spondylitis，AS）是一种慢性炎性疾病，主要侵犯骶髂关节、脊柱骨突、脊柱旁软组织及外周关节，并可伴发关节外表现。临床主要表现为腰、背、颈、臀、髋部疼痛以及关节肿痛，严重者可发生脊柱畸形和关节强直。X线表现：骶髂关节软骨下骨缘模糊，骨质糜烂，关节间隙模糊，骨密度增高及关节融合。通常按X线片骶髂关节炎的病变程度分为5级：0级为正常，Ⅰ级可疑，Ⅱ级有轻度骶髂关节炎，Ⅲ级有中度骶髂关节炎，Ⅳ级为关节融合强直。脊柱的X线表现有椎体骨质疏松和方形变，椎小关节模糊，椎旁韧带钙化以及骨桥形成。晚期有广泛而严重的骨化性骨桥表现，称为竹节样脊柱。有耻骨联合、坐骨结节和肌腱附着点（如跟骨）的骨质糜烂，伴邻近骨质的反应性硬化及绒毛状改变，可出现新骨形成。本病没有全身中毒症状，X线检查看不到骨破坏和死骨，这与腰椎结核是不同的。

4. 许莫氏结节　许莫氏结节为椎间盘组织经断裂的软骨板并入椎体内形成的软骨结节，为椎间盘脱出的一个类型。许莫氏结节在CT图形上多呈与椎间盘相邻椎体内类圆形或不规则形低密度灶，CT值略高于椎间盘，外围以骨硬化环，环的宽度均匀一致，偶见弥漫性骨硬化。结节多为单发，也可多发。大小为1mm×1mm～10mm×23mm。许莫氏结节的周围可有清楚的骨硬化环，但无脓肿和脊柱的成角变形，临床可通过CT加扫2mm薄层，可较清楚地看到许莫氏结节成像。

5. 布鲁菌性脊柱炎　布鲁菌性脊柱炎是布鲁菌病（brucellosis）最严重的并发症之一。布鲁菌病是由布氏杆菌引起的人畜共患性疾病，此病常侵袭脊柱引起脊柱炎。布鲁菌病患者均有程度不等的羊、牛接触史或饮用过未经消毒灭菌乳品和涮牛羊肉史。临床表现为弛张热、乏力、盗汗、食欲缺乏、贫血；可伴有其他脏器感染，以呼吸系统和生殖系统感染为多，肝脾淋巴结肿大；多发性、游走性全身肌肉和大关节痛；持续性腰痛，局部压痛、叩击痛，伴相应神经根放射痛或脊髓受压症状，肌肉痉挛，但无脊柱后凸畸形，较少形成腰大肌脓肿，极少发生寒性脓肿，极少因硬膜外脓肿而致截瘫。

实验室检查包括：病原体分离、试管凝集试验、补体结合试验、抗人球蛋白试验。X 线及 CT 表现为：边缘型椎体破坏灶最常见，多侵害 1~2 个椎体上缘，少数为 3 个椎体；邻近病变椎体关节突关节面破坏不规则，关节间隙进行性变窄，也可表现为继发性增生性关节炎，骨性强直，前纵韧带和棘间韧带钙化。早期椎间隙狭窄，密度增高，但椎体终板无破坏倾向。MRI 表现为：布鲁菌性脊柱炎 MRI 特点是厚而不规则增强的脓肿壁和界限不清的脊柱旁异常信号，T1WI 呈低信号，T2WI 呈高信号，至骨破坏明显时，T2W 高信号，椎体、间盘、附件及椎管内的抑脂像呈不均匀高信号。

通过牛羊接触史、临床表现、实验室检查及影像学检查可与腰椎结核鉴别。

6. **腰椎间盘突出症**　腰椎间盘突出症在临床上较为常见，多为中老年患者或有急性外伤史的年轻人；典型症状为患处疼痛合并所属神经根受累表现，一般无全身症状，多以反复腰痛伴下肢放射痛为主诉，活动后加重，休息后缓解；X 线片表现可有椎间隙狭窄，终板硬化或塌陷，很难与早期椎体结核鉴别，CT 检查无明显骨破坏征象，周围软组织无肿胀，往往可看到突出的髓核影；MRI 检查可有椎体水肿信号或骨质硬化表现，与脊柱结核对比，信号均匀，可看到突出的髓核影及相应节段神经受压，周围软组织无肿胀或脓肿影。实验室检查一般无红细胞沉降率加快，C 反应蛋白升高等异常。

八、腰椎间盘病变伴腰椎结核疼痛综合征的中医辨证

（一）阳虚痰凝

主症：初起患处红、肿、热不明显，病变处隐隐酸痛。继则关节活动障碍，动则疼痛加重。病变初期全身症状不明显。舌淡，苔薄，脉濡细。

（二）阴虚内热

主症：病变发展，在发病部位形成脓肿；脓液可流向附近或远处，也形成脓肿；若部位表浅，可见漫肿，皮色微红，伴有午后潮热，颧红，夜间盗汗，口燥咽干，食欲减退，或咳嗽痰血。舌红，苔少，脉细数。

（三）肝肾亏虚

主症：病变进一步发展，脓肿破溃后排出稀薄脓液，有时夹有干酪样物，形成窦道。如病变部位在四肢关节，可见患肢肌肉萎缩、关节畸形。病变在颈、胸、腰椎者，可出现颈或背、腰强直，甚者可出现瘫痪。患者形体消瘦，面色无华，畏寒，心悸，失眠，自汗，盗汗。舌淡红，苔白，脉细数或虚数。

九、腰椎间盘病变伴腰椎结核疼痛综合征的治疗

（一）常规疗法

抗结核药物的应用在腰椎结核治疗中起重要作用，可提高疗效，促进病变的愈合。目前常用的一线药物有异烟肼、利福平、吡嗪酰胺、乙胺丁醇和链霉素。二线药物包括丁胺卡那霉素、卷须霉素、卡那霉素、环丝氨酸、乙硫异烟胺和对氨柳酸等。

（二）手术治疗

手术清除病灶、腰椎植骨、融合等。手术指征：①病灶有较大的脓肿；②病灶内有死骨或空洞；③合并瘘管经久不愈；④脊髓受压；微创方法、置管通至病灶、连续注入抗结核药，亦可加快脊柱结核的治愈，但脊柱病灶的自发融合，仍然较慢。

（三）中医辨证中药汤剂治疗

1. **阳虚痰凝** 治法：补肾温经，散寒化痰。方药：阳和汤加减。
2. **阴虚内热** 治法：养阴清热脱毒。方药：六味地黄丸合清骨散、透脓散加减。
3. **肝肾亏虚** 治法：补养肝肾。方药：左归丸加减。

十、腰椎间盘病变伴腰椎结核疼痛综合征的疗效判定

（一）临床疗效（症状和体征的改善程度）评定的参考标准

1. **评分标准** 总分100分；其中，症状分值60分，体征分值40分。

（1）症状改善程度：分值60分。综合患者腰部及全身的疼痛等症状，进行治疗前与治疗后对比，按照改善程度以100%计算。如：患者治疗后症状每改善10%的程度计分6分，症状全部消失计60分，治疗后症状无改善计0分；其他症状改善的分值计算，以此类推。

（2）体征改善程度：分值40分。综合患者腰部及全身各部位的压痛、叩击痛、病理反射、神经牵拉反应和脊柱、关节活动等阳性体征，进行治疗前与治疗后对比，按照改善程度以100%计算。如：患者治疗后综合阳性体征每改善10%的程度计分4分，体征全部消失计40分，治疗后体征无改善计0分；其他体征改善的分值计算，以此类推。

2. **疗效分级** 患者治疗后与治疗前的症状和体征对比，共分五个级别，每个级别分值如下。

一级疗效：治疗后症状和体征绝大部分消失，疗效评定分值80~100分，疗效指数＞80%。

二级疗效：治疗后症状和体征大部分消失，疗效评定分值60～80分，疗效指数＞60%。

三级疗效：治疗后症状和体征明显改善，疗效评定分值40～60分，疗效指数＞40%。

四级疗效：治疗后症状和体征有所改善，疗效评定分值10～40分，疗效指数≥10%。

五级疗效：治疗后症状和体征略有改善，疗效评定分值1～10分，疗效指数＜10%。

（二）腰椎结核的影像学与细胞学检查

除症状体征改善外，影像学与细胞学检查是评价结核疗效的重要指标。

【典型病例】

患者：赵某某，47岁。腰疼伴下肢疼痛6个月，低烧，消瘦。在外院行腰椎MRI检查后提示腰2～腰3节段有侵蚀样改变（图8-7-1）。口服抗结核药物治疗，未见缓解，后采用手术治疗加抗结核治疗，1年后病情明显改善。

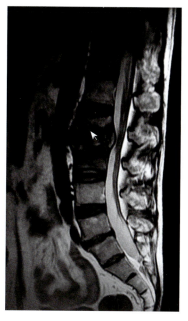

图8-7-1　脊柱结核（三角箭头处）

（徐　鹏　王　霞）

参 考 文 献

［1］黄桂成, 王拥军. 中医骨伤科学 [M]. 5版. 中国中医药出版社, 2021.
［2］朱立国, 李金学. 脊柱骨伤科学 [M]. 北京: 人民卫生出版社, 2019.
［3］彭力平, 熊辉. 骨伤科疾病中医特色疗法 [M]. 北京: 人民卫生出版社, 2019.
［4］马远征, 王自立, 金大地, 吕国华. 脊柱结核 [M]. 北京: 人民卫生出版社, 2013.

第八节　腰椎间盘病变伴腰交感神经损害疼痛综合征

腰椎间盘病变伴腰交感神经损害疼痛综合征是腰椎间盘疾病临床诊疗工作的常见病况之一，患者除了有腰椎间盘病变相应的临床表现外，还有腰交感神经损害的症状和体征。专科医师在治疗这类患者时，除了针对腰椎间盘疾病进行治疗外，还应针对伴发腰交感神经损害进行治疗，才能达到预期的临床效果。因此，本节重点对腰交感神经损害的致病因素、致病机理、临床表现、病理特征、特殊检查、诊断标准、鉴别诊断、中医辨证、治疗方式、疗效判定等方面进行系统阐述。

一、腰椎间盘病变伴腰交感神经损害疼痛综合征的致病因素

（一）现代医学相关致病因素分析

腰交感神经损害是由于腰椎及椎间盘病变等直接压迫或者间接刺激到腰椎旁的交感神经，从而引发一系列复杂的临床症状。这些症状的范围广泛，可能涉及患侧的下肢、臀部及下腹部。腰交感神经不仅支配这些区域的皮肤、血管、汗腺等，还与其他器官和系统有密切联系。当这些器官受到来自腰椎交感神经的刺激时，就会出现各种交感神经损害的症状。

（二）中医学相关致病因素分析

中医将本病归属于"腰痛""腰痹"等范畴，认为是因体弱、气虚导致，机体气血不足会引发血瘀、损伤脉络，而脉络受损会引发气滞，从而诱发疾病，形成"不通则痛"的症状。是由于人体正气不足，卫外不固，感受风、寒、湿、热等外邪，致使经络痹阻，气血运行不畅，引起以肌肉、筋骨、关节发生疼痛、酸楚、重着、灼热、屈伸不利为主要临床表现的病症。腰痛的论述首见《内经》，《素问·痹论》对其病因、发病、证候分类及演变均有记载，如"风寒湿三气杂至，合而为痹，其风气胜者为行痹，寒气胜者为痛痹，湿气胜者为着痹也"。

二、腰椎间盘病变伴腰交感神经损害疼痛综合征的致病机制

（一）现代医学致病机制分析

腰交感神经损害疼痛综合征的西医病机主要涉及神经系统的损害和功能紊乱，以下是详细的病机分析。

1. 交感神经受损与功能障碍　交感神经链是神经系统的重要组成部分，负责调节和控制人体的多种生理功能。当交感神经受到各种内外因素的损害时，如腰椎间盘病变的压迫、外伤、感染、炎症等，其结构和功能会受到影响。交感神经节是交感神经链上的重要结构，当神经节受损时，会导致交感神经传导受阻，进而引发疼痛综合征。这种受损可能表现为神经节的细胞坏死、细胞内空泡形成及脂肪变性等病理改变。

2. 疼痛信号传导的紊乱　交感神经受损后，疼痛信号的传导路径可能发生改变，导致疼痛感的异常。患者可能经历持续性或发作性的疼痛，这种疼痛可能由多种因素触发或加剧，如情绪波动、体力劳动、天气变化等。除了疼痛感，患者还可能出现其他感觉异常，如麻木、蚁走样感等。这些症状都与疼痛信号传导的紊乱有关。

3. 血管功能障碍与局部缺血 交感神经还参与血管功能的调节。当交感神经受损时，可能导致血管功能障碍，表现为小动脉和毛细血管的痉挛或麻痹。这种情况会进一步影响局部组织的血液供应，导致缺血和疼痛。血管功能障碍还可能引发其他并发症，如局部营养不良、皮肤干燥萎缩等，进一步加重患者的症状。

综上所述，腰交感神经损害疼痛综合征的西医病机主要涉及交感神经的受损与功能障碍、疼痛信号传导的紊乱以及血管功能障碍与局部缺血等方面。这些病机相互作用，共同导致患者的疼痛症状和其他相关表现。

（二）中医学相关致病机制分析

从中医角度看，腰交感神经损害疼痛综合征的病机主要涉及肝肾亏虚、气滞血瘀和经络不通。肝肾亏虚：中医认为，肝肾是人体的重要脏腑，肝主筋，肾主骨，肝肾亏虚则筋骨失养，容易受损，从而引发疼痛。在腰交感神经损害疼痛综合征中，肝肾亏虚是导致疼痛的根本原因之一。气滞血瘀是中医疼痛理论中的重要病机。当气机不畅、血液瘀滞时，就会阻塞经络，导致疼痛的发生。在腰交感神经损害疼痛综合征中，气滞血瘀可能由腰部持续用力、劳作太过或跌仆外伤等因素引起，进一步加剧了疼痛的症状。经络不通：经络是中医理论中运行气血、联系脏腑和体表及全身各部的通道。当经络不通时，气血运行受阻，便会引发疼痛。在腰交感神经损害疼痛综合征中，经络不通是导致疼痛的重要原因之一。

三、腰椎间盘病变伴腰交感神经损害疼痛综合征的临床表现

1. **病史概况** 病史较长，进程缓慢，腰椎可有腰背强直，腰部疼痛不适等。
2. **典型症状** 典型临床症状为腰部疼痛不适，偶有下肢放射性疼痛、麻木无力等，除腰椎间盘突出相关症状外还可伴有下肢发凉、疼痛、多汗、下肢血管和皮肤异常等症状。
3. **主要体征** 相应节段压痛阳性，活动受限，坐骨神经牵拉试验可见阳性，病程长者可见运动障碍与肌力改变。

四、腰椎间盘病变伴腰交感神经损害疼痛综合征的病理特征

腰交感神经的节前纤维和椎旁神经一起经椎间孔走行，出椎间孔后，椎旁神经发出一支回返支，沿椎间孔返回，支配脊柱韧带、脊膜和相应的椎体。上腰部的椎旁神经还通过白交通支的有髓鞘的节前神经纤维与腰交感神经链相连。所有5对腰神经均与灰交通支的无髓鞘的节后神经纤维相连。在腰交感神经节水平，节前纤维和节后神经纤维突触连接。此外，某些节后纤维通过灰交通支返回到其相应的躯体神经，其他的

腰交感神经节后纤维则向主动脉和下腹神经丛走行，并向上和向下经交感干终止于远处的神经节。

五、腰椎间盘病变伴腰交感神经损害疼痛综合征的特殊检查

1. 腰椎X线检查 腰椎X线片是初步评估腰椎结构的常规检查方法。虽然它对于腰交感神经损害的诊断无特异性，但可以显示腰椎的排列、骨质改变以及是否存在骨折、滑脱等现象。此外，X线片还可以观察脊柱的生理曲度和椎间隙的宽度，从而间接反映椎间盘的情况。这些信息对于分析腰部疼痛综合征的原发病因具有重要参考价值。

2. 腰椎CT检查 腰椎CT检查能够提供比X线片更详细的腰椎结构信息。它可以清晰地显示椎间盘、椎管、神经根等结构，帮助医师发现腰椎间盘的突出、膨出等病理改变，以及这些改变对神经根和脊髓的压迫情况。虽然CT对腰交感神经损害的诊断同样无特异性，但它可以排除其他可能导致腰部疼痛的器质性病变，如肿瘤、骨折等。

3. 腰椎磁共振（MRI）检查 MRI检查在腰椎间盘病变伴腰交感神经损害疼痛综合征的诊断中具有重要地位。它能够全面观察腰椎间盘、脊髓、神经根等结构，并准确显示椎间盘的退变、突出以及脊髓、神经根的受压情况。MRI的优势在于其对软组织的分辨率极高，可以清晰地显示椎间盘的纤维环、髓核等结构，以及脊髓和神经根的细微变化。这些信息对于制订治疗方案和评估预后具有重要价值。

4. 腰部红外热成像检查 红外热成像检查是一种无创、安全的检查方法，通过检测腰部皮肤表面的温度分布来间接反映腰部交感神经的功能状态。当腰交感神经受到损害时，可能会导致腰部皮肤温度分布异常。因此，红外热像检查可以为腰交感神经损害的诊断提供重要线索。

5. 腰部及下肢电生理检查 电生理检查包括肌电图（EMG）和神经传导速度（NCV）等测试，可以评估腰部神经和肌肉的功能状态。在腰椎间盘病变伴腰交感神经损害疼痛综合征中，电生理检查可以帮助医师判断神经根是否受压、肌肉是否受损以及神经传导功能是否正常。这些信息对于制订康复计划和评估治疗效果具有重要意义。

6. 实验室检查 虽然实验室检查对于腰椎间盘病变伴腰交感神经损害疼痛综合征的诊断无直接特异性，但一些常规的血液检查如血常规、C反应蛋白、红细胞沉降率等可以反映患者的炎症和感染情况，有助于排除其他可能导致腰部疼痛的全身性疾病。

7. 交感神经功能检查 针对交感神经功能的检查包括交感缩血管反射（SVR）、交感皮肤反应（SSR）等。这些检查可以评估交感神经的兴奋性和反应性，从而间接反映腰交感神经的功能状态。虽然这些检查在腰椎间盘病变伴腰交感神经损害疼痛综合征中的诊断价值尚待进一步研究证实。

六、腰椎间盘病变伴腰交感神经损害疼痛综合征的诊断标准

1. 疼痛表现 患者通常会表现出腰痛,可能伴随下肢的放射性疼痛。这种疼痛可能会是突发的自发性疼痛,如灼痛、电击痛或针刺痛等。疼痛性质可能多种多样,且可能因各种刺激(如机械刺激、冷热刺激、精神刺激等)而诱发异常疼痛感觉。

2. 自主神经功能紊乱的症状 交感神经损害可导致下肢的血管收缩功能异常,表现为下肢温度降低、皮色改变(如苍白或发绀)、汗毛脱落以及可能的水肿等症状。

3. 体格检查发现 腰部压痛与放射痛在受损的交感神经节对应的腰部区域,通常会有明显的压痛点,且压痛可能伴随放射至下肢的疼痛。运动障碍与肌力改变患者可能表现出一定程度的运动功能障碍,肌力减弱或肌肉萎缩也可能出现。

4. 辅助检查 影像学检查

(1)X线、CT、MRI:这些检查可以提供腰椎和椎间盘的形态学信息,帮助判断是否存在可能导致交感神经受压的结构异常。

(2)电生理检查:可行肌电图和神经传导测试,这些检查能够评估神经根和肌肉的功能状态,为交感神经损害提供电生理证据。

5. 排除其他病因 在确诊腰交感神经损害疼痛综合征前,需要排除其他可能引起相似症状的病因,如腰椎骨折、腰椎管狭窄、腰肌劳损等。

七、腰椎间盘病变伴腰交感神经损害的疼痛综合征的鉴别诊断

1. 肾结石或尿路结石 这是泌尿系统的一种常见疾病,症状包括腰部或侧腹部疼痛,可能伴有血尿,疼痛可能因结石移动或堵塞尿路而加剧。其疼痛性质与腰椎间盘病变引发的疼痛有所不同,且可以通过超声或CT等影像学检查进行鉴别。

2. 急性腰扭伤 患者通常在扭伤后立即出现腰部剧烈疼痛,活动受限。这种疼痛通常局限于腰部,不会向下肢放射,与腰椎间盘病变伴腰交感神经损害的症状有所不同。

3. 骨质疏松症 这是一种全身性的骨骼疾病,表现为骨量减少和骨组织微观结构退化,导致骨脆性增加。患者可能会感到全身骨骼疼痛,特别是腰部,但其疼痛性质和分布与腰椎间盘病变伴腰交感神经损害有所不同,且可以通过骨密度测定进行鉴别。

4. 强直性脊柱炎 这是一种慢性炎症性疾病,主要影响脊柱和骶髂关节。患者可能会出现持续的腰背部疼痛,早晨起床时可能会感到僵硬。其症状与腰椎间盘病变有所不同,且可以通过X线、MRI等影像学检查进行鉴别。

5. 腰肌劳损 这是由于长期重复性的腰部活动或长时间保持不良姿势导致的肌肉

疲劳和微损伤。患者可能会感到腰部持续性的酸痛或胀痛，但其疼痛性质和部位与腰椎间盘病变伴腰交感神经损害有所不同，且通常没有神经根症状。

八、腰椎间盘病变伴腰交感神经损害的疼痛综合征的中医辨证

（一）辨证要点

1. **辨病邪**　腰痛的证候特征多因感受邪气的性质不同而表现各异，肢体关节疼痛呈游走不定者，属风胜；疼痛较剧，遇寒则甚，得热则缓者，属寒胜；重着而痛，手足沉重，肌肤麻木者，属湿胜；红肿热痛，筋脉拘急者，属热胜。

2. **辨虚实**　一般而言，新病多实，久病多虚。实者，发病较急，正气尚胜抗邪，故痛势剧，脉实有力；虚者，病程较长，多有气血不足，故疼痛绵绵，痛势较缓，脉虚无力。本病后期多见虚实错杂，应辨明虚实，分清主次。

3. **辨痰瘀**　腰痛迁延不愈，证见关节漫肿，甚则强直畸形，痛如针刺，痛有定处，时轻时重，昼轻夜重，屈伸不利，舌体胖、边有齿痕，舌质紫暗甚或可见瘀斑，脉沉弦涩。多属正虚邪恋，瘀血阻络，痰留关节，痰瘀交结，经络不通，关节不利，而成顽疾。

（二）中医分型

1. **风寒湿阻络证**　腰部疼痛，遇风寒，阴雨天疼痛加重，得热则疼痛减轻，腰部有沉重感，畏风寒，舌质淡，苔薄白或腻，脉弦缓或脉滑。

2. **湿热阻络证**　腰部伴双下肢疼痛，活动不利，口渴而不欲饮，烦闷不安，舌质红，苔厚黄腻，脉数。

3. **肝肾亏虚、脉络瘀阻证**　腰部酸软为主，喜按喜揉，腿膝无力，遇劳更甚，舌质黯，苔少或白，脉细涩。

4. **气血亏虚证**　腰部疼痛，僵硬，绵绵而痛，纳呆，头晕、乏力，舌质淡红欠润滑，苔黄或薄白，脉多沉虚而缓。

5. **气滞血瘀**　腰部或双下肢痛处固定，日轻夜重，甚则不能转侧，痛处拒按，舌质黯红或瘀斑，脉弦涩。

九、腰椎间盘病变伴腰交感神经损害疼痛综合征的治疗

（一）腰椎间盘病变伴腰交感神经损害疼痛综合征的常规疗法

1. **适当休息**　通过姿势调整，睡姿调整，尽量平卧休息，睡硬板床，因卧位时脊

柱负荷最小，椎间盘的负荷也最小，故能减轻腰椎的负重及对神经根和脊髓的压迫。

2. **保护腰椎** 避免长时间保持一种姿势，如久坐、久站；有脊髓受压症状的患者，在弯腰或下蹲时要避免过度屈伸活动。

（二）腰椎间盘病变伴腰交感神经损害疼痛综合征的中医特色疗法系列

1. **穴位注射疗法** 选择腰部阿是穴，辨证取穴，进行穴位注射治疗。
2. **经络艾灸疗法** 选择部位进行艾条灸，温经通络止痛。
3. **经络刮痧疗法** 选择腰骶部经络进行刮痧疗法，通络止痛。
4. **经络拔罐疗法** 选择腰背部经络进行拔罐疗法，通络止痛。
5. **穴位灌注疗法** 选择腰部阿是穴，辨证取穴，进行中药灌注治疗。
6. **中药外敷疗法** 对腰部行中药外敷、塌渍治疗。
7. **中药熏蒸疗法** 对腰部行熏蒸药物疗法，散寒止痛。
8. **中药经皮透入疗法** 对腰部行中药经皮透入疗法，通络止痛。
9. **中药制剂口服疗法** 辨证给药，通络止痛。

（三）交感神经阻滞术

X线、MRI、CT、超声引导下行腰交感神经阻滞术。

（四）微创介入治疗

交感神经射频微创介入治疗通过作用于交感神经节、干等部位使蛋白质凝固变性，阻滞神经冲动的传导，产生"失交感作用"，同时还可阻滞感觉冲动传递，减少疼痛诱发的小血管痉挛，改善局部微循环。

十、腰椎间盘病变伴腰交感神经损害的疼痛综合征的疗效判定

1. **临床疗效的评分标准** 总分100分；其中，症状分值60分，体征分值40分。

（1）症状改善程度：分值60分。综合患者腰部及全身的疼痛等症状，进行治疗前与治疗后对比，按照改善程度以100%计算。如：患者治疗后症状每改善10%的程度计分6分，症状全部消失计60分，治疗后症状无改善计0分；其他症状改善的分值计算，以此类推。

（2）体征改善程度：分值40分。综合患者腰部及全身各部位的压痛、叩击痛、病理反射、神经牵拉反应和脊柱、关节活动等阳性体征，进行治疗前与治疗后对比，按照改善程度以100%计算。如：患者治疗后综合阳性体征每改善10%的程度计分4分，体征全部消失计40分，治疗后体征无改善计0分；其他体征改善的分值计算，

以此类推。

2. 疗效分级 患者治疗后与治疗前的症状和体征对比,共分五个级别,每个级别分值如下。

一级疗效:治疗后症状和体征绝大部分消失,疗效评定分值80~100分,疗效指数＞80%。

二级疗效:治疗后症状和体征大部分消失,疗效评定分值60~80分,疗效指数＞60%。

三级疗效:治疗后症状和体征明显改善,疗效评定分值40~60分,疗效指数＞40%。

四级疗效:治疗后症状和体征有所改善,疗效评定分值10~40分,疗效指数≥10%。

五级疗效:治疗后症状和体征略有改善,疗效评定分值1~10分,疗效指数＜10%。

（尕丽娅　王　霞）

参 考 文 献

[1] 仇志杰,周华成.腰交感神经阻滞穿刺技术研究进展[J].中国疼痛医学杂志,2023,29(01):44-49.
[2] 孙焱.腰交感神经节射频热凝术的解剖学基础[D].山西医科大学,2014.

第九节　腰椎间盘病变伴腹主动脉夹层瘤疼痛综合征

腰椎间盘病变伴腹主动脉夹层瘤疼痛综合征临床较少见到,患者除了有腰椎间盘病变相应的临床表现外,还有腹主动脉夹层瘤的症状和体征。腰椎间盘突出伴有腹主动脉夹层（abdominal aortic dissection,AAD）是一种罕见的严重主动脉疾病,指在膈肌以下腹主动脉发生的主动脉夹层,占主动脉夹层总发病率的1.1%~4.0%。主动脉内的循环血液通过内膜破裂口进入主动脉壁中层形成血肿,是一种极为严重的大动脉疾病。通常表现为突发、剧烈的撕裂性胸痛,可向后背放射,急性期发病突然、进展迅速、症状凶险、病死率高。以腰痛为首发症状的AAD临床中较首发症状为胸痛的少见。专科医师在治疗这类患者时,需要及时排除腹中动脉夹层瘤引起的腰痛等相关症状,因此,本节重点对以腰痛为表现的腹主动脉夹层瘤疼痛综合征的致病因素、致病机制、临床表现、病理特征、特殊检查、诊断标准、鉴别诊断、中医辨证、治疗方式、疗效判定等方面进行系统阐述。

一、腰椎间盘病变伴腹主动脉夹层瘤疼痛综合征的致病因素

（一）现代医学相关致病因素分析

腹主动脉和髂动脉的直径与性别、年龄、种族、体表面积、动脉收缩和扩张等因素有关。参照国外诊断标准，腹主动脉直径＞30mm时，临床可诊断为腹主动脉瘤。根据瘤壁结构，分为真性动脉瘤、假性动脉瘤和夹层动脉瘤。真性动脉瘤壁具有完整的动脉壁三层结构；假性动脉瘤瘤壁完整的动脉壁三层结构发生中断，血液经中断的血管壁流出动脉壁外，形成包裹性肿物；夹层动脉瘤是一种特殊类型的动脉瘤，由主动脉夹层发展而来，血流进入动脉壁中层引起血管壁的分离和血管直径扩张。

（二）中医学相关致病因素分析

腰痛病的病因可总体概括为外因、内因或内外合病。《素问·痹论篇》中说风寒湿三气可以合而为痹。指出风寒湿邪都可以致病，侵入人体后阻滞经络，气血运行不畅而发生痹痛。在《景岳全书》中有记载："跌仆伤而腰痛者，此伤在筋骨而血脉凝滞也。"指出气滞血瘀是引起腰痛的病因。《杨氏家藏方》曰："气滞，血脉凝涩，筋脉拘挛，肢节腰膝强痛，行履艰难。"说明气滞血瘀会引起筋脉不利，进而引起腰膝疼痛，功能受限。这些都属于腰痛病的外因致病。

二、腰椎间盘病变伴腹主动脉夹层瘤疼痛综合征的致病机制

（一）现代医学致病机制

1. 动脉壁结构与腹主动脉瘤的关系 动脉壁主要由内膜、中膜和外膜组成，其中中膜的弹性纤维和平滑肌细胞对维持动脉的结构和功能至关重要。腹主动脉瘤的发生通常与动脉壁结构的破坏相关，特别是中膜的弹性纤维破坏和平滑肌细胞的减少或功能改变。

2. 遗传因素 一些遗传性疾病如马方综合征、先天性结缔组织发育不全综合征等，以及一些易感基因如MMP-9、TIMP-1等，已被证实与腹主动脉瘤的发生有关。

3. 环境和生活方式因素 研究发现，高血压、吸烟和高胆固醇是腹主动脉瘤的主要风险因素，改善这些不良生活习惯可能对腹主动脉瘤的预防有所帮助。

4. 年龄、性别和种族的影响 腹主动脉瘤的发病与年龄、性别和种族密切相关。

5. 炎症和免疫反应的影响 越来越多的证据表明，炎症和免疫反应在腹主动脉瘤的发病中起着重要作用。炎症细胞的浸润和炎性细胞因子的释放可能导致动脉壁的破

坏和重塑，从而促进腹主动脉瘤的形成和发展。

（二）中医致病机制

《素问》中说"腰者肾之府，转摇不能，肾将惫矣"，指出腰部活动的受限与肾气不足相关。肝肾亏虚是引起腰痛病的重要病因之一，此为腰痛病的内因。而疾病都可由多种因素综合影响发病，内外因合病在临床中也非常常见，外邪侵袭，机体素虚，邪得以入。或是风寒湿邪侵入人体，而病程日久，在体内化生痰浊、瘀血或瘀而化热，阻滞经脉。

三、腰椎间盘病变伴腹主动脉夹层瘤疼痛综合征的临床表现

大多数非破裂性腹主动脉瘤发病隐匿，无明显症状。瘤体较大时可压迫肠道引起腹胀、呕吐或排便不适等消化道症状；下腔静脉受压者可引起下肢肿胀等下肢静脉高压症状。突发下肢疼痛、发凉、麻木等下肢动脉栓塞表现者，应考虑腹主动脉瘤瘤腔血栓脱落潜在可能性。先兆破裂或破裂性腹主动脉瘤通常有疼痛症状。疼痛部位一般位于中腹部或腰背部，多为钝痛，可持续数小时甚至数日，疼痛一般不随体位或运动而改变。突发严重腹背部疼痛，伴有低血压和腹部搏动性包块高度提示腹主动脉瘤破裂。炎性腹主动脉瘤常有腰痛症状，并非先兆破裂的表现。感染性腹主动脉瘤的疼痛通常合并发热表现。特殊类型的主动脉-肠瘘或主动脉-下腔静脉瘘则出现血便和心力衰竭表现。

典型体征：腹部无痛性、搏动性包块是腹主动脉瘤患者最常见体征，包块通常位于脐周或上中腹部。巨大瘤体可伴有压痛及细震颤，偶可闻及收缩期杂音。但腹部触诊对腹主动脉瘤的诊断敏感度<50%，而且肥胖影响查体的敏感度。破裂性腹主动脉瘤患者可表现为腹部或腰背部压痛及失血性休克。慢性破裂可致腰腹部皮下瘀血。出血局限继发感染者可有低热和心率增快。如出现主动脉-静脉瘘可闻及连续性杂音、高心排出量等心力衰竭体征。腹主动脉瘤血栓脱落造成的栓塞可致下肢动脉搏动减弱或消失，并引起皮温降低、肢体麻木或疼痛等症状。

四、腰椎间盘病变伴腹主动脉夹层瘤疼痛综合征的病理特征

腹主动脉瘤常见病因有动脉粥样硬化、损伤、感染、梅毒、先天性异常（Marfan综合征）等。根据病理分三类：真性动脉瘤、假性动脉瘤、夹层动脉瘤。夹层动脉瘤多数由胸主动脉中层剥离延伸至腹主动脉，少数原发于腹主动脉。显示局部血管壁中层剥离，可向远端及大分支扩展。

五、腰椎间盘病变伴腹主动脉夹层瘤疼痛综合征的特殊检查

1. CT　CT 扫描对诊断腹主动脉瘤有肯定价值，能发现很小的腹主动脉瘤及主动脉壁的钙化和瘤内血栓，还能发现动脉瘤破裂形成的腹膜后血肿。CT 对髂动脉瘤的诊断亦很敏感。

2. 血管多普勒超声　血管多普勒超声检查适合腹主动脉瘤的首次诊断和直径<3.5cm 的小动脉瘤的随访，具有较高的敏感度和特异度。超声造影可显示动脉壁供血情况。

受累腹主动脉内膜分离，纵断面呈平行线状弱回声，横断面呈"双环"状，把血管分隔成真、假两腔。

动脉壁内膜与内膜线状回声之间的无回声区为假腔，通常假腔内径大于真腔，内为血流填充，可见伴血栓形成。急性期可见分离的内膜随心动周期摆动，收缩期向外搏动的方向指示假腔位置；慢性期分离内膜固定。

3. 磁共振血管造影　与 CTA 相比，磁共振血管造影（MRA）的优点是使用特殊对比剂，对心脏和肾脏功能影响小，可以作为有 CTA 检查禁忌证人群的替代检查手段。

4. 其他检查　腹部 X 线平片检查可部分提示腹主动脉瘤的存在，如主动脉区域膨大的弧形钙化、腹部巨大的软组织影或腰大肌轮廓显示不清等。

六、腰椎间盘病变伴腹主动脉夹层瘤疼痛综合征的诊断标准

1. 病史　病史较短，发病较急，既往腰椎间盘突出症、腹主动脉瘤病史。

2. 症状　突发腰背部疼痛，下肢疼痛、发凉、麻木等症状。疼痛一般不随体位或运动而改变。

3. 体征　腹部无痛性、搏动性包块是腹主动脉瘤患者最常见体征，包块通常位于脐周或上中腹部。腰椎相应节段可有压痛，若出现破裂性腹主动脉瘤患者可表现为腹部或腰背部压痛及失血性休克。慢性破裂可致腰腹部皮下瘀血。出血局限继发感染者可有低热和心率增快。如出现主动脉-静脉瘘可闻及连续性杂音、高心排出量等心力衰竭体征。腹主动脉瘤血栓脱落造成的栓塞可致下肢动脉搏动减弱或消失，并引起皮温降低、肢体麻木或疼痛等症状。

4. 影像学检查

（1）血管多普勒超声：血管多普勒超声检查适合腹主动脉瘤的首次诊断和直径<3.5cm 的小动脉瘤的随访，具有较高的敏感度和特异度。超声造影可显示动脉壁供血情况。

（2）CT 血管造影：CT 血管造影（CTA）可以较为精确地判断动脉瘤直径、范围、

形态、附壁血栓、分支血管通畅性和瘤体外组织器官状况。炎性腹主动脉瘤的CTA表现常呈现典型的"灯罩征"。感染性腹主动脉瘤的典型CTA表现为瘤体不规则型或分叶型，可伴有明显的钙化灶、感染区富含气泡等。

（3）磁共振血管造影：与CTA相比，磁共振血管造影（MRA）的优点是使用特殊对比剂，对心脏和肾脏功能影响小，可以作为有CTA检查禁忌证人群的替代检查手段。

（4）其他检查：腹部X线平片检查可部分提示腹主动脉瘤的存在，如主动脉区域膨大的弧形钙化、腹部巨大的软组织影或腰大肌轮廓显示不清等。

七、腰椎间盘病变伴腹主动脉夹层瘤疼痛综合征的鉴别诊断

1. 非特异性腰背痛 绝大多数的腰背痛都属于此类。比较常见的有腰肌劳损、增生性骨关节炎、寒冷刺激引起的腰背痛，以及腰肌急性扭伤等，都会出现腰背疼痛。影像学检查及实验室检查可以明确鉴别。

2. 腰椎结核 腰痛是腰椎结核疾病最常见的症状，疼痛的性质多为钝痛或酸痛，伴有压痛及叩击痛，在睡前、劳累时疼痛加重，可有弯腰困难等功能障碍，还可有肿胀及畸形等表现。腰椎结核早期患者无任何症状，但也可有全身不适、疲乏无力、食欲不振、身体消瘦等慢性消耗性表现。腰椎结核会引起患者全身的诸多症状，导致患者的腰椎活动受到限制，疾病发展到一定程度后，可能会导致腰椎明显后凸畸形，隆起处多伴有明显叩击痛及压痛，严重者可压迫脊髓及神经出现不全瘫。通过腰椎核磁及实验室检查结果以鉴别诊断。

3. 腰椎肿瘤 腰椎恶性肿瘤的疼痛持续剧烈，进行性加重。受肿瘤侵犯的部位可出现相应的节段性的感觉、运动功能障碍等，可行腰部CT、MRI检查等进行鉴别。

4. 其他 主要包括主动脉壁内血肿（aortic intramural hematoma，AIH）和穿透性动脉硬化溃疡（penetrativity angiosclerosis ulcer，PAU）。前者表现为环形或新月形主动脉壁增厚，达5mm以上，是主动脉中膜层的内涵性血肿，是一种主动脉壁内滋养血管的破裂导致血液进入中外膜之间，而没有内膜撕裂的主动脉病变。它是主动脉夹层（AD）的一种特殊变异形式，也可以是主动脉夹层的一种早期状态或先兆。后者是在主动脉粥样硬化基础上形成溃疡，可伴有局限性主动脉壁内血肿。冠心病、肺栓塞和主动脉瘤等可有与本病类似的临床症状或X线表现，应注意鉴别。

八、腰椎间盘病变伴腹主动脉夹层瘤疼痛综合征的中医辨证

（一）辨证要点

1. 辨病邪 腰痛的证候特征多因感受邪气的性质不同而表现各异，肢体关节疼痛

呈游走不定者，属风胜；疼痛较剧，遇寒则甚，得热则缓者，属寒胜；重着而痛，手足沉重，肌肤麻木者，属湿胜；红肿热痛，筋脉拘急者，属热胜。

2. 辨虚实　一般而言，新病多实，久病多虚。实者，发病较急，正气尚胜抗邪，故痛势剧，脉实有力；虚者，病程较长，多有气血不足，故疼痛绵绵，痛势较缓，脉虚无力。本病后期多见虚实错杂，应辨明虚实，分清主次。

3. 辨痰瘀　腰痛迁延不愈，证见关节漫肿，甚则强直畸形，痛如针刺，痛有定处，时轻时重，昼轻夜重，屈伸不利，舌体胖、边有齿痕，舌质紫暗甚或可见瘀斑，脉沉弦涩。多属正虚邪恋，瘀血阻络，痰留关节，痰瘀交结，经络不通，关节不利，而成顽疾。

（二）中医分型

1. 风寒湿阻络证　腰部疼痛，遇风寒、阴雨天疼痛加重，得热则疼痛减轻，腰部有沉重感，畏风寒，舌质淡，苔薄白或腻，脉弦缓或脉滑。

2. 湿热阻络证　腰部伴双下肢疼痛，活动不利，口渴而不欲饮，烦闷不安，舌质红，苔厚黄腻，脉数。

3. 肝肾亏虚、脉络瘀阻证　腰部酸软为主，喜按喜揉，腿膝无力，遇劳更甚，舌质暗，苔少或白，脉细涩。

4. 气血亏虚证　腰部疼痛、僵硬，绵绵而痛，纳呆，头晕、乏力，舌质淡红欠润滑，苔黄或薄白，脉多沉虚而缓。

5. 气滞血瘀　腰部疼痛或双下肢痛处固定，日轻夜重，甚则不能转侧，痛处拒按，舌质暗或瘀斑，脉弦涩。

九、腰椎间盘病变伴腹主动脉夹层瘤疼痛综合征的治疗

（一）腰椎间盘病变伴腹主动脉夹层瘤疼痛综合征的常规疗法

1. 适当休息　通过姿势、睡姿调整，尽量平卧休息，睡硬板床。因卧位时脊柱负荷最小，椎间盘的负荷也最小，故能减轻腰椎的负重及对神经根和脊髓的压迫。

2. 保护腰椎　避免长时间保持一种姿势，如久坐、久站；有脊髓受压症状的患者，在弯腰或下蹲时要避免过度屈伸活动。

3. 保守治疗　主要是通过药物治疗严格控制血压和缓解症状，主要包括镇痛治疗，并定期接受主动脉CT增强检查，评估疾病进展。对于大多数的慢性和无症状患者，保守治疗是最先采取的方法。

（二）腰椎间盘病变伴腹主动脉夹层瘤疼痛综合征的中医特色疗法

1. 穴位注射疗法　选择腰部阿是穴，辨证取穴，进行穴位注射治疗。

2. **经络艾灸疗法** 选择部位进行艾条灸，温经通络止痛。

3. **经络刮痧疗法** 选择腰骶部经络进行刮痧疗法，通络止痛。

4. **经络拔罐疗法** 选择腰背部经络进行拔罐疗法，通络止痛。

5. **穴位灌注疗法** 选择腰部阿是穴，辨证取穴，进行中药灌注治疗。

6. **中药外敷疗法** 对腰部行中药外敷、塌渍治疗。

7. **中药熏蒸疗法** 对腰部行熏蒸药物疗法，散寒止痛。

8. **中药经皮透入疗法** 对腰部行中药经皮透入疗法，通络止痛。

9. **中药制剂口服疗法** 辨证给药，通络止痛。

（三）腰椎间盘病变伴腹主动脉夹层瘤疼痛综合征的手术治疗

手术治疗方式主要包括开放手术（open surgery，OS）和主动脉覆膜支架腔内修复术（endovascular aortic repair，EVAR）。

十、腰椎间盘病变伴腹主动脉夹层瘤疼痛综合征的疗效判定

（一）临床疗效（症状和体征的改善程度）评定的参考标准

1. 评分标准 总分100分；其中，症状分值60分，体征分值40分。

（1）症状改善程度：分值60分。综合患者腰部及全身的疼痛等症状，进行治疗前与治疗后对比，按照改善程度以100%计算。如：患者治疗后症状每改善10%的程度计分6分，症状全部消失计60分，治疗后症状无改善计0分；其他症状改善的分值计算，以此类推。

（2）体征改善程度：分值40分。综合患者腰部及全身各部位的压痛、叩击痛、病理反射、神经牵拉反应和脊柱、关节活动等阳性体征，进行治疗前与治疗后对比，按照改善程度以100%计算。如：患者治疗后综合阳性体征每改善10%的程度计分4分，体征全部消失计40分，治疗后体征无改善计0分；其他体征改善的分值计算，以此类推。

2. 疗效分级 患者治疗后与治疗前的症状和体征对比，共分五个级别，每个级别分值如下。

一级疗效：治疗后症状和体征绝大部分消失，疗效评定分值80～100分，疗效指数＞80%。

二级疗效：治疗后症状和体征大部分消失，疗效评定分值60～80分，疗效指数＞60%。

三级疗效：治疗后症状和体征明显改善，疗效评定分值40～60分，疗效指数＞40%。

四级疗效：治疗后症状和体征有所改善，疗效评定分值10~40分，疗效指数≥10%。

五级疗效：治疗后症状和体征略有改善，疗效评定分值1~10分，疗效指数＜10%。

（二）腰椎间盘病变伴腹主动脉夹层瘤疼痛综合征的影像学检查

除症状体征改善外，影像学检查是评价疗效的重要手段。

【典型病例1】

患者：王某，男，83岁。因突发腰痛5h来院就诊。患者5h前无明显诱因下突发腰痛，疼痛呈持续性，阵发性加重，无头昏、头痛，无胸闷、心悸，腹泻，稍腹胀，否认高血压、糖尿病、心脏病病史，既往有慢性支气管炎病史。查体：T 36.5℃，P 90次/分，R 20次/分，BP 96/63mmHg，心率90次/分，律齐，各瓣膜区未闻及杂音，双肺呼吸音粗，无干湿性啰音，下腹部轻压痛，无肌紧张及反跳痛，下腰部疼痛明显，定位不明确，无下肢放射痛。辅助检查：WBC $22.4×10^9$/L，RBC $3.21×10^{12}$/L，Hb 104g/L，Na^+ 136.0mmol/L，K^+ 3.54mmol/L，Cl^- 136.0mmol/L，葡萄糖11.7mmol/L，肌酸激酶102U/L，肌酸激酶同工酶19.7U/L，肌红蛋白302μg/L，肌钙蛋白10.2μg/L。心电图示窦性心律；B超未见明显异常；胸片示双肺纹理增多、紊乱模糊，腹部立卧位片及腰椎正侧位片未见明显异常。经上述检查后未能明确诊断，给予对症治疗，症状未见好转。该患者对症治疗后疼痛持续无缓解，高度怀疑主动脉夹层可能，遂行下腹部平扫＋增强CT，结果：腹主动脉影增宽，腔内可见假腔及内膜片，上起自腹主动脉膈下部，下至左右髂总动脉分叉处，确诊为腹主动脉夹层动脉瘤。在病情稳定的前提下转送上级医院进一步治疗。

【典型病例2】

患者：李某，男，48岁。半小时前饮酒时突发腰痛后倒地，大汗淋漓，无意识丧失，由家属送急诊科。既往有高血压病史，未规律服药。查体：神志清楚，呼吸急促，四肢湿冷，双肺听诊呼吸音低，未闻及干湿性啰音，心音未及，腹部平软，无压痛及反跳痛，肝、脾肋下未及，麦氏点无压痛，左侧肾区叩痛阳性，四肢肌力正常。立即给予多巴胺、多巴酚丁胺等抗休克、补液治疗。急诊床边ECG检查示：窦性心动过速，心电轴轻度左偏，部分导联ST-T改变。腹部B超探查示腹主动脉扩张，内膜增厚，双肾囊肿。心脏B超未见明显心脏搏动，各瓣膜未见明显启闭，心包腔内未见明显液性暗区。心梗三项、BNP正常，D-Dimer 0.643mg/L。转入ICU病房后心电监护示：心率135次/min，SpO_2 99%，右上肢袖带血压136/100mmHg（1mmHg＝0.133kPa），左上肢血压120/70mmHg，神志清楚，呼吸急促，四肢湿冷，左肺呼吸音消失，右肺呼吸音低，未及啰音，心音低弱，律齐，腹平软，无压痛及反跳痛，左侧足背动脉搏动未触及。再次行心脏B超检查提示：各瓣膜形态、启闭未见明显异常。急查主动脉CTA，结果提示：主动脉夹层 Stanford B 型，经心血管外科会诊后，急行手术治疗后入住心外科 ICU 病房。

【典型病例3】

患者李某，男，68岁。诊断为：腰椎间盘病变伴腹主动脉夹层瘤疼痛综合征（图8-9-1）。

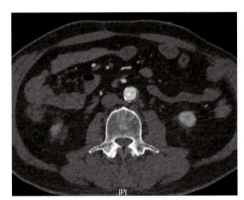
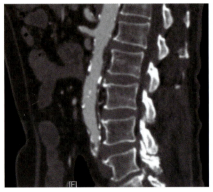

图 8-9-1 腰椎间盘病变伴腹主动脉夹层瘤

（巫丽娅　王　霞）

第十节　腰椎间盘病变伴强直性脊柱炎疼痛综合征

腰椎间盘病变伴强直性脊柱炎疼痛综合征是腰椎间盘疾病临床诊疗工作的常见病况之一，患者除了有腰椎间盘病变相应的临床表现外，还有强直性脊柱炎的症状和体征。专科医师在治疗这类患者时，除了针对腰椎间盘疾病进行治疗外，还应针对伴发疾病进行治疗，才能达到最佳的临床效果。因此，本节重点对强直性脊柱炎的致病因素、致病机制、临床表现、病理特征、特殊检查、诊断标准、鉴别诊断、中医辨证、治疗方式、疗效判定等方面进行系统阐述。

一、腰椎间盘病变伴强直性脊柱炎疼痛综合征致病因素

（一）现代医学相关致病因素分析

强直性脊柱炎的病因目前尚未完全阐明，近年来分子模拟学说从不同的角度全面地解释了发病的各个环节。流行病学调查结合免疫遗传研究发现 HLA-B27 在强直性脊柱炎患者中的阳性率高达90%以上，证明该病与遗传有关。大多认为与遗传、感染、

免疫、环境因素等有关。

（二）中医学相关致病因素分析

战国时期《黄帝内经》中《素问·生气通天论》："阳气者，精则养神，柔则养筋。开阖不得，寒气从之，乃生大偻。"王冰对其注解为："然阳气者，内化精微养于神气，外为柔软以固筋骨。"阳气可以通过气化作用，内化为精微来充养神气，通过柔软四布来温阳坚固筋腱。这一理论成为当今中医研究强直性脊柱炎的经典追溯，概括了发病的内外因素，内因为阳气气机的机能低下，外因责之于寒邪侵犯，导致了疾病的发生。现代医家焦树德教授把强直性脊柱炎归于中医的大偻一病，大偻源自《内经》，发病是由于阳气充养不足，寒气由生，因而发为大偻。偻是指病情严重，脊柱弯曲、背俯的疾病纵观历代医家对腰痛和脊痛的认识发现，根本原因责之于肾中元阳虚损，涉及足厥阴肝经、足少阴肾经、足太阳膀胱经。

二、腰椎间盘病变伴强直性脊柱炎的疼痛综合征致病机制

（一）现代医学相关致病机制分析

1. 遗传 遗传因素在强直性脊柱炎（ankylosing spondylitis，AS）发病中具有重要作用。据流行病学调查，AS患者中HLA-B27阳性率高达90%～96%，而普通人群HLA-B27阳性率仅4%～9%；HLA-B27阳性者AS发病率为10%～20%，而普通人群发病率为1%～2%，相差约10倍。有报道，AS一级亲属患AS的危险性比一般人高出20～40倍，国内调查AS一级亲属患病率为24.2%，比正常人群高出120倍。HLA-B27阳性健康者，亲属发生AS的概率远比HLA-B27阴性AS患者亲属低。所有这些均说明HLA-B27在AS发病中是一个重要的因素。但是应当看到，一方面HLA-B27阳性者并不全部都发生脊柱关节病，另一方面有5%～20%脊柱关节病患者检测HLA-B27呈阴性，提示除遗传因素外，还有其他因素影响AS的发病，因此HLA-B27在AS表达中是一个重要的遗传因素，但并不是影响本病的唯一因素。有几种假设可以解释HLA-B27与脊柱关节病的关系：①HLA-B27充当一种感染因子的受体部位。②HLA-B27是免疫应答基因的标志物，决定对环境激发因素的易感性。③HLA-B27可与外来抗原交叉反应，从而诱导产生对外来抗原的耐受性。④HLA-B27增强中性粒细胞活动性。借助单克隆抗体、细胞毒性淋巴细胞、免疫电泳及限制片段长度多形态法，目前已确定HLA-B27约有7种或8种亚型。HLA-B27阳性的健康者与脊柱病患者可能有遗传差别，例如所有HLA-B27个体都有一个恒定的HLA-B27M抗原决定簇，针对此抗原决定簇的抗体可与HLA-B27交叉反应。多数HLA-B27分子还有M抗原决定簇。HLA-B27M阴性分子似乎比其他HLA-B27亚型与AS有更强的联系，尤其是亚洲人而HLA-B27M阳性

亚型可能对Reiter综合征的易感性增强。现已证明，HLA-B27M与M两种抗原决定簇和致关节炎因子，如克雷伯菌、志贺杆菌等能发生交叉反应。反应低下者似乎多表现为AS，反应增强者则发展为反应性关节炎或Reiter综合征。

2. 感染 近年来，研究提示AS发病率可能与感染有关。发现AS患者在AS活动期中肠道肺炎克雷伯菌的携带率及血清中针对该菌的IgA型抗体滴度均较对照组高，且与病情活动呈正相关。有人提出克雷伯菌属与HLA-B27可能有抗原残基间交叉反应或有共同结构，如HLA-B27宿主抗原（残基72至77）与肺炎克雷伯菌（残基188至193）共有同源性氨基酸序列，其他革兰阴性菌是否具有同样序列则不清楚。免疫化学分析发现，HLA-B27阳性Reiter综合征患者约50%血清中有抗体与这种合成的肽序列结合，HLA-B27阳性AS患者有29%，而对照组仅5%。根据统计，83%男性AS患者合并前列腺炎，有学者发现约6%溃疡性结肠炎合并AS。其他报道也证实，AS的患者中溃疡性结肠炎和局限性肠炎发生率较普通人群高许多，故推测AS可能与感染有关。

3. 肿瘤坏死因子（tumor necrosis factor，TNF） 是指由机体中T淋巴细胞、单核细胞和巨噬细胞产生的TNF-α和TNF-β两种，且具有重要生物活性的细胞因子，因前者具有更好的生物学活性和抗肿瘤效应，故临床上TNF常指TNF-α。TNF-α在具有杀死或抑制某些肿瘤细胞增殖的作用，与关节炎、皮肌炎等免疫性疾病的发生具有密切的关系。肿瘤坏死因子α是自身免疫和炎症级联的关键蛋白，Nouri Barkestani Mahsa等通过揭示肿瘤坏死因子α-TNFR1轴的促炎作用，反过来表明TNF-α-TNFR2轴在α免疫调节功能中具有抗炎作用。AS在病变过程中以病理性新骨生成为特点，米汝佳等通过研究发现不同质量浓度的TNF-α分别可以抑制AS间充质干细胞（MSCs）的成骨分化，对AS患者关节畸形有相关性。而Wang Xing-rong等通过探讨也发现TNFRSF1A和TNFRSF1B多态性与AS患者易感性、严重程度和长期疗效有关。

4. 免疫因素 IL是由多种细胞产生的一种细胞因子，在机体炎症反应中发挥重要作用。Sayed等探讨埃及人群中AS的发病率与IL-23R基因核苷酸多态性（rs 11209026）的相关性，结果表示其与AS的发生无关，但其表达水平的高低与AS的严重程度相关。Nossent Johannes C等研究发现AS易感性受到白细胞介素-23受体（IL-23R）变异的影响，在AS队列中发现Rs11209026A纯合子在AS患者中少见，但可改善临床表现，提示IL23R对Th17细胞的影响更大。白细胞介素-12B（IL-12B）和miR-34b的DNA甲基化可影响IL-12B和miR-34b的表达，这与AS的发病机制有关，甲基化miR-34b启动子导致miR-34b明显上调，从而抑制IL-12B的表达，并通过降低ASDAS-CRP、BASFI和Basmi等因子的水平减轻AS的严重程度。也有研究认为信号素4D（Sema4D）在T细胞和破骨细胞上表达，调节T细胞增殖和骨重塑，并作为T细胞在免疫应答中的一种强有力的激活因子，通过以AhR依赖的方式诱导Th17和Treg细胞群失衡，从而促进AS的炎症反应，表明它是AS发病的关键参与者。

5. 微小 RNA（miR）近年来研究发现，微小RNA（miR）作为机体中一类非编码的内源性RNA分子，在机体遗传基因的表达、转录、调控中起着重要作用，而其在外周血单个核细胞中的表达水平与T、B细胞分化/刺激相关。Türkyilmaz等发现miR-142-5p和miR-143的表达对于类似AS的疾病的发生和发展中起一定作用。这也意味着该类物质在AS发生与发展过程中扮演着重要角色，有至关重要的作用，也意味着机体外周血中此类物质可作为诊断AS的潜在生物学标志物。总之，目前本病病因未明，尚无一种学说能完满解释AS的全部表现，很可能在遗传因素的基础上受环境因素（包括感染）等多方面的影响而致病。

（二）中医学相关致病机制分析

现代中医学家经过不断地研究，对本病有了更深地认识。焦树德提出本病乃为肾与督脉阳气虚衰，开阖不利，寒邪乘虚深侵，内外合邪，造成筋骨损伤，脊柱佝偻变形，腰脊僵痛而形成大偻。胡荫奇认为本病的发生主要责之虚、邪、痰瘀三方面，肝肾亏虚为病之本，邪气潜伏为发病之源，外邪为致病因素，外邪侵袭机体引动伏邪而发病，久病不愈，痰瘀滞阻经脉骨骸，致使腰脊、骨节僵痛，甚至畸形。路志正强调内外合邪致病，认为肝肾气血亏虚为AS发病的内因，风、寒、湿等为外因，素体气血不足，肾督虚弱，筋骨失濡，加之外邪壅塞督脉，气血行滞不通，进而脊背僵硬作痛。

三、腰椎间盘病变伴强直性脊柱炎疼痛综合征临床表现

（一）病史概况

常见于16～30岁青年人，男性多见，40岁以后首次发病者少见，约占3.3%。起病隐袭，进展缓慢，全身症状较轻。早期常有腰痛和晨起僵硬，活动后减轻，并可伴有低热、乏力、食欲减退、消瘦等症状。开始时疼痛为间歇性，数个月数年后发展为持续性，以后炎性疼痛消失，脊柱由下而上部分或全部强直，出现驼背畸形。女性患者周围关节受侵犯较常见，进展较缓慢，脊柱畸形较轻。

（二）典型症状

1. 关节病变表现 绝大多数首先侵犯骶髂关节，以后上行至颈椎。少数患者先由颈椎或几个脊柱段同时受侵犯，可侵犯周围关节。

（1）骶髂关节炎：约90%AS患者最先表现为骶髂关节炎。以后上行发展至颈椎，表现为反复发作的腰痛，腰骶部僵硬感，间歇性或两侧交替出现腰痛和两侧臀部疼痛，可放射至大腿，无阳性体征。但直接按压或伸展骶髂关节可引起疼痛。有些患者仅X线检查发现有异常改变。约3%AS颈椎最早受累，以后下行发展至骶髂部，7%AS为几

个脊柱段同时受累。

（2）腰椎病变：多数表现为腰痛和腰部活动受限。腰部前屈、后伸、侧弯和转动均可受限。体检可发现腰椎棘突压痛、腰椎旁肌肉痉挛，后期可有腰肌萎缩。

（3）胸椎病变：胸椎受累时，表现为背痛、前胸和侧胸痛，最后呈驼背畸形。如肋棘关节、胸骨柄体关节、胸锁关节及肋软骨间关节受累时，则呈束带状胸痛、胸廓扩张受限、吸气咳嗽或打喷嚏时胸痛加重。严重者胸廓保持在呼气状态，胸廓扩张度较正常人降低50%以上，因此，只能靠腹式呼吸辅助。由于胸腹腔容量缩小，造成心肺功能和消化功能障碍。

（4）颈椎病变：30%患者首先表现为颈椎炎，先有颈椎部疼痛，沿颈部向头部臂部放射。颈部肌肉开始时痉挛，以后萎缩，病变进展可发展至颈胸椎后凸畸形。头部活动明显受限，常固定于前屈位，不能上仰、侧弯或转动。严重者仅能看到自己足尖前方的小块地面，不能抬头平视。

（5）周围关节病变：约半数AS患者有短暂的急性周围关节炎，约25%有永久性周围关节损害。一般多发生于大关节，下肢多于上肢。有学者统计，周围关节受累率，髋和肩为40%，膝15%，踝10%，足和腕各5%，极少累及手。髋关节发生强直（37%）是AS患者的主要致残原因；髋部症状出现在发病后5年内者占94%，提示AS发病头5年内如未累及髋关节，则以后受累的可能性不大。肩关节受累时，关节活动受限较疼痛更为明显，梳头、抬手等活动均受限。侵犯膝关节时则关节呈代偿性弯曲，使行走、坐立等日常生活更为困难。极少侵犯肘、腕和足部关节，侵犯手部关节者更为罕见。此外，耻骨联合亦可受累，骨盆上缘、坐骨结节、股骨大粗隆及足跟部可有骨炎症状，早期表现为局部软组织肿痛，晚期有骨性粗大。一般周围关节炎可发生在脊柱炎之前或以后，局部症状与类风湿关节炎不易区别，但遗留畸形者较少。

2. 关节外表现　AS的关节外病变，大多出现在脊柱炎后，偶有在骨骼肌肉症状之前数个月或数年发生。AS可侵犯全身多个系统，并伴发多种疾病。

（1）心脏病变：以主动脉瓣病变较为常见，据尸检发现，约25%AS病例有主动脉根部病变，心脏受累在临床上可无症状，亦可有明显表现。临床有不同程度主动脉瓣关闭不全者约1%；约8%发生心脏传导阻滞，可与主动脉瓣关闭不全同时存在或单独发生，严重者因完全性房室传导阻滞而发生阿-斯综合征。当病变累及冠状动脉口时可发生心绞痛。少数发生主动脉瘤、心包炎和心肌炎。合并心脏病的AS患者，一般年龄较大，病史较长，脊柱炎及外周关节病变较多，全身症状较明显。

（2）眼部病变：长期随访，25%AS患者有结膜炎、虹膜炎、眼色素层炎或葡萄膜炎，后者偶可并发自发性眼前房积血。虹膜炎易复发，病情越长发生率愈高，但与脊柱炎的严重程度无关，有周围关节病者较常见，少数可先于脊柱炎发生。眼部疾病常为自限性，有时需用皮质激素治疗，有的未经恰当治疗可致青光眼或失明。

（3）耳部病变：发生慢性中耳炎是正常人的4倍，而且在发生慢性中耳炎的AS患者中，其关节外表现明显多于无慢性中耳炎的AS患者。

（4）肺部病变：少数AS患者后期可并发上肺叶斑点状不规则的纤维化病变，表现为咳痰、气喘、甚至咯血，并可能伴有反复发作的肺炎或胸膜炎。X线检查显示双侧肺上叶弥漫性纤维化，可有囊肿形成与实质破坏，类似结核，需加以鉴别。

（5）神经系统病变：脊柱强直及骨质疏松易使颈椎脱位和脊柱骨折，而引起脊髓压迫症，如发生椎间盘炎则引起剧烈疼痛；AS后期可侵犯马尾，发生马尾综合征，而导致下肢或臀部神经根性疼痛、骶神经分布区感觉丧失、跟腱反射减弱及膀胱和直肠等运动功能障碍。

（6）淀粉样变：为AS少见的并发症。有报道35例AS中，常规直肠黏膜活检发现3例有淀粉样蛋白沉积，大多没有特殊临床表现。

（7）肾及前列腺病变：与RA相比，AS极少发生肾功能损害，但有发生IgA肾病的报告。AS并发慢性前列腺炎较对照组增高，其意义不明。

（三）主要体征

腰椎间盘突出伴强直性脊柱炎的脊柱检查体检可发现脊柱驼背畸形、胸廓扩张度降低、局部有压痛、肌肉痉挛、脊柱关节活动对称受限等。测定脊柱活动度的方法常用改良Schober试验，即在两髂后上棘连线的中点与其上10cm处一点相连作一垂直线，测量前屈时两点的延伸距离。正常人前屈时，此10cm距离可延伸至总长度16～22cm，重型AS患者只增加1～2cm。测量脊柱侧弯程度，可在腋中线平剑突处向下画一长20cm直线，令患者脊柱向对侧弯曲，测量此线伸延后长度，正常人总长度为25～32cm，AS患者增加不到3cm。HLA-B27不作为常规检查，诊断主要依靠临床表现和放射线证据。

四、腰椎间盘病变伴强直性脊柱炎疼痛综合征病理特征

（一）韧带和关节病变

AS病理的特征性改变是韧带附着端病。病变原发部位是韧带和关节囊的附着部，即肌腱端的炎症，导致韧带骨赘形成、椎体方形变、椎骨终板破坏、跟腱炎和其他改变。病变最初从骶髂关节逐渐发展到骨突关节炎及肋椎关节炎，脊柱的其他关节相继受累。关节的滑膜改变为以肉芽肿为特征的滑膜炎。滑膜小血管周围有巨噬细胞、淋巴细胞和浆细胞浸润，滑膜增厚，经数个月或数年后，受累滑膜有肉芽组织形成。关节面软骨糜烂，肉芽组织纤维化或骨化造成关节骨性强直，并有明显的骨质疏松。关节周围软组织有明显的钙化和骨化，韧带附着处均可形成骨赘，不断向纵向延伸，成

为两个直接相邻椎体的骨桥。椎旁韧带连同椎前韧带钙化，使脊椎呈"竹节状"。随着病变的进展，关节和关节附近有较显著的骨化倾向。早期韧带、纤维环、椎间盘、骨膜和骨小梁为血管性和纤维性组织侵犯，被肉芽组织取代，导致整个关节破坏和附近骨质硬化，经过修复后，最终发生关节纤维性强直和骨性强直、椎骨骨质疏松、肌萎缩和脊椎后凸畸形。破坏的同时，也伴随着软骨终板、纤维环、髓核等椎间盘结构的破坏，从而成为强直性脊柱炎合并腰椎间盘突出症的病理基础。在强直性脊柱炎的晚期，由于椎间盘钙化、周围韧带骨化以及骨桥的形成，椎间盘突出的可能性则明显减少。因此，腰椎间盘突出症多发生在强直性脊柱炎的早中期阶段，且发病年龄较小。

（二）心脏病变

特征是侵犯主动脉瓣，使瓣膜增厚、纤维化而缩短，但不融合。可引起二尖瓣关闭不全，三尖瓣受累较少见。偶见心包和心肌纤维化，引起房室传导阻滞。

（三）肺部病变

特征是肺组织呈斑片状炎症伴圆细胞和成纤维细胞浸润，发展至肺泡间纤维化伴玻璃样变。

五、腰椎间盘病变伴强直性脊柱炎疼痛综合征的特殊检查

1. 腰椎X线检查 X线片显示软骨下骨缘模糊，骨质糜烂，关节间隙模糊，骨密度增高及关节融合。关节突关节、骶髂关节炎改变具有确诊意义。

2. 腰椎间盘CT检查 腰椎间盘CT可显示突出或突出不大，骶髂关节CT可提示侵蚀、硬化，严重者可出现明显的软骨下骨质侵蚀、破坏和增生，呈现明显的硬化。

3. 腰椎间盘磁共振检查 腰椎MRI提示轻度或中度椎间盘突出，主要早期在骶髂关节MRI检查时，其意义重大，可表现为局限性的脂肪堆积；严重者可发生关节间隙假性扩大，强直发生。

4. 造影检查 意义不大，可以做鉴别诊断。

5. 腰椎红外热成像检查 腰椎及骶髂关节炎的热图影像辅助诊断价值大。

6. 腰部及下肢电生理检查（肌电图、神经功能等） 了解脊髓、神经根和周围神经的功能和受损状态。

7. 实验室检查 红细胞沉降率（ESR）增快，C反应蛋白（CRP）增高。轻度贫血和免疫球蛋白轻度升高。HLA-B27阳性患者，或HLA-B27阴性患者只要临床表现和影像学检查符合诊断标准，也不能排除AS的可能。

8. 其他检查方式 IL-6、免疫球蛋白、抗链球菌溶血素O等实验室检查。

六、腰椎间盘病变伴强直性脊柱炎疼痛综合征的诊断标准

1. 病史 背部不适发生在40岁以前，缓慢发病，症状持续至少3个月。

2. 症状 最常见的和特征性早期主诉为腰背发僵和疼痛。由于腰背痛是普通人群中极为常见的一种症状，但大多数为机械性背痛非炎性疼痛，背痛伴发晨僵；背部不适在活动后减轻或消失。

3. 体征 骶髂关节和椎旁肌肉压痛为本病早期的阳性体征。以下几种方法可用于检查骶髂关节压痛或脊柱病变进展情况，包括①枕壁试验；②胸廓扩展；③Schober试验；④骨盆按压；⑤Patrick试验（下肢"4"字试验）。

4. 影像学检查

（1）X线检查具有诊断意义：AS最早的变化发生在骶髂关节，该处的X线片显示软骨下骨缘模糊，骨质糜烂，关节间隙模糊，骨密度增高及关节融合。通常按X线片骶髂关节炎的病变程度分为5级：0级为正常，I级可疑，Ⅱ级有轻度骶髂关节炎，Ⅲ级有中度骶髂关节炎，Ⅳ级为关节融合强直。

（2）CT：CT分级的标准参照的是美国1984年的诊断标准：0级为正常，I级为可疑变化；Ⅱ级是轻度异常能够看到局部性的侵蚀和硬化；Ⅲ级是明显异常。表现为中度发展性骶髂关节炎，会出现明显的软骨下骨质侵蚀，破坏和增生呈现明显的硬化；Ⅳ级为严重异常，表现为明显的完全强直。

（3）核磁：MRI的分级标准参照的是Bollow等人提出的分级方法，一共也分五级。0级为无炎症变化；I级表现为骨髓局限性的脂肪堆积；Ⅱ级表现为明显的中度脂肪堆积，中度软骨下硬化；Ⅲ级表现为关节间隙假性扩大，有轻度强直发生；Ⅳ级最为严重，变现为完全强直。

5. 其他辅助检查 活动期患者可见红细胞沉降率（ESR）增快，C反应蛋白（CRP）增高。轻度贫血和免疫球蛋白轻度升高。类风湿因子（RF）多为阴性，但RF阳性并不能排除AS的诊断。虽然AS患者HLA-B27阳性率达90%左右，但无诊断特异性，因为健康人也有阳性。HLA-B27阴性患者只要临床表现和影像学检查符合诊断标准，也不能排除AS可能。

目前仍采用1984年修订的AS纽约标准。对一些暂时不符合上述标准者，可参考有关SpA分类标准，主要包括Amor、欧洲脊柱关节病研究组（ESSG）和2009年ASAS制定的中轴型SpA分类标准。

1. 1984年修订的AS纽约标准 ①腰背痛持续至少3个月，疼痛随活动改善，但休息不减轻；②腰椎在前后和侧屈方向活动受限；③胸廓扩展范围小于同年龄和性别的正常参考值；④双侧骶髂关节炎Ⅱ～Ⅳ级，或单侧骶髂关节炎Ⅲ～Ⅳ级。如患者符合第4条，并符合第1～3条中的任意1条可诊断AS。

2. ESSG 分类标准 炎性脊柱痛或非对称性以下肢关节为主的滑膜炎，并符合下述任意 1 项，可诊断 SpA：①阳性家族史；②银屑病；③炎症性肠病；④关节炎前 1 个月内的尿道炎、宫颈炎或急性腹泻；⑤双侧臀部交替疼痛；⑥附着点炎；⑦骶髂关节炎。

3. 2009 年 ASAS 制定的中轴型 SpA 分类标准 起病年龄 <45 岁和腰背痛 >3 个月的患者，加上符合下述中 1 项标准：①影像学提示骶髂关节炎，加上 ≥1 个下述 SpA 特征；②HLA-B27 阳性，加上 ≥2 个下述其他 SpA 特征。影像学提示骶髂关节炎为：①MRI 提示骶髂关节活动性（急性）炎症，高度提示与 SpA 相关的骶髂关节炎，或②明确的骶髂关节炎影像学改变（根据 1984 年修订的 AS 纽约标准）。

SpA 特征包括：①炎性背痛；②关节炎；③附着点炎（跟腱）；④眼葡萄膜炎；⑤指/趾炎；⑥银屑病；⑦克罗恩病/溃疡性结肠炎；⑧对 NSAIDs 反应良好；⑨SpA 家族史；⑩HLA-B27 阳性；⑪CRP 升高。

4. 2011 年 ASAS 制定的外周型 SpA 分类标准 覆盖了无影像学表现和有影像学表现的临床类型，其敏感度为 79.5%，特异度为 83.3%。

外周型 SpA 的分类标准：对目前无炎性背痛仅存在中轴以外的外周症状的患者，出现关节炎、附着点炎或指（趾）炎中任意一项时，加上下述其中一种情况，即可确诊为外周型 SpA：

1）加上下述任意一项 SpA 临床特征：①葡萄膜炎；②银屑病；③克罗恩病/溃疡性结肠炎；④前驱感染；⑤HLA-B27 阳性；⑥影像学提示骶髂关节炎。

2）加上下述至少两项其他 SpA 临床特征：①关节炎；②附着点炎；③指（趾）炎；④炎性背痛既往史；⑤SpA 家族史。

七、腰椎间盘病变伴强直性脊柱炎疼痛综合征的鉴别诊断

1. 非特异性腰背痛 绝大多数的腰背痛都属于此类。比较常见的有腰肌劳损、增生性骨关节炎、寒冷刺激引起的腰背痛，以及腰肌急性扭伤等，都会出现腰背疼痛。但与强直性脊柱炎不同，强直性脊柱炎主要表现为晨僵，凌晨时腰背疼痛。上述所讲的非特异性腰背痛，一般休息以后可以明显缓解，这与强直性脊柱炎这种炎症性腰背痛有明显不同。影像学检查及实验室检查可以明确鉴别。

2. 腰椎结核 腰痛是腰椎结核疾病最常见的症状，疼痛的性质多为钝痛或酸痛，伴有压痛及叩击痛，在睡前、劳累时疼痛加重，可有弯腰困难等功能障碍，还可有肿胀及畸形等表现。腰椎结核早期患者无任何症状，但也可有全身不适、疲乏无力、食欲不振、身体消瘦等慢性消耗性表现。腰椎结核会引起患者全身的诸多症状，导致患者的腰椎活动受到限制，疾病发展到一定程度后，可能会导致腰椎明显后凸畸形，隆起处多伴有明显叩击痛及压痛，严重者可压迫脊髓及神经出现不全瘫。通过腰椎核磁及实验室检查结果以鉴别诊断。

3. 腰椎肿瘤 腰椎恶性肿瘤的疼痛持续剧烈,进行性加重。受肿瘤侵犯的部位可出现相应的节段性的感觉、运动功能的障碍等,可行腰部 CT、MRI 检查等进行鉴别。

4. 感染 椎管内化脓性感染、腰椎化脓性感染,为化脓性细菌感染侵及脊椎所致,常见的细菌如金黄色葡萄球菌,引起椎骨炎性病变及骨质破坏。可行腰部 CT、MRI、血液系统检查等进行鉴别。

5. 脊柱外伤 可出现腰部疼痛、活动障碍,腰肌痉挛,腰部广泛压痛,并且发麻发胀,局部症状严重。通过腰部 MRI、CT 和 X 线片鉴别诊断。

6. 周围神经系统疾病 周围神经炎等主要表现为肢体远端对称性感觉、运动和自主神经功能障碍。运动障碍时可出现肌力减退、肌张力低下、腱反射减弱或消失,晚期有以肢体远端为主的肌肉萎缩。可通过肌电图等相鉴别。

7. 其他风湿免疫疾病 AS 是 SpA 的原型,在诊断时必须与骶髂关节炎相关的其他 SpA 如银屑病关节炎、肠病性关节炎或赖特综合征等相鉴别。此外,脊柱骨关节炎、RA 和结核累及骶髂关节或脊柱时,需进一步根据相关的其他临床特征加以鉴别。

八、腰椎间盘病变伴强直性脊柱炎疼痛综合征的中医辨证

(一)中医辨证概要

1. 辨病邪 腰痛的证候特征多因感受邪气的性质不同而表现各异。肢体关节疼痛呈游走不定者,属风胜;疼痛较剧,遇寒则甚,得热则缓者,属寒胜;重着而痛,手足沉重,肌肤麻木者,属湿胜;红肿热痛,筋脉拘急者,属热胜。

2. 辨虚实 一般而言,新病多实,久病多虚。实者,发病较急,正气尚胜抗邪,故痛势剧,脉实有力;虚者,病程较长,多有气血不足,故疼痛绵绵,痛势较缓,脉虚无力。本病后期多见虚实错杂,应辨明虚实,分清主次。

3. 辨痰瘀 腰痛迁延不愈,证见关节漫肿,甚则强直畸形,痛如针刺,痛有定处,时轻时重,昼轻夜重,屈伸不利,舌体胖边有齿痕,舌质紫暗甚或可见瘀斑,脉沉弦涩。多属正虚邪恋,瘀血阻络,痰留关节,痰瘀交结,经络不通,关节不利,而成顽疾。

(二)中医辨证分型

1. 肾虚督热 腰部剧烈疼痛、脊背僵硬,强直畸形,舌红,苔黄腻,脉滑数。
治法:清热利湿,活血化瘀通络。
方剂:四妙丸加减。

2. 风寒阻络 症见腰部僵硬疼痛,受风受寒加重,肢体游走性疼痛或困痛,畏寒喜暖、四肢发冷等,舌质淡,苔白,脉沉细。

治法：祛风散寒，活血通络。

方剂：独活寄生汤加减。

3. **痰瘀互结** 腰部僵硬、刺痛，四肢麻木、沉重感，头晕，胸闷，面色黧黑，舌质紫暗，有瘀斑，苔白腻，脉涩或滑等。

治法：祛痰化瘀，活血通络。

方剂：双合汤加减。

4. **肝肾亏虚** 腰部疼痛，四肢乏力，肌肉萎缩，头晕目眩，耳鸣耳聋，失眠多梦，五心烦热，口干，舌红少津，脉弦细等。

治法：滋补肝肾，壮骨荣筋。

方剂：六味地黄汤加减。

九、腰椎间盘病变伴强直性脊柱炎疼痛综合征的治疗

（一）强直性脊柱炎的常规治疗方式

1. **适当休息** 避免过度劳累。
2. **脊柱保护** 在疾病控制状态下尽量多运动，特别要增加关节活动度。建议患者做脊柱各个节段体操，帮助关节始终保持功能。如果长期不动，脊柱可能会形成板状改变。在睡觉时，建议患者睡硬板床，保证脊柱能够在相对自然位置。
3. **物理疗法** 包括偏振光照射、微波治疗、干扰电治疗等物理治疗方案。
4. **功能锻炼** 脊柱畸形和强直导致的功能障碍，对患者弯腰、扩胸及屈颈等运动都会造成极大痛苦和困难。为了减轻或防止这些不良后果，长期地进行体位锻炼（最初应得到体疗医师的指导），以取得和维持脊柱的最好位置，增强椎旁肌肉力量和增加肺活量。在休息时首要的是保持适当的体位，睡硬板床，取仰卧位，避免促进屈曲畸形的体位。一旦病变上行侵犯到上段胸椎及颈椎时，应该停止用枕头。
5. **对症药物** 采用个体化治疗原则。

（1）首选非甾体消炎药，此类药物主要作用是抗炎镇痛和减轻晨僵。

（2）慢作用药物，此类药物起效比较慢，有延缓疾病发生的作用，首选柳氮磺吡啶。

（3）糖皮质激素，不作为强直性脊柱炎的常规选择用药。

（4）生物制剂，目前对免疫性疾病的应用使得AS治疗有了突破性的进展。

（二）强直性脊柱炎的中医特色疗法

1. **腰椎正脊疗法** 在中医筋骨理论指导下，进行正脊疗法。
2. **腰椎推拿疗法** 以中医经络理论行推拿治疗。

3. 经络针灸疗法　选择腰部阿是穴，辨证取穴，进行针刺治疗。
4. 经络艾灸疗法　选择部位进行艾条灸，温经通络止痛。
5. 经络刮痧疗法　选择腰部经络进行刮痧疗法，通络止痛。
6. 经络拔罐疗法　选择腰部经络进行拔罐疗法，通络止痛。
7. 穴位埋线疗法　可选取相应穴位，辨证论治，埋线治疗。
8. 穴位灌注疗法　选择腰部阿是穴，辨证取穴，进行中药灌注治疗。
9. 中药外敷疗法　对腰部行中药外敷、塌渍治疗。
10. 中药熏蒸疗法　对腰部行熏蒸药物疗法，散寒止痛。
11. 中药浸泡疗法　选取中药验方，提取有效成分，进行局部浸泡疗法。
12. 中药经皮透入疗法　对腰部行中药经皮透入疗法，通络止痛。
13. 中药离子导入疗法　应用药物离子透入仪这一仪器所输出的直流电，将之施加于中草药液的电极板上，从而使药物离子透入人体穴位或患处，从而获得药物与穴位的双重治疗效应的一种方法。
14. 中药制剂口服疗法　中医药口服辨证治疗。
15. 其他中医特色疗法　烫熨疗法、水灸、火灸、芒针、锋针、钩针等疗法。

（三）强直性脊柱炎的微创特色疗法

1. 神经根阻滞疗法　是选择于腰椎相应神经末梢的神经干、丛等神经组织内及附近注入药物，以消除神经水肿和组织循环障碍，或给予物理刺激而调节神经功能传导的治疗方法。

2. 硬膜外灌注疗法　于腰部硬膜外腔注药治疗，以消除椎管内外的充血、水肿、粘连，解除椎旁肌肉的痉挛、改善局部的微循环，恢复病变组织的生理状态。该疗法可以把治疗药物注射到腰部硬膜外腔中直接发挥作用或通过散布途径弥散到病变组织后发挥作用。

3. 软组织松解疗法　银质针松解术治痛的目的包括：一是针刺的机械性刺激作用，主要是松解粘连，阻断神经末梢的传递，从而达到以松治痛的目的；二是热能效应，通过针柄将艾条或导热仪产生的热量传导至体内，使体内针尖温度达到40℃以上，从而达到消除无菌性炎症的目的。

4. 脊柱关节突关节松解疗法　银质针、针刀松解等。

（四）抗免疫治疗

包括生物制剂益赛普、强克等；静脉丙种球蛋白等免疫平衡的调节治疗。

（五）三氧疗法

是将100～150ml的自体血与适量抗凝剂和等量的治疗浓度的三氧混合再回输入体

内，从而产生治疗作用的三氧治疗方法。起到免疫刺激及平衡作用。

（六）其他治疗方法

可行关节内糖皮质激素注射，但对药物及保守治疗效果不佳、关节功能严重受限者，可行外科手术治疗；脊柱过度屈曲、功能严重障碍者，可行脊柱矫形术治疗；并发骨质疏松症者，可采用针刺缓解原发性骨质疏松症疼痛技术，或选用骨质疏松治疗康复系统、骨质疏松治疗仪治疗；伴发脊柱及外周关节纤维化及骨化，可选用骨质增生治疗仪进行治疗。

十、腰椎间盘病变伴强直性脊柱炎的疼痛综合征疗效判定

1. 评分标准　总分100分；其中，症状分值60分，体征分值40分。

（1）症状改善程度：分值60分。综合患者腰部及全身的疼痛等症状，进行治疗前与治疗后对比，按照改善程度以100%计算。如：患者治疗后症状每改善10%的程度计分6分，症状全部消失计60分，治疗后症状无改善计0分；其他症状改善的分值计算，以此类推。

（2）体征改善程度：分值40分。综合患者腰部及全身各部位的压痛、叩击痛、病理反射、神经牵拉反应和脊柱、关节活动等阳性体征，进行治疗前与治疗后对比，按照改善程度以100%计算。如：患者治疗后综合阳性体征每改善10%的程度计分4分，体征全部消失计40分，治疗后体征无改善计0分；其他体征改善的分值计算，以此类推。

2. 疗效分级　患者治疗后与治疗前的症状和体征对比，共分五个级别，每个级别分值如下。

一级疗效：治疗后症状和体征绝大部分消失，疗效评定分值80～100分，疗效指数＞80%。

二级疗效：治疗后症状和体征大部分消失，疗效评定分值60～80分，疗效指数＞60%。

三级疗效：治疗后症状和体征明显改善，疗效评定分值40～60分，疗效指数＞40%。

四级疗效：治疗后症状和体征有所改善，疗效评定分值10～40分，疗效指数≥10%。

五级疗效：治疗后症状和体征略有改善，疗效评定分值1～10分，疗效指数＜10%。

【典型病例】

患者：张某，女，22岁。因"腰部酸困僵硬伴活动受限1年余"入院。患者于2年

前无明显诱因出现腰部僵硬酸困,未予重视,后症状进行性加重。前往上级医院,完善HLA-B27(+)。明确诊断为强直性脊柱炎。间断口服塞来昔布胶囊对症治疗,症状间断发作。入院后完善红细胞沉降率、C反应蛋白明显升高,入院后予穴位注射治疗、三氧治疗,配合中药汤药口服治疗,行微创介入治疗后症状较前好转出院(图8-10-1)。

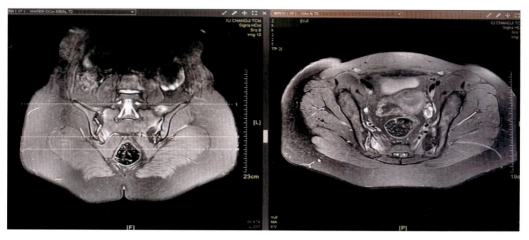

图8-10-1　强直性脊柱炎

(尕丽娅　王　霞)

参 考 文 献

[1] 李源真,周全.强直性脊柱炎中医辨证分型治疗研究进展[J].中国民间疗法,2022,30(13):120-124.
[2] 任伟凡,辛大伟,岳振双,郑文杰.强直性脊柱炎中医药治疗进展[J].中国中医药科技,2022,29(04):727-729.
[3] 赵金蕾,徐昂,李文秋.中医治疗寒湿痹阻型强直性脊柱炎的研究进展[J].风湿病与关节炎,2022,11(01):77-80.
[4] 王孟雨.针刺治疗强直性脊柱炎临床研究及疗效机制探讨[D].广州中医药大学,2021.
[5] 杨小龙,宋恒平,王平均等.合并强直性脊柱炎的腰椎间盘突出症手术治疗体会[J].白求恩医学杂志,2017,15(05):555-557.
[6] 郑庆丰,吴志君.清骨散加减治疗腰椎结核的临床效果分析[J].中外医学研究,2020,18(29):42-44.

第十一节　腰椎间盘病变伴类风湿关节炎疼痛综合征

腰椎间盘病变伴类风湿关节炎疼痛综合征是腰椎疾病与类风湿关节炎共存的一种复杂情况。患者不仅表现出腰椎间盘病变的相应症状,还会出现类风湿关节炎的特有体征。在治疗这类患者时,医师需同时针对腰椎间盘病变和类风湿关节炎进行综合治疗,以达到最佳的临床效果。

一、腰椎间盘病变伴类风湿关节炎疼痛综合征的致病因素

（一）现代医学相关致病因素分析

1. **遗传因素** 基因遗传在腰椎间盘病变和类风湿关节炎的发病中均起到重要作用。特定的基因变异可能会增加个体对这两种疾病的易感性。例如，HLA-DRB1基因中的某些等位基因与类风湿关节炎的发病密切相关。

2. **免疫系统异常** 类风湿关节炎是一种自身免疫性疾病，免疫系统错误地攻击关节组织，导致炎症和疼痛。这种免疫系统的失调也可能影响腰椎间盘，引发腰椎间盘病变。

3. **环境因素** 长期暴露在寒冷、潮湿的环境中可能加剧关节疼痛和炎症，对腰椎间盘和关节产生不利影响。

   某些职业因素，如长时间保持同一姿势或进行重复性的腰部活动，也可能增加腰椎间盘病变的风险。

4. **感染与微生物因素** 某些病毒或细菌感染可能触发自身免疫反应，进而引发类风湿关节炎。这些微生物可能通过分子模拟机制诱导机体产生针对自身组织的免疫反应。

5. **生活习惯与内分泌因素** 不良的生活习惯，如缺乏运动、饮食不均衡、吸烟等，都可能加剧腰椎间盘病变和类风湿关节炎的症状。

   内分泌因素，特别是性激素水平的变化，也可能影响这两种疾病的发病和进展。例如，女性在更年期时雌激素水平下降，可能增加类风湿关节炎的风险。

6. **其他系统性疾病** 某些系统性疾病，如心血管疾病、糖尿病等，也可能与腰椎间盘病变伴类风湿关节炎疼痛综合征的发病有关。这些疾病可能通过影响血液循环、神经传导等机制加剧腰椎和关节的病变。

（二）中医学相关致病因素分析

1. **脏腑阴阳内伤** 中医认为，类风湿关节炎和腰椎间盘病变与五脏功能失调密切相关。特别是肾、肝、脾等脏腑的阴阳平衡失调，可能导致风寒湿邪侵入机体，从而引发痹症（即关节疼痛、肿胀等症状）。

2. **痰浊瘀血内生** 痰浊与瘀血是人体在病邪作用下的病理产物，它们可以作为病因进一步作用于人体。风湿病和腰椎间盘病变往往伴随着痰浊与瘀血的产生，这些病理产物可能阻塞经络，导致气血运行不畅，从而加重病情。

3. **外感六淫之邪** 中医将风、寒、暑、湿、燥、火六种外感病邪称为六淫。其中风、寒、湿邪是引发痹症的主要外邪。当机体正气不足时，这些外邪容易侵入人体并

滞留于肢体筋脉和关节处，导致气血运行不畅形成痹症。特别是对于类风湿关节炎患者来说，风、寒、湿邪是重要的致病因素之一。

4. 营气卫血失调 中医讲究营气与卫血的平衡。营气行于脉中滋养全身，而卫气则行于脉外保护人体免受外邪侵袭。当营卫失调时外邪容易乘虚而入导致疾病发生。对于腰椎间病变伴类风湿关节炎疼痛综合征患者来说营卫失调可能是一个重要的致病因素之一。

二、腰椎间盘病变伴类风湿关节炎疼痛综合征的致病机制

（一）现代医学相关致病机制分析

1. 腰椎间盘退行性病变 随着年龄的增长和椎间盘长期的使用，腰椎间盘会逐渐发生退行性病变。这种病变主要表现为椎间盘纤维环的弹性减弱、髓核脱水和萎缩等。这些变化使椎间盘对压力的承受能力下降，容易受到损伤和突出，从而压迫神经根，引发疼痛和功能障碍。

2. 类风湿关节炎的自身免疫反应 类风湿关节炎是一种自身免疫性疾病，其特征是关节滑膜的慢性炎症和增生。这种炎症主要由自身免疫反应引起，即机体的免疫系统错误地攻击自身关节组织。在腰椎间盘病变伴类风湿关节炎疼痛综合征中，这种自身免疫反应可能同时作用于腰椎间盘和关节，导致两者同时受损。

3. 神经受压与炎症反应 腰椎间盘突出或膨出可能压迫神经根，导致神经传导受阻和神经营养不良。同时，类风湿关节炎引起的关节炎症也可能累及神经根出口处，进一步加重神经受压症状。这种神经受压和炎症反应共同作用，引发疼痛、麻木和功能障碍。

4. 细胞因子与炎性介质的作用 在类风湿关节炎中，多种细胞因子如肿瘤坏死因子（TNF-α）、白细胞介素（IL）-1、IL-6等被释放到关节滑液中，引发炎症反应。这些细胞因子也可能作用于腰椎间盘，促进其退行性改变和炎症反应。此外，前列腺素、白三烯等炎性介质也在这一过程中发挥重要作用。

5. 遗传因素与环境因素的交互作用 遗传因素在腰椎间盘病变和类风湿关节炎的发病中均起到重要作用。某些基因的变异可能增加个体对这两种疾病的易感性。同时，环境因素如长期重体力劳动、不良坐姿、寒冷潮湿环境等也可能诱发或加重这两种疾病。遗传与环境因素的交互作用使得这一综合征的发病机制更加复杂。

（二）中医学相关致病机制分析

1. 脏腑功能失调 中医认为，肾主骨生髓，肝主筋藏血，脾胃为后天之本，主运化水谷精微。腰椎间盘和关节的病变往往与肾、肝、脾等脏腑功能失调密切相关。肾

虚则骨髓不充，肝虚则筋脉失养，脾虚则运化无力，这些都会导致筋骨失养、关节不利，从而引发疼痛和功能障碍。

2. **气血瘀阻** 气血是维持人体生命活动的基本物质。在腰椎间盘病变伴类风湿关节炎疼痛综合征中，气血瘀阻是一个重要的病理变化。气滞则血瘀，血瘀则经络不通，不通则痛。这种气血瘀阻可能由情志不畅、外伤跌仆、久病入络等多种因素引起。

3. **外感风寒湿邪** 中医认为，风寒湿邪是痹症（关节疼痛、肿胀等症状）的主要外邪。当机体正气不足时，这些外邪容易侵入人体并滞留于筋骨关节处，导致气血运行不畅、经络阻滞，从而引发疼痛和功能障碍。在腰椎间盘病变伴类风湿关节炎疼痛综合征中，外感风寒湿邪是一个重要的致病因素。

4. **正气不足** 正气是人体抵抗外邪、维持正常生理功能的重要力量。在腰椎间盘病变伴类风湿关节炎疼痛综合征中，正气不足是一个关键的内在因素。正气不足则邪气易侵，邪气侵入则经络受阻、气血瘀滞，从而加重病情。这种正气不足可能由先天禀赋不足、后天失养、久病体虚等多种因素引起。

三、腰椎间盘病变伴类风湿关节炎疼痛综合征的临床表现

1. **病史概况** 应详细询问患者是否有相关的家族史，过去的感染病史，吸烟习惯，以及是否存在自身免疫缺陷或特殊的饮食习惯等。

2. **典型症状** 患者可能会表现出腰部及下肢的对称性、慢性、进行性的疼痛和关节炎症状。关节滑膜的慢性炎症和增生可能导致血管翳形成，侵犯关节软骨、软骨下骨、韧带和肌腱等结构，最终可能导致关节畸形和功能丧失。

3. **主要体征** 患者应进行详细的体格检查，注意晨僵的持续时间、腰部及下肢关节疼痛和肿胀的程度、关节压痛和肿胀的数量，以及关节功能受限的程度。在早期，关节炎可能导致关节部位的肿胀，形成梭形肿胀。在腰部或下肢关节，也可能观察到特殊的畸形。

四、腰椎间盘病变伴类风湿关节炎疼痛综合征的病理特征

腰椎间盘病变与类风湿关节炎在病理上各自具有特点，但当它们并存时，会相互影响，加重症状。以下是关于腰椎间盘病变伴类风湿关节炎疼痛综合征的病理特征。

腰椎间盘主要由髓核、纤维环和软骨板组成。在病变过程中，髓核可能会脱水、变性，纤维环可能会出现裂痕或部分断裂，导致腰椎间盘的整体结构受损。这种结构性的改变可能压迫神经根，引发疼痛。

类风湿关节炎则主要影响关节滑膜。滑膜细胞在这一病理过程中起着重要作用。与颈椎部位相似，腰椎关节的滑膜细胞也可分为A型、B型和C型。A型细胞类似于巨

噬细胞，可能从骨髓迁移而来，参与炎症反应。B型细胞是构成正常滑膜的主要部分，富含粗面内质网，形态上类似成纤维细胞，负责滑膜的正常结构和功能。C型细胞在形态和功能上介于A型和B型之间，可能在炎症反应中起到过渡作用。

在腰椎间盘病变伴类风湿关节炎疼痛综合征中，最早的滑膜病变包括滑膜水肿和纤维蛋白沉积。随着病情的发展，滑膜细胞开始增生和肥大，导致滑膜增厚。正常情况下，滑膜只有1~2层细胞，但在类风湿关节炎中，滑膜可增厚达3~7层，这进一步加剧了炎症反应和疼痛。

在早期类风湿关节炎中，腰椎关节滑膜的血管内皮细胞也会发生肿胀，并向柱状细胞化生。这种变化可能影响了血管的通透性，导致炎性细胞和炎性介质更容易渗出，从而加重局部的炎症反应。腰椎间盘病变伴类风湿关节炎疼痛综合征的病理特征主要表现为腰椎间盘的结构性改变和关节滑膜的炎症反应。这两者相互作用，共同导致了疼痛综合征的出现。

五、腰椎间盘病变伴类风湿关节炎疼痛综合征的特殊检查

1. **腰椎X线检查** 可能会显示腰椎生理曲度的变化，如脊柱的侧弯以及椎间隙的变化。

2. **腰椎间盘CT检查** 可以清晰地观察到腰椎间盘的突出和形态改变，以及其对硬膜囊和神经根的可能压迫。

3. **腰椎间盘磁共振检查** MRI能详细显示腰椎间盘、脊髓、韧带和肌肉等组织的损伤情况，有助于评估腰椎间盘突出的程度和神经根的受压情况。

4. **腰椎间盘造影检查** 通过注入造影剂，可以更直观地观察腰椎间盘的内部形态变化和可能的撕裂。

5. **腰椎红外热成像检查** 通过检测腰部代谢热的变化，可以提示腰椎的病变区域。

6. **腰椎间盘超声检查** 虽然应用不广泛，但可以通过超声来评估腰椎间盘和周围组织的状况。

7. **腰部及下肢电生理检查** 包括肌电图和神经功能检查，用于评估腰椎间盘突出对腰骶神经根的影响。

8. **腰部其他检查** 包括血常规、C反应蛋白、红细胞沉降率、类风湿因子等血液检查，这些检查在腰椎间盘病变伴类风湿关节炎的诊断和鉴别诊断中具有一定的参考价值。

六、腰椎间盘病变伴类风湿关节炎疼痛综合征的诊断标准

1. **病史** 病程通常起病隐匿，逐渐加重，患者可能有自身免疫疾病的病史或家

族史。

2. **症状** 腰部持续性疼痛、僵硬，可能放射至下肢，导致行走不便。同时，全身关节可能出现对称性、慢性、进行性的多关节疼痛。

3. **体征** 腰部病变区域压痛、叩击痛，腰部活动范围受限。全身其他受累的小关节可能出现晨僵、关节肿胀、关节活动受限。当病变累及坐骨神经时，可能出现相应的神经支配区域感觉和运动功能障碍。

4. **影像学检查** MRI对腰椎间盘病变伴类风湿关节炎引起的软组织损害具有较高的诊断价值。CT可以清晰显示骨关节损害的程度和范围。X线片在早期可能无明显异常，但当病情发展到骨质出现明显改变时，X线片上可见典型的类风湿关节炎和腰椎间盘病变的影像。

5. **实验室检查** 血清学检查对本病的诊断具有重要意义，如类风湿因子阳性，IgG、IgM及IgA、抗链球菌溶血素"O"异常等，可作为辅助诊断依据。

七、腰椎间盘病变伴类风湿关节炎疼痛综合征的鉴别诊断

1. **腹腔及盆腔疾病** 腰椎间盘病变伴类风湿关节炎疼痛需与腹腔及盆腔内的疾病相鉴别，如阑尾炎、结肠炎、妇科炎症等。这些疾病可能引发下腹部疼痛，但通常不伴有明显的腰部僵硬和全身关节疼痛，通过腹部B超、CT或相关血液检查可鉴别诊断。

2. **脊髓及马尾神经疾病** 腰椎间盘病变伴类风湿关节炎疼痛综合征还需与脊髓及马尾神经疾病相鉴别，如脊髓肿瘤、马尾神经综合征等。这些疾病可能导致下肢疼痛、麻木、无力等症状，但脊髓及马尾神经疾病通常不伴有明显的关节僵硬和肿胀，通过MRI检查可明确诊断。

3. **腰椎结核** 腰椎结核也可能引起腰部疼痛和僵硬，但通常伴有低热、盗汗等结核中毒症状。询问患者是否有结核病史或接触史，并行腰椎X线、CT及MRI检查，同时结合红细胞沉降率、结核菌素试验等辅助检查可鉴别诊断。

4. **腰椎肿瘤** 腰椎原发或转移性肿瘤也可能导致腰部疼痛，但疼痛性质通常为进行性加重，夜间尤为明显。询问患者是否有恶性肿瘤病史，并行腰椎MRI、CT及骨扫描等检查，积极查找原发灶，以明确诊断。

5. **感染及炎症性疾病** 腰部感染及炎症性疾病，如腰椎化脓性脊柱炎、强直性脊柱炎等，也可能引起腰部疼痛和僵硬。结合血常规、C反应蛋白、红细胞沉降率等实验室检查及腰椎MRI检查可鉴别诊断。

八、腰椎间盘病变伴类风湿关节炎疼痛综合征的中医辨证

对于腰椎间盘病变伴类风湿关节炎疼痛综合征，中医的辨证论治同样占据重要地

位。参考1994年国家中医管理局的标准，我们可以将此类病症的中医证候进行分类，并为临床辨治提供指导。该类病症的中医辨证，首先要明确其病因多与风、寒、湿、热等外邪侵袭有关，同时也与气血痰瘀内阻、脉络凝涩、气血难通等因素密切相关。由于病情缠绵难愈，因此治疗时需采用多种方法并用，注重益气补肾、化瘀通络，实现攻补兼施、标本同治。在腰椎间盘病变伴类风湿关节炎疼痛综合征的活动期，我们可以将其分为以下三型进行辨证施治。

寒热错杂型：针对此类型，治疗时应注重清热通络、辛通开闭，以调和体内寒热平衡。

湿热蕴结型：对于湿热蕴结的患者，治疗重点应放在清热化湿、蠲痹通络上，以消除湿热对身体的影响。

阴虚郁热型：针对阴虚郁热的患者，治疗时应养阴清热、化瘀通络，以滋养阴液并消除郁热。

而在缓解期，由于病情久治不愈，患者往往呈现出正虚与邪实并存的情况。此时，治疗需要更加注重调理身体整体状况，既要扶正又要祛邪，并针对病变在骨质的特点进行针对性治疗。

九、腰椎间盘病变伴类风湿关节炎疼痛综合征的治疗

（一）常规疗法

目前，腰椎间盘病变伴类风湿关节炎疼痛综合征的常规治疗主要包括药物治疗、外科治疗以及心理和康复治疗。

1. 药物治疗

（1）非甾体抗炎药（NSAIDs）：这类药物通过抑制环氧化合酶活性来减少前列腺素合成，从而具有抗炎、镇痛、退热和消肿的作用。但长期使用可能会有胃肠道、肾脏等不良反应。

（2）改善病情的抗风湿药（DMARDs）：这类药物虽然起效较慢，但能改善和延缓病情进展。甲氨蝶呤是常用的DMARDs，并常被作为联合治疗的基本药物。①糖皮质激素：在疾病急性发作或重症患者中，可以给予短效激素以迅速减轻关节疼痛和肿胀。②植物药制剂和生物制剂：如青藤碱、白芍总苷等植物药可单用或与其他药物联用。生物制剂则包括抗炎性细胞因子生物制剂、B细胞治疗药物等。

2. 外科治疗 在某些情况下，可能需要进行外科手术来干预，如腰椎间盘切除术等。

3. 心理和康复治疗

（1）心理治疗：腰椎间盘病变伴类风湿关节炎疼痛综合征可能对患者的生活质量

和心理状态产生影响，因此心理治疗也是重要的一环。

（2）康复治疗：在病情允许的情况下，应进行关节活动度训练和适量的运动锻炼，以防止肌肉萎缩并恢复体力。物理康复科医师会为患者制订合适的治疗方案。

（二）中医特色疗法

1. **腰椎调整疗法** 专业的推拿手法可缓解腰部肌肉紧张和疼痛感，调整腰椎位置，以恢复腰椎的正常生理曲度，从而减轻腰椎间盘病变和类风湿关节炎带来的不适感。

2. **经络针刺疗法** 采用针刺、温针、电针等手法刺激经络穴位，以疏通腰部经络，有效缓解疼痛和炎症。

3. **经络艾灸疗法** 利用隔物灸、悬灸等方法，对腰部进行艾灸，以温经散寒，达到止痛的效果。

4. **经络刮痧疗法** 通过经络刮痧，特别是针对腰椎的特定穴位，来疏通经络，缓解腰部疼痛。

5. **经络拔罐疗法** 在腰部进行拔罐，如留罐、走罐等，以帮助通络活络，减轻疼痛。

6. **穴位埋线疗法** 根据个体情况，在特定穴位进行埋线，实现持续性的穴位刺激，以通络止痛。

7. **穴位注射疗法** 采用中成药注射制剂或维生素类注射制剂配比进行穴位注射，以缓解疼痛和炎症。

8. **中药外敷疗法** 利用中药进行蒸煮后外敷在腰部，通过中药的渗透作用，温经通络，缓解疼痛。

9. **中药离子导入疗法** 在腰部进行中药经皮透入疗法，使药物成分更有效地渗透到病变部位，以通络止痛。

（三）微创特色疗法

1. **神经根阻滞疗法** 如针对腰椎的神经根阻滞，以减轻腰椎间盘病变和类风湿关节炎所带来的神经根压迫与疼痛。

2. **硬膜外灌注疗法** 采用腰椎硬膜外灌注的方式进行治疗，有助于缓解疼痛并改善局部的血液循环。

3. **软组织松解疗法** 通过银质针、针刀松解或体外冲击波等方法，有效松解腰部紧张的软组织，缓解疼痛和肌肉紧张。

4. **脊柱小关节松解疗法** 运用银质针、针刀等技术对脊柱小关节进行松解，旨在恢复腰椎的正常活动度和减轻疼痛。

5. **抗风湿治疗** 通过口服特定的药物进行抗风湿治疗，以减轻类风湿关节炎引起的疼痛和炎症。

6. **血氧疗法** 采用三氧大自血疗法，通过提高血液中的氧含量来改善局部组织的供氧情况，从而促进炎症消退和缓解疼痛。

十、腰椎间盘病变伴类风湿关节炎疼痛综合征的疗效判定

（一）临床疗效评定参考标准

1. **评分标准** 总分100分；症状分值60分，体征分值40分。

（1）症状改善程度：分值60分。综合患者腰部及下肢的疼痛、麻木等症状，进行治疗前后进行对比，改善程度以100%为基准计算。例如，治疗后症状每改善10%计6分，症状完全消失则计60分，无改善则计0分；其他症状的改善分值计算以此类推。

（2）体征改善程度：分值40分。综合患者腰部的压痛、叩击痛、直腿抬高试验、肌力测试以及关节活动等阳性体征，进行治疗前后进行对比，改善程度同样以100%为基准计算。例如，治疗后体征每改善10%计4分，体征完全消失则计40分，无改善则计0分；其他体征的改善分值计算以此类推。

2. **疗效分级** 根据治疗后与治疗前的症状和体征对比，分为五个级别，分值如下。

一级疗效：治疗后症状和体征绝大部分消失，疗效评定分值80～100分，疗效指数＞80%。

二级疗效：症状和体征大部分消失，疗效评定分值60～80分，疗效指数＞60%。

三级疗效：症状和体征明显改善，疗效评定分值40～60分，疗效指数＞40%。

四级疗效：症状和体征有所改善，疗效评定分值10～40分，疗效指数≥10%。

五级疗效：症状和体征略有改善，疗效评定分值1～10分，疗效指数＜10%。

（二）腰椎间盘病变伴类风湿关节炎疼痛综合征的影像学检查

通过MRI、CT或X线等影像技术观察腰椎间盘的复位情况、神经根受压改善情况以及关节间隙的变化等，作为评价治疗效果的重要参考。

（三）腰椎间盘病变伴类风湿关节炎疼痛综合征的实验室检查

血液检查，特别是与类风湿关节炎相关的指标如类风湿因子、抗CCP抗体以及红细胞沉降率、C反应蛋白等炎症指标的变化，是评价治疗效果的重要指标。例如，类风湿因子转阴，炎症指标下降至正常范围等，都表明治疗有效。

【典型病例1】

患者：李某，男，55岁。主诉：腰部疼痛伴左下肢麻木6个月，加重3天。现病史：

患者6个月前无明显诱因出现腰部疼痛，伴有左下肢麻木感，未予特别重视。3天前，症状突然加重，腰痛剧烈，左下肢麻木感增强，且出现行走困难。现为求进一步诊治，遂来我科就诊，门诊以"腰椎间盘病变伴类风湿关节炎疼痛综合征"收入院。目前患者神志清晰，精神不振，腰部疼痛剧烈，左下肢麻木，活动受限，偶有低热，饮食尚可，夜寐不安，二便调。既往史：患有类风湿关节炎5年。体格检查：VAS评分7分。腰椎生理弯曲存在，但活动度减少，L_{4-5}、L_5S_1棘间及棘旁压痛明显，直腿抬高试验左侧阳性，右侧阴性，"4"字试验阴性，双侧膝腱反射、跟腱反射正常，左下肢肌力稍减弱，皮肤浅感觉减退，巴宾斯基征阴性。腰椎MRI示：腰椎退变，L_{4-5}、L_5S_1椎间盘突出，压迫硬膜囊。中医诊断：腰膝痛；中医证型为肝肾不足，寒湿阻络。西医诊断：腰椎间盘病变伴类风湿关节炎疼痛综合征。治疗方式：腰部经络艾灸疗法、经络刮痧疗法、经络拔罐疗法、穴位注射疗法、中药外敷疗法、口服中药制剂。针对腰椎间盘病变伴类风湿关节炎疼痛综合征的微创特色疗法：神经根阻滞疗法，臭氧消融术。治疗一周后，腰痛及左下肢麻木症状明显缓解。

【典型病例2】

患者：张某，女，68岁。主诉：腰部疼痛8年，加重伴左下肢放射痛2周。现病史：患者8年前开始出现腰部疼痛，未予系统治疗。2周前，腰痛突然加重，并放射至左下肢，导致行走困难。遂至我科就诊，门诊完善腰椎MRI后，以"腰椎间盘病变伴类风湿关节炎疼痛综合征"收入院。现患者神志清，腰部疼痛剧烈，左下肢放射痛，活动受限，畏寒，恶风，纳差，夜寐不佳，大便秘结，小便调。既往史：类风湿关节炎多年。体格检查：VAS评分9分。腰椎生理曲度变直，L_{4-5}、L_5S_1棘间及棘旁压痛阳性，左下肢直腿抬高试验阳性，双侧膝腱反射、跟腱反射正常，左下肢肌力减弱，皮肤浅感觉异常，巴宾斯基征阴性。腰椎MRI示：腰椎退行性改变，L_{4-5}、L_5S_1椎间盘突出，继发性L_5S_1节段椎管狭窄。中医诊断：腰膝痹痛。中医证型为寒湿腰痛。西医诊断：腰椎间盘病变伴类风湿关节炎疼痛综合征。治疗方式同病案一。经治疗后，腰痛及左下肢放射痛症状显著改善。

【典型病例2】

患者：王某，男，45岁。主诉：间断性腰痛5年，近期伴双下肢无力及麻木感。现病史：患者近5年来反复出现腰痛，休息后可稍缓解。近1个月来，腰痛加重，并出现双下肢无力和麻木感，行走时明显不稳。因担心病情进一步恶化，遂来我院就诊。目前患者除腰痛外，还伴有双下肢的无力和麻木，无畏寒、发热，饮食可，夜寐欠佳，二便正常。既往史：类风湿关节炎病史2年，一直未进行规范治疗。体格检查：腰部活动受限，L_{3-4}、L_{4-5}棘突旁有压痛，但无叩击痛。双下肢肌力4级，肌张力正常，双侧膝反射、踝反射均存在，但较正常减弱。双侧直腿抬高试验阴性，股神经牵拉试验阴性。影像学检查：腰椎MRI示L_{4-5}、L_5S_1椎间盘突出，硬膜囊受压，双侧神经根出口变窄。

中医诊断：腰痛。中医证型为肝肾亏虚，筋脉失养。西医诊断：腰椎间盘病变伴类风湿关节炎疼痛综合征。治疗：予腰部中药外敷以温经通络，行气活血；同时配合经络艾灸疗法、经络刮痧疗法以疏通经络，调和气血。针对患者的类风湿关节炎，给予口服中药制剂以祛风除湿，通络止痛。另外，考虑到患者双下肢无力和麻木，还进行了穴位注射疗法，选取足三里、阳陵泉等穴位进行注射，以促进神经功能的恢复。治疗一周后，患者腰痛及双下肢无力和麻木症状均有所缓解，行走较前稳定。嘱患者继续治疗并加强腰部功能锻炼，以促进康复。

（关云波　王　霞）

参 考 文 献

[1] 郭紫石. 2010 ACR/EULAR 类风湿关节炎分类标准与 RA 早期诊断的临床研究 [J]. 现代诊断与治疗, 2016, 27 (14): 2706-2707.
[2] MarkoHenrik, Neva, Pia, Isomäki, Pekka, Hannonen, Markku, Kauppi, Eswar, Krishnan, Tuulikki, Sokka. Early and extensive erosiveness in peripheral joints predicts atlantoaxial subluxations in patients with rheumatoid arthritis. [J]. Arthritis and rheumatism, 2003, 48 (7): 1808-1813.
[3] Chen YR, Sole J, Jabarkheel R, et al. Pediatric parapharyngeal infection resulting in cervical instability and occipital-cervical fusion-case report and review of the literature [J]. Childs Nerv Syst, 2019, 35 (5): 893-895.
[4] 郑周海, 何剑锋, 娄方练, 宋飞. 类风湿关节炎合并腰椎退行性疾病患者腰椎间融合术后邻近节段退行性变的相关因素 [J]. 脊柱外科杂志, 2019, 17 (5): 335-339.
[5] 路博丞, 张鹏程, 王旭凯. 类风湿关节炎患者腰椎滑脱的患病率及其相关因素 [J]. 颈腰痛杂志, 2022, 43 (4): 535-537.
[6] 张双江, 包利, 贾璞, 唐海. BacFuse 治疗合并类风湿关节炎的腰椎间盘突出症的临床效果分析 [J]. 国际外科学杂志, 2020, 47 (7): 476-480.

第十二节　腰椎间盘病变伴急性脊髓炎疼痛综合征

腰椎间盘病变伴急性脊髓炎疼痛综合征是腰椎间盘疾病中较为严重的临床表现，患者在腰椎间盘突出的基础上，突发急性脊髓炎，表现出相应的疼痛和其他神经系统症状。对此类患者的治疗，除了需要解决腰椎间盘的问题外，还需积极应对急性脊髓炎，以达到全面恢复患者健康的目标。下面将详细阐述该综合征的致病原因、机制、临床表现、诊断及治疗方法等。

一、腰椎间盘病变伴急性脊髓炎疼痛综合征的致病因素

（一）现代医学相关致病因素分析

腰椎间盘病变伴急性脊髓炎疼痛综合征是一种复杂的疾病，其致病因素涉及多个

方面。从现代医学的角度来看，我们可以从感染性因素、自身免疫异常、腰椎间盘长期病变以及外伤等方面进行深入分析。

1. 感染性因素　在腰椎间盘病变伴急性脊髓炎疼痛综合征的发病中起着重要作用。细菌、病毒等病原微生物的感染可能引发急性炎症反应，进而损伤腰椎间盘和脊髓组织。这些病原体可能通过血液循环或直接侵入腰椎间盘和脊髓，导致炎症和疼痛。例如，某些病毒感染如流感、麻疹等可能诱发自身免疫反应，从而引发急性脊髓炎。

2. 自身免疫异常　也是该综合征的重要致病因素之一。在某些情况下，机体可能对自身抗原产生免疫反应，导致腰椎间盘和脊髓组织的炎症损伤。这种异常的免疫反应可能由多种因素触发，包括遗传因素、环境因素、生活习惯等。自身免疫性疾病如类风湿关节炎、强直性脊柱炎等也可能与该综合征的发病有关。

3. 腰椎间盘长期病变　也是导致该综合征的重要原因之一。长期的腰椎间盘病变可能对脊髓造成压迫或损伤，进而引发急性脊髓炎疼痛综合征。这种病变可能由于长期的重体力劳动、不正确的坐姿或站姿、缺乏运动等因素导致。随着年龄的增长，腰椎间盘的退行性改变也可能增加该综合征的发病风险。

4. 外伤　也是该综合征的潜在致病因素之一。腰部外伤可能导致腰椎间盘和脊髓的损伤，进而引发炎症和疼痛。这种外伤可能包括交通事故、跌倒、运动损伤等。

（二）中医学相关致病因素分析

中医学认为，腰椎间盘病变伴急性脊髓炎疼痛综合征的发病与多种因素有关，主要包括外感六淫、内伤七情、饮食不节、劳逸失调以及先天禀赋不足等。首先，外感六淫（风、寒、暑、湿、燥、火）是中医理论中重要的致病因素。当人体遭受这些外邪侵袭时，可能导致腰部经络受阻，气血运行不畅，从而引发疼痛。特别是寒湿之邪，容易阻滞气血运行，使腰部筋脉失养，出现疼痛、拘挛等症状。其次，内伤七情（喜、怒、忧、思、悲、恐、惊）也是导致该综合征的重要因素之一。情志变化过度可能导致气血紊乱，进而引发疼痛。例如，长期忧郁或焦虑可能导致肝气郁结，进而影响腰部气血运行。此外，饮食不洁也是中医认为的致病因素之一。长期饮食不规律或暴饮暴食可能损伤脾胃，导致气血生化不足，腰部筋脉失养，从而引发疼痛。特别是过食生冷、油腻食物，容易损伤脾胃阳气，影响运化功能，进而导致腰部疼痛。劳逸失调也是中医强调的致病因素之一。过度劳累或长期缺乏运动可能导致腰部肌肉劳损、筋脉拘挛，从而引发疼痛。特别是长期从事重体力劳动或坐姿不正确的工作，容易导致腰部劳损和疼痛。先天禀赋不足也是中医认为的致病因素之一。先天肾气不足或脾胃虚弱可能导致腰部筋脉失养，易于发病。这种情况下，患者往往体质较弱，容易受到外邪侵袭而发病。

二、腰椎间盘病变伴急性脊髓炎疼痛综合征的致病机制

(一)现代医学相关致病因素分析

其确切病因目前尚未完全明确,但与多种因素有关。多数患者在发病前可能存在腰部劳损、外伤或长期不良姿势等诱因,这些因素可能导致腰椎间盘的退行性改变,进而引发病变。同时,一些患者在发病前的短期内可能有疫苗接种或病毒感染史,如流感、水痘-带状疱疹病毒等,这些感染可能引发异常的自身免疫反应,导致急性脊髓炎的发生。此外,分子模拟机制也可能在该综合征的发病中发挥作用,即病原微生物的某些成分与人体自身抗原相似,从而引发针对自身抗原的免疫应答,导致脊髓的炎性损害。另外,中枢神经系统脱髓鞘疾病、特定病原体的直接感染、结缔组织病以及某些恶性肿瘤等也可能与腰椎间盘病变伴急性脊髓炎疼痛综合征的发病相关。

(二)中医学相关致病因素分析

从中医的角度来看,腰椎间盘病变伴急性脊髓炎疼痛综合征的发病与肺、脾、肝、肾等脏腑功能失调密切相关。其中,脾主肌肉,脾气不足可导致肌肉失养,出现腰部肌肉疼痛、拘挛等症状;肾藏精,主骨生髓,肾虚则腰膝酸软,易于受邪。因此,脾肾虚损是该综合征的重要病机之一。同时,肝主筋,肝血不足或肝气郁结也可导致筋骨失养,出现腰部疼痛、活动受限等症状。此外,外感湿热或风热之邪也可能侵袭腰部经络,导致气血瘀滞、经络阻滞,从而引发疼痛综合征。中医学认为腰椎间盘病变伴急性脊髓炎疼痛综合征的致病机制主要涉及脾肾虚损、肝血不足或肝气郁结以及外感湿热或风热之邪等因素。这些因素相互作用,共同导致该综合征的发生和发展。在治疗过程中,中医注重调理脏腑功能、舒筋活络、祛风除湿等方法来改善症状并促进康复。

三、腰椎间盘病变伴急性脊髓炎疼痛综合征的临床表现

1. **病史概况** 本病可发生于任何年龄阶段,但某些年龄段可能更为常见。急性脊髓炎在发病前可能伴有前驱症状,如发热、流感样症状、消化道感染,或存在疫苗接种史。此外,外伤、劳累、受凉等也可能是诱因。病情通常在数小时至数天内迅速发展,影响到脊髓受累节段平面以下的感觉、运动和自主神经功能。

2. **典型症状** 急性起病,患者可能首先出现低热、腰部或下肢的神经根痛、肢体麻木乏力,以及受累节段的束带感。症状可能迅速进展为瘫痪,表现为受累平面以下的运动障碍、感觉缺失和膀胱、直肠括约肌功能障碍。运动障碍在早期可能呈现脊髓

休克的表现，随着病情的发展，肌张力可能逐渐增高，腱反射变得活跃，并可能出现病理反射。脊髓休克期的持续时间受脊髓损害程度和并发症影响。若脊髓损伤严重，可能出现下肢屈曲反射和痉挛，伴随出汗、竖毛、尿便失禁等症状，这通常预示预后不良。在恢复期，感觉平面可能逐渐下降，但恢复速度通常比运动功能恢复慢。自主神经功能障碍在早期可能表现为尿便潴留，随着恢复，可能逐渐形成反射性神经源性膀胱。

3. **主要体征**　　在早期，由于脊髓的横断性炎性损害，受累平面以下可能呈现脊髓休克状态，表现为弛缓性截瘫、肌张力降低、腱反射消失。随着病情进入恢复期，肌力可能从肢体的远端开始向近端逐渐恢复，肌张力和腱反射也会逐渐增强，并可能出现病理反射。在病情较重的患者中，刺激下肢可能引发屈曲性痉挛。在急性期，多数患者会有明确的感觉平面，平面上缘可能出现感觉过敏或束带感，而平面以下的所有深浅感觉均可能消失。

四、腰椎间盘病变伴急性脊髓炎疼痛综合征的病理特征

急性脊髓炎以人体胸髓节段最常受累。受累脊髓肿胀、软化，显微镜下可见软脊膜和脊髓血管扩张、充血，以血管周围细胞和浆细胞为主的炎性细胞浸润和水肿。切面可见灰白质界限不清，出现点状出血，严重时细胞溶解消失。白质内纤维髓鞘脱失和轴索变性，大量吞噬细胞和胶质细胞增生。灰质内神经细胞肿胀、破碎、消失，尼氏小体溶解，严重时可软化形成空腔。

五、腰椎间盘病变伴急性脊髓炎疼痛综合征的特殊检查

1. **腰椎X线检查**　　虽然对于诊断腰椎间盘病变伴急性脊髓炎疼痛综合征的直接意义不大，但可作为鉴别诊断的依据。

2. **腰椎间盘CT检查**　　同样主要用于鉴别诊断，对于确定是否存在腰椎间盘的突出或膨出有一定帮助。

3. **腰椎间盘磁共振检查**　　MRI是评估腰椎间盘和脊髓情况的首选影像学检查。在急性脊髓炎的情况下，MRI可见脊髓肿胀、增粗，受累节段的髓内可出现多发片状或弥散的T1WI低信号及T2WI高信号影，增强扫描可能会有强化表现。

4. **造影检查**　　在MRI增强扫描中，脊髓的炎症区域可能会出现强化，有助于确定病变范围和严重程度。

5. **红外热成像检查**　　可显示腰部附属软组织的损害影像，对评估疼痛综合征的来源有一定帮助。

6. **电生理检查**　　虽然腰椎间盘病变对电生理检查的影响较小，但在急性脊髓炎的

情况下，体感诱发电位可能显示下肢波幅降低和P40波潜伏期延长。肌电图检查可能显示失神经电位。

7. **实验室检查** 在急性期，血常规可能显示白细胞增多和淋巴细胞百分比增高。免疫指标的检测对于诊断结缔组织病继发性脊髓炎有重要价值。此外，对于肿瘤指标的筛查，特别是小细胞肺癌标志物也有一定的重要性。对于视神经脊髓炎患者，血清中NMO-IgG特异性抗体（AQP-4Ab）的检测具有关键意义。脑脊液检查可能显示以淋巴细胞为主的细胞数增高，同时需要检测脑脊液中的AQP-4Ab和寡克隆带（OBC）以鉴别脱髓鞘类疾病。

8. **其他检查方式** 如腰椎穿刺可用于脑脊液的采集和分析，脊髓血管造影则有助于评估脊髓血管的状况。

这些特殊检查方式在腰椎间盘病变伴急性脊髓炎疼痛综合征的诊断和鉴别诊断中起着重要作用，有助于确定病变的性质、范围和严重程度，从而指导临床治疗。

六、腰椎间盘病变伴急性脊髓炎疼痛综合征的诊断标准

（一）病史

急性脊髓炎发病前可能伴有前驱感染症状、疫苗接种史或其他诱因，同时患者可能有腰椎间盘病变的病史或相关症状。

（二）症状

症状受损节段出现进行性感觉、运动功能障碍的症状，包括：
1. 进行性的腰部及下肢感觉、运动、自主神经功能障碍；
2. 双侧的症状或体征（不一定对称），可能表现为下肢的疼痛、麻木、无力等；
3. 明确的感觉平面出现，受累节段平面以下在数小时至数天内快速发展为对称性或非对称性的运动、感觉及自主神经功能障碍。

（三）体征

早期患者可能表现出受累平面以下的弛缓性截瘫、肌张力减低、腱反射减弱或消失。在急性期，大部分患者会有明确的感觉平面，平面上缘可能出现感觉过敏、束带感，而平面以下的所有深浅感觉均可能消失。对于病情严重的患者，刺激下肢可能引发屈曲性痉挛。

（四）影像学检查

腰椎MRI检查对确诊本病具有重要参考价值，可观察到受损节段的脊髓肿胀、增

粗等异常表现。同时，腰椎间盘的CT或MRI检查也可提供关于椎间盘病变的信息。

（五）其他辅助检查

脑脊液检查可能显示细胞数升高，特别是淋巴细胞增高，以及IgG合成率升高，这是脊髓炎髓内炎症的典型表现。如果初期检查无上述表现，建议在2～7d内复查MRI及进行腰穿检查。这些辅助检查有助于确诊腰椎间盘病变伴急性脊髓炎疼痛综合征，并指导后续治疗。

七、腰椎间盘病变伴急性脊髓炎疼痛综合征的鉴别诊断

1. **肾炎或肾盂肾炎** 肾炎或肾盂肾炎可能引起腰部疼痛，但通常伴随泌尿系统症状，如尿频、尿急、尿痛等。通过尿液分析、肾功能检查及肾脏超声等可以进行鉴别。

2. **腰肌劳损** 长期过度劳累或急性扭伤未及时治疗，可能导致腰部肌肉及其附着点的筋膜或骨膜出现慢性损伤性炎症。症状主要为腰部的酸胀和无力疼痛，休息后可缓解。这与腰椎间盘病变伴急性脊髓炎的症状有所不同。

3. **腰椎骨折** 有明确的外伤史，疼痛剧烈，腰部活动受限。X线、CT或MRI检查可以明确诊断。

4. **腰部肿瘤** 腰部肿瘤可能导致腰痛，但通常伴有其他症状，如消瘦、乏力、贫血等。CT、MRI等影像学检查可以显示肿瘤的位置和大小。

5. **马尾综合征** 由于腰椎间盘病变压迫马尾神经，可能导致会阴部感觉障碍、大小便功能障碍等。但单纯的马尾综合征不伴有脊髓炎的全身症状。

6. **坐骨神经痛** 主要表现为沿坐骨神经分布区域的疼痛，可能由腰椎间盘病变压迫坐骨神经引起。但坐骨神经痛不伴有脊髓炎的炎症表现。

7. **腰椎管狭窄** 腰椎管狭窄可能导致腰痛和下肢痛，但通常表现为间歇性跛行，即行走一段距离后出现下肢疼痛、麻木，休息后可缓解。这与急性脊髓炎的持续性炎症表现不同。

8. **脊柱结核** 脊柱结核可能导致腰痛和脊柱畸形，但通常伴有低热、盗汗等结核中毒症状。X线、CT或MRI检查可以显示骨质破坏和椎旁脓肿。

9. **脊柱侧弯** 脊柱侧弯可能导致腰痛和脊柱畸形，但通常不伴有炎症表现。X线检查可以明确诊断。

10. **强直性脊柱炎** 强直性脊柱炎主要表现为腰背痛和晨僵，可能伴有骶髂关节炎。HLA-B27检测阳性有助于诊断。这与腰椎间盘病变伴急性脊髓炎的炎症和神经损害表现有所不同。

八、腰椎间盘病变伴急性脊髓炎疼痛综合征的中医辨证

（一）中医辨证概要

中医理论认为，"腰为肾之府"，腰部疾病多与肾虚有关。而急性脊髓炎则属于中医的"痿证"范畴，其发病机制多与肝肾功能失调、气血瘀阻、外感风寒湿热之邪等有关。治疗时应根据患者的具体症状，结合中医的辨证施治原则，进行个体化的治疗方案。

（二）中医辨证分型

1. **寒湿阻滞型** 腰部冷痛，伴有下肢疼痛、麻木，遇寒加重，得热则舒，舌质淡，苔薄白或腻，脉沉紧或濡缓。治宜散寒除湿，温经通络。

2. **湿热下注型** 腰部疼痛，伴有下肢灼热感、麻木，小便黄赤，舌质红，苔黄腻，脉滑数。治宜清热利湿，通络止痛。

3. **肝肾亏虚型** 腰部酸痛，伴有下肢痿软无力，头晕耳鸣，失眠多梦，舌质淡红，少苔或无苔，脉细数。治宜补益肝肾，强筋壮骨。

4. **气血瘀阻型** 腰部刺痛，固定不移，伴有下肢疼痛、麻木，舌质紫暗或有瘀斑，苔薄白，脉涩。治宜活血化瘀，通络止痛。

九、腰椎间盘病变伴急性脊髓炎疼痛综合征的治疗

（一）常规疗法

1. **糖皮质激素** 糖皮质激素治疗被认为是非常有效的手段。在急性期，治疗目标是保护神经细胞、促进神经功能的恢复和预防并发症。常用的药物是甲泼尼龙，它具有强大的抗炎和抗水肿作用。通常的用法是大剂量静脉注射，如使用甲泼尼龙500~1000mg/d静脉滴注，连用3~5天，然后改为口服泼尼松治疗，并逐渐减少剂量直至停药。在治疗期间，需要预防消化道溃疡、感染、低钾、骨质疏松和血糖异常等药物副作用。

2. **血浆置换** 对于使用甲泼尼龙5天后仍无效果或初始病情较严重的患者，特别是那些因高位脊髓受累而导致呼吸肌受累的患者，可以考虑进行血浆置换。这种治疗方法可以减少体内可溶性免疫复合物及致病抗体，从而控制异常的免疫反应。另外，静脉给予免疫球蛋白也是一种选择，它可以阻止炎症因子、抗体及补体复合物对组织的损伤，并与甲泼尼龙具有协同作用，显著减少脊髓损害。

3. **B族维生素** 常使用维生素 B_1、维生素 B_{12} 和甲钴胺等药物来促进轴突髓鞘的

修复和改善神经损伤及传导功能。

4. 急性期伴有感染的患者，如肺部感染、泌尿系感染或皮肤压疮感染，可以给予抗病毒和适当的抗炎治疗。

5. **其他治疗方法** 包括使用血管扩张药物如烟酸和低分子右旋糖酐来增加脊髓血供，以及使用神经营养剂如辅酶Q10、辅酶A和ATP等来帮助修复神经功能。

（二）神经康复疗法

早期积极的康复治疗对于恢复脊髓神经功能非常重要。适当的肢体功能锻炼和特殊的理疗方案，如中频电疗法和电磁波治疗，可以改善肢体的血液循环，减少并发症并促进病情的恢复。当肌张力增高时，需要维持肢体关节的活动范围以预防关节挛缩，必要时可以给予药物治疗如巴氯芬和乙哌立松。

（三）中医特色疗法

在恢复期，患者主要表现为肝肾不足和瘀血内阻。治疗上可以根据辨证论治的原则给予中成药或中药口服治疗。此外，还可以选择针灸、电针等治疗方法来舒筋通络。这些中医特色疗法可以帮助患者更好地恢复神经功能并减轻疼痛综合征的症状。

十、腰椎间盘病变伴急性脊髓炎疼痛综合征的疗效判定

（一）临床疗效（症状和体征的改善程度）评定参考标准

1. **评分标准** 总分设定为100分；其中症状分值占60分，体征分值占40分。

（1）症状改善程度：分值60分。综合患者腰部及下肢的疼痛等症状，进行治疗前后进行对比，改善程度以百分比计算。例如，治疗后症状每改善10%则计6分，症状若完全消失则计60分，若治疗后症状无任何改善则计0分；其他症状的改善分值以此类推进行计算。

（2）体征改善程度：分值40分。综合患者腰部及下肢的压痛、叩击痛、病理反射、神经牵拉反应以及脊柱、关节活动等阳性体征，进行治疗前后进行对比，改善程度同样以百分比计算。例如，治疗后综合阳性体征每改善10%则计4分，体征若完全消失则计40分；若治疗后体征无任何改善则计0分；其他体征的改善分值以此类推进行计算。

2. **疗效分级** 患者治疗后与治疗前的症状和体征进行对比，共分为五个级别，各级别分值如下：

一级疗效：治疗后症状和体征绝大部分消失，疗效评定分值在80～100分，疗效指数＞80%。

二级疗效：治疗后症状和体征大部分消失，疗效评定分值在60～80分，疗效指

数＞60%。

三级疗效：治疗后症状和体征明显改善，疗效评定分值在40～60分，疗效指数＞40%。

四级疗效：治疗后症状和体征有所改善，疗效评定分值在10～40分，疗效指数≥10%。

五级疗效：治疗后症状和体征略有改善，疗效评定分值在1～10分，疗效指数＜10%。

（二）腰椎间盘病变伴急性脊髓炎疼痛综合征的影像学检查

病理影像的改善是评估本病治疗效果的重要参考依据。

【典型病例】

患者：男，45岁。初诊：2023年5月10日。主诉：腰部及右下肢疼痛2周，加重伴左下肢无力1天。现病史：患者2周前无明显诱因出现腰痛及右下肢放射性疼痛，自行服用镇痛药后症状稍缓解。1天前疼痛突然加重，并出现左下肢无力，行走困难。入院查体：腰部压痛明显，左下肢肌力3级，右下肢肌力4级，双侧直腿抬高试验阳性。腰椎MRI示$L_{4,5}$椎间盘突出，伴随脊髓信号异常，多考虑为急性脊髓炎。诊断为"腰椎间盘病变伴急性脊髓炎疼痛综合征"。给予激素冲击治疗以减轻炎症水肿，同时采取抗感染、营养神经、康复对症治疗等措施后，症状得到控制。

（关云波　王　霞）

参 考 文 献

[1] 楚王冲,杜一鸣,殷克敬. 殷克敬治疗急性脊髓炎验案举隅 [J]中医药导报,2020,26 (10): 202-204.
[2] 梁洁茹. 急性脊髓炎中医证型分析及清热祛湿、化痰通络法的疗效评价 [D]. 广州中医药大学,2011. 2-7.
[3] 贾建平. 神经病学 [M]. 第6版. 北京: 人民卫生出版社,2009.
[4] 夏恒磊,周志明. 急性脊髓炎的诊断与治疗 [J]. 中华全科医学,2019, 17 (11): 1800-1801.
[5] 潘文奎. 中医对急性脊髓炎的认识和证治概况 [J]. 山西中医, 1993 (02): 50-51.

第十三节　腰椎间盘病变伴肌萎缩侧索硬化疼痛综合征

腰椎间盘病变伴肌萎缩侧索硬化疼痛综合征是临床诊疗工作的腰椎间盘疾病之一，患者除了有腰椎间盘病变相应的临床表现外，还有肌萎缩侧索硬化的症状和体征。专科医师在治疗这类患者时，除了针对腰椎间盘疾病进行治疗外，还应针对伴发疾病进行治疗，才能达到最佳的临床效果。因此，本节重点对肌萎缩侧索硬化的致病因素、致病机制、临床表现、病理特征、特殊检查、诊断标准、鉴别诊断、中医辨证、治疗方式、疗效判定等方面进行系统阐述。

一、腰椎间盘病变伴脊髓侧索硬化疼痛综合征的致病因素

（一）现代医学相关致病因素分析

脊髓侧索硬化（amyotrophic lateral sclerosis，ALS）是一种累及脑与脊髓上下运动神经元，导致肌肉无力、萎缩、言语、吞咽、呼吸功能障碍的迟发性神经变性疾病。其显著特征表现为选择性运动神经元死亡，临床表现为进行性全身肌肉无力、萎缩，最终导致瘫痪甚至死亡。根据发病特征，ALS分为家族性ALS（FALS）和散发性ALS（SALS）两种。普遍认为SALS的发病还与神经炎性反应、自由基诱导的氧化应激、兴奋性氨基酸毒性、神经营养因子缺乏、异常蛋白聚集、细胞凋亡、钙超载、线粒体功能障碍、轴突运输受损、中毒、病毒、环境、创伤等相关，并提出了多种病因学说。2018年国内外研究的热点仍为遗传学病因，自然环境、生活行为习惯等流行性病学分析也是较为集中的研究方向，研究多聚焦于分子和细胞致病机制。

（二）中医学相关致病因素分析

根据ALS患者临床症状，多数医家认为本病以五脏虚损为本，同时兼有邪实，如湿热等。其病因不外湿热之邪，房劳过度，饮食厚味，劳力过度，情志不舒，常常兼夹湿痰、瘀血等病理产物。

二、腰椎间盘病变伴肌萎缩侧索硬化疼痛综合征的致病机制

（一）现代医学相关病机分析

针对ALS的发病机制，目前仍处于探索阶段，关于其病机目前大致有以下几种学说。

1. 基因遗传学　FALS占ALS的5%～10%，与FALS相关的基因超过30种。1993年，发现了首个ALS致病基因——SOD1，此后ALS相关致病基因的报道越来越多。目前研究较多的几个基因为ALS1（SOD1）、ALS10（TARDBP）、ALS6（FUS）、FDTALS1（C9orf72）等，这些与ALS发病年龄、起病部位及生存期等特定临床特征有关。SALS占LS的90%～95%，致病基因研究较FALS少，3%～7%的SALS患者存在C9orf72突变；SALS患者中，约1%存在SOD1、TARDBP和FUS突变。

2. 氧化应激　当活性氧自由基和活性氮自由基的产生和消除失去平衡时，就会产生氧化应激。脑组织是机体氧化代谢最活跃的器官，由于其生理特点，较其他组织更

易受活性氧簇（reactive oxygen species，ROS）介导的损伤。有文献报道，ALS 患者脊髓运动神经元中 3-硝基酪氨酸水平升高，提示神经元中由过氧亚硝酸盐介导的酪氨酸硝化反应发生异常。DeCoteau 等将氧化铈纳米颗粒经静脉输注给 ALS 转基因鼠，发现 ALS 转基因鼠的肌力不仅得到了改善，而且寿命也得到了延长，氧化铈纳米颗粒具有抗自由基的功能，因此推测氧化应激可能参与 ALS 发病。

3. 谷氨酸介导的兴奋性毒性 谷氨酸是哺乳动物中枢神经系统最主要的兴奋性递质，当其浓度过高或谷氨酸受体敏感性增加时，则会对神经细胞产生毒性作用，被称为"兴奋毒性"。鲁明等发现 ALS 患者脑脊液中谷氨酸水平高于健康人，证实了谷氨酸介导的兴奋性毒性参与了 ALS 发病。DebellerocheM，Rothstein'Shaw 和 Niebroj 等均报道 ALS 患者血浆及脑脊液中的谷氨酸浓度明显升高，DebellerocheM、Niebroj 发现脑脊液谷氨酸浓度与疾病轻重相关，疾病越重，谷氨酸浓度越高。姚晓黎等也通过临床试验，发现 ALS 患者血浆、脑脊液谷氨酸浓度较对照组明显升高，且病情越重，脑脊液谷氨酸浓度越高。

4. 线粒体异常 线粒体是真核生物进行氧化代谢的部位，是糖类、脂肪和氨基酸最终氧化释放能量的场所。Sasaki 和 Iwata 通过对 ALS 患者脊髓前角细胞内线粒体超微结构的观察，发现线粒体除肿胀、嵴增多外，半数 ALS 患者的线粒体存在大量多层嵴，且含有线样结构。殷飞等通过对 33 例 ALS 患者进行病理分析，发现 RRF、肌纤维膜下线粒体聚集、酶学染色病理特点支持线粒体功能障碍，同时还发现骨骼肌的超微结构中线粒体减少，肌膜下方可以见到少量固缩状线粒体。证实了 ALS 存在线粒体功能障碍。

5. 免疫炎症反应 有研究报道，ALS 患者的病理组织学、血液及脑脊液存在免疫异常的证据。Charcot 在 ALS 死者的脊髓侧索中发现了神经胶质瘢痕，神经胶质瘢痕主要由星形胶质细胞增生形成，是中枢神经系统中炎症反应的结局。文献报道，ALS 患者大脑运动皮层中有大量被激活的小胶质细胞。最近有研究发现，ALS 患者脑脊液中促炎因子含量较相同年龄段的正常健康人升高。Dahlke 等在 ALS 小鼠模型的运动皮层中发现了大量被激活的星形胶质细胞和分泌肿瘤坏死因子等促炎因子的小胶质细胞，并在相同部位检测到了 Caspase（cysteinyl aspartate specific proteinase，含半胱氨酸的天冬氨酸蛋白水解酶）-3，认为除炎症反应外，免疫反应也可能参与 ALS 发病。ALS 患者血清或脑脊液中抗运动神经元抗体可与运动神经元细胞膜的电压门控 Ca^{2+} 通道结合，引起胞浆及轴突末梢 Ca^{2+} 水平升高，进而导致运动神经元的损伤及凋亡。

（二）中医学相关病机分析

中医关于病机大致有肝脾肾亏虚、气血乏源，肝肾精亏、脑髓失养，肺脾两虚、经脉痹阻，虚实夹杂，阴阳俱虚，奇阳亏虚等。

1. 肝脾肾亏虚，气血乏源。中焦脾胃亏虚，肾精乏源，气血生化不足，肝藏血，肝血不足，虚风内动，最终导致脾、肾、肝三脏同病，发为肌肉萎缩、束颤、痉挛等症。或先天禀赋不足，加之后天失养，伤及肝脾肾三脏真阴真阳，故出现肌肉萎缩、震颤，发为ALS。

2. 肝肾精亏，脑脊髓失养。肝肾精亏，脑脊髓失养为导致ALS发病的根本原因。肾藏精主骨生髓，为先天之本；脑又为髓海，肾脏亏虚，脑髓必然空虚；肾精亏虚，五脏精血无以化生，经脉筋骨失于濡养，发为该病。

3. 肺脾两虚，经脉痹阻。有医家认为ALS早期即已出现脾阳亏虚，土为金之母，母病及子，继而出现肺脾两虚。咽为肺门，脾虚致气血乏源，肺脾俱虚，致宗气渐亏，出现呼吸、行血功能减退，进而淤血痹阻经脉，加重病情。最终肺失主气司呼吸功能，导致死亡。

4. 虚实夹杂。郑绍周认为脾肾两虚为ALS的基本病机，肾为先天之本，主骨生髓，肾脏亏虚，骨枯髓空；脾为后天之本，脾脏虚弱，气血生化乏源；脾肾亏虚日久，脏腑衰惫，肢体筋脉失于濡养，最终导致痿证发生。脾胃亏虚，运化水湿能力下降，日久湿热痰瘀凝聚，而湿热痰瘀之类毒邪则是ALS发病的直接原因。邓铁涛认为脾肾亏虚为ALS发病的基本病机，是其本；虚风内动、痰瘀阻络为其标。

5. 阴阳俱虚。谢文正认为本元内伤，精血不足为该病病机。阳气虚衰，阳损及阴，阴阳俱虚，气化不足、六淫侵袭、劳役过度为其诱发因素。阳化气，阴成形，阳不化气，阴难成形，故以退行性病变为其临床表现。

6. 奇阳亏虚。吴以岭等认为奇阳亏虚是影响该病发生与发展的重要因素。奇阳亏虚，导致筋脉不得温煦濡养。奇经阴精不足，八脉亏虚，不能濡养脏腑经脉，筋骨肌肉亦失养而痿。督脉虚损，全身之阳失其充荣，脊髓与脑均为督脉循行所经之处，脑、脊髓失其温养，在病位及机制上，与现代医学所认为的运动神经元病选择性损害脊髓前角、脑干神经元亦相吻合。

7. 毒邪致病。王永炎教授提出了ALS发生与毒邪浸渍关系密切。由于外部毒邪侵袭人体，初期症状不显，伏藏于督脉与络脉中，日久不除，气血好散，络脉不通，形体败坏，使肝风内动，发为本病。从毒邪内生而言，由于内生湿浊与痰热等邪气日久不去，积酿生毒，阻滞脉络，导致此病发生。

三、腰椎间盘病变伴肌萎缩侧索硬化疼痛综合征的临床表现

1. **病史概况**　是证实疾病进行性发展的主要依据，应从首发无力的部位开始，追问症状发展、加重以及由一个区域扩展至另一个区域的时间过程。注意询问吞咽情况、呼吸功能以及有无感觉障碍、尿便障碍等。

2. **典型症状**　早期症状轻微，易与其他疾病混淆。患者可能只是感到一些无力、肉跳、容易疲劳等一些症状，渐渐进展为全身肌肉萎缩和吞咽困难，最后产生呼吸衰

竭。依临床症状大致可分为两型：①肢体起病型，症状首先是四肢肌肉进行性萎缩、无力，最后才产生呼吸衰竭。②延髓起病型，先期出现吞咽、讲话困难，很快进展为呼吸衰竭。

3. **体征** 在同一区域，同时存在上、下运动神经元受累的体征，是诊断ALS的要点。①下运动神经元受累体征：主要包括肌肉无力、萎缩和肌束颤动。②上运动神经元受累体征：主要包括肌张力增高、腱反射亢进、阵挛、病理征阳性等，以及有无强哭强笑等假性延髓麻痹表现。③临床体检：在出现明显肌肉萎缩无力的区域，如果腱反射不低或活跃，即使没有病理征，也可以提示锥体束受损。④随诊：动态观察体征的变化。

四、腰椎间盘病变伴肌萎缩侧索硬化疼痛综合征的病理特征

显微镜下观察可见脊髓前角细胞减少，伴胶质细胞增生及残存的前角细胞萎缩。大脑皮质的分层结构完整，锥体细胞减少伴胶质细胞增生，脊髓锥体束有脱髓鞘现象，而运动皮层神经元细胞完好。表明最初的改变产生于神经轴突的远端，逐渐向上逆行累及大脑中央前回的锥体细胞，此种改变又称逆行性死亡。一些生前仅有下运动神经元体征的ALS患者死后尸检可见显著的皮质脊髓束脱髓鞘改变，表明前角细胞功能受累严重，掩盖了上运动神经元损害的体征。

采用免疫组织化学染色方法可以在中枢神经系统的不同部位的神经细胞发现异常的泛素阳性包涵体。这些包涵体包括以下几种类型。

1. **线团样包涵体** 电镜下包涵体为条索或管状。通常带有中央亮区为嗜酸或两染性，被一淡染晕区包绕，在HE染色中不易找到。

2. **透明包涵体** 为一种颗粒细丝包涵体。细丝直径为15~20nm，颗粒物质混于细丝间形成小绒球样致密结构，外周常有溶酶体样小体及脂褐素等膜性结构包绕。

3. **路易体样包涵体** 为一圆形包涵体，由不规则线样结构与核糖体样颗粒组成。中心为无定形物质或颗粒样电子致密物，这些物质包埋于18nm细丝中，排列紧密或松散；外周有浓染的环类似路易体。

4. **布尼纳小体** 是ALS较具特异性的病理改变。这些包涵体主要分布于脊髓的前角细胞和脑干运动神经细胞，也可以出现在部分运动神经元病患者的海马颗粒细胞和锥体细胞、齿状回、嗅皮质、杏仁核、Onuf核、额颞叶表层小神经元和大锥体细胞浆中。

五、腰椎间盘病变伴肌萎缩侧索硬化疼痛综合征的特殊检查

1. **腰椎X线检查** 检查的诊断意义不大，只是做鉴别诊断。

2. 腰椎间盘CT检查 诊断意义不大，只是做鉴别诊断。

3. 腰椎间盘磁共振检查 MRI检查可以发现锥体束走行部位的异常信号，能非常详细提供脊髓和环绕、保护脊髓的骨骼及结缔组织的结构。将有助于除外对脊髓或主要神经的压迫（如突出的椎间盘）、多发性硬化、骨肿瘤压迫神经等。

4. 肌电图（EMG） 是诊断过程一个非常重要的部分。第一部分通过小型电极在特定部位发送刺激经过所检测的神经，在另一部位接收信号。根据所需时间测定传导速度以判断是否有神经损伤。第二部分测试选定肌肉的电活动。通过很细的针插入选定的肌肉，并用它来"听"这些肌肉的电活动模式。

5. 造影检查 检查的诊断意义不大，只是做鉴别诊断。

6. 腰椎红外热成像检查 可见附属的软组织损害影像。

7. 电生理检查 肌电图、神经功能检查等可以做辅助诊断。

（1）神经传导测定：神经传导测定主要用来诊断或排除周围神经疾病。运动和感觉神经传导测定应至少包括上、下肢各2条神经。①运动神经传导测定：远端运动潜伏期和神经传导速度通常正常，无运动神经部分传导阻滞或异常波形离散。随病情发展，复合肌肉动作电位波幅可以明显降低，传导速度也可以有轻度减慢。②感觉神经传导测定：一般正常。当合并存在嵌压性周围神经病或同时存在其他的周围神经病时，感觉神经传导可以异常。③F波测定：通常正常。当肌肉明显萎缩时，相应神经可见F波出现率下降，而传导速度相对正常。

（2）同芯针肌电图检查：下运动神经元病变的判断主要通过同芯针肌电图检查，肌电图可以证实进行性失神经和慢性失神经的表现。当肌电图显示某一区域存在下运动神经元受累时，其诊断价值与临床发现肌肉无力、萎缩的价值相同。①进行性失神经表现。主要包括纤颤电位、正锐波。当所测定肌肉同时存在慢性失神经的表现时，束颤电位与纤颤电位、正锐波具有同等临床意义。②慢性失神经的表现。③当同一肌肉肌电图检查表现为进行性失神经和慢性失神经共存时，对于诊断ALS有更强的支持价值。在某些肌肉可以仅有慢性失神经表现，而无纤颤电位或正锐波。如果所有测定肌肉均无进行性失神经表现，诊断ALS需慎重。④肌电图诊断ALS时的检测范围，应对4个区域均进行肌电图测定。其中脑干区域可选择测定一块肌肉，如胸锁乳突肌、舌肌、面肌或咬肌；胸段可选择胸6水平以下的脊旁肌或腹直肌进行测定；在颈段和腰骶段，应至少测定不同神经根和不同周围神经支配的2块肌肉。⑤在ALS病程早期，肌电图检查时可仅仅出现1个或2个区域的下运动神经元损害，此时对于临床怀疑ALS的患者，需要间隔3个月进行随访复查。⑥肌电图出现3个或以上区域下运动神经源性损害时，并非都是ALS。电生理检查结果应该密切结合临床进行分析，避免孤立地对肌电图结果进行解释。

（3）运动诱发电位：有助于发现ALS临床上的上运动神经元病变，但敏感度不高。

8. 其他检查方式 血液、尿液和其他检查：验血是为了筛查其他疾病，有些疾病症状类似肌萎缩侧索硬化早期迹象。这些检查包括甲状腺或甲状旁腺疾病、维生素B_{12}缺乏、病毒感染、自身免疫性疾病以及某些类型的癌症。其他还包括自身免疫抗体、抗-GM1抗体检测，寻找可能与某些癌症有关的血液标志物。根据患者工作和环境，也可能做重金属检测。如果家庭里其他成员患肌萎缩侧索硬化应该做肌萎缩侧索硬化基因检测。有时可能需要腰穿。有些患者除无力外，有疼痛或肌酸磷酸激酶（CK）非常高的表现，可能还需要肌肉活检。

六、肌萎缩侧索硬化的诊断标准

1. 病史 是证实疾病进行性发展的主要依据，应从首发无力的部位开始，追问症状发展、加重以及由一个区域扩展至另一个区域的时间过程。注意询问吞咽情况、呼吸功能以及有无感觉障碍、尿便障碍等。

2. 症状 早期症状轻微，易与其他疾病混淆。患者可能只是感到一些无力、肉跳、容易疲劳等一些症状，渐渐进展为全身肌肉萎缩和吞咽困难，最后产生呼吸衰竭。

3. 体征 ①下运动神经元受累体征：主要包括肌肉无力、萎缩和肌束颤动。通常检查舌肌、面肌、咽喉肌、颈肌、四肢不同肌群、背肌和胸腹肌。②上运动神经元受累体征：主要包括肌张力增高、腱反射亢进、阵挛、病理征阳性等。通常检查吸吮反射、咽反射、下颏反射、掌颏反射、四肢腱反射、肌张力、Hoffmann征、下肢病理征、腹壁反射，以及有无强哭强笑等假性延髓麻痹表现。③临床体检：是发现上运动神经元受累的主要方法。在出现明显肌肉萎缩无力的区域，如果腱反射不低或活跃，即使没有病理征，也可以提示锥体束受损。④随诊：对患者进行随诊，动态观察体征的变化，也可以反映出疾病的进行性发展过程。

4. 影像学检查

（1）影像学检查不能提供确诊ALS的依据，但有助于ALS与其他疾病鉴别，排除结构性损害。例如，颅底、脑干、脊髓或椎管结构性病变导致上和（或）下运动神经元受累时，相应部位的MRI检查以帮助鉴别诊断。

（2）在ALS，MRI检查可以发现锥体束走行部位的异常信号。

（3）某些常见疾病，如腰椎病、腰椎病等可与ALS合并存在，需要注意鉴别。

5. 其他辅助检查

（1）肌电图（EMG）1998年世界神经病学联盟在修改后的诊断标准中强调肌电图是一种检测下运动神经元受累的重要辅助检查手段，肌萎缩侧索硬化及脊髓型腰椎病改变为广泛的神经源性损害，至少在三个肢体部位的肌肉出现：①安静状态下纤颤及束颤电位；②肌肉轻度自主收缩时，运动电位动作电位时限增宽、波幅升高及多相电位的百分比增加；③肌肉最大力量收缩时运动单位数量减少，而神经传导检测为正常。

（2）血液、尿液和其他检查。这些检查包括甲状腺或甲状旁腺疾病、维生素B_{12}

缺乏、病毒感染、自身免疫性疾病以及某些类型的癌症。其他还包括自身免疫抗体、抗-GM1抗体检测，寻找可能与某些癌症有关的血液标志物。

（3）腰椎穿刺：脑脊液蛋白升高，部分若找到肿瘤细胞，可与肿瘤疾病鉴别。

（4）基因检测：目前研究较多的几个基因为ALS1（SOD1）、ALS10（TARDBP）、ALS6（FUS）、FDTALS1（C9orf72）等，这些与ALS发病年龄、起病部位及生存期等特定临床特征有关。

七、肌萎缩侧索硬化疼痛综合征的鉴别诊断

（一）颅内疾病

1. 腔隙性脑梗死　可以表现为肢体肌肉无力，肌张力增高，腱反射亢进，球麻痹。头颅CT或MRI扫描可发现脑部具有腔隙梗死病灶。

2. 脑炎　典型症状为发热，头痛，身痛，恶心，呕吐，乏力，不同程度的意识障碍（如意识模糊、嗜睡等）。严重情况会出现昏迷、癫痫（部分性或全身性）、精神行为异常、人格改变、脑疝，甚至死亡。脑炎患者可在磁共振上显示强化、水肿，脑电图也可在相应的位置出现尖波或慢波等特征表现，脑脊液中可以看到炎症相关的蛋白质、白细胞和生化物质的改变，同时还可测自身免疫抗体和病毒抗体等。可与本病鉴别。

（二）脊髓疾病

1. 脊髓空洞症　①病史：是一种以受损部位脊髓灰质内空洞形成和胶质增生缓慢进展为病理特征的脊髓退变性疾病。颈胸段多见，可累及脑干延髓。②症状：临床主要症状是受累脊髓节段平面内的皮肤浅感觉分离，以及受累平面以下的长束征。随病情发展渐出现手部肌肉萎缩，下肢出现上运动神经元性瘫痪。脊髓侧角受损，致皮肤营养障碍，如皮肤增厚、指端发紫、肿胀、顽固性溃疡和多汗或无汗。下颈段侧角受累，可出现Horner征。③影像学检查：X线可发现骨畸形，CT可明显显示高密度空洞影。MRI可以显示空腔的位置大小及范围，在磁共振上脊髓空洞症主要表现为脊髓中央的位置，也就是中央管所在的位置，有明显的空腔样改变，其信号与脊髓内中央管和脑脊液的信号相一致。有时在脊髓磁共振上还可以发现小脑扁桃体下疝以及脊髓空洞内的分隔等异常。由于脊髓空洞症是脑脊液循环发生障碍，偶尔脊髓空洞症内的信号与脑脊液信号有差异。

2. ALS与脊髓型腰椎病（CSM）　是2种病因、发病机制、病程及预后不同，但在临床上极易误诊的疾病。CSM是可治性疾病，手术治疗可明显改善症状和体征，故早期明确诊断有助于两者的治疗及预后的判断，CSM诊断依据为：①临床上出现

颈脊髓损害的表现。②X线片上显示椎体后缘骨质增生和椎管狭窄。影像学证实存在脊髓压迫。③除外脊髓肿瘤、脊髓损伤、继发性粘连性蛛网膜炎和多发性末梢神经炎等。

3. 脊髓或延髓肿瘤 脊髓或延髓肿瘤可表现类似ALS的症状和体征，但随着病情的进展，可出现大小便障碍、感觉障碍。脑脊液蛋白升高，部分可找到肿瘤细胞。脊髓MIR扫描为一项有效的鉴别手段

（三）腰椎结核

腰椎结核是一种继发病变，即全身结核病的局部表现，原发灶多在肺部，少数在淋巴结、消化系和泌尿生殖系等。患者常有全身不适、倦怠乏力、食欲减退、身体消瘦、午后低热、夜间盗汗、脉率加快、心慌心悸和月经不调等轻度中毒及自主神经功能紊乱的症状。腰部轻微持续性钝痛，后伸则加剧，劳累后加重，卧床休息可减轻。夜间痛不明显，患者多能较好地睡眠，这与恶性肿瘤不同。病变加重刺激或压迫神经根后疼痛可向肩部、上肢或枕后放射。患部棘突有压痛和叩击痛。可通过X线片、CT、MRI、超声波、结核菌素试验、病理检查等进一步鉴别。

（四）腰椎肿瘤

腰椎椎体肿瘤常为恶性，良性者少。在恶性肿瘤中又以转移癌最多，多发生于中老年患者。腰痛多明显，且在夜间加重。椎旁阴影多为圆形，椎间盘不受侵犯，有时可发现原发癌肿。影像学CT、MRI可见明显肿瘤占位及骨质破坏等，血清肿瘤标志物增高，可与该疾病相鉴别。

（五）周围系统疾病

周围神经炎 ①周围神经病变的体征和症状：可能包括面部敏感、疼痛，严重者出现抽搐；脚或手上逐渐出现麻木、刺痛或疼痛，可向上扩散，使腿部和手臂出现灼痛，或尖锐的刺痛感；触摸病变部位极度敏感，没有疼痛刺激情况下出现疼痛；肢体动作不协调和足下垂；肌肉无力及肌肉萎缩；感觉缺失、运动神经麻痹等。进行体格检查时，检查患者的肌腱反射、肌肉力量和肌张力，及某些感觉能力以及姿势和协调能力。②实验室检查：血液检查检测维生素缺乏、糖尿病、异常免疫功能和其他可能导致周围神经病的病症。③影像学检查：CT或MRI查找突出的椎间盘、肿瘤或其他异常情况。④肌电图：是检查周围神经病变的重要手段，能够记录肌肉中的电活动以检测神经损伤程度及部位。⑤神经传导检查：可以帮助诊断轴突神经病、脱髓鞘性神经病和压迫性神经病，是腕管综合征、跗骨窦综合征和压迫性神经病确诊的重要检查。⑥病理检查：周围神经组织活检一般用于临床及其他实验室检查定性困难者，可判断某些周围神经损伤的部位，明确病变性质。

（六）感染

椎管内化脓性感染，椎管内感染有发烧、疼痛、抽搐等症状。①椎管发炎感染后，患者的体温往往会突然升高，可能会超过38.5℃，持续1～2周。可以使用一些退烧的药物或者物理降温。②患者会逐渐出现腰背痛，疼痛加剧。经血源性感染可引起坐骨神经痛，神经根刺激症状明显。尤其是到了晚上，这种情况会加重，导致患者难以入睡，需要服用一些镇痛药。③患者因剧烈疼痛、轻微的振动可以导致抽搐，出现肌肉痉挛。建议患者做脊髓液检查以明确病情，并可与ALS相鉴别。

（七）强直性脊柱炎

强直性脊柱炎（AS）起病缓慢且隐匿，早期症状通常是在腰骶部出现钝痛和晨僵，半夜痛醒，翻身困难，活动后减轻。随病情进展，由腰椎向胸、颈椎发展，出现相应部位疼痛或脊柱畸形。常累及心血管、肺部、消化系统、皮肤黏膜病变。X线片可见竹节样变，HLA-B27呈阳性，可与ALS相鉴别。

（八）其他疾病

需与甲状腺疾病、淋巴细胞浸润性疾病、副癌神经综合征、脊髓灰质炎后综合征、获得性免疫缺陷综合征（AIDS）、中毒性神经病、多聚糖苷体病、多灶性运动神经病（MMN）、Kennedy病、平山病、脊髓蛛网膜炎、运动性轴索性周围神经病、远端性遗传性运动神经病、多发性肌炎、眼咽型肌营养不良鉴别。

八、腰椎间盘病变伴肌萎缩侧索硬化疼痛综合征的中医辨证

（一）中医辨证概要

1. 辨虚实 凡起病急，发展较快，肢体力弱，或拘急麻木，肌肉萎缩尚不明显，属实证；而起病缓慢，渐进加重，病程长，肢体弛缓，肌肉萎缩明显者，多属虚证。

2. 辨脏腑 发生于热病过程中，或热病之后，伴咽干咳嗽者，病变在肺；若面色萎黄不华，食少便溏者，病变在脾胃；起病缓慢，腰脊酸软，遗精耳鸣，月经不调，病变在肝肾。

（二）中医辨证分型

1. 肺热津伤
症状：病起发热之时，或热退后突然肢体软弱无力，皮肤枯燥，心烦口渴，咽干咳呛少痰，小便短少，大便秘结，舌红苔黄，脉细数。

病机概要：肺燥伤津，五脏失调，筋脉失养。

治法：清热润肺，濡养筋脉。

方药：清燥救肺汤。

方中以人参、麦冬、生甘草甘润生津，益气养阴；生石膏、霜桑叶、苦杏仁、火麻仁宣肺清热，润燥降逆；蜜炙枇杷叶、阿胶、炒胡麻仁润肺滋阴清燥。若壮热，口渴，汗多，则重用生石膏，还可加金银花、连翘以清热解毒，养阴生津。若咳呛少痰，加炙瓜蒌、桑白皮、川贝、知母润肺止咳化痰。咽干不利者，加花粉、玉竹、百合养阴生津。若身热退净，食欲减退，口燥咽干较甚者，证属肺胃阴伤，宜用益胃汤加薏苡仁、山药、生谷芽之类，益胃生津。本证肺热而津已伤，勿滥用苦寒、香燥、辛温之品重亡津液，可佐养胃清火之药，如沙参、玉竹、山药之类，胃火清则肺金肃，也是"治痿独取阳明"之法。

2. 湿热浸淫

症状：四肢痿软，肢体困重，或微肿麻木，尤多见于下肢，或足胫热蒸，或发热，胸脘痞闷，小便赤涩；舌红苔黄腻，脉细数而濡。

病机概要：湿热浸淫，壅遏经脉，营卫受阻。

治法：清热燥湿，通利筋脉。

方药：加味二妙散。

方中黄柏苦寒清热燥湿；苍术健脾燥湿；当归、牛膝活血通络；龟板滋阴潜阳，养肾壮骨。全方合用，有清化下焦湿热，而又不伤阴之效。若湿盛，伴胸脘痞闷，肢重且肿者，可加厚朴、薏苡仁、茯苓、泽泻理气化湿。若长夏雨季，酌加藿香、佩兰芳香化浊。若形体消瘦，自觉足胫热气上腾，心烦，舌红或苔中剥，脉细数，为热甚伤阴，上方去苍术加生地、麦冬以养阴清热。如肢体麻木，关节运动不利，舌质紫，脉细涩，为夹瘀之证，加赤芍、丹参、红花活血通络。本证重在清热燥湿，不可急于填补，以免助湿恋邪，或热已伤阴，则应清养，仍需注意养阴而不得碍湿。

3. 脾胃亏虚

症状：肢体痿软无力日重，食少纳呆，腹胀便溏，面浮不华，神疲乏力，舌淡，舌体胖大，苔薄白，脉沉细或沉弱。

病机概要：脾虚不健，生化乏源，气血亏虚，筋脉失养。

治法：健脾益气。

方药：参苓白术散。

方中人参、白术、山药、扁豆、莲子肉甘温健脾益气；茯苓、薏苡仁健脾渗湿；陈皮、砂仁和胃醒脾。若肥人多痰，可用六君子汤补脾化痰。中气不足，可用补中益气汤。心悸气短者，加黄芪、当归益气生血。如肌肉麻木不仁，苔白腻者，加橘络、白芥子化痰通络；消瘦，舌质紫暗者，可用圣愈汤益气养血，再加桃仁、红花、牛膝活血化瘀。

4. 肝肾亏损

症状：起病缓慢，四肢痿弱无力，腰脊酸软，不能久立，或伴眩晕、耳鸣、遗精早泄，或月经不调，甚至步履全废，腿胫大肉渐脱，舌红少苔，脉沉细数。

病机概要：肝肾亏虚，阴精不足，筋脉失养。

治法：补益肝肾，滋阴清热。

方药：虎潜丸。

方中虎骨（可用狗骨代）、牛膝壮筋骨利关节；锁阳温肾益精；当归、白芍养血柔肝荣筋；黄柏、知母、熟地、龟板滋阴补肾清热；少佐陈皮以利气，干姜以通阳。本方治肝肾阴亏有热的痿病，为肝肾亏损证的基本方。热甚者去锁阳、干姜，或用六味地黄丸加牛骨髓、猪骨髓、鹿角胶、枸杞子、砂仁治之。若兼见面色萎黄不华，心悸，舌淡红，脉细弱者，加黄芪、党参、当归、鸡血藤以补养气血。若久病阴损及阳，症见怕冷，阳痿，小便清长，舌淡，脉沉细无力者，不可用凉药以伐生气，虎潜丸去黄柏、知母，酌加鹿角片、补骨脂、肉桂、附子等补肾壮阳。此外，也可加紫河车粉，或用牛骨髓、猪骨髓煮熟，捣烂和入米粉，再用白糖或红糖调服。

5. 脉络瘀阻证

症状：久病体虚，四肢萎软，肌肉瘦削，手足麻木不仁，四肢青筋显露，可伴有肌肉活动时隐痛不适。舌痿不能伸缩，舌质暗淡或有瘀点及瘀斑，脉细涩。

病机概要：气虚血瘀、阻滞筋络，筋脉失养。

治法：益气养营，活血行瘀。

方药：圣愈汤合补阳还五汤。

圣愈汤益气养血，用于气血亏虚，血行滞涩，经脉失养证；补养还五汤补气活血通络，用于气虚无力推动血行，经脉瘀阻证。人参、黄芪益气；当归、川芎、熟地、白芍养血和血；川牛膝、地龙、桃仁、红花、鸡血藤活血化瘀通脉手足麻木，舌苔厚腻者，加橘络、木瓜；下肢萎软无力，加杜仲、锁阳、桑寄生；若见肌肤甲错，形体消瘦，手足萎弱，为瘀血久留，可用圣愈汤送服大黄䗪虫丸，补虚活血，以丸图缓。

九、腰椎间盘病变伴肌萎缩侧索硬化疼痛综合征的治疗方式

（一）对症治疗

1. **糖质激素治疗** 泼尼松 30mg qd，口服，持续1个月；逐渐减量至维持量5mg，qd，口服3个月；或地塞米松 15mg 静脉滴注10d，减量 10mg×7d，再减量5mg×7d；改口服地塞米松0.75mg，bid，逐渐减量0.75mg，qd，口服3个月。

2. **免疫抑制剂治疗** 用环磷酰胺 50～100mg 静脉滴注1个月；或 60mg，bid，口

服1个月；3个月后再重复1个疗程。

3. 多种维生素、神经复能剂 营养神经，也可同时加用扩管、活血化瘀药物川芎、脉络宁等改善血液循环，减轻症状。

4. 延缓病情发展的药物 ①利鲁唑（riluzole）：化学名为2-氨基-6（三氟甲氧基）-苯并噻唑，其作用机制包括稳定电压门控钠通道的非激活状态、抑制突触前谷氨酸释放、激活突触后谷氨酸受体以促进谷氨酸的摄取等。1994年法国开展的一项临床研究首次报道该药能够减缓ALS病情发展。1996年美国食品药品管理局批准力如太（rilutek）用于ALS治疗，该药是目前唯一经多项临床研究证实可以在一定程度上延缓病情发展的药物，用法为50mg，每日2次口服。常见不良反应为疲乏和恶心，个别患者可出现丙氨酸氨基转移酶升高，需注意监测肝功能。当病程晚期患者已经使用有创呼吸机辅助呼吸时，不建议继续服用。②其他药物：在动物实验中，尽管有多个药物在ALS动物模型的治疗中显示出一定的疗效，如肌酸、大剂量维生素E、辅酶Q10、碳酸锂、睫状神经营养因子、胰岛素样生长因子、拉莫三嗪等，但在针对ALS患者的临床研究中均未能证实有效。

5. 营养管理 ①在能够正常进食时，应采用均衡饮食，吞咽困难时宜采用高蛋白、高热量饮食以保证营养摄入。②对于咀嚼和吞咽困难的患者应改变食谱，进食软食、半流食，少食多餐。对于肢体或颈部无力者，可调整进食姿势和用具。③当患者吞咽明显困难、体重下降、脱水或存在呛咳误吸风险时，应尽早行经皮内镜胃造瘘术（percutaneous endoscopic gastrostomy，PEG），可以保证营养摄取，稳定体重，延长生存期。建议PEG应在用力肺活量（forced vital capacity，FVC）降至预计值50%以前尽早进行，否则需要评估麻醉风险及呼吸机支持下进行。对于拒绝或无法行PEG者，可采用鼻胃管进食。

6. 呼吸支持 ①建议定期检查肺功能。②注意患者呼吸肌无力的早期表现，尽早使用双水平正压通气（Bi-level positive airway pressure，BiPAP）。开始无创通气的指征包括：端坐呼吸，或用力吸气鼻内压（sniff nasal pressure，SNP）<40cmH$_2$O（1cmH$_2$O=0.098kPa），或最大吸气压力（maximal inspiratory pressure，MIP）<60cmH$_2$O，或夜间血氧饱和度降低，或FVC<70%。③当患者咳嗽无力时（咳嗽呼气气流峰值低于270L/min），应使用吸痰器或人工辅助咳嗽，以排出呼吸道分泌物。④当ALS病情进展，无创通气不能维持血氧饱和度>90%，二氧化碳分压<50mmHg（1mmHg=0.133kPa），或分泌物过多无法排出时，可以选择有创呼吸机辅助呼吸。在采用有创呼吸机辅助呼吸后，通常难以脱机。

7. 综合治疗 在ALS病程的不同阶段，患者所面临的问题有所不同，如抑郁焦虑、失眠、流涎、构音障碍、交流困难、肢体痉挛、疼痛等，应根据患者具体情况，给予针对性的指导和治疗，选择适当的药物和辅助设施，提高生活质量，加强护理，预防各种并发症。

(二)中医药治疗

1. 中医药治疗 恢复期的中医康复治疗等圣愈汤合补阳还五汤。圣愈汤益气养血,用于气血亏虚,血行滞涩,经脉失养证;补养还五汤补气活血通络,用于气虚无力推动血行,经脉瘀阻证。人参、黄芪益气;当归、川芎、熟地、白芍养血和血;川牛膝、地龙、桃仁、红花、鸡血藤活血化瘀通脉。

2. 针灸 孟斌等通过"通督温阳"法针刺治疗ALS的临床试验,发现"通督温阳"法针刺联合利鲁唑片治疗ALS疗效优于单用药物。腰俞、腰阳关、命门、脊中等为其督脉取穴。王荟清等通过对ALS的现代针灸文献整理分析,发现现代治疗ALS多用针刺法,补法。

3. 推拿 胡秋生认为治疗ALS,可以基于中医学经络理论,结合中医传统推拿手法,根据ALS患者临床特点进行治疗,进而改善患者临床症状、提高生活自理能力等。点揉夹脊、大振督脉、点推任脉等为常用推拿手法,并认为在治疗ALS时,不可盲目施术、急于求成。黎建海等采用推拿督脉治疗重症肌无力及ALS患者,其中的主要推拿方式为患部肌肉按摩、循经推按、穴位点压、捏揉等。

十、腰椎间盘病变伴肌萎缩侧索硬化疼痛综合征的疗效判定

(一)临床疗效(症状和体征的改善程度)评定参考标准

1. 评分标准 总分100分;其中,症状分值60分,体征分值40分。

(1)症状改善程度:分值60分。综合患者腰部及全身的疼痛等症状,进行治疗前与治疗后对比,按照改善程度以100%计算。如:患者治疗后症状每改善10%的程度计分6分,症状全部消失计60分,治疗后症状无改善计0分;其他症状改善的分值计算,以此类推。

(2)体征改善程度:分值40分。综合患者腰部及全身各部位的压痛、叩击痛、病理反射、神经牵拉反应和脊柱、关节活动等阳性体征,进行治疗前与治疗后对比,按照改善程度以100%计算。如:患者治疗后综合阳性体征每改善10%的程度计分4分,体征全部消失计40分,治疗后体征无改善计0分;其他体征改善的分值计算,以此类推。

2. 疗效分级 患者治疗后与治疗前的症状和体征对比,共分五个级别。

一级疗效:治疗后症状和体征绝大部分消失,疗效评定分值80～100分,疗效指数>80%。

二级疗效:治疗后症状和体征大部分消失,疗效评定分值60～80分,疗效指数>60%。

三级疗效：治疗后症状和体征明显改善，疗效评定分值40～60分，疗效指数＞40%。

四级疗效：治疗后症状和体征有所改善，疗效评定分值10～40分，疗效指数≥10%。

五级疗效：治疗后症状和体征略有改善，疗效评定分值1～10分，疗效指数＜10%。

（二）肌萎缩侧索硬化疼痛综合征的影像学检查

病理影像改善是评价疗效的重要参考手段。

（三）肌萎缩侧索硬化疼痛综合征的神经电生理功能检查

也是本病疗效的重要参考指标。

【典型病例1】

患者：高某，男，50岁。因双下肢无力伴肌肉萎缩1个月来诊。患者1个月前因感冒后出现四肢酸困、发烧，经对症治疗感冒好转。但随后双下肢软弱无力，行动不灵活。查双下肢肌肉萎缩，手鱼际肌肉塌陷。肌电图示：运动神经源性疾病。诊断为：萎缩性肌萎缩侧索硬化。经中医辨证：痿证（脾肾阳虚，经脉失养）。按照健脾补肾，活血通络治疗2个月后，病情好转，肌肉萎缩好转。维持治疗1年后，肌力基本恢复正常，能参加轻微体力劳动。

【典型病例2】

患者：刘某，女，46岁，教师。吞咽困难，进食发呛，声音嘶哑3年。3年前出现无明显诱因的四肢乏力，行动困难，大小鱼际及四肢肌肉进行性萎缩，目眩耳鸣，健忘，渐至吞咽不利，进食呛，声音嘶哑。入院后行磁共振和神经电生理检查等诊断为肌萎缩侧索硬化症—延髓麻痹。经中西医结合治疗，萎缩肌肉部分恢复，随访4年余维持疗效，病情未再发展。

（吴娟丽　王　霞）

参 考 文 献

[1] Corcia P, Couratier P, Blasco H, et al. Genetics of amyotrophic lateral sclerosis [J]. Rev Neurol (Paris), 2017, 173 (5): 254-262.

[2] Renton AE, Chio A, Traynor BJ. State of play in amyotrophic lateral sclerosis genetics [J]. Nat Neurosci, 2014, 17 (1): 17-23.

[3] Su B, Wang X, Nunomura A, et al. Oxidative stress signaling in Alzheimer's disease [J]. Curr Alzheimer Res, 2008, 5 (6): 525-532.

[4] 龚梦妮，李小兵，徐仁僧. 氧化应激与肌萎缩侧索硬化的关系 [J]. 中国老年学杂志, 2012. 32 (20): 4580-4583.

[5] D'Amico E, Factor-Litvak P, Santella RM, et al. Clinical perspective onoxidative stress in sporadic amyotrophic lateral sclerosis [J]. Free Radical Bio Med, 2013, 65 (4): 509-527.
[6] DeCoteau W, Heckman KL, Estevez AY, et al. Cerium oxide nanoparticles wi antioxidant properties ameliorate strength and prolong life in mouse mod of amyotrophic lateral sclerosis [J]. Nanomedicine, 2016, 12 (8): 231-2320.
[7] 鲁明, 康德瑄, 樊东升等. 肌萎缩侧索硬化患者脑脊液中谷氨酸水平增高 [J]. 中华内科杂志, 2003 (03): 11-15.
[8] 展文国. 裴正学教授治疗肌萎缩性肌萎缩侧索硬化1例报告 [J]. 中国现代药物应用, 2013, 7 (9): 144.
[9] 赵立杰. 温针灸治疗运动神经元病疗效观察 [C]. 中国针灸学会. 2013 中国针灸学会学术年会——第四届中医药现代化国际科技大会针灸研究与国际化分会论文集. 中国针灸学会, 中国针灸学会, 2013, 230.
[10] 胡秋生. 肌萎缩侧索硬化症的推拿治疗 [J]. 按摩与导引, 1994 (05): 32-34.
[11] 黎建海. 推拿督脉治疗重症肌无力及肌萎缩侧索硬化的疗效观察 [J]. 实用中西医结合临床, 2018 (10): 107-108.

第十四节 腰椎间盘病变伴腰椎血管瘤疼痛综合征

腰椎间盘病变伴腰椎血管瘤疼痛综合征是临床诊疗中的常见腰椎间盘疾病之一。患者除了表现出腰椎间盘病变的相应临床症状外，还会出现腰椎血管瘤的症状和体征。在治疗这类患者时，专科医师需要同时针对腰椎间盘疾病和伴发的血管瘤进行治疗，才能达到预期的临床效果。接下来，我们将系统阐述腰椎血管瘤疼痛综合征的致病因素、致病机制、临床表现、病理特征、特殊检查、诊断标准、鉴别诊断、中医辨证、治疗方式以及疗效判定等方面。

一、腰椎间盘病变伴腰椎血管瘤疼痛综合征的致病因素

（一）现代医学相关致病因素分析

腰椎间盘病变伴腰椎血管瘤疼痛综合征是一种复杂的疾病状态，其致病因素涉及多个方面。从现代医学的角度来看，这种综合征的致病因素主要包括以下几点。

1. 遗传因素 遗传因素在腰椎血管瘤的发病中起着重要作用。某些基因的突变可能会增加个体患上腰椎血管瘤的风险。这些基因突变可能通过影响血管新生、血管异常增殖等途径，导致血管瘤的形成。

2. 环境因素 长期接触某些有害物质，如塑料、油漆等，可能会对血管内细胞产生不良影响，从而促进腰椎血管瘤的发生。这些有害物质可能引发细胞内基因突变，导致血管异常增生。

3. 外伤 腰椎部位受到外力撞击时，可能会导致局部软组织损伤和血管破裂，进而诱发腰椎血管瘤。外伤引起的炎症反应和局部血液循环障碍可能是血管瘤形成的诱因。

4. 激素水平变化 激素水平的变化也可能导致腰椎血管瘤的发生。例如，某些激素可能会促进局部毛细血管扩张和充血，从而形成血管瘤。此外，激素水平异常还可

能影响血管壁的完整性和稳定性，增加血管瘤的风险。

5. 长期慢性炎症 长期慢性炎症是腰椎血管瘤发病的另一个重要因素。慢性炎症会导致局部血液循环障碍和细胞因子表达异常，从而刺激血管增生和血管瘤的形成。

（二）中医学相关致病因素分析

从中医的角度来看，腰椎间盘病变伴腰椎血管瘤疼痛综合征的致病因素主要与气血瘀滞、脏腑功能失调以及外感邪气等有关。具体来说，可以归纳为以下几点。

1. 气血瘀滞 中医认为，气血是维持人体生命活动的基本物质。当气血运行不畅，出现瘀滞时，就会导致各种疾病的发生。在腰椎血管瘤的发病过程中，气血瘀滞可能是一个重要的病理基础。瘀滞的气血无法滋养腰部组织，导致局部组织缺血、缺氧，进而引发血管瘤的形成。

2. 脏腑功能失调 中医强调脏腑功能的平衡与协调。当脏腑功能失调时，如肝肾亏虚、脾胃虚弱等，会影响气血的生成和运行，从而导致腰部疾病的发生。在腰椎血管瘤的发病中，脏腑功能失调可能通过影响血管壁的完整性和稳定性来发挥作用。

3. 外感邪气 中医认为，外感邪气（如风、寒、湿等）是引发疾病的重要因素之一。在腰椎血管瘤的发病过程中，外感邪气可能通过影响腰部气血运行和局部微循环来发挥作用。例如，寒湿邪气可能导致腰部血管收缩和血液循环障碍，从而诱发血管瘤的形成。

二、腰椎间盘病变伴腰椎血管瘤疼痛综合征的致病机制

（一）现代医学相关致病机制

1. 血管异常增殖 腰椎血管瘤的形成与血管异常增殖密切相关。这种异常增殖可能是由于遗传因素、环境因素或外伤等刺激导致的。

2. 神经压迫 随着腰椎血管瘤的增长，它可能对周围的神经组织造成压迫，特别是坐骨神经。这种压迫会导致神经传导受阻，引发疼痛、麻木和肌肉无力等症状。

3. 炎症反应 腰椎血管瘤可能引发局部炎症反应，释放炎性介质，如前列腺素、白三烯等，这些介质会加剧疼痛感受。同时，炎症反应还可能导致局部水肿，进一步加重神经压迫的症状。

4. 腰椎间盘退行性病变 随着年龄的增长，腰椎间盘会发生退行性病变，表现为纤维环破裂、髓核突出等。这些病变可能与腰椎血管瘤的发生和发展相互影响，加重症状。

5. 骨质疏松 骨质疏松是骨量减少的一种疾病状态，它可能增加腰椎骨折的风险。在腰椎血管瘤的患者中，骨质疏松可能加剧疼痛综合征的症状，因为骨骼的支撑

力减弱，使得腰部更容易受伤或发生形变。

（二）中医学相关致病机制

腰椎间盘病变伴腰椎血管瘤疼痛综合征的致病机制主要与气血瘀滞、脏腑功能失调、外感邪气以及正气不足等因素有关。具体来说：

1. **气血瘀滞** 中医认为"不通则痛"，气血瘀滞是导致疼痛的重要原因。在腰椎血管瘤的发病过程中，气血瘀滞可能由外伤、劳损或情志不畅等因素引起。瘀滞的气血无法滋养腰部组织，导致局部缺血、缺氧，从而引发疼痛。

2. **脏腑功能失调** 中医强调脏腑功能的平衡与协调。在腰椎血管瘤疼痛综合征中，脏腑功能失调可能表现为肝肾亏虚、脾胃虚弱等。这些失调状况会影响气血的生成和运行，进一步加剧腰部的疼痛和不适感。

3. **外感邪气** 中医认为外感邪气（如风、寒、湿等）是引发疾病的重要因素之一。这些邪气可能通过皮肤毛孔或经络侵入人体，影响气血的正常运行，从而导致腰部疼痛。在腰椎血管瘤疼痛综合征中，外感邪气可能加剧病情的发展。

4. **正气不足** 中医强调正气存内、邪不可干。正气不足时，人体的抗病能力减弱，容易受到外邪的侵袭。在腰椎血管瘤疼痛综合征中，正气不足可能表现为身体虚弱、免疫力低下等状况，这些因素都可能加剧病情的发展。

三、腰椎间盘病变伴腰椎血管瘤疼痛综合征的临床表现

（一）病史概况

腰椎间盘病变伴腰椎血管瘤疼痛综合征的患者，其病史通常包括长期的腰部不适、疼痛或反复发作的腰痛。这种疼痛可能在劳累、久坐久立或弯腰活动后加重，休息后可缓解。随着病情的发展，患者可能逐渐出现下肢的放射性疼痛、麻木或无力等症状。此外，患者可能有腰部外伤史、长期重体力劳动史或不良坐姿工作史，这些都是导致腰椎间盘病变和腰椎血管瘤形成的潜在风险因素。

在病史采集过程中，医师还会关注患者的家族史、既往病史以及生活习惯等，以全面评估患者的健康状况和疾病风险。例如，家族中有类似疾病的患者可能增加了个体患病的风险；既往有腰部手术史或长期服用某些药物的患者也可能对病情产生影响。

（二）典型症状

1. **腰痛** 这是最常见的症状，通常表现为腰部持续性或间歇性的钝痛、刺痛或胀痛。疼痛可能随着活动而加重，休息时减轻。腰痛的原因可能是腰椎血管瘤压迫神经或周围组织，以及腰椎间盘病变导致的局部炎症和神经受压。

2. **下肢疼痛与麻木** 当腰椎血管瘤或腰椎间盘病变压迫神经根时，患者可能感到下肢的放射性疼痛，通常从臀部沿大腿后侧放射至小腿和足部。同时，患者可能感到下肢麻木、感觉减退或异常。

3. **间歇性跛行** 由于腰椎血管瘤和腰椎间盘病变可能导致腰椎管狭窄，患者在行走一段距离后可能出现下肢疼痛、麻木或无力，导致行走困难。休息一段时间后，症状可能得到缓解，但再次行走时症状可能重新出现。

4. **活动受限** 由于腰痛和下肢症状，患者可能发现进行某些动作（如弯腰、扭转或长时间站立）时疼痛加重，因此需要避免这些活动，从而导致日常活动受限。

（三）主要体征

1. **腰部压痛与叩击痛** 在腰椎血管瘤和腰椎间盘病变的部位，患者可能表现出明显的压痛。当医师轻轻叩击这些区域时，患者也可能感到疼痛。

2. **直腿抬高试验阳性** 当患者仰卧并尝试抬高伸直的下肢时，若抬高角度小于70°即出现下肢放射性疼痛或麻木，则为直腿抬高试验阳性，提示神经根受压。

3. **肌力减弱与肌肉萎缩** 长期神经受压可能导致下肢肌力减弱，甚至出现肌肉萎缩。医师可以通过观察和检查患者的肌肉情况来评估病情。

4. **感觉异常** 在腰椎血管瘤和腰椎间盘病变的影响下，患者下肢可能出现感觉异常，如麻木、感觉减退或过敏等。医师可以通过触觉、痛觉和温度觉等检查来评估患者的感觉功能。

四、腰椎间盘病变伴腰椎血管瘤疼痛综合征的病理特征

血管瘤是血管发育异常导致的错构性血管畸形，由来自中胚叶异常增生的毛细血管型或海绵型新生血管组成。病灶内一般为无包膜的紫红或暗红色异常血管组织及增粗的骨小梁结构。

五、腰椎间盘病变伴腰椎血管瘤疼痛综合征的特殊检查

1. **腰椎X线检查** 此检查的诊断意义相对较小，主要用作鉴别诊断。
2. **腰椎CT检查** 对于腰椎血管瘤的确诊具有重要的参考价值，尤其是血管瘤对腰椎骨质的侵犯程度、范围等影像的确定较为直观。
3. **腰椎磁共振检查** 对腰椎血管瘤的确诊同样具有重要的参考价值。在腰椎血管瘤早期检查中，该检查方式相比其他影像检查更易于发现肿瘤；对血管瘤侵犯脊髓、脊神经及周边组织的程度、范围的确定非常重要。
4. **椎间盘造影检查** 此检查的诊断意义不大，主要作为鉴别诊断手段。

5. 腰椎红外热成像检查 可以观察附属的软组织损害影像。

6. 血管显影检查 通过X线片、CT、MRI等手段对血管影像进行检查，是确诊较大的腰椎血管瘤的重要依据。而对于腰椎椎体内较小的血管瘤，显影可能不太明显。

7. 其他检查方式 如实验室检查等，主要用于疾病的鉴别诊断。

六、腰椎间盘病变伴腰椎血管瘤疼痛综合征的诊断标准

1. 病史 良性血管瘤病史一般较长，而恶性血管瘤的病程则进展迅速。

2. 症状 主要表现为腰部疼痛，臀部及下肢可能出现不适、疼痛或麻木等症状。在严重的情况下，患者可能会经历持续且剧烈的疼痛。当血管瘤侵犯脊髓时，可能会导致双下肢无力、瘫痪等症状。

3. 体征 在受累的腰椎部位，患者可能会感到压痛。如果血管瘤侵犯了脊髓或脊神经，那么受损节段可能会出现感觉、运动功能障碍等相应的体征。

4. 影像检查 CT和MRI检查在确诊腰椎血管瘤方面具有重要作用，这些检查可以清晰地显示出血管瘤的位置、大小以及与周围组织的关系。

5. 腰椎血管瘤的诊断分型

（1）临床与影像学分型：此分型主要基于临床表现和腰椎血管瘤的影像学特征。

Ⅰ型：无症状的腰椎血管瘤，影像学上无恶性表现。

Ⅱ型：伴有严重的腰痛，但影像学上无恶性表现。

Ⅲ型：无明显症状，但影像学上有恶性表现。

Ⅳ型：有明显症状，并且影像学上有恶性表现。这一型又可以分为两个临床亚型，一是有急性脊髓、神经压迫症状的（Ⅳa），二是有渐进性的脊髓或神经压迫症状的（Ⅳb）。

（2）血管瘤病变程度分型：此分型主要根据血管瘤对周边组织的破坏程度来划分。

Ⅰ型：静止型（参考Enneking S1），有轻微的骨质破坏但无症状。

Ⅱ型：活跃型（参考Enneking S2），骨质破坏并伴有疼痛。

Ⅲ型：侵袭性（参考Enneking S3），侵犯硬膜外和/或软组织但无症状。

Ⅳ型：侵袭性（参考Enneking S4），侵犯硬膜外和/或软组织并合并神经功能损害。

七、腰椎间盘病变伴腰椎血管瘤疼痛综合征的鉴别诊断

1. 腹腔及盆腔疾病 腰部疼痛也可能与腹腔或盆腔内的疾病有关，如肾结石、妇科炎症等。这些疾病可能伴有特定的症状，如尿痛、尿频、月经不规律等。通过腹部超声、CT或MRI等检查可以进行鉴别诊断。

2. 腰椎结核 结合患者是否有低热、消瘦，以及既往有无结核病史或接触史，进

行腰椎增强MRI、血培养、体液或血液中找结核杆菌，以及查血常规、C反应蛋白、红细胞沉降率等检查来进行鉴别。

3. **腰椎化脓性感染** 该病症可能出现发热、腰部局部红肿热痛等症状。通过血常规、C反应蛋白、红细胞沉降率以及腰椎MRI等检查可以与腰椎血管瘤疼痛综合征进行鉴别。

4. **腰椎恶性肿瘤** 包括原发于腰椎的恶性肿瘤和转移性肿瘤。这类肿瘤通常疼痛剧烈，且可能伴有其他全身症状。询问患者有无恶性肿瘤病史，进行腰椎增强MRI检查，并积极查找原发灶，有助于鉴别诊断。

5. **腰椎良性肿瘤** 如脊索瘤、软骨瘤等，虽然较为少见，但仍需考虑。腰椎增强MRI可以初步诊断，必要时进行活检以获取病理诊断。

6. **腰部血管疾病** 包括腰部血管的动脉粥样硬化、狭窄或闭塞等，这些疾病可能导致腰部疼痛或下肢缺血症状。通过超声检查、血管造影等手段可以进行鉴别诊断。

7. **腰部软组织损害** 急性腰部软组织损伤通常由外力引起，表现为腰部疼痛、肿胀和活动受限。慢性腰部软组织损伤则可能由长期不良姿势、过度使用等因素导致，表现为腰部疼痛、肿胀和疲劳感。腰部MRI可以帮助鉴别诊断。

八、腰椎间盘病变伴腰椎血管瘤疼痛综合征的中医辨证

（一）中医辨证概要

1. **辨病邪** 腰部痹痛的证候特征常根据感受邪气的不同而有所差异。若腰部疼痛游走不定，属风邪偏胜；若疼痛剧烈，遇寒加重，得热则缓，属寒邪偏胜；若腰部感觉重着、疼痛，伴手足沉重，肌肤麻木，属湿邪偏胜；若腰部红肿热痛，筋脉拘挛，属热邪偏胜。

2. **辨虚实** 一般而言，新发病多为实证，久病则多为虚证。实证者发病较急，正气尚足以抗邪，故痛势较剧，脉象实而有力；虚证者病程较长，多伴气血不足，故疼痛绵绵，痛势较缓，脉象虚而无力。本病后期多见虚实夹杂，应仔细辨证，分清虚实主次。

3. **辨痰瘀** 腰部痹痛迁延不愈，若见局部肿胀，甚至腰部强直畸形，痛如针刺，痛处固定，时轻时重，夜间加重，屈伸不利，舌体胖大边有齿痕，舌质紫暗或有瘀斑，脉沉弦涩，多属正虚邪恋，瘀血阻络，痰湿留滞，痰瘀互结，经络不通之顽疾。

（二）中医辨证分型

1. **风寒湿型** 腰部及下肢冷痛、重着，以痛为主，腰部僵硬，活动不利，恶寒畏风，遇寒加重，得热则缓。舌淡红，苔薄白，脉弦紧或濡缓。

2. **气滞血瘀型** 腰部及下肢刺痛，痛处固定不移，伴有肢体麻木或拘挛，舌质暗紫或有瘀斑，脉弦涩或细涩。

3. **痰湿阻络型** 腰部沉重，下肢麻木不仁，头晕目眩，如物裹头，纳呆腹胀。舌体胖大，苔厚腻，脉滑或濡滑。

4. **肝肾不足型** 腰部酸软疼痛，眩晕耳鸣，失眠多梦，下肢萎软无力，或伴低热，颧红咽干。舌红少苔，脉细数或弦细数。

5. **气血亏虚型** 腰部酸软无力，下肢麻木，头晕眼花，面色苍白或萎黄，心悸失眠，倦怠乏力，舌淡苔薄白，脉细弱或虚大无力。

九、腰椎间盘病变伴腰椎血管瘤疼痛综合征的治疗

（一）常规疗法

1. **适当休息** 患者应合理安排工作与休息，避免过度劳累，保持良好的饮食和睡眠习惯。

2. **保护腰椎** 对于需要手术治疗的患者，在术前术后应使用腰围等器具保护腰椎，防止腰椎过度活动。

3. **物理疗法** 针对腰部及下肢的不适和疼痛，可采用物理疗法进行对症治疗，如红外线照射、超声波治疗、经皮神经电刺激等。

（二）微创介入疗法

根据腰椎血管瘤的病情发展，可采用腰椎椎体血管瘤组织损毁填充的方法进行治疗。同时，也可以考虑使用血管介入栓塞或注入硬化剂等手段来抑制和损毁腰椎血管瘤。

（三）手术疗法

根据腰椎血管瘤的病情进展和血管瘤的恶性程度，可以选择直接对腰椎血管瘤进行手术切除。对于恶性腰椎血管瘤，手术是最佳治疗方式，术后可结合相应的放化疗。

（四）中医辨证汤剂疗法

1. **风寒湿型** 治则以祛风散寒为主。推荐方剂为独活寄生汤加减。
2. **气滞血瘀型** 治则以行气活血为主。推荐方剂为血府逐瘀汤加减。
3. **痰湿阻络型** 治则以化痰通络为主。推荐方剂为导痰汤加减。
4. **肝肾不足型** 治则以补肝益肾为主。推荐方剂为金匮肾气丸加减。
5. **气血亏虚型** 治则以气血双补为主。推荐方剂为十全大补汤加减。

十、腰椎间盘病变伴腰椎血管瘤疼痛综合征的疗效判定

（一）临床疗效（症状和体征的改善程度）评定参考标准

1. 评分标准 总分100分；其中，症状分值60分，体征分值40分。

（1）症状改善程度：分值60分。患者腰部及下肢的疼痛等综合症状，在治疗前与治疗后对比，按照改善程度以100%计算。如：患者治疗后症状每改善10%的程度计分6分，症状全部消失计60分，治疗后症状无改善计0分；其他症状改善的分值计算，以此类推。

（2）体征改善程度：分值40分。患者腰部及下肢各部位的压痛、叩击痛、病理反射、直腿抬高试验和脊柱活动等综合阳性体征，在治疗前与治疗后对比，按照改善程度以100%计算。如：患者治疗后综合阳性体征每改善10%的程度计分4分，体征全部消失计40分，治疗后体征无改善计0分；其他体征改善的分值计算，以此类推。

2. 疗效分级 患者治疗后与治疗前的症状和体征对比，共分五个级别，每个级别分值如下：

一级疗效：治疗后症状和体征绝大部分消失，疗效评定分值80～100分，疗效指数＞80%。

二级疗效：治疗后症状和体征大部分消失，疗效评定分值60～80分，疗效指数＞60%。

三级疗效：治疗后症状和体征明显改善，疗效评定分值40～60分，疗效指数＞40%。

四级疗效：治疗后症状和体征有所改善，疗效评定分值10～40分，疗效指数≥10%。

五级疗效：治疗后症状和体征略有改善，疗效评定分值1～10分，疗效指数＜10%。

（二）腰椎血管瘤疼痛综合征的影像学检查

病理影像改善是评估疗效的重要参考。

【典型病例1】

患者：李某，男性，45岁。因腰部持续性疼痛伴右下肢放射性疼痛3个月入院。MRI示L_4椎体内异常信号，考虑为椎体血管瘤。诊断为L_4椎体血管瘤伴腰椎间盘病变。行后路腰椎椎体成形术，注入骨水泥以栓塞血管瘤。术后病理确诊为椎体血管瘤。半年后复查MRI，示骨水泥完全栓塞椎体内的血管瘤病灶，患者症状明显缓解。

【典型病例2】

患者：陈某，女性，62岁。因腰部疼痛伴双下肢麻木、无力6个月入院。CT示L_5椎体内血窦扩张，诊断为L_5椎体血管瘤伴腰椎间盘退行性病变。行经皮椎体成形术，注入骨水泥以治疗血管瘤。5个月后复查CT，示骨水泥有效栓塞病灶，患者症状显著改善。

（关云波　王　霞）

参 考 文 献

[1] 廖前德, 钟达, 张宏其, 胡建中. 经皮椎体成形术治疗胸腰椎血管瘤的临床分析 [J]. 医学临床研究, 2007, 24 (12): 2079-2081.
[2] 闫广辉, 张庆胜, 代宏杰, 武佳奇. 腰椎椎管内硬膜外非椎体起源海绵状血管瘤一例 [J]. 肿瘤研究与临床, 2016, 28 (8): 558-559.
[3] 蔡海平, 张文志, 段丽群, 李旭. 腰椎管内血管瘤个案报告 [J]. 颈腰痛杂志, 2015, 36 (1): 88-89.
[4] 杨国威, 许建新. 腰3-4椎管内硬脊膜外海绵状血管瘤一例 [J]. 中外医疗, 2010, (24): 570-572.
[5] 许政, 侯铁胜, 曹依群, 等. 单纯椎管内海绵状血管瘤的诊断与外科治疗 [J]. 中国脊柱脊髓杂志, 2011, (7): 350-352.
[6] 赵继荣, 杨峰, 徐磊. 腰椎管内血管瘤误诊为腰椎间盘突出症2例报告 [J]. 颈腰痛杂志, 2004, (3): 150-152.

第十五节　腰椎间盘病变术后疼痛综合征

腰椎间盘病变术后疼痛综合征是指腰椎间盘病变患者手术后，仍出现或新发生的疼痛相关症状。本节将从腰椎间盘病变术后疼痛综合征的致病因素、致病机制、临床表现、病理特征、特殊检查、诊断标准、鉴别诊断、中医辨证、治疗方式、疗效判定等方面进行阐述。

一、腰椎间盘病变术后疼痛综合征的致病因素

（一）现代医学相关致病因素分析

腰椎间盘病变术后疼痛综合征相关的致病因素复杂多样，主要包括手术操作技术、术后康复情况、神经根损伤、局部血肿以及感染等多个方面。

1. **手术操作技术**　手术操作技术水平对术后疼痛综合征的发生有重要影响。一些研究发现，微创手术和镜下手术等先进技术可以减少手术创伤，进而降低术后并发症的发生率。然而，即便是最精细的手术技术也无法完全避免对周围组织的损伤，尤其是当手术操作涉及神经根或脊髓等重要结构时。

2. **术后康复**　术后康复是预防术后疼痛综合征的关键环节。合理的康复计划和指

导可以缓解术后疼痛症状，提高患者的康复效果。若术后康复不当或缺乏科学的康复训练，可能导致肌肉紧张、关节僵硬，进而引发疼痛综合征。

3. **神经根损伤** 手术过程中，神经根可能受到压迫或损伤，导致局部血液循环受阻、缺血缺氧，进而引发疼痛和功能障碍。这种损伤可能是暂时性的，也可能是永久性的，严重影响患者的生活质量。

4. **局部血肿** 腰椎术后，患者可能会因为局部出血、炎症刺激等导致局部血肿，这也是术后疼痛的一个重要原因。血肿的形成可能压迫周围组织，引发疼痛和其他不适症状。

5. **感染** 术后感染是另一个重要的致病因素。感染可能导致局部炎症反应和组织水肿，进而引发腰部不适。在这种情况下，患者可能会出现红肿、热痛等症状，需要及时进行抗感染治疗。

（二）中医学相关致病因素分析

在中医理论中，腰椎间盘病变术后疼痛综合征主要与体质、气血瘀滞以及脏腑功能失调等因素有关。

1. **体质因素** 中医认为，每个人的体质都是独特的，不同的体质对疾病的抵抗力和恢复能力也不同。体质虚弱患者在手术后更容易出现疼痛综合征，因为其身体恢复能力相对较差。

2. **气血瘀滞** 手术过程中的创伤和出血可能导致气滞血瘀，即气血流通不畅。中医认为，"不通则痛"，气滞血瘀是引发疼痛的重要原因。因此，治疗时需要注重活血化瘀，以改善气血循环。

3. **脏腑功能失调** 中医强调整体观念，认为脏腑功能失调也可能导致术后疼痛综合征。例如，肝肾功能不足可能影响筋骨的濡养和恢复，脾胃虚弱则可能影响气血的生成和运化。因此，调理脏腑功能也是中医治疗术后疼痛综合征的重要手段。

二、腰椎间盘病变术后疼痛综合征的致病机制

（一）现代医学相关致病机制

1. **年龄及病程对术后疼痛综合征发病的影响** 与颈椎间盘病变相似，老年腰椎间盘病变患者，特别是高龄患者，其身体恢复能力和手术耐受性均相对较低。术后，其神经和肌肉功能恢复速度可能较慢，因此年龄可能成为术后疼痛综合征的一个风险因素。长时间的腰椎疾病可能导致支配腰部肌肉的神经组织受损，进而引发肌肉萎缩。由于神经恢复需要较长时间，病程较长的患者术后症状可能更为严重且持续时间更长。

2. **手术本身因素对腰椎解剖结构的影响** 腰椎间盘病变患者接受手术时，可能会

对腰部的肌肉、韧带和关节囊等结构造成不同程度的损伤。手术改变了腰椎的稳定性和生理曲度，使腰椎容易受到劳损，进而影响腰椎的生物力学特性，甚至可能导致腰椎序列的改变。这些变化可能加速椎间盘的退变和纤维环的撕裂，从而降低腰椎的稳定性，引发腰部症状，即术后疼痛综合征。此外，手术过程中对后柱结构的破坏程度也会影响术后疼痛的发生率。破坏越大，腰椎的力学结构改变越明显，进而增加术后疼痛的风险。

3. 围手术期护理和术后康复管理对术后疼痛的影响 与颈椎手术相似，腰椎间盘病变患者在围手术期也需要得到有效的指导和护理，这包括体位训练、增加肺通气、保持引流畅通以及术后的康复锻炼。为了减少术后不适和腰部肌肉的损伤，应尽早指导患者进行腰部肌肉的锻炼，以改善术后腰部功能。长时间的腰部固定可能限制腰椎的正常生理活动，影响腰部肌肉的血液循环，容易导致失用性肌萎缩，进而降低腰椎的活动度。如果腰椎长期处于静止状态，可能会激发腰部肌肉和关节囊的炎症反应，加重组织粘连，最终导致术后疼痛综合征的发生。因此，合理的围手术期综合护理和适当的术后康复锻炼对于促进腰椎功能恢复和降低术后疼痛综合征的发生率至关重要。

（二）中医学相关致病机制

1. 外感风寒湿邪 《素问》中提到湿邪与腰痹发病的关系，指出湿邪是导致腰部疼痛的重要因素。这显示了外感湿邪在腰椎间盘病变术后疼痛综合征中的重要作用。《太平圣惠方》详细描述了风邪导致痹症的特点，强调了风邪与腰部疼痛之间的联系。

2. 内伤实邪与脏腑功能失调 《医碥》中何梦瑶认识到项痹不仅与风寒湿邪有关，还与痰湿、气滞等致病因素有关。这些因素同样可能作用于腰部，导致术后疼痛综合征。《证治要诀》提出了肝肾亏虚导致颈筋失养，进而颈项强直的观点。肝肾亏虚也可导致腰部筋脉失养，与腰椎间盘病变术后疼痛综合征有密切关系。

3. 血瘀与气滞 《医林改错》详细描述了痹症的致病因素中血瘀的重要性，并给出了治法和用药的辨证论治。血瘀和气滞在中医理论中是导致疼痛的重要机制，特别是在手术后。

三、腰椎间盘病变术后疼痛综合征的临床表现

1. 病史概况 患者有腰椎间盘病变手术病史。手术后，患者可能仍然有腰部及下肢的残留症状和体征，且这些症状和体征在手术后持续存在，未见明显改善。

2. 典型症状 患者进行腰椎间盘手术后，可能仍然会感到腰部及下肢的疼痛、酸胀、僵硬，甚至出现坐骨神经痛或马尾综合征（如大小便功能障碍）等。这些症状可

能会严重影响患者的生活质量。

3. 主要体征 腰部可能存在压痛、叩击痛，腰部活动受限。若发生腰部脊髓或脊神经根的损害，还可能出现相应支配区域的感觉异常、肌力减弱或反射异常等体征。

四、腰椎间盘病变术后疼痛综合征的病理特征

正常的腰椎生理曲度有助于分散和缓冲上半身重量对腰椎的压力，对腰椎起到保护作用。腰椎的稳定性主要依赖于前方的椎体和椎间盘，以及后方的韧带和肌肉。手术后，腰椎的稳定性在一定程度上需要依靠肌肉或韧带等动态结构来维持。腰椎的后方韧带复合体，包括棘上韧带、棘间韧带、黄韧带以及关节突关节囊等，对于维持腰椎的良好生理曲度和生物力学稳定起着至关重要的作用。这些结构不仅有助于保持腰椎的静态稳定，还能在动态活动中提供必要的支持和保护。腰椎间盘病变手术后，由于手术创伤、术后卧床休息等因素，可能导致腰部肌肉萎缩、韧带松弛，进而影响腰椎的稳定性。这种情况下，患者容易出现腰部疼痛、活动受限等症状，即所谓的腰椎间盘病变术后疼痛综合征。因此，术后康复过程中，加强腰部肌肉锻炼、恢复韧带功能等措施对于改善患者的预后具有重要意义。

五、腰椎间盘病变术后疼痛综合征的特殊检查

1. 腰椎X线检查 可见腰椎间盘手术后的骨质缺损或置入物的影像。

2. 腰椎CT检查 可更详细地观察腰椎间盘手术后的骨质缺损、置入物位置以及残留的腰椎间盘病变情况。

3. 腰椎磁共振检查 能清晰显示腰椎间盘手术后的椎间盘、软组织及骨质等结构，发现缺损、复发或残留病变，对后续治疗方案的制订具有重要参考价值。

4. 腰椎红外热成像检查 了解腰椎间盘疾病术后腰部及下肢等的软组织受损及恢复情况，为治疗方案的调整提供参考。

5. 腰部及下肢电生理检查 评估脊髓、神经根和周围神经的功能状态及受损情况。

6. 其他检查方式 如血常规、C反应蛋白、红细胞沉降率、风湿因子等，主要用于鉴别诊断及评估术后的感染或者炎症情况。

六、腰椎间盘病变术后疼痛综合征的诊断标准

1. 病史 患者有腰椎间盘疾病的手术史。评估术后感染或炎症情况。

2. 症状 腰椎间盘手术后，患者仍然残留有腰部及下肢等的疼痛症状，或疼痛症

状有加重趋势。

3. **体征** 术后腰部及下肢等存在压痛、叩击痛，或有相应的脊髓及脊神经根损害的感觉、运动功能障碍。

4. **影像检查** 通过腰椎X线片、CT、MRI等检查，发现手术后的腰椎或椎间盘部分缺失征象，以及可能残留的椎间盘病变。

七、腰椎间盘病变术后疼痛综合征的鉴别诊断

1. **髋部疾病** 如髋关节骨关节炎、股骨头坏死等，可能表现为腰痛及下肢痛，但髋关节活动会明显受限。通过髋关节X线片、MRI等检查可鉴别。

2. **腰椎管狭窄症** 主要表现为间歇性跛行，即行走一段距离后出现下肢疼痛、麻木，休息后可缓解。腰椎MRI或CT检查可发现椎管狭窄。

3. **腰椎骨折** 有外伤史，腰痛明显，可能伴有下肢神经症状。腰椎X线片、CT等检查可明确诊断。

4. **腰椎感染性疾病** 如腰椎结核、化脓性脊柱炎等，可能伴有发热、乏力等全身症状。腰椎MRI、血常规、红细胞沉降率及细菌培养等检查有助于诊断。

5. **腰椎肿瘤** 包括原发性和转移性肿瘤，可能表现为腰痛、下肢痛等。腰椎MRI、CT及肿瘤标志物等检查有助于诊断。

6. **腰部肌肉劳损或扭伤** 有明确的腰部劳累或外伤史，腰痛局限，无神经症状。通过查体及病史询问可鉴别。

7. **下肢血管疾病** 如下肢动脉硬化闭塞症、深静脉血栓等，可能表现为下肢疼痛、肿胀等。下肢血管彩超、DSA等检查可明确诊断。

八、腰椎间盘病变术后疼痛综合征的中医辨证

（一）中医辨证概要

1. **辨病邪** 腰部痹痛的证候特征也会因病邪性质不同而有所差异。若疼痛游走不定，属风邪；疼痛剧烈，遇寒加重，得热则缓，属寒邪；腰部感觉重着、疼痛并伴有下肢沉重、肌肤麻木，属湿邪；腰部红肿热痛，筋脉拘挛，属热邪。

2. **辨虚实** 新病多表现为实证，疼痛较急且剧烈，脉实有力；久病多虚，疼痛多为绵绵不绝，痛势较缓，脉虚无力。此病后期常虚实夹杂，需仔细辨别。

3. **辨痰瘀** 若腰部痹痛迁延不愈，表现为腰部肿胀、强直畸形、痛如针刺、痛处固定、昼轻夜重、屈伸不利，舌体胖大有齿痕，舌质紫暗或有瘀斑，脉沉弦涩，多为正虚邪恋，痰瘀交结，经络不通。

（二）中医辨证分型

1. **风寒湿阻证** 腰部及下肢冷痛、重着，腰部活动受限，恶寒畏风，舌质淡红，苔白腻，脉沉紧或濡缓。
2. **痰湿阻滞证** 腰部及下肢疼痛伴麻木，纳呆，身体困重，大便溏泄，舌苔厚腻，脉滑。
3. **痰瘀痹阻证** 腰部刺痛、僵硬，下肢麻木、有沉重感，头晕，胸闷，面色晦暗，舌质紫暗有瘀斑，苔白腻，脉涩或滑。
4. **肝肾亏虚证** 腰膝酸软无力，头晕目眩，耳鸣耳聋，失眠多梦，五心烦热，口干咽燥，舌红少津，脉弦细数。
5. **气血两虚证** 头晕目眩，面色苍白，少气懒言，神疲乏力，舌淡苔薄白，脉细弱。

九、腰椎间盘病变术后疼痛综合征的治疗

（一）常规疗法

1. **适当休息** 避免长时间站立、弯腰或提重物，注意腰部保暖，选择合适的床垫。
2. **腰部保护** 佩戴腰围，避免剧烈运动和过度用力。
3. **物理疗法** 如热敷、电疗、超声波等，以缓解疼痛和肌肉紧张。
4. **功能锻炼** 进行适当的腰部功能锻炼，增强腰部肌肉力量。
5. **药物治疗** 对症使用消炎镇痛药或营养神经药物。

（二）中医特色疗法

1. **腰部正骨疗法** 在中医筋骨理论指导下进行正骨治疗。
2. **腰部推拿疗法** 以中医经络理论为基础进行推拿治疗。
3. **经络针灸疗法** 选取腰部阿是穴及相应经络穴位进行针刺治疗。
4. **经络艾灸疗法** 选择腰部特定穴位进行艾条灸，以温经通络止痛。
5. **其他中医疗法** 如刮痧、拔罐、穴位埋线、穴位灌注、中药外敷、中药熏蒸等，可根据患者具体情况选择应用。

（三）微创特色疗法

针对腰椎间盘病变术后疼痛综合征，微创特色疗法可能包括但不限于以下几种。

1. **腰部神经根阻滞疗法** 针对疼痛区域的感觉神经进行阻滞治疗，以缓解疼痛症状。

2. 硬膜外腔灌注疗法 向硬膜外腔注入药液，通过流体剪应力改善腰部症状。

3. 腰部软组织松解疗法 如银质针、针刀等，以松解粘连的软组织，缓解疼痛。

（四）中医辨证汤剂疗法系列

根据中医辨证分型，选择合适的方剂进行治疗。如风寒湿阻证可选用独活寄生汤加减，痰湿阻滞证可选用二陈汤加减，痰瘀痹阻证可选用桃红四物汤加减，肝肾亏虚证可选用六味地黄丸加减，气血两虚证可选用八珍汤加减，具体药物使用需在医师指导下进行。

十、腰椎间盘病变术后疼痛综合征的疗效判定

（一）腰椎间盘病变术后疼痛综合征的临床疗效评定的参考标准

1. 评分标准 总分100分；其中，症状分值60分，体征分值40分。

（1）症状改善程度：分值60分。综合患者腰部及全身的疼痛等症状，进行治疗前与治疗后对比，按照改善程度以100%计算。如：患者治疗后症状每改善10%的程度计分6分，症状全部消失计60分，治疗后症状无改善计0分；其他症状改善的分值计算，以此类推。

（2）体征改善程度：分值40分。综合患者腰部及全身各部位的压痛、叩击痛、病理反射、神经牵拉反应和脊柱、关节活动等阳性体征，进行治疗前与治疗后对比，按照改善程度以100%计算。如：患者治疗后综合阳性体征每改善10%的程度计分4分，体征全部消失计40分，治疗后体征无改善计0分；其他体征改善的分值计算，以此类推。

2. 疗效分级 患者治疗后与治疗前的症状和体征对比，共分五个级别。

一级疗效：治疗后症状和体征绝大部分消失，疗效评定分值80～100分，疗效指数＞80%。

二级疗效：治疗后症状和体征大部分消失，疗效评定分值60～80分，疗效指数＞60%。

三级疗效：治疗后症状和体征明显改善，疗效评定分值40～60分，疗效指数＞40%。

四级疗效：治疗后症状和体征有所改善，疗效评定分值10～40分，疗效指数≥10%。

五级疗效：治疗后症状和体征略有改善，疗效评定分值1～10分，疗效指数＜10%。

(二)腰椎间盘病变术后疼痛综合征的影像学检查

除了症状和体征的改善,影像学检查也是评估腰椎间盘病变手术后疗效的重要指标。

【典型病例1】

患者:王某,男,48岁。因"腰痛伴右下肢放射痛6个月"入院,诊断为腰椎间盘突出症,行"腰椎间盘摘除术"。术后患者腰部疼痛,伴有右下肢麻木感。考虑为腰椎术后疼痛综合征。经过中医药特色技术系列治疗后,患者症状得到明显缓解。

【典型病例2】

患者:刘某,女,72岁。因"腰痛伴双下肢无力3个月"入院。腰椎MRI检查提示:腰椎间盘突出并压迫神经根,行"腰椎减压融合术"。术后双下肢无力症状有所改善,但腰部疼痛仍然存在,且出现左下肢疼痛。诊断为腰椎术后疼痛综合征,给予中药辨证论治,配合推拿、中药熏蒸、艾灸治疗,并在局部进行穴位注射治疗,症状得到显著改善。

【典型病例3】

患者:赵某,男,55岁。因"腰部及右下肢疼痛2年"入院。腰椎CT检查提示:腰椎间盘巨大突出。进行腰椎手术治疗后,腰部疼痛有所减轻。但术后2周腰部疼痛加重,并伴有右下肢麻木感,诊断为腰椎术后疼痛综合征。经CT引导下的射频治疗,配合穴位注射和中药治疗后,症状得到明显缓解。

(关云波 王 霞)

参 考 文 献

[1] 常玉明,张丽,董瑾祖.非手术脊柱减压系统SDS9800治疗腰椎间盘病变引起的根性坐骨神经痛的疗效观察[J].北京医学,2014,36(2):155-156.
[2] 念鹏翔.银质针治疗腰椎间盘突出症及腰椎术后综合征的近况[J].实用疼痛学杂志,2012,08(1):69-72.
[3] 王原.手术治疗腰椎间盘吸收综合征21例体会[J].山东医药,2006,46(6):38-40.
[4] 李水清.腰椎术后疼痛综合征的联合治疗模式探索腰椎术后疼痛综合征的诊疗[C].2015全国疼痛科建设高峰论坛论文集.2015:136-138.
[5] 肖茜.消瘢散配合穴位电刺激治疗腰椎间盘突出症术后综合征的临床观察[D].湖北中医药大学,2016.
[6] 朱建平,刘丽丽,于晓华,周晨曦.继发于腰椎间盘突出的马尾神经综合征[J].中国骨伤,2002,15(4):205-207.
[7] 高芹,凌泽权.中西医结合治疗腰椎间盘突出术后残余症状临床疗效的Meta分析[J].黑龙江医药科学,2024,47(2):49-52.
[8] 中华医学会放射学分会介入学组.腰椎间盘突出症的介入和微创治疗操作规范的专家共识[J].中华放射学杂志,2014,48(1):10-12.
[9] 黄爱清.腰椎间盘突出症术后护理进展[J].中国实用医药,2012,07(7):241-243.
[10] 杨一琴,胡三莲,钱会娟,周玲,崔伶伶.腰椎后路融合内固定患者术后首次下床活动影响因素分析[J].中国医药导报,2023,20(6):72-75,89.

第十六节　腰椎间盘病变与腰部软组织损害疼痛综合征

　　腰椎间盘病变与腰部软组织损害疼痛综合征，是指由腰椎间盘病变以及腰部周围软组织（如肌肉、韧带、筋膜等）损伤所引起的疼痛症状。这种综合征通常表现为腰部疼痛、活动受限，并可能伴有下肢放射痛或麻木。下面将从致病因素、致病机制、临床表现、病理特征、诊断标准、鉴别诊断、中医辨证和治疗方式等方面进行简要阐述。

一、腰椎间盘病变与腰部软组织损害疼痛综合征的致病因素

（一）现代医学相关致病因素分析

　　腰椎间盘病变与腰部软组织损害疼痛综合征的现代医学致病因素复杂多样，涉及生理、病理及环境因素等多个方面。

　　1. 生理因素　①腰椎间盘退行性改变：随着年龄的增长，腰椎间盘逐渐失去弹性，纤维环出现裂隙，髓核含水量减少，这些变化使得椎间盘容易受到损伤，从而引发疼痛。这种退行性病变是腰椎间盘突出的主要生理原因。②腰部软组织劳损：长期弯腰工作、搬运重物或不良坐姿等，都可能导致腰部肌肉、韧带等软组织过度负荷，进而造成损伤和疼痛。

　　2. 病理因素　①炎症反应：腰部软组织损伤后，局部可能产生无菌性炎症，释放炎症因子，刺激神经末梢，导致疼痛。②神经受压：腰椎间盘的突出或膨出可能会对神经根造成压迫，从而产生下肢放射痛或麻木等症状。

　　3. 环境因素　①寒冷潮湿环境：长期处于寒冷潮湿的环境中，可能影响腰部血液循环，加重软组织损伤和疼痛。②外伤：腰部受到外力撞击或扭伤，可能导致腰椎间盘和腰部软组织的急性损伤。③此外，肥胖、长期吸烟、缺乏锻炼等不良生活习惯也可能增加腰椎间盘病变和腰部软组织损害的风险。

（二）中医学相关致病因素分析

　　在中医理论中，腰椎间盘病变与腰部软组织损害疼痛综合征的致病因素主要与肝肾功能失调、气血瘀滞以及外感风寒湿邪有关。

　　1. 肝肾功能失调　肝肾同源，精血互生。肝主筋，肾主骨，肝肾亏虚则筋骨失养，易于受损。在中医看来，腰椎间盘和腰部软组织的病变往往与肝肾功能的衰退密切相关。

肝血虚可导致肾精不足，进而影响骨骼的濡养；肾精不足则骨髓空虚，骨骼失养，从而引发腰部疼痛。

2. **气血瘀滞** 腰部扭伤或长期劳损可导致气血运行不畅，形成瘀滞。中医认为，"不通则痛"，气血瘀滞是引发疼痛的重要原因之一。气血瘀滞还可导致局部营养不良，影响软组织的修复和再生能力。

3. **外感风寒湿邪** 风寒湿邪是中医理论中的重要致病因素。腰部受风寒湿邪侵袭，可导致经络痹阻，气血运行不畅，从而引发疼痛。寒冷潮湿的环境可加重风寒湿邪的侵袭力，使腰部疼痛加剧。

二、腰椎间盘病变与腰部软组织损害疼痛综合征的致病机制

（一）现代医学相关致病机制

腰椎间盘病变与腰部软组织损害疼痛综合征的致病机制，从现代医学角度看，主要涉及腰椎间盘的生理结构变化和腰部软组织的损伤。腰椎间盘受到长期压力、磨损或急性外力作用，可能导致其结构发生退行性改变，如纤维环破裂、髓核突出等。这些变化可能压迫神经根，引发下肢放射痛或麻木等症状。同时，腰部软组织的急性或慢性损伤也会导致疼痛综合征。急性损伤如扭伤、撞击等可引起局部炎症反应和肌肉痉挛；而慢性损伤则多由于长期不良姿势、重复性工作等导致肌肉、韧带等软组织劳损，产生无菌性炎症和粘连，进而引发疼痛。

（二）中医学相关致病机制

中医理论认为，腰椎间盘病变与腰部软组织损害疼痛综合征的致病机制主要与肝肾功能失调、气血瘀滞和外感风寒湿邪有关。肝肾功能失调导致筋骨失养，易于受损；气血瘀滞则使局部经络不通，"不通则痛"；外感风寒湿邪则使腰部经络痹阻，加重疼痛症状。此外，中医还有"筋出槽"学说，认为软组织损伤后离开正常位置，导致肌肉软组织失衡，也是引发疼痛的重要原因。

三、腰椎间盘病变与腰部软组织损害疼痛综合征的临床表现

（一）病史概况

本病的发生可分为急性和慢性两种。急性者多有明确的外伤史，如搬运重物时突然扭伤、跌倒等，疼痛往往在受伤后立即出现并逐渐加重。慢性者则起病缓慢，病史较长，常见于长期弯腰工作、不良坐姿或缺乏锻炼等人群。

（二）典型症状

急性损害主要表现为腰部剧烈疼痛，活动受限，局部压痛明显，可能伴有下肢放射痛或麻木。合并神经损伤者可有下肢肌力减弱、感觉异常等表现。慢性劳损则多表现为腰部酸痛、胀痛或刺痛，劳累后加重，休息后可缓解。疼痛可向臀部及下肢放射，伴有肌肉僵硬、压痛等。

（三）主要体征

局部软组织肿胀、压痛是本病的主要体征。腰部活动受限，尤其是弯腰、转身等动作时疼痛加重。在慢性劳损中，局部可触及条索状肿块或压痛点。合并神经损伤者可有下肢肌力减弱、腱反射异常等体征。长期疼痛还可导致患者精神状态不佳、焦虑等心理变化。

四、腰部软组织损害疼痛综合征的病理特征

1. **软组织充血和水肿** 腰部软组织损害后，局部组织会出现充血和水肿的现象。这是由于软组织受损导致血管扩张和通透性增加，使得组织液和炎性介质渗出。这种水肿不仅会增加局部组织的压力，还可能压迫神经末梢，从而引起疼痛。充血和水肿是软组织损伤的早期病理反应，通常在损伤后立即出现，并可能持续一段时间。

2. **炎症反应** 随着软组织损害的持续发展，局部会产生炎症反应。这是身体对损伤的一种自然防御反应，旨在清除坏死组织和修复受损组织。然而，炎症反应也会带来一系列的症状，如红肿、热痛等。在炎症反应过程中，免疫细胞会释放炎性介质，如前列腺素、白三烯等，这些介质会进一步加剧疼痛和炎症反应。

3. **肌肉纤维化和瘢痕形成** 如果腰部软组织损害未得到及时治疗或损伤较严重，受损的肌肉和韧带可能发生纤维化，甚至形成瘢痕组织。纤维化和瘢痕形成是软组织损伤的慢性病理过程，它们会导致肌肉僵硬、粘连，进而影响腰部的灵活性和力量。在这种情况下，患者可能会长期遭受疼痛困扰，并出现功能障碍。

4. **神经末梢受刺激** 腰部软组织损害还可能刺激神经末梢，导致局部出现疼痛。这种疼痛可能是锐痛、钝痛或刺痛，具体取决于损伤的严重程度和位置。神经末梢受刺激是引起疼痛的主要原因之一，也是患者就医的主要原因。

5. **出血和瘀血** 在腰部软组织损伤中，如果损伤较重，可能会导致局部血管破裂，引发出血。同时，由于血管和血流动力学改变，还可能导致组织细胞缺氧，进而使血管通透性增强，血液中的水分、红细胞等渗出，形成瘀血。瘀血不仅会加重局部的肿胀和疼痛，还可能影响组织的修复和再生。

五、腰部软组织损害疼痛综合征的特殊检查

1. X线检查 X线检查是评估腰部软组织损害的基础影像手段之一。虽然X线对于软组织的显影效果有限,但它可以清晰地显示腰椎骨骼的形态和结构,帮助排除骨折、脊柱畸形等骨骼问题。在腰部软组织损害的情况下,X线检查主要用于初步筛查和排除其他潜在的骨骼疾患。通过X线检查,医师可以初步判断疼痛是否由骨骼问题引起,进而决定是否需要进一步的检查。

2. 磁共振 磁共振是诊断腰部软组织损害的重要工具之一。MRI具有极高的软组织分辨率,能够清晰显示腰部肌肉、韧带、筋膜等软组织的结构和病变情况。在腰部软组织损害中,MRI可以准确检测出肌肉撕裂、韧带损伤、筋膜炎症等病变,为医师提供详细的病变信息和定位。此外,MRI还可以评估病变的程度和范围,有助于制订个性化的治疗方案。

3. 计算机断层扫描(CT) 计算机断层扫描也是一种常用的影像学检查方法。与X线相比,CT具有更高的分辨率和更丰富的信息层次。在腰部软组织损害中,CT可以清晰地显示腰部椎体、椎间盘以及周围软组织的结构和病变情况。CT检查对于发现隐匿性骨折、椎间盘突出、韧带钙化等病变具有较高的敏感性。同时,CT还可以进行三维重建,帮助医师更全面地了解病变情况。

4. 肌电图(EMG) 肌电图是一种评估肌肉和神经功能的检查方法。在腰部软组织损害中,肌电图可以检测腰部肌肉的电活动情况,判断是否存在神经损伤或肌肉功能障碍。通过肌电图检查,医师可以了解腰部肌肉的收缩和舒张情况,以及神经传导速度和波幅等参数。这些信息对于评估腰部软组织损害的程度和制订康复计划具有重要意义。

5. 超声检查 超声检查是一种无创、便捷的检查方法,可用于评估腰部软组织的病变情况。通过高频超声波的反射和传播特性,可以清晰地显示腰部肌肉、韧带等软组织的结构和病变情况。超声检查对于发现肌肉撕裂、韧带损伤等病变具有较高的敏感性。同时,超声检查还可以实时动态观察软组织在运动过程中的变化情况,有助于评估软组织的功能状态。

6. 红外热成像检查 红外热成像检查是一种利用红外辐射成像技术,检测和记录人体表面温度分布的检查方法。在腰部软组织损害疼痛综合征的诊断中,红外热成像检查能够提供关于软组织炎症、血液循环和神经功能等方面的信息。这种检查方法可以帮助医师确定疼痛部位和范围,评估软组织的炎症程度和活动状态,进而指导治疗方案的选择。红外热成像检查具有非侵入性、无痛、快速等优点,对于腰部软组织损害的评估和治疗效果的监测具有重要意义。

7. 实验室检查 在某些情况下，医师可能会建议进行实验室检查以排除其他潜在的病因或并发症。例如血常规、红细胞沉降率、C反应蛋白等炎症指标的检查可以帮助判断是否存在感染或炎症性疾病；而类风湿因子、抗核抗体等免疫指标的检查则有助于排除风湿性疾病引起的腰部软组织损害。这些实验室检查可以为医师提供关于患者全身状况的更多信息，有助于制订更为精准的治疗方案。

六、腰部软组织损害疼痛综合征的诊断标准

1. 病史 急性腰部软组织损害通常起病急，多有明确的外伤史，如扭伤、撞击等。慢性腰部软组织损害则往往起病缓慢，病史较长，常见于长期重复性劳动、不良坐姿、缺乏运动或过度使用腰部等情况。

2. 症状 急性损害主要表现为腰部剧烈疼痛，可能伴随腰部肌肉痉挛、僵硬，腰部活动功能明显受限。若合并内脏器官损伤，还可能出现腹痛、血尿等症状。慢性劳损则多表现为腰部酸痛、胀痛，可为持续性或非持续性疼痛，疼痛部位相对固定，可能向臀部或下肢放射，同时可能伴有腰部肌肉僵硬、压痛。

3. 体征 急性腰部软组织损害时，可见腰部局部软组织肿胀，可能有皮下瘀斑、出血或血肿。腰部压痛明显，活动受限，腰部肌肉痉挛、僵硬。疼痛可能向臀部或下肢放射，下肢可能出现感觉、肌力、腱反射等异常改变。慢性软组织损害时，腰部肌肉、筋膜等软组织可能呈现僵硬状态，压痛相对较轻但仍明显。

4. 影像学检查 MRI检查是诊断腰部软组织损害疼痛的重要依据。急性损伤在MRI上可能表现为腰部肌肉、筋膜、脂肪、韧带等软组织的水肿、出血等异常信号。红外热成像检查则可以根据腰部热分布的不同，显示出疼痛的确切部位、大小和程度；通过皮肤温度的变化，能敏感地反映腰部疼痛区域的血供状态与症状改善的变化，对软组织疼痛的诊断及治疗前后评估提供重要依据。此外，X线、CT和超声检查也有助于排除骨折、观察软组织结构和评估损伤程度。

七、腰部软组织损害疼痛综合征的鉴别诊断

1. 腰椎间盘突出 腰椎间盘突出是引起腰部疼痛的常见病因。患者可能会出现腰痛、下肢放射痛，严重时可伴有下肢肌力减弱、感觉异常等。MRI或CT检查可以发现腰椎间盘突出的程度和位置。

2. 腰椎骨折 患者一般有外伤史，如摔倒、撞击等。腰部疼痛明显，活动受限。X线、CT或MRI检查可以明确诊断。

3. 腰椎管狭窄 多见于中老年人，由于腰椎管或神经根管狭窄，使神经根受到压迫，导致腰痛及下肢疼痛。MRI或CT检查可以发现狭窄的部位和程度。

4. **腰肌劳损** 长期的腰部过度劳损、姿势不当或急性损伤后未及时治疗，导致腰部肌肉及其附着点的筋膜、韧带甚至骨膜的慢性损伤性炎症。主要通过病史、症状和体检进行诊断。

5. **腰椎结核** 腰痛明显，可能伴有低热、盗汗等结核中毒症状。X线、CT或MRI检查可以发现椎体骨质破坏、椎间隙狭窄等表现。

6. **腰椎化脓性感染** 腰痛剧烈，伴有高热、寒战等急性感染性症状。血常规检查可见白细胞升高，血培养可能找到致病菌。影像学检查可见椎体及椎间盘的破坏、椎旁脓肿等。

7. **腰椎肿瘤** 无论是良性还是恶性肿瘤，都可能引起腰痛。良性肿瘤如血管瘤、脂肪瘤等，恶性肿瘤如转移癌、多发性骨髓瘤等。MRI、CT及活检可以明确诊断。

8. **其他腰部疾病** 如腰部关节突关节紊乱、第三腰椎横突综合征等，也可能引起腰痛。这些疾病主要通过病史、体检及影像学检查进行鉴别。

八、腰部软组织损害疼痛综合征的中医辨证

1. **寒湿痹阻证** 腰部冷痛重着，转侧不利，遇寒加重，得温则减。舌淡苔白腻，脉沉紧或濡缓。

2. **气滞血瘀证** 腰部刺痛，痛有定处，腰部活动受限。舌质紫暗或有瘀斑，脉弦涩。

3. **湿热下注证** 腰部疼痛，痛处伴有热感，遇热或雨天痛增，活动后痛减，恶热口渴，小便短赤。舌苔黄腻，脉濡数或弦数。

4. **肝肾亏虚证** 腰部酸痛绵绵，喜按喜揉，遇劳则甚，卧则减轻，常反复发作。舌淡苔白，脉沉细弱。

5. **气血两虚证** 腰部酸软疼痛，缠绵不愈，劳累加重，休息后可缓解。舌淡苔薄白，脉沉细。

九、腰部软组织损害疼痛综合征的治疗

（一）常规治疗

1. **充足休息** 避免腰部过度用力或承受重物，预防过度疲劳。
2. **腰部保护** 急性期应卧床休息，可以佩戴腰围进行固定，防止腰部剧烈活动造成进一步损伤。
3. **物理疗法** 如电磁波、微波、超声波、激光等物理治疗方法。
4. **药物治疗** 可应用非甾体抗炎药、肌松剂、神经营养药物等进行对症治疗。

（二）中医特色疗法

1. **腰部推拿疗法** 对慢性腰部软组织损害，可采取腰部推拿以舒缓肌肉紧张，恢复腰部活动能力。
2. **针灸治疗** 根据疼痛部位选择合适的穴位进行针灸，以调和气血，缓解疼痛。
3. **艾灸疗法** 通过艾灸腰部穴位，温通经络，促进血液循环，解除肌肉痉挛。
4. **刮痧疗法** 通过刮痧工具在腰部皮肤表面刮擦，以活血化瘀，疏通经络。
5. **拔罐疗法** 利用负压吸附于腰部皮肤，通过刺激皮肤和穴位，达到通经活络的效果。
6. **穴位注射疗法** 在特定穴位注射药物，以达到强效和持久的刺激，缓解疼痛。
7. **中药外敷疗法** 使用中药外敷于腰部，改善血液循环，缓解肌肉痉挛。
8. **中药熏蒸疗法** 利用中药煎煮后产生的蒸汽熏蒸腰部，达到治疗目的。
9. **经皮透药疗法** 使药物通过皮肤直接作用于腰部病变部位，起到治疗作用。

（三）微创特色疗法

1. **腰部神经根阻滞疗法** 针对腰部及下肢疼痛部位，进行选择性神经根阻滞治疗。
2. **腰部硬膜外灌注疗法** 通过腰部硬膜外注射药物，营养和保护腰部神经。
3. **腰部软组织松解疗法** 对腰部肌肉、筋膜等软组织进行松解，缓解疼痛和活动受限。

（四）中医辨证汤剂疗法

1. **寒湿痹阻证** 治法为散寒除湿，通络止痛。推荐方药如独活寄生汤加减。
2. **血瘀气滞证** 治法为活血化瘀，行气止痛。推荐方药如血府逐瘀汤加减。
3. **湿热下注证** 治法为清热利湿，通络止痛。推荐方药如四妙丸加减。
4. **肝肾亏虚证** 治法为补益肝肾，强筋壮骨。推荐方药如六味地黄丸加减。
5. **气血两虚证** 治法为益气养血，温经通络。推荐方药如八珍汤加减。

十、腰部软组织损害疼痛综合征的疗效判定

（一）临床疗效（症状和体征的改善程度）评定参考标准

1. **评分标准** 总分100分；其中，症状分值60分，体征分值40分。

（1）症状改善程度：分值60分。综合患者腰部及下肢的疼痛、麻木等症状，进行治疗前与治疗后进行对比，按照改善程度以100%计算。例如，患者治疗后症状每改善

10%则计分6分，症状全部消失则计60分，治疗后症状无改善则计0分；其他症状的改善分值计算以此类推。

（2）体征改善程度：分值40分。综合患者腰部的压痛、叩击痛、腰部活动度以及下肢的神经反射等阳性体征，进行治疗前与治疗后进行对比，同样按照改善程度以100%计算。例如，患者治疗后综合阳性体征每改善10%则计分4分，体征全部消失则计40分，治疗后体征无改善则计0分；其他体征的改善分值计算以此类推。

2. 疗效分级 患者治疗后与治疗前的症状和体征进行对比，疗效共分为五个级别，每个级别的分值如下：

一级疗效：治疗后症状和体征绝大部分消失，疗效评定分值80～100分，疗效指数>80%。

二级疗效：治疗后症状和体征大部分消失，疗效评定分值60～80分，疗效指数>60%。

三级疗效：治疗后症状和体征明显改善，疗效评定分值40～60分，疗效指数>40%。

四级疗效：治疗后症状和体征有所改善，疗效评定分值10～40分，疗效指数≥10%。

五级疗效：治疗后症状和体征略有改善，疗效评定分值1～10分，疗效指数<10%。

（二）腰部软组织损害疼痛综合征的影像学检查

除了症状和体征的改善外，影像学检查也是评价治疗效果的重要指标。

【典型病例1】

患者：刘某，男性，45岁。因"腰部扭伤后疼痛伴活动受限2天"就诊。患者2天前在工作中不慎扭伤腰部，当时感到腰部剧烈疼痛，活动受限。查体：腰部肌肉紧张，L_{3-4}、L_{4-5}棘间及棘旁有明显压痛，腰部活动受限。腰椎X线片未见明显骨折征象。诊断为腰部软组织损害。给予物理治疗、非甾体抗炎药及外用中药贴敷。1周后复查，患者症状明显改善，腰部活动度恢复，疗效评定为三级疗效。

【典型病例2】

患者：陈某，女性，50岁。因"长期腰痛伴右下肢麻木"就诊。患者自述长期从事弯腰工作，近年来腰痛逐渐加重，并伴有右下肢麻木感。查体：腰部肌肉僵硬，L_5S_1棘间及棘旁压痛明显，右下肢直腿抬高试验阳性。腰椎MRI示：L_5S_1椎间盘轻度膨出，腰部肌肉劳损。诊断为腰部软组织损害伴腰椎间盘膨出。给予腰椎牵引、物理治疗及口服药物治疗。2个月后复查，患者症状基本消失，右下肢麻木感明显减轻，疗效评定为二级疗效。

【典型病例3】

患者：杨某，男性，30岁。因"运动后腰部疼痛1天"就诊。患者于1天前进行剧烈运动后出现腰部疼痛。查体：腰部肌肉紧张度增高，L_{2-3}、L_{3-4}棘间轻度压痛，腰部活动轻度受限。腰椎X线片未见异常。诊断为腰部软组织损害（急性腰扭伤）。给予物理治疗及外用中药贴敷，3天后复查，患者症状完全消失，腰部活动自如，疗效评定为一级疗效。

（关云波　王　霞）

参 考 文 献

[1] 白跃宏, 欧阳颀, 杨远滨, 等. 腰骶部慢性骨筋膜室综合征所致慢性腰痛的临床诊断和治疗 [C], 第九届全国软组织疼痛学术会议暨首届中华医学会疼痛学会软组织疼痛年会. [2024-05-18].
[2] 林谋德. 针刺夹脊穴为主治疗腰部肌筋膜疼痛综合征的临床观察 [D]. 广州中医药大学, 2014.
[3] 陈增, 车伟军, 曹洪铭, 等. 围刺肌筋膜激痛点治疗腰部肌筋膜疼痛综合征的临床研究 [J]. 中国康复医学杂志, 2017, 32 (1): 99-101.
[4] 韩震, 刘畅, 韩冰. 谈针刀治疗腰痛综合征的进展与突破 [C], 世界中联针刀专业委员会. 世界中联针刀专业委员会, 2013: 63-68.

第九章 腰椎间盘疾病的护理

第一节 腰椎间盘疾病护理原则

一、各种症状护理

（一）腰腿疼痛

1. **评估** 疼痛的程度、部位、加重及缓解因素、性质、腰部活动、下肢感觉、运动情况，每班做好患者的疼痛评估，并在电子体温单疼痛评分栏及时填写。
2. **体位护理** 急性期严格卧床休息，卧硬板床，保持脊柱平直。恢复期，下床活动时佩戴腰托加以保护和支撑，注意起床姿势，宜先行翻身侧卧，再用手臂支撑用力后缓缓起床，忌腰部用力，避免体位的突然改变。向患者及家属讲解起床三部曲，在家里床上平躺30秒，坐在床边30秒，站立30秒，然后开始活动，如有陪护人员，患者离床和外出必须由陪护人员陪同，预防跌倒事件的发生。
3. **重视腰腿部保暖** 不宜在寒冷季节或阴雨潮湿天气到室外活动，以防病情加重。
4. **观察疗效** 遵医嘱部予中药塌渍、拔火罐、中药离子导入等治疗，观察治疗后的效果，及时向医师反馈。
5. **理疗** 给予骨盆牵引，牵引重量是患者体重1/3～1/2左右，也可根据患者的耐受进行牵引重量调节（图9-1-1）。

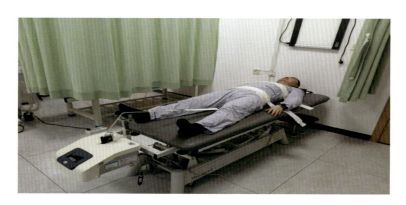

图 9-1-1 腰椎牵引

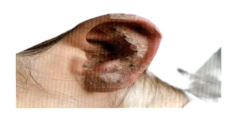

图 9-1-2　耳穴埋豆

6. **耳穴**　遵医嘱使用耳穴贴压（耳穴埋豆），减轻疼痛。常用穴位：神门、交感、皮质下、肝、肾等（图9-1-2）。

7. **神经肌肉电刺激**　遵医嘱给予神经肌肉电刺激治疗（以疏通经络，促进血液循环为主）。

8. **健康教育**　加强沟通，教会病人转移对腰腿痛的注意力如听轻音乐等，必要时遵医嘱用镇痛药物。

（二）肢体麻木

1. **评估**　及时评估麻木部位、程度以及伴随的症状，并做好记录。
2. **按摩**　协助患者按摩拍打麻木肢体，力度适中，增进患者舒适度，并询问感受。
3. **保暖**　麻木肢体做好保暖，指导患者进行双下肢关节屈伸运动，促进血液循环。
4. **观察疗效**　遵医嘱局部予中药熏洗、中药塌渍、艾灸等治疗，注意防止皮肤烫伤及损伤，观察治疗效果。
5. **穴位注射**　遵医嘱予穴位注射，常用穴位：足三里、环跳、委中、承山等。

（三）下肢活动受限

1. **评估**　患者双下肢肌力及步态，对肌力下降及步态不稳者，Morse跌倒危险因素评估量表评分＞45分，做好安全防护措施，床尾挂防止坠床跌倒标识，自理能力欠佳患者需家属全程陪护，全力保障患者安全。如患者活动，需要辅助用具的协助，请您正确掌握轮椅、助行器、拐杖的使用方法，患者及陪护人员都要学会使用，防止跌倒及其他意外事件发生。

2. **健康教育**　做好健康教育，教会患者起床活动的注意事项，行走时要使用辅助工具。卧床期间或活动困难患者，指导患者进行四肢关节主动运动及腰背肌运动，提高肌肉强度和耐力。保持病室环境安全，物品放置有序，协助患者生活料理。

3. **治疗**　遵医嘱予物理治疗如中频脉冲、激光、微波等；或采用中药热熨、中药熏洗、穴位贴敷（图9-1-3）等治疗。

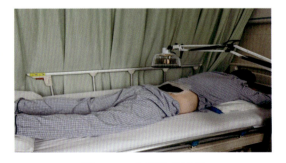

图 9-1-3　穴位贴敷治疗

二、用药护理

非甾体消炎镇痛药宜饭后半小时服用，中药宜饭后半小时服用，服中药期间忌服绿豆汤，以免降低药效，外用膏剂每天贴敷时间不宜过长，以防过敏，如有不适及时告知医务人员，停止用药。

三、饮食护理

1. **避免寒湿食物** 中医认为，寒湿是容易导致腰椎间盘突出症状加重的因素之一。因此，在日常饮食中应尽量避免摄入冷食、生冷水果以及寒凉草药等寒湿性质的食物。这些食物会进一步增加体内的寒湿程度，使体内气血循环受阻，从而对腰椎处的间盘造成更大的刺激和压力。相反，温热性质的食物具有温通经络的作用，可以适当地摄入。例如，姜、葱、肉类等食物被认为具有温热属性，能够促进体内热量的产生，从而帮助缓解寒湿引起的症状。它们有助于舒展筋脉，促进血液循环，缓解疼痛和僵硬感。

2. **调理肠胃功能** 肠胃消化功能良好对于营养吸收和身体康复至关重要。建议腰椎间盘突出患者采用清淡、易消化的饮食，避免油腻、辛辣、生冷、过度饮食等不利于消化的食物。适量摄入高纤维食物如蔬菜、水果和全谷类有助于促进肠胃蠕动和排泄功能。

3. **增强营养摄入** 腰椎间盘突出患者需要合理增加营养摄入，以支持身体康复。饮食应提供足够的蛋白质、优质脂肪、维生素和矿物质。适当选择一些富含胶原蛋白的食物，如鸡皮、猪蹄、鸭脚等，有助于保护关节软骨和结缔组织的健康。

四、情志护理

1. **情志护理** 情志护理是中医护理的重要方法，情志出现明显异常改变可能会造成内脏受损，不利于内脏气机的运行，以致病情加重。

2. **心理疏导** 了解患者的性格和爱好，及时对患者进行心理疏导。

3. **音乐疗法** 如果患者属于痰湿体质，可以采取中医五行音乐疗法。

4. **沟通交流** 鼓励患者说出内心的忧虑和困惑；如果患者属于阴虚和气虚体质，可以指导患者静坐，吐故纳新，劝导患者尽可能保持舒畅的心情；如果患者属于阳虚和湿热体质，可引导患者多静坐、静卧和静立，多听清新、舒缓的音乐，以达到疏肝调达的效果。如果患者因病情而害怕和担忧，时常出现焦虑、思虑过度、惊恐不安等负面情绪，可按照具体情况进行情志护理。例如，对于惊恐不安的腰椎间盘突出症患者，可以利用"思胜恐"的方式进行护理干预，护理人员需要加强与患者的沟通，及时掌握其心理变化，耐心进行心理疏导，应关心、尊重和爱护患者，疏解其不良情绪，详细解答患者的疑惑。

（马文燕　王　霞　许丽媛）

第二节 腰椎间盘疾病护理方式

一、早期功能锻炼护理

进行早期功能锻炼能迅速消除患者机体局部水肿，有效改善肌肉的功能，提高肌肉强度，有助于控制细胞质的流体静压，减轻水肿。而且，进行早期功能锻炼可以帮助患者恢复或者增强腰椎运动功能，明显增强脊柱的支撑作用，增强韧带和背伸肌的力量，使患者的脊柱获得更好的灵活性和稳定性，明显缓解腰腿痛。按照患者的实际情况，指导患者选择适宜的功能锻炼项目且随时进行调整，有助于改善其预后。护理人员需要详细讲解功能锻炼的必要性、正确的操作和配合方法。引导患者适当地锻炼腰背肌和下肢功能，防止肌肉萎缩和下肢肌力减退。处于急性疼痛期的患者必须卧床休息，护理人员应指导患者进行膝关节活动和足背屈伸活动，避免关节僵硬和下肢肌肉萎缩。

1. **直腿抬高** 患者取仰卧位，自己抬高腿并伸直，绷直脚背，尽可能保持脚跟距离床面大约30厘米的高度，如果感觉腿部和背部难受，就慢慢地放下腿（图9-2-1）。

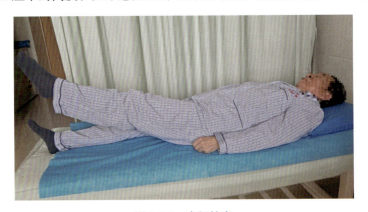

图 9-2-1 直腿抬高

2. **侧卧伸腿** 患者取侧卧位，抬腿并往外伸展小腿，注意使机体的膝关节保持伸直位（图9-2-2）。

3. **五点支撑** 患者取仰卧屈膝位，用头部、双足和双肘支撑起身体，坚持几十秒后慢慢放下（图9-2-3）。

4. **小燕飞** 指导患者在治疗床上取俯卧位，将两侧双手放于身体两侧，并将手臂尽量向后伸展，将下肢并拢并伸直。指导患者将头部以及双侧上肢和下肢同时向上抬起，尽量大角度抬高离开床面，躯体中仅将腹部作为床面接触点，保持该姿势10秒左右，10次为1组（图9-2-4）。

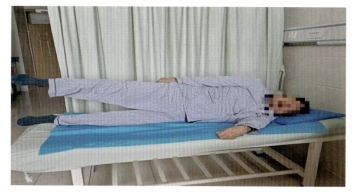

图 9-2-2　侧卧伸腿

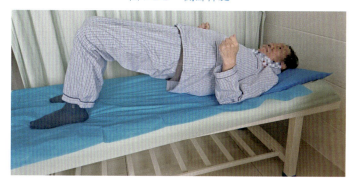

图 9-2-3　五点支撑

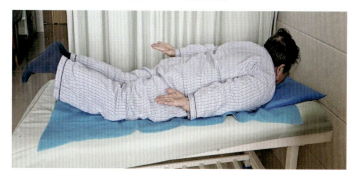

图 9-2-4　小燕飞

二、中医治疗护理方法

1. 艾灸疗法　灸法通过在腰椎间盘突出症患者的特定穴位燃烧艾绒产生热量，渗入皮肤及组织深层，帮助药物在机体的腧穴发挥作用，激活经络系统，进而发挥扶正祛邪和温通气血的功效，达到保健及治疗疾病的目的。艾灸疗法主要包括艾炷灸、艾条灸和温针灸等，具有行气活血、益肾强腰和通络止痛的作用。将常规护理与中医穴位艾灸疗法相结合，能迅速缓解疼痛症状，增强患者腰部的活动能力，改善临床症状，有助于患者尽早下床活动。进行艾灸护理时需要保持室内空气流通，需要提前叮嘱患者不要空腹，也不要吃得太饱，如果患者处于精神异常、不配合和非常疲劳的状态，则不要进行艾灸护理。进行艾灸护理时需要注意施灸的具体强度，避免患者晕灸，同时需要耐心观察患者的皮肤状态、心理反应和症状变化情况。

2. **平衡罐治疗**　平衡火罐疗法主要运用闪罐、揉罐、走罐、旋罐、抖罐、振罐等手法选择与病症相对应的且能达到修复病灶起平衡作用的特定部位，实施熨揉、牵拉、挤压、弹拨等凉性刺激，利用火罐的温热效应，连续不间断的向大脑中枢神经系统反馈信息，使机体修复到相应的平衡状态，从而达到疏通经络、调理全身脏腑、平衡阴阳治疗慢性疾病的疗效。需要注意的是，如果在夏天进行拔火罐治疗，需要避免着凉；如果在冬天进行拔火罐治疗，则需要加强保暖。应用干湿适当的乙醇棉球，防止烫伤患者，在留罐时需观察患者皮肤颜色的变化及罐口的吸附情况，并询问患者的感受。

3. **中药塌渍治疗**　塌渍的温热作用还可以扩张皮肤毛孔，药物经由扩张的毛孔渗透于肌肤，从而起到温经活络、活血化瘀、祛风除湿、消肿止痛的作用，且渴渍法通过开宣腠理，使药效通过人体皮肤、腧穴直接到达经络脏腑。

4. **穴位贴敷治疗**　缓解因各种跌打损伤等病症引起的局部肿胀、红、热、疼痛等病症，药物过敏对严重皮肤病及皮肤破损者禁用。

5. **耳穴压豆治疗**　是用胶布将王不留行子，绿豆、小米、瓷珠等贴于耳穴处，给予适度的揉按捏压，使其产生热麻，胀痛等刺激感应，以达到治疗各种急慢性疾病的临床症状，此法可疏通经络，调整脏腑气血功能，促进机体营养平衡，达到防病治病的目的。

6. **中药泡洗治疗**　中药泡洗主要是利用泡洗的方法，加快患者机体的血液循环，调节组织的代谢情况，改善神经肌肉器官的功能，加快水肿和炎症的消退速度，增强免疫力。

三、物理治疗护理方法

1. **中频脉冲电治疗**　中频脉冲电疗法是腰部疾病保守治疗中常见的一种外治法，是通过中频强度电刺激患病部位，加速局部血液循环，达到缓解疼痛目的的一种治疗手段。

2. **微波治疗**　通过输出微波供患者照射，用以达到促进愈合，缓解疼痛的目的。

3. **偏振光治疗**　采用点式直线偏振光红外线对人体的病症进行治疗，兼具红外线和激光的优点，由于红外偏振光治疗仪是以0.6~1.6um之间的宽波谱近红外线做光源，经过偏振系统处理后，使光功率更强，有效照射深度更深，使用偏正光治疗头照射神经根、神经干、神经节和局部痛域，能够有效治疗急性腰扭伤、慢性软组织损伤引起的痛症。

4. 干扰电治疗　患者采取舒适的体位，将吸水棉进水、挤干后置入吸附电极中，用吸附导连线连接吸附电极和仪器的输出接口，打开电源，设定治疗时间，选择治疗方案，两组电流交叉的输入人体交叉处产生的干扰电频率为1~120赫兹，作用于患部达到缓解疼痛的目的。

（马文燕　王　霞　许丽媛）

第三节　腰椎疾病护理注意事项

一、选择硬板床休息

选择硬板床休息可减轻腰椎间盘承受压力，缓解腰部不适症状，杜绝使用弹簧床。我们的脊柱的正常生理结构从侧面看，是呈现出一个"S"形的生理弯曲，其中包括颈椎、腰椎的前曲以及胸椎骶尾椎的后曲。在符合生理曲度的情况下，脊柱的关节和椎旁的肌肉都会处于放松和省力的状态。当我们睡在一个硬板上，由于腰部缺乏支撑，腰部的肌肉需要维持腰椎的生理曲度，得不到放松，时间长了，就不可避免地发生肌肉疲劳。另一方面，由于腰椎缺乏支撑，它的生理曲度也会发生改变，时间长了，腰椎关节突关节就会因为疲劳而导致腰痛。而睡过软的床，由于身体深陷在床里，也会导致腰部缺乏支撑，使脊柱周围韧带和椎间各关节负荷过重。所以，腰痛的时候我们需要的是中等硬度的床垫，睡下去的时候床垫应该给腰部一个支撑，使腰椎不至于悬空而保持其生理曲度。

二、选择合适的床垫

平躺在床上，把双手压在腰部下面，如果双手有被压紧且不容易抽出的感觉，再向一侧翻个身，用同样的方法试试身体曲线突出部位和床垫之间有没有空隙，就说明硬度合适了。

三、保持合适睡姿

人的睡眠姿势大致可分为仰卧、侧卧和俯卧三种方式。仰卧时，只要卧具合适，四肢保持自然伸展，脊柱曲度变化不大。侧卧一般不必过于讲究左侧还是右侧卧位，因为人在睡眠中为了求得较舒适的体位，需要不断翻身，俯卧位时胸部受压，腰椎前凸增大，易产生不适感，所以，一般以采取仰卧和侧卧位为宜。有条件的患者，仰卧位时应在双下肢下方垫一软枕,以便双髋及双膝微屈,全身肌肉放松,椎间盘压力降低,减小椎间盘后突的倾向,同时也降低髂腰肌及坐骨神经的张力,这样能有效地防止腰椎间盘突出症的复发,是腰椎间盘突出症患者的最佳体位。

四、日常起居其他注意事项

(1)晨醒后突然坐起常会伤及腰部,睡醒后应先在床被上将腿屈起做左右倒的体操,然后再用胳膊支撑上身缓慢起床。

(2)从蹲着身子的位置站立起来时很容易扭伤腰部。所以老人在厕所里从坐位站起身时,应用手支在墙壁上或旁边扶手站起。

(3)突然弯腰的动作会引发剧烈腰痛,所以应从一些细小的事情上采取慎重的动作,如穿鞋时不要半蹲,应坐下穿等。

(4)走路时腹部用力,等公交时,不要双腿并齐,将一侧脚搭在低矮的台上或石头上会感觉轻松得多。腰大肌和髂肌,及间接作用于腰部的屈肌——腹直肌,后者因处于远离腰椎的前腹壁,力臂长,因而功效大。

(5)工作中要保持正确的姿势坐在椅子上,提倡坐硬板凳,时而进行腰腿部及脚底穴位的按摩,或做一下体操以缓解腰部肌肉的紧张。

(6)注意控制好自己的体重,避免过于肥胖加重椎间盘的压力。

(7)纠正不良体位、姿势,每天的工作生活中,都需要各种不同的活动姿势,所以能否养成正确的习惯,纠正不良的坐姿、站姿、取物及携带重物的姿势,保持腰椎生理曲度正常尤为重要(图9-3-1)。

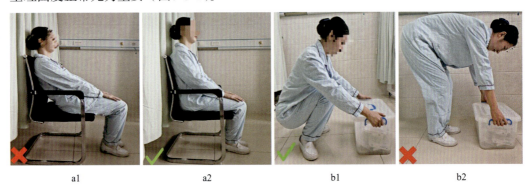

图9-3-1 坐姿(a1、2)及取物姿势(b1、2)示意图

(8)改变不良生活习惯,保持正确的睡眠姿势、正确的坐立姿势、正确的弯腰姿势等,对维持腰椎间盘的功能有很大作用,通过增加肌肉强度和耐力,可有效预防腰椎间盘疾病的发生。

(马文燕 王 霞 许丽媛)

参 考 文 献

［1］ 世界中医药学会联合会骨质疏松专业委员会等.腰椎间盘突出症中西医结合诊疗专家共识.世界中医药 [J]. 7 (2023): 945-952.
［2］ 林钰芳,周丽珍,陈玲玲.中医护理方案在腰椎间盘突出中的应用研究 [J]. 智慧健康, 2024, 10 (5): 215-218.
［3］ 刘芳.阶梯性护理干预对腰椎间盘突出症的影响 [J]. 实用中西医结合临床, 2023, 23 (24): 126-128.
［4］ 葛俊丽,齐振勇.从心情到床垫,腰椎间盘突出的全程护理指南 [J]. 家庭生活指南, 2024, 40 (4): 155-156.
［5］ 武婕. 10例腰椎疾病患者术后的护理 [J]. 山西职工医学院学报, 2010, 20 (4): 2.
［6］ 兰燕.冬季颈腰椎间盘突出护理的三大注意事项 [J]. 家庭生活指南, 2020 (2): 180-180.